主编 罗其中 江基尧 邱永明

罗其中神经外科精粹

上海科技教育出版社

图书在版编目(CIP)数据

罗其中神经外科精粹/罗其中,江基尧,邱永明主编.
—上海:上海科技教育出版社,2013.10
ISBN 978-7-5428-5608-1

Ⅰ.①罗… Ⅱ.①罗… ②江… ③邱… Ⅲ.①神
经外科学—文集 Ⅳ.①R651-53

中国版本图书馆 CIP 数据核字(2013)第 077299 号

责任编辑 蔡　婷
封面设计 杨　静

罗其中神经外科精粹

罗其中　江基尧　邱永明　主编

出版发行 上海世纪出版股份有限公司
上 海 科 技 教 育 出 版 社
(上海市冠生园路 393 号　邮政编码 200235)
网　　址	www.sste.com　www.ewen.cc
经　　销	各地新华书店
印　　刷	上海中华商务联合印刷有限公司
开　　本	787×1092　1/16
字　　数	630 000
印　　张	29.25
插　　页	5
版　　次	2013 年 10 月第 1 版
印　　次	2013 年 10 月第 1 次印刷
书　　号	ISBN 978-7-5428-5608-1/R·425
定　　价	128.00 元

出版说明

　　科学技术是第一生产力。21 世纪,科学技术和生产力必将发生新的革命性突破。

　　为贯彻落实"科教兴国"和"科教兴市"战略,上海市科学技术委员会和上海市新闻出版局于 2000 年设立"上海科技专著出版资金",资助优秀科技著作在上海出版。

　　本书出版受"上海科技专著出版资金"资助。

上海科技专著出版资金管理委员会

主 编

罗其中	教授	上海交通大学医学院附属仁济医院
江基尧	教授	上海交通大学医学院附属仁济医院
邱永明	教授	上海交通大学医学院附属仁济医院

编 者（按姓氏笔画排列）

乜全民	博士	上海交通大学医学院附属仁济医院
万杰清	副主任医师	上海交通大学医学院附属仁济医院
王 宇	副主任医师	上海交通大学医学院附属仁济医院
王 勇	主任医师	上海交通大学医学院附属仁济医院
王 嵇	主管技师	上海交通大学医学院附属仁济医院
毛 青	主任医师	上海交通大学医学院附属仁济医院
卞留贯	主任医师	上海交通大学医学院附属瑞金医院
包映晖	副主任医师	上海交通大学医学院附属仁济医院
田新华	主任医师	厦门大学附属第一医院
李 明	博士	上海交通大学医学院附属仁济医院
李吉平	副主任医师	上海交通大学医学院附属仁济医院
李骁雄	副主任医师	上海交通大学医学院附属仁济医院
吴 皓	教授	上海交通大学医学院附属新华医院
张美珏	副主任医师	上海交通大学医学院附属仁济医院
林盈盈	博士	上海市颅脑创伤研究所
金义超	博士	上海交通大学医学院附属仁济医院
金晓杰	主任医师	上海交通大学医学院附属仁济医院
杭春华	主任医师	南京军区总医院
周洪语	副主任医师	上海交通大学医学院附属仁济医院
钟春龙	主任医师	上海交通大学医学院附属仁济医院
徐英辉	教授	大连医科大学附属第一医院
殷玉华	主任医师	上海交通大学医学院附属仁济医院
郭 品	博士	上海交通大学医学院附属仁济医院
郭沁华	博士	上海交通大学医学院附属仁济医院
郭烈美	博士	上海交通大学医学院附属仁济医院
郭智霖	主任医师	上海交通大学医学院附属第九人民医院
高国一	副主任医师	上海交通大学医学院附属仁济医院
梁玉敏	主任医师	上海交通大学医学院附属仁济医院
董 斌	副主任医师	大连医科大学附属第一医院
鲁晓杰	主任医师	南京医科大学附属无锡第二医院
潘耀华	副主任医师	上海交通大学医学院附属仁济医院
戴 炯	副主任医师	上海交通大学医学院附属仁济医院

主 编 介 绍

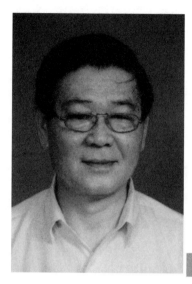

罗其中

1935年9月出生。1958年毕业于上海第二医科大学医疗系,仁济医院神经外科学科带头人,博士生导师,世界华人神经外科学会副主任委员,中国神经科学学会神经外科专业委员会常委,《中华神经外科杂志》副主编,《上海医学》《上海第二医科大学学报》等十家杂志编委。1986年4月至1987年7月赴美国Tufts大学附属新格兰医学中心和Harvard大学医学院麻省总医院考察进修。

罗其中教授长期从事神经外科医、教、研工作,医术精湛,在听神经瘤、颅内血管病以及脊髓病变外科治疗等方面有很深的造诣和独到的研究。特别是针刺麻醉听神经瘤手术的例数和疗效达到国内领先水平。

罗其中教授在科研方面获得丰硕成果。1990年及1991年完成并通过国家中医药管理局的课题"针刺麻醉在颅前窝和颞顶枕区手术中的运用和研究",先后荣获部级一等奖和二等奖。1992年获上海市卫生局科技进步一等奖。2003年、2005年获上海市医学科技奖,2006年获上海市科技进步奖三等奖。1987年以来获上海市科委课题6项、国家自然科学基金课题2项和卫生部课题3项。牵头承担上海市卫生局重大课题"脑血管防治的研究"。由罗其中教授领衔,上海第二医科大学神经外科成为国家教委批准的首批博士点单位,同年建立上海第二医科大学神经外科研究室。参与完成19部专著,发表学术论文180余篇。培养硕士研究生18名,博士研究生24名,博士后5名。

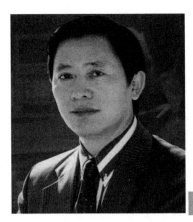

江基尧

　　1957年12月出生。医学博士，教授(技术2级)，主任医师，博士生导师。上海交通大学医学院附属仁济医院神经外科主任，上海市颅脑创伤研究所所长，上海交通大学神经精神病学211国家重点建设学科首席科学家。担任世界神经外科医师联盟(WFNS)执委、国际神经创伤协会(INTS)主席、亚太神经创伤协会候任主席(ANTS)、中华医学会创伤学分会副主任委员、中华医学会神经外科学分会常委、中国医师协会神经外科医师分会总干事。

　　江基尧教授在颅脑创伤基础研究和临床诊治、低温脑保护技术等方面取得突出成绩。牵头制订《亚太重型颅脑创伤救治专家共识》《中国颅脑创伤外科手术指南》和《中国颅脑创伤脑保护药物指南》。成功救治了4000余例颅脑外伤患者。作为第一作者和通讯作者在国内外学术刊物上发表学术论文100余篇，其中在 *Journal of Neurosurgery, Neurosurgery* 等国际著名神经外科杂志上有40余篇。荣获国家科技进步奖二等奖2项以及教育部科技进步奖一等奖、上海市科技进步奖一等奖、省部级科技进步奖和临床医疗成果一、二等奖等10余项。

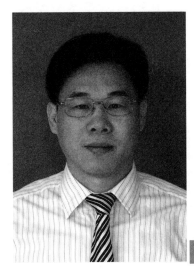

邱永明

　　1965 年 10 月出生。医学博士，上海交通大学医学院神经外科学教授，仁济医院主任医师，博士生导师，上海市优秀学术带头人。现任仁济医院神经外科科副主任、党支部书记，上海交通大学医学院神经外科研究室副主任。

　　1996 年至 1997 年在美国 Tufts 大学 New England Medical Center 和哈佛医学院麻省总医院进行临床进修和研究工作。1999 年参加德国 Mainz 大学医院神经内镜国际培训班。20 余年来致力于神经外科的临床与科研工作，并取得了较大成绩。完成了听神经瘤、垂体瘤、脑动脉瘤等神经外科高难度手术，并在临床神经内镜的应用方面进行了开创性的工作。

　　获得国家发明专利 1 项，实用新型专利 6 项。以主要完成人或第一负责人获得教育部提名国家科技进步奖一等奖 1 次，上海市科技进步奖三等奖 3 次，上海市卫生局科技进步奖二等奖 1 次，上海市医学科技奖三等奖 1 次，并荣获上海市卫生系统"银蛇奖"二等奖、施思明奖、明治乳业生命科学奖、宝钢教育奖、邝安堃奖等。发表学术论文 126 篇，参编专著 7 部。

　　邱永明教授作为第一负责人获国家自然科学基金资助 3 项，承担卫生部及上海市科委课题等 11 项。培养硕士研究生 10 名，博士研究生 6 名。

序

　　罗其中教授是上海交通大学医学院附属仁济医院神经外科创始人之一，为国内著名神经外科专家。历任上海市神经外科学会主席、中华医学会神经外科分会副主任委员、中国医师协会神经外科分会副主任委员、世界华人神经外科协会副主席。目前仁济医院神经外科已发展成为国家临床重点学科、教育部重点学科、"211"工程建设学科及多个神经外科亚专业治疗中心。罗教授医术精湛，尤其在针刺麻醉下听神经瘤的手术治疗方面成绩卓著；而且医德高尚，教书育人，培养了一大批优秀的神经外科医师，为我国的神经外科学作出了突出贡献。

　　本书以罗教授的博士研究生及仁济医院神经外科主任医师为写作骨干，阐述他们在各自的专业领域，包括颅脑外伤、颅脑肿瘤、脑血管疾病、脊髓脊柱疾病及功能神经外科等疾病的诊治方面较高的理论造诣和丰富的临床经验，不失为一部值得神经外科同行借鉴和学习的好书。相信本书的出版可进一步推动神经外科同行之间的学术交流以及该学科的发展。

上海交通大学医学院附属仁济医院院长

2013 年 7 月

前　言

　　神经外科肇始至今,历经百年发展,走过了大体神经外科、显微神经外科和微侵袭神经外科三个阶段。就全球神经外科发展趋势而言,理论、技术、设备综合进步,逐步推动神经外科相关疾病的诊断与治疗,而充分掌握学科发展潮流的人才则是神经外科发展的原动力所在。在神经外科进入微侵袭阶段后,要求医师尽可能用最小的创伤来治疗神经外科疾病,达到既能彻底治疗疾病又最大限度地保全神经功能的目的,这是目前国内外神经外科诊治疾病追求的最高目标,为实践这一最高标准,无数神经外科医师在显微镜前、无影灯下孜孜不息,每个人的追求与收获,谱写了神经外科发展的新篇章。

　　作始也简,半个多世纪以来,上海仁济医院神经外科从寥寥数人的治疗小组,发展成为目前集显微神经外科、血管内神经外科、立体定向神经外科、放射神经外科、内镜神经外科和功能神经外科等专业分工于一炉的专业基地。此间辛苦不寻常,创始者筚路蓝缕,后来人戮力同心,躬逢其盛,幸甚至哉。

　　科室同仁及部分国内同道以仁济神经外科的临床及科研经验为基础,结合国内外神经外科研究进展,编撰于一册,希望能介绍颅脑外伤、颅脑肿瘤、脑血管疾病、脊髓脊柱疾病及功能神经外科等常见疾病的诊断及治疗。本书的作者都在仁济医院神经外科学习或工作过,多为博士生、硕士生指导教师,临床及课业之余为本书的编撰殚精竭虑,始有其成。文内章节力求删繁就简,重点突出,联系实际,所选病例典型,指导价值较高。衷心希望本书的出版可促进神经外科同行之间的交流,推动学科的发展。

　　江山代有人才出。揽卷批阅之余,向参与、支持仁济医院神经外科建设的各位同仁致诚挚之谢忱,愿我国神经外科事业薪火相传,蓬勃发展。

编　者

2013 年 7 月

CONTENTS 目 录

罗其中神经外科精粹

第一部分　颅脑创伤

第二部分　脑肿瘤

第三部分　脑血管疾病

第四部分　脊髓及神经功能疾病

第一部分 颅脑创伤

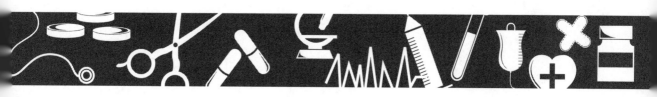

提倡循证医学研究
提高中国颅脑创伤救治水平

2010 年世界范围内大宗病例统计表明,重型颅脑损伤患者的病死率仍然维持在 30%左右,致残率也很高。2011 年中国颅脑创伤资料库显示,47 家医院重型颅脑创伤患者病死率为 21.83%。加强重型颅脑创伤临床救治技术的临床应用研究、提高重型颅脑创伤患者救治效果仍然十分迫切。当前,应重点做好以下几方面工作。

一、重新认识止血剂的重要性

严重颅脑创伤是否使用止血剂长期存在争议。有人认为使用止血剂不但不能防治颅内出血,而且可能会增加脑血栓形成和心脑梗死的可能。尽管如此,对于颅脑创伤颅内出血患者,大多数临床医师仍按常规使用 3d 止血剂。最近一项全球多中心循证医学研究做出了明确答案。《Lancet》连续发表两篇论著,报道了全球多中心临床前瞻性随机双盲对照研究成果。该研究在全球 40 个国家的 274 家医院进行。超过 20 211 例严重创伤出血(包括颅脑创伤)的患者进入该项上海交通大学医学院附属仁济医院(中国唯一单位)参加完成了的国际性重要临床研究。采用严格循证医学方法,将 20 211 例严重创伤出血(包括颅脑创伤)患者随机分为止血剂组(10 096 例)和安慰剂组(10 115 例)。止血剂组患者在入院后立刻静脉注射 1g 氨甲环酸,然后在 8h 内静脉滴注 1g 氨甲环酸。临床随访结果证实,伤后 3h 内使用氨甲环酸不但能显著降低创伤大出血者病死率($P = 0.0035$),而且无任何心脑血管并发症。该研究对于降低严重创伤患者病死率、提高临床救治水平具有重要意义。使用氨甲环酸简单方便、安全有效、实用性强。世界卫生组织(WHO)正在全球推广。

二、客观评价脑保护药物的临床疗效和不良反应

到目前为止,国外学者已经采用严格的循证医学方法将 200 多种脑保护药物用于治疗急性颅脑创伤患者,但是并没有发现任何一种能降低重型颅脑创伤患者病死率、致残率的药物,包括人们期望的钙拮抗药、大剂量激素、自由基清除剂、谷氨酸受体拮抗药、硫酸镁等。如何解释药物无效?一方面是由于重型颅脑创伤患者伤情重、

伤情复杂,药物难以奏效;另一方面研究设计不符合临床实际情况。例如:全世界49个国家、239个医院开展甲泼尼龙治疗急性颅脑创伤患者的循证医学研究,5007例急性颅脑创伤患者在伤后48h内静脉内给予22.2g甲泼尼龙,5001例急性颅脑创伤患者为安慰剂对照组,结果显示甲泼尼龙治疗组患者病死率增加3.2%。该研究只能说明采用这种超常规的治疗方案是有害的,不等于任何剂量激素和用法都会增加患者病死率。该方法不但是激素剂量超大,而且未采用激素逐步减量的基本用药方式。对于国外临床循证医学结果,首先要尊重他们的科学研究结论,但也要客观冷静地分析,分析研究设计是否合理,是否有局限性和不合理性?不能盲目崇拜和"跟风"。更重要的是我国神经外科医师应根据我国颅脑创伤患者的特点,开展药物治疗颅脑创伤患者的多中心临床研究,得出符合中国颅脑创伤患者的药物治疗方案。

三、严格规范脑挫裂伤外科手术指征和方法

有关创伤性颅内血肿的手术指征和方法比较明确。但是,对于脑挫裂伤颅高压患者的手术指征、手术时机和手术方法仍然存在较大争议。尽管澳大利亚等国家将双侧去骨瓣减压术作为一线方法治疗急性脑挫裂伤颅高压患者的随机前瞻性临床研究显示无明显疗效。一方面要尊重他们的Ⅰ级循证医学的研究结论;另一方面也要客观分析该研究设计存在的问题和各国神经外科医师的评论。对于甘露醇等内科方法治疗无效的脑挫裂伤恶性颅内高压患者,去骨瓣减压手术仍然是二线治疗和最有效方法。对于枕部着地的额颞顶广泛性脑挫裂伤颅内高压的患者,应该首选标准外伤大骨瓣减压技术。当然,根据颅脑创伤患者脑挫裂伤部位和程度的差异,可采取改良标准外伤大骨瓣,但是不能将颅脑创伤手术过程中的微创原则片面理解为小骨窗开颅或"锁孔"开颅,不能将小骨窗和"锁孔"开颅技术用于各种类型急性颅内血肿、广泛脑挫裂伤脑肿胀等颅高压患者。这样的外科手术貌似遵照"微创"原则,实际上难以完全清除血肿和止血,更无法有效降低颅内高压,无法解决脑受压和继发性脑损害,根本达不到开颅减压手术目的和效果,应引起我国神经外科医师高度重视。

四、重视颅内压监测技术的临床推广

由于有创颅内压监测技术可能存在少量并发症,而且颅内压监测技术本身不能降低重型颅脑创伤患者病死率、致残率,其临床价值一直存在争议。目前,大多数神经外科医师已经认识到:急性颅脑创伤患者早期连续颅内压连续监测和观察,有助于掌握病情发展和指导临床治疗,提高重型颅脑创伤患者治疗效果。发达国家重型颅脑创伤患者颅内压监测率达60%以上,而我国大多数医院尚未开展颅内压监测技术。2009年开始建立的中国颅脑创伤资料库初步显示,我国住院颅脑创伤患者颅内压监测<6%。目前颅内压监测技术包括无创颅内压监测技术和有创颅内压监测技术。无创颅内压监测技术尚不成熟,存在较大误差,不提倡临床推广。有创颅内压监测技术是国际公认和推荐的方法,国内外神经外科医师已经达成共识。临床首选脑室置入探头导管方法。此法操作简单、精确度高,可放出脑脊液降低颅压,但对于脑室受压消失的患者无法实施。其次为硬脑膜外、硬脑膜下和脑内放置颅内压探头的方法。

有创颅内压探头可放置在颅内多个部位,具有损伤小、性能稳定等特点。急性颅脑创伤患者根据脑损伤和脑水肿程度、临床病情变化和颅内压力变化决定监测持续时间,通常为7~14d。有创颅内压监测技术可能发生的并发症包括:感染、出血、阻塞和移位,但很少见。2011年,中国颅脑创伤患者颅内压监测专家共识已经在《中华神经外科杂志》发表,将有助于规范我国颅脑创伤患者颅内压监测技术。

五、正确评价亚低温脑保护技术的临床疗效

国内外采用规范化亚低温治疗重型颅脑创伤患者临床应用研究已经二十多年。除美国多中心临床研究发现短时程亚低温治疗无效外,其他几十家临床研究发现33~35℃亚低温能显著降低重型颅脑伤患者的病死率、致残率。2007年出版的美国《重型颅脑创伤救治指南》第3版也已经将>48h长时程亚低温作为II级证据推荐使用。中国神经外科医师在长时程亚低温治疗重型颅脑伤合并颅高压患者方面取得了丰富的临床经验,并且已经得到国内外同行的高度认可。2011年美国 *Therapeutic Hypothermia and Temperature Management* 杂志创刊号的第一篇文章中,美国亚低温专家 Clifton 等专题讨论低温复温的时间问题,并且明确承认:短时程亚低温复温存在颅内压反跳现象,也是短时程亚低温治疗效果不佳的主要原因。中国和日本专家提出的长时程亚低温技术已经得到越来越多国际同行的支持。当然,长时程亚低温可能增加肺部感染的机会,必须通过加强护理和抗生素的正确使用,最大限度发挥长时程亚低温脑保护治疗作用,减少其不良反应。

必须认识到重型颅脑创伤临床救治是世界性难题,不可能在短期内取得突破性进展。临床有争议的治疗方案需要相当长时间的临床推广使用和随访才能做出明确回答。笔者参与了欧盟组织的全球颅脑创伤多中心研究启动论证会,期待中国神经外科医师积极开展临床循证医学研究,为切实提高重型颅脑创伤患者的救治水平做出应有的贡献。

(江基尧)

参 考 文 献

1. Stein S C, Georgoff P, Meghan S, et al. 150 years of treating severe traumatic brain injury: a systematic review of progress in mortality. *J Neurotrauma*, 2010, 27(10): 1343~1353

2. CRASH-2 trial collaborators, Shakur H, Roberts I, et al. Effects of tranexamic acid on death, vascular occlusive events, and blood transfusion in trauma patients with significant hemorrhage (CRASH-2): a randomized placebo-controlled trial. *Lancet*, 2010, 376(6): 23~32

3. CRASH-2 trial collaborators, Roberts I, Shakur H, et al. The importance of early

treatment with tranexamic acid in bleeding trauma patients: an exploratory analysis of the CRASH-2 randomized controlled trial. *Lancet*, 2011, 377(9771): 1096~1101

4. 中国神经外科医师协会, 中国神经创伤专家委员会. 中国颅脑创伤患者脑保护药物治疗指南. 中华神经外科杂志, 2008, 24(10): 723~725

5. Roberts I, Yates D, Sandercock P, et al. Effect of intravenous corticosteroids on death within 14 days in 10008 adults with clinically significantly head injury: randomized placebo-control trail. *Lancet*, 2004, 364(12): 1321-1328

6. Cooper D J, Rosenfeld J V, Murray L, et al. Decompressive craniectomy in diffuse traumatic brain injury. *N Engl J Med*, 2011, 364(11): 1493~1502

7. Servadei F. Clinical value of decompressive craniectomy. *N Eng J Med*, 2011, 364: 1558~1559

8. Tmmons S D, Ullman J S, Eisenberg H M. Craniectomy in diffuse traumatic brain injury. *N Eng J Med*, 2011, 365: 373

9. Romero C M. Craniectomy in diffuse traumatic brain injury. *N Eng J Med*, 2011, 365: 373~374

10. 梁玉敏, 江基尧. 去骨瓣减压术治疗重型颅脑外伤——放弃还是坚持? 中华神经外科杂志, 2012, 28: 207~210

11. 江基尧. 急性颅脑损伤患者外科手术的微侵袭策略. 中国微侵袭神经外科杂志, 2004, 9(12): 529~530

12. 中国神经外科医师协会, 中国神经创伤专家委员会. 中国颅脑创伤患者颅内压监测专家共识. 中华神经外科杂志, 2011, 27: 1073~1074

13. Polderman K H. Induced hypothermia and fever control for prevention and treatment of neurological injury. *Lancet*, 2008, 371(12): 1955~1969

14. Brain Trauma Foundation. Prophylactic hyperthermia. *J Neurotrauma*, 2007, 24 (Suppl 1): S21~S25

15. Clifton G L, Valadka A B, Aisuku I P, et al. Future of rewarming in therapeutic hypothermia for traumatic brain injury: a personalized plan. *Therap Hypo Temp Manag*, 2011, 1(1): 1~7

客观分析颅脑创伤患者 国际多中心循证医学研究结论

循证医学(evidence-based medicine)正在逐步代替经验医学(experienced medicine)成为判断临床治疗患者效果的科学客观方法,得到绝大多数临床医师的认可,目前已经成为西方国家临床医学判断疗效的唯一标准。同样也逐步成为我国临床疗效的重要判断标准。但是循证医学结论的科学价值必须建立在设计合理、证据确实、指标科学、结果重复性和一致性强的基础上。近年来,许多有关颅脑创伤治疗的国际多中心循证医学研究结果对全世界颅脑创伤治疗起到积极的促进作用。但是也有部分颅脑创伤临床循证医学研究存在重大缺陷和局限性,容易引起临床医师错误解读。为了协助神经外科医师正确认识与本专业密切相关的国际循证医学结果,撰写该文供同行参考。

一、药物治疗颅脑创伤患者循证医学研究

到目前为止,国外已完成的200多项治疗颅脑创伤患者的临床多中心随机双盲前瞻性研究中,几乎未发现一种药物对颅脑创伤患者有肯定的疗效。除了药物确实无效、颅脑创伤患者的伤情差异、进入脑组织的药物浓度、药物治疗窗和多家医院之间治疗方案与医护水平之间的差异等原因外,循证医学研究的临床设计不合理也是重要原因。2004年《柳叶刀》杂志发表大剂量甲泼尼龙治疗10 008例急性颅脑创伤患者前瞻性随机多中心临床对照研究结果表明大剂量激素增加病死率、致残率。5007例急性颅脑创伤患者(GCS < 14分)伤后8h内给予大剂量甲泼尼龙治疗(48h甲泼尼龙总剂量21.2g),另5001例同样伤情患者给予安慰剂作为对照组,结果表明甲泼尼龙组患者病死率21.1%,对照组病死率为17.9%,显著增加了患者病死率($P = 0.01$)。除了大剂量激素的自身的不良反应外,研究采用大剂量激素方法值得商榷。研究治疗组采用48h持续静脉滴注超大剂量甲泼尼龙21.2g,无激素逐步减量过程而直接停药,导致感染、出血增加和病死率、致残率升高。违反糖皮质激素治疗使用常规。该研究结果只能说明在48h持续静脉滴注超大剂量甲泼尼龙21.2g直接停药的方法

是有害的,但不能说明其他方式激素用药也是有害的。

2007年《新英格兰医学杂志》发表有关白蛋白与生理盐水治疗急性颅脑创伤患者前瞻性随机双盲对照研究结果。460 例急性颅脑创伤患者随机分为两组:231 例(50.2%)白蛋白治疗组,全部采用 40g/L 白蛋白液体治疗 28d 或直至死亡;229 例(49.8%)为生理盐水对照组。伤后 24 个月临床疗效随访结果,214 例白蛋白组死亡 71 例(33.2%),206 例生理盐水组死亡 42 例 (20.4%)($P = 0.003$)。研究发现白蛋白增加重型颅脑创伤患者病死率。我们清楚地看到该临床设计同样存在重大问题,白蛋白治疗组的患者在伤后 28d 或死亡前接受的所有静脉液体都为 40g/L 白蛋白,无其他液体,当然不符合临床实际情况,全世界没有任何医院采用该方法治疗急性颅脑创伤患者。所以,该研究仅仅代表颅脑创伤患者伤后全程使用 40g/L 白蛋白液体治疗是有害的,不等于临床常规使用 10g 白蛋白 1~3 次/d 是有害的。

2006年《柳叶刀神经病学》发表尼莫地平治疗急性颅脑创伤和创伤性蛛网膜下隙出血患者 1~4 期临床循证医学研究结果,发现第 4 期临床研究结果与前 3 期临床研究结果完全不同,前 3 期临床研究结果表明尼莫地平治疗创伤性蛛网膜下隙出血有效,推荐使用;而第 4 期临床研究发现尼莫地平治疗外伤性蛛网膜下隙出血无效,否定了尼莫地平在治疗颅脑创伤和创伤性蛛网膜下隙出血患者的作用。如何正确看待全世界为期 18 年的 1~4 期临床研究结果之间出现的矛盾?第 1~4 期临床研究的入选患者指征和禁忌证、用药剂量和方法、临床随访时间和指标都基本相同。唯一不同的是前 3 期患者都在欧洲,第 4 期患者分布在亚洲、非洲、大洋洲和欧洲,难道是人种导致的临床结果差异?

二、亚低温治疗急性颅脑创伤患者循证医学研究

2001 年《新英格兰医学杂志》发表美国 Clifton 牵头组织的 9 个医学中心亚低温治疗(32~33℃,24~48h)392 例重型颅脑创伤患者前瞻性随机临床研究结果。结果表明亚低温不能提高重型颅脑创伤患者的疗效。亚低温治疗仅能显著提高 GCS 6~8 分、年龄<45 岁、伤后 6h 内达到亚低温水平的患者的治疗效果,而其他经亚低温治疗的重型颅脑创伤患者则无效。他们自己分析其原因认为主要是由于亚低温开始较晚、亚低温时称短(<48h)、高龄患者的并发症多等。进一步分析发现参加亚低温多中心临床研究的 9 个医疗单位疗效不一。

2008 年《柳叶刀》发表文章客观分析了目前全世界亚低温治疗颅脑创伤的效果,绝大多数报道亚低温治疗有效。分析各国亚低温治疗颅脑创伤患者的方法差异很大,如:亚低温治疗窗(6h? 12h? 24h?)、亚低温持续治疗时程(<48h? >48h? 更长时程?)、亚低温复温速率(快速复温? 慢速复温?)、亚低温降温方法(头部局部降温? 全身降温?血管内降温?)等,至今无统一标准和方法。通过荟萃分析发现>48h 长时程亚低温是正确合理的,并且被列入 2007 年出版的美国《重型颅脑创伤救治指南》第 3 版,作为三级推荐用于治疗重型颅脑创伤患者。

总之,既要清醒认识到循证医学具有很好的客观性和科学性,同时又要分析循证医学设计是否合理? 方法是否正确? 与临床实际情况是否吻合? 不要盲目崇拜国

际名牌杂志。更重要的是重型颅脑创伤患者的救治是涉及多学科、多环节且十分复杂的综合性治疗技术,具有病情重、变化快、病程长、难度大等特点,外科手术、药物、亚低温、护理、康复等都是颅脑创伤患者救治重要组成部分。在日益重视外科手术技巧和药物治疗的今天,更不能忽视重型颅脑创伤患者的基础医疗和护理。

(江基尧)

参 考 文 献

1. Narayan R K, Michel M E. Clinical trials in head injury. *J Neurotrauma*, 2002, 19: 503~557

2. Roberts I, Yates D, Sandercock P, et al. Effect of intravenous corticosteroids on death within 14 days in 10 008 adults with clinically significantly head injury: randomized placebo-control trail. *Lancet*, 2004, 364(12): 1321~1328

3. The SAFE study investigators. Saline or albumin for fluid resuscitation in patients with traumatic brain injury. *N Eng J Med*, 2007, 357: 874~884

4. Vergouwen M D, Vemeulen M, Roos Y B. Effect of nimodipine on outcome in patients with traumatic subarachnoid heamorrhage: a systemic review. *Lancet Neurol*, 2006, 5: 1029~1032

5. Clifton G, Miller E R, Chun S C, et al. Lack of effect of induction of hypothermia after acute brain injury. *N Eng J Med*, 2001, 344: 556~563

6. Polderman K H. Induced hypothermia and fever control for prevention and treatment of neurological injuries. *Lancet*, 2008, 371: 1955~1969

7. Brain Trauma Foundation, American Association of Neurological Surgeons, Congress of Neurological Surgeons, et al. Guidelines for the management of severe traumatic brain injury. XV. Steroids. *J Neurotrauma*, 2007, 24(Suppl 1), S91~95

8. 江基尧. 加强我国颅脑创伤临床规范化治疗. 中华神经外科杂志, 2006, 22: 71~72

9. 江基尧. 我国颅脑创伤救治现状与展望. 中华创伤杂志, 2008, 24: 81~82

10. 江基尧. 脑保护药物治疗颅脑创伤的现状与展望. 中华创伤杂志, 2006, 22: 241~242

选择性脑深低温技术的建立、脑保护作用及其临床意义

严重脑缺血是导致人类死亡、致残的重要原因。深低温停循环技术常规用于复杂性心脏大血管外科手术患者,但是深低温停循环仍然存在较高病死率、致残率和严重并发症。本课题紧紧围绕低温脑保护关键技术的建立及其在继发性脑损伤中的作用新机制、临床应用等关键问题,从分子、细胞和整体水平进行了为期12年的较为系统深入的研究,并取得如下重要进展。

一、猴脑选择性深低温脑保护关键技术的建立及其疗效的实验研究

实验性脑缺血猴脑选择性深低温保护技术包括以下主要环节:①目标温度16~18℃。②降温方式 分离恒河猴的颈部血管,颈动、静脉插管,连接体外循环机,夹闭其余血管,建立脑血管体外循环回路和脑血流阻断模型。分别将4℃(深低温组)或37℃(常温组)林格液灌注脑循环,达到脑局部深低温(16~18℃)和常温(37℃)灌流效果。③低温时程 维持脑局部深低温时间60min。④复温方式 停止冷灌流,脑血流再通自然复温。

研究结果显示:脑血流阻断10min内行深低温治疗的猴全部存活、无神经功能障碍、MR随访和脑干、海马、大脑皮质病理检查未见异常。15min后行深低温治疗的猴仅很少存活(表1-1),H&E染色病理检查发现脑干存在大量神经元病理改变,荧光染色(FJ)发现大脑皮质和海马存在神经元凋亡。所有动物心、肝、肺、肾等重要脏器无异常。

表1-1　常温组和深低温组实验猴生存比较

	常温组	脑血流阻断后开始深低温灌注时间(min)			
		0	10	15	20
死亡数目	4	0	0	3	3
存活数目	0	6	4	1	0

本研究在国内外首次提出脑选择性深低温技术具有肯定治疗价值,为今后开展复杂性心脑血管手术中实施脑保护提供了科学依据,具有重要的理论和实践意义。同时,证明采用选择性脑深低温技术能使脑血流阻断有效复苏时间延长至 10min,打破了常温条件下心跳呼吸停止 5min 无法复苏的理论。被评为 2007 年度中国医学十大新闻。

二、选择性脑深低温持续低流量灌流技术的临床价值

(一) 新生儿脑选择性深低温持续低流量灌流技术的脑保护作用

上海交通大学医学院附属儿童医学中心对 32 例新生儿及其幼儿先天性心脏病施行主动脉弓手术中采用选择性脑深低温持续低流量灌流技术。男 21 例,女 11 例,平均年龄(14.4 ± 25.4)个月。升主动脉靠近主动脉根部行主动脉插管,上、下腔静脉插管引流。体外循环转流降温至 18~20℃。将升主动脉插管顺延升至无名动脉内 1~1.5cm。开始脑持续灌流,流量为 15~40ml/(kg·min)[平均为 (29.7 ± 6.1)ml/(kg·min)]。术后 4 例死于心肺功能不全。28 例长期存活患者随访 6~18 个月。 患者术后脑神经功能并发症为 0,仅 1 例出现脑电波轻度异常。临床应用研究证实:选择性脑深低温技术对于新生儿及其幼儿先天性复杂性心血管外科手术具有肯定价值。

(二) 成人脑选择性深低温持续低流量灌流技术的脑保护作用

上海交通大学医学院附属仁济医院对于 56 例成人复杂大血管外科手术患者分为单纯深低温停循环组($n = 38$)和选择性脑深低温灌流组($n = 18$)。体外循环转流降温至 16~19℃。选择性脑深低温灌流组患者开始脑持续灌流,流量为 10ml/(kg·min)。结果显示单纯深低温停循环组患者术后脑神经功能并发症为 39.5%,而选择性脑深低温灌流组患者手术后脑神经功能并发症下降至 11.1%($P < 0.05$)。最佳复温比值(停循环时间与复温时间的比值)为 ≥ 0.1 至 ≤ 0.5。临床应用研究证实:选择性脑深低温技术对于成人复杂性心血管外科手术具有重要价值。

三、低温脑保护技术的新机制

(一) 低温对脑乳酸代谢的影响

脑组织微透析技术检测显示:脑损伤前脑细胞外液乳酸含量为 (0.32 ± 0.03)mmol/L,脑损伤后脑细胞外液乳酸含量显著升高, 伤后 30min 达到峰值 [(1.29 ± 0.23)mmol/L],伤后早期采取亚低温治疗组乳酸含量较常温组显著降低[0.78 ± 0.25)mmol/L],在国际上首先证明低温技术可显著减轻颅脑创伤后乳酸积聚,减轻脑组织酸中毒导致的继发性脑损害。

(二) 低温对脑氧代谢和脑组织 pH 的影响

脑组织直接氧含量($PbrO_2$)监测技术显示:脑损伤前 $PbrO_2$ 为(28 ± 3)mmHg,脑

损伤颅高压导致直接氧含量显著下降至 10~13mmHg,低温对直接氧含量无显著改善(10~15mmHg)。常温组脑组织处于酸中毒状态(pH = 7.15±7.25),而低温组脑组织pH能维持正常范围(pH = 7.35±0.4),提示亚低温可有效纠正脑组织酸中毒。

(三) 低温显著减少脑细胞凋亡

采用原位末端转移酶标记技术(TUNEL)、4,6-二脒基-2-苯基吲哚(DAPI)染色和逆转录酶-多聚酶链式反应(RT-PCR)、蛋白质印迹(Western Blot)技术,发现脑损伤后海马 CA1 区凋亡细胞和凋亡标记蛋白半胱天冬氨酸酶 3(Caspase-3)明显增加,低温能抑制凋亡关键蛋白半胱天冬氨酸酶 3(Caspase-3)的表达,显著减少神经细胞凋亡(表 1-2)。本研究首次从细胞和分子水平阐述了低温脑细胞保护重要机制。

表 1-2　低温对脑细胞凋亡及 Caspase-3 的影响

	常温组	亚低温组
24h TUNEL	28.80% ± 2.60	14.30% ± 2.70
24h DAPI	32.10% ± 1.40	18.40% ± 2.10
72h TUNEL	20.80% ± 2.50	10.20% ± 2.60
72h DAPI	25.50% ± 1.80	15.50% ± 2.10
24h RT-PCR	210.20% ± 5.30	165.10% ± 3.70
24h 蛋白质印迹(Western Blot)	170.30% ± 4.80	130.60% ± 4.10
72h RT-PCR	186.20% ± 6.20	152.10% ± 3.60
72h 蛋白质印迹(Western Blot)	142.30% ± 5.10	120.60% ± 3.90

(四) 脑深低温持续灌流对脑超微结构的影响

全身深低温停循环组动物脑超微结构显示海马神经元细胞核膜皱缩,形状不规则,在局部出现凹陷。胞质有局灶性大溶解区,细胞器缺乏,有的细胞器消失殆尽,代之以泡状结构。线粒体中等程度肿胀,嵴断裂或者消失,在线粒体外膜仍然有少量颗粒存在,外膜完整,线粒体分级多属于 2 级或 3 级;选择性脑低温灌流组海马神经元细胞核膜有皱缩现象,核膜不规则,但局部的核膜内陷程度较轻。胞质没有明显的肿胀,各种细胞器丰富,未发现局灶性胞质大溶解区。线粒体仅表现为轻度肿胀,嵴部分断裂,颗粒减少,线粒体分级多属于 1 级或 2 级。另外在所有实验组和对照组海马神经元突起内的线粒体均没有明显改变,线粒体分级多为 1 级或 2 级。研究证实低温技术对于脑神经细胞超微结构有显著保护作用。

(五) 低温对脑能量代谢与酶活性的影响

脑损伤后脑线粒体 α 酮戊二酸脱氢酶(α-Ketoglutarate dehydrogenase, α-KgDH)活性检测发现,不同程度脑损伤后 α-KgDH 活性均显著降低,酶活性的降低与脑损伤程度成正相关。低温组 α-KgDH 活性于伤后 6~72h 均较常温组显著升高,提示低温能有效保护能量代谢关键酶的活性。

(六) 低温条件下差异基因及差异蛋白表达

采用 Affymetrix 大鼠全基因组芯片，检测低温及常温两种条件下大鼠颅脑创伤海马即早基因的差异。筛选出与低温密切相关的基因 133 个，其中上调 57 个，下调 76 个。采用差异蛋白质组学技术，检测低温和常温条件下大鼠颅脑创伤海马组织蛋白质的表达变化。鉴定出 13 个差异蛋白质，其中上调蛋白质 10 个，下调 3 个。为进一步从基因和蛋白质水平认识低温脑保护作用的机制奠定了基础。

美国 *Journal of Neurotrauma* 杂志主编 John Povlishock 教授评语："我代表《神经创伤杂志》编辑部感谢你高质量和高影响力的论文。我认为该研究'选择性脑深低温对猴脑完全缺血显著保护作用'非常出色，为低温脑保护提供了新领域，对于低温脑保护技术的基础实验研究和临床应用研究都有重要意义。"该项目获得 2009 年度上海市科技进步奖一等奖。

（江基尧）

参 考 文 献

1. Jiang J Y, Xu W, Yang P F, et al. Potection by selective cerebral profound hypothermia after complete cerebral hypothermia in primates. *J Neurotrauma*, 2006, 3 (12): 1847~1856

2. Liang Y M, Jiang J Y. Mao Q, et al. Therapeutic window of selective profound cerebral hypothermia for resuscitation of temporary global ischemia in primates. *J Neurotrauma*, 2009, 26: 2107~2112

3. 祝忠群, 徐志伟, 张蔚, 等. 选择性脑灌注在小儿主动脉弓手术中的应用. 中国心血管外科临床杂志, 2009, 16: 262~265

4. 陈杰, 李玮伟, 周懿之, 等. 深低温停循环术联合经右锁骨下动脉行选择性脑灌注术降低术后神经系统并发症的有效性. 上海医学, 2009, 31: 956~958

5. 陆秉玮, 孙晓琼, 陈杰, 等. 不同复温比值对减少深低温停循环患者术后神经精神并发症的有效性. 上海医学, 2012, 34: 907~910

6. Jiang J Y, Bao Y H, Liang Y M et al. Effect of mild hypothermia on brain dialysate lactate after fluid percussion brain injury in rodents. *Neurosurgery*, 2004, 54 (3): 713~716

7. Bao Y H, Liang Y M, Gao G Y, et al. Lack of effect of moderate hypothermia on brain tissue oxygenation after acute intracranial hypertension in pigs. *J Neurotrauma*, 2010, 27: 1~6

8. Jia F, Mao Q, Liang Y M, et al. The effect of hypothermia on the expression of TIMP-3 after traumatic brain injury in rats. *J Neurotrauma*, 2009, 26(2): 243~252

9. Jia F, Mao Q, Liang Y M, et al. The effect of post−traumatic hypothermia on hippocampal cell death after traumatic brain injury in rats. *J Neurotrauma*, 2009, 26: 243~252

10. Su D S, Wang X R, Zheng Y J, et al. Retrograde cerebral perfusion of oxygenated, compacted red blood cells attenuates brain damage after hypothermia circulation arrest of rat. *Acta Anæsthesiol Scan*, 2005, 49: 1172~1181

11. Su D S, Wang X R, Zheng Y J. Low hematocrit worsens cerebral injury after prolonged hypothermic circulatory arrest in rats. *Can J Anaeth*, 2006, 53: 1220~1229

12. 陆兆丰, 贾峰, 邱永明,等. 亚低温对创伤性脑损伤后线粒体-酮戊二酸脱氢酶活性的影响. 中华神经外科杂志, 2006, 22(11): 659~662

13. Feng J F, Zhang K M, Gao G Y, et al. The effect of therapeutic mild hypothermia on genomics of the hippocampus following moderate traumatic brain injury in rats. *Neurosurgery*, 2010, 67: 730~742

14. Qin H P, Mei G H, Wei L, et al. Effect of profound hypothermia on genomics of hippocampus following complete cerebral ischemia in rats. *Neurol Res*, 2008, 30(6): 536~541

去骨瓣减压术治疗
重型颅脑创伤的临床应用

院前急救、重症监护体系的发展以及颅脑创伤(traumatic brain injury, TBI)救治指南的推广,使得颅脑创伤整体救治水平得到了明显提高,但重型颅脑创伤的病死率和致残率仍然很高, 其中伤后脑水肿等因素引起的恶性颅内压 (intracranial pressure, ICP)增高,是导致死亡和残疾的关键因素。对于颅内压调节失代偿者,当常规治疗方法失效时,很多学者认为去骨瓣减压术(decompressive craniectomy, DC)是最后可采用的唯一外科手段。本书复习文献,针对去骨瓣减压术应用于重型颅脑创伤患者的适应证、禁忌证、手术时机、疗效评定和并发症防治等问题的相关研究进展综述如下。

一、分类

根据去骨瓣减压术的目的,有学者将其分为一期去骨瓣减压术和二期去骨瓣减压术。

一期去骨瓣减压术是指在切除颅内病灶的同时,为了避免可能发生的颅内压增高而同时进行的去骨瓣减压术, 也称作预防性减压手术 (prophylactic decompression)。该手术的目的不是控制已经发生的顽固性颅内压增高,而是术者根据术前影像资料和(或)术中所见(如有脑肿胀、脑实变或者骨瓣复位困难)决定的预防性手术方式。去骨瓣减压的同时,是否辅助部分脑叶的切除,由术者根据个体情况决定。

二期去骨瓣减压术是指对最大程度内科治疗无效的顽固性颅内压增高者,所进行的去骨瓣减压术。手术的目的就是控制已经存在的顽固性颅内压增高,可为伤后非手术治疗中出现神经功能状态恶化、监测显示颅内压持续高于正常者;也可以为已经接受开颅手术、术后出现病情恶化,CT 检查和颅内压监测提示非手术治疗不能控制的颅内压增高者。

对于重型颅脑创伤患者,是早期采用积极的一期去骨瓣减压术,还是根据颅内压监测结果采用二期去骨瓣减压术治疗,目前还存在争议,需要更多的临床研究来积累经验。

二、手术技巧

目前临床上采用的去骨瓣减压术方法存在很大的差异，包括单侧还是双侧减压、颅骨去除的部位和范围、硬脑膜的处理方式、是否采用其他辅助技术等。

（一）单侧还是双侧

虽然还没有统一的结论，多数学者认为单侧去骨瓣减压术适用于伤后 CT 扫描显示颅内创伤性损害引起的脑肿胀主要位于一侧大脑半球、中线结构向对侧偏移者；而双侧去骨瓣减压术则适用于伤后 CT 扫描显示双侧大脑半球弥漫性脑肿胀、中线结构无明显偏移者。

（二）切口设计和颅骨去除的范围

目前临床上常用的有标准外伤大骨瓣、双额骨瓣和半颅去骨瓣减压，个别采用双枕去骨瓣减压。

1. 标准外伤大骨瓣　头皮切口起自颧弓平面耳屏前 1cm，在耳轮上弧形向后至颞后部，再向上跨过顶后部后，转向前至额部中线，止于额部发际内。先于颞骨鳞部钻孔后，再行额–颞–顶大骨瓣开颅（一般 12cm × 15cm 左右），并咬除颞骨鳞部平颅中窝底及蝶骨嵴外 1/3 骨质。这样可以直视下对额极、颞极和大脑凸面的创伤病灶进行确切处理（图 1-1）。

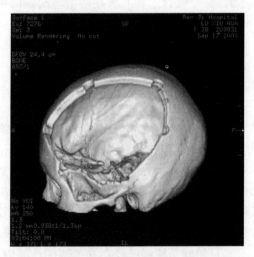

图 1-1　左侧标准外伤大骨瓣术后颅骨三维 CT 像

根据伤者状况，如果需要双侧减压时，可以一侧完成后再行对侧开颅去骨瓣减压，或者患者仰卧位，双侧头皮切口在中线处汇合成一个切口，再双侧分别按上述方法去骨瓣减压。

若切口在绕过耳轮向后至枕部再转向上，达中线后向前至额部发际内，可以显露一侧大脑半球，即为半颅去骨瓣减压术式（图 1-2）。

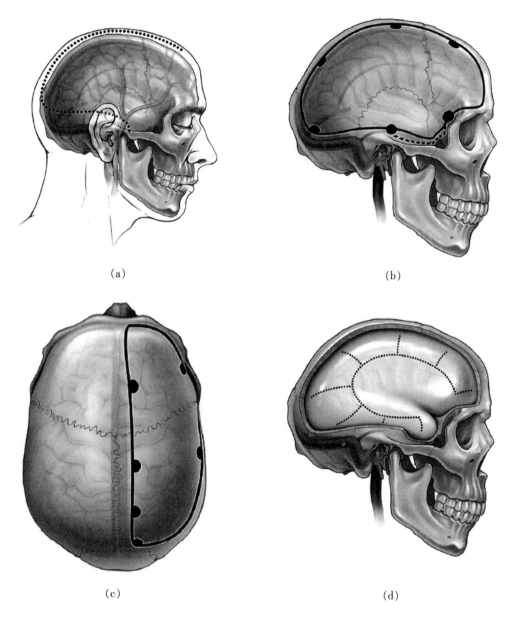

(a)   (b)

(c)   (d)

图 1-2 半颅去骨瓣减压术示意图

(a) 切口；(b) 骨窗范围(侧面观)；(c) 骨窗范围(颅顶观)；(d) 硬脑膜切开方式和范围

2. 双额骨瓣 患者仰卧，头略抬高。冠状瓣切口，起止于双侧耳屏前发际内。颞肌翻向侧方后，双侧颞部钻孔，去除颞骨鳞部行颞肌下减压后，再双额骨瓣开颅。骨瓣后缘为冠状缝后 3~5cm，前缘平颅前窝底水平。双侧钻孔分别在切口后缘矢状窦旁、关键孔和颧弓根部。两侧额骨瓣同时取下减压，并可以通过切开大脑镰更有利于肿胀的脑组织向前方减压，但也有学者主张两侧额骨瓣分别开颅而保留矢状窦上骨桥，避免静脉窦的损伤和出血的同时有利于硬脑膜悬吊后压迫止血(图 1-3)。

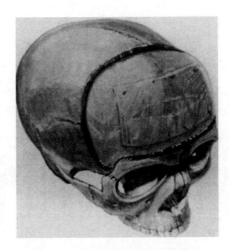

图 1-3 双额去骨瓣减压术示意图

3. 双枕骨瓣 2007 年 Stefini R 等首次报告 1 例颅脑创伤后顽固性颅内高压,采用双侧枕部去骨瓣减压术治疗的经验(图 1-4)。与双额部去骨瓣减压术相比较,作者认为该术式有三个明显的优势:

(1) 不会开放额窦,从而避免了额窦开放后发生脑脊液漏和颅内感染危险。

(2) 上矢状窦后 1/3,没有来自皮质的桥静脉回流;一旦硬脑膜切开后,肿胀的脑组织外膨不会引起静脉牵拉损伤。

(3) 术后患者仰卧位状态,借助重力的作用,更有利于脑组织从减压窗外膨而得到减压。该作者认为对于血肿位置偏后者,采用该术式,可能较传统的双额部去骨瓣减压术能更快和更有效地降低颅内压,但仅是个案报告,目前阶段不能给出临床的适应证,需要更多的相关研究来证实其有效性和快捷性。

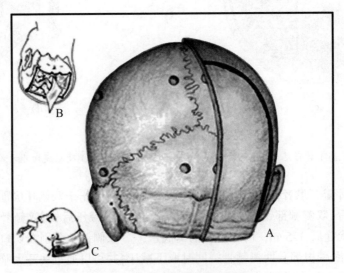

图 1-4 双枕去骨瓣减压术示意图

A——头皮切口(仅显示右侧)和颅骨钻孔处(仅左侧显示);B——切开硬脑膜,翻向中线侧;C——术后体位

Skoglund等报告骨瓣的大小和降低颅内压之间有非常明显的相关性，较大的骨瓣，才能明显降低颅内压。多数学者主张单侧骨瓣的直径>12cm，而且强调侧方颅骨的去除，必须包括颞骨的最基底部，达到颅中窝底。

(三) 硬脑膜的处理

1. 切开与否 有作者报告单纯颅骨去骨瓣减压，或者硬脑膜部分切开，也取得了较好的治疗效果，但多数学者认为，此种术式不是最佳方法，虽然在儿童患者中可能是有效的，但不推荐这样做。

正如 Cushing 所说，因为硬脑膜缺乏足够的弹性，单纯的颅骨去除通常不能称为减压治疗，在硬脑膜广泛切开前不能保证有充分的减压效果。Yoo 等报告硬脑膜切开后才会最大限度降低颅内压。这一关键性研究量化了颅内压的降低，是支持减压手术中需要切开硬脑膜有效的证据。

2. 切开方式 采用标准外伤大骨瓣者，多数主张放射状切开硬脑膜，有利于充分减压和探查手术野的损伤病灶(图 1-5)。为了避免术中脑膨出，Alves 等提出沿额底、蝶骨嵴和颞底方向行基底部硬脑膜切开(图 1-6)，也有人主张硬脑膜开窗式切开(图 1-7)，但两者因为显露范围有限，限制了对术野内的损伤病灶的彻底处理。

采用双额去骨瓣减压者，有作者主张双侧硬脑膜垂直于中线切开，硬脑膜呈鱼唇状减压。向内至中线后，缝扎矢状窦后将大脑镰切开，这样可以使得脑组织向前扩张，并有利于双侧压力的平衡(图 1-8)。也有学者采用两侧分别"十"字形切开减压方法，避免处理矢状窦的操作(图 1-9)。

对于双侧弥漫性脑肿胀者，为了避免切开硬脑膜后脑组织外膨引起的脑损害，硬脑膜应该双侧同时切开。

3. 减张缝合与否 为了减少减压术后脑脊液漏、局部切口疝和继发性脑损害等并发症，多数学者主张采用自体组织[骨膜和(或)颞肌筋膜]和(或)异体材料行硬脑膜减张缝合。如果脑膨出明显，可将颞肌瓣和骨缘硬脑膜减张缝合。

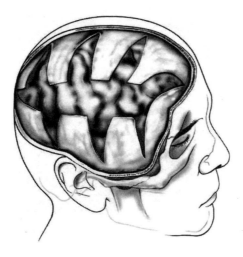

图 1-5 硬脑膜放射状切开

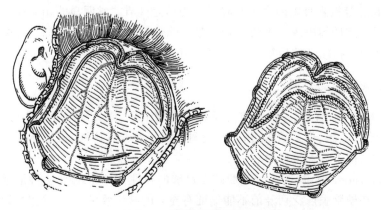

图 1-6　硬脑膜基底部切开

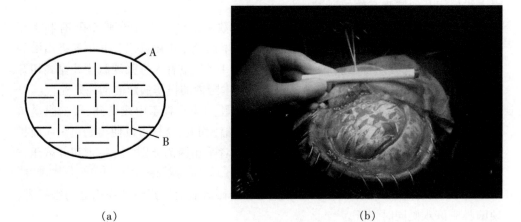

（a）　　　　　　　　　　　　　　　　（b）

图 1-7　硬脑膜开窗式切开

（a）示意图，A——骨窗边缘，B——硬脑膜切口；（b）实例图

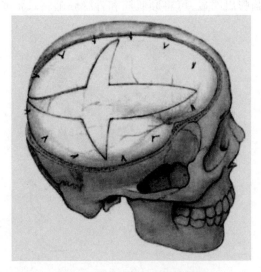

图 1-8　硬脑膜"十"字形切开

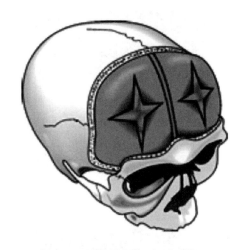

图 1-9　双额硬脑膜"十"字形切开

(四) 其他辅助技术

1. 脑叶切除　对于顽固性颅内高压或者术中发现脑肿胀明显者,有学者主张采用脑叶部分切除以利术后颅内压的控制。一般采用额叶或颞叶切除。2007 年 Oncel 等报告了最大一组 183 例重型颅脑创伤采用脑叶切除治疗的结果。其中 48.1% 为额叶切除,36.6% 为颞叶切除,15.3% 为其他脑叶或联合脑叶切除。结果 48% 恢复良好,51.9% 结果不良。作者统计分析认为最初格拉斯哥昏迷量表 (Glasgow Coma Scale, GCS)评分低、闭合性伤和额叶切除与预后不良密切关联,对于有局灶性损害病灶或弥漫性颅内高压或脑疝者,选择性脑叶切除不是毫无意义的操作。值得注意的是该组病例中,仅部分患者同时采用了去骨瓣减压术,如果全部同时采用去骨瓣减压术方式,也许总体疗效会更好。

2. 天幕游离缘切开和颞叶钩回切除　颅内高压引起颞叶钩回疝后,受压过久的脑干组织可发生永久性缺血性损害,导致严重后果。有学者主张减压手术的同时,可选择性切除部分颞叶钩回和切开天幕游离缘。2008 年 Salvatore 等报告一组 80 例重型颅脑创伤采用去骨瓣术联合颞叶钩回切除治疗的结果,认为该术式对于急性及进展性颞叶钩回疝者,能有效解除对脑干的直接压迫并降低幕上下的压力梯度,从而降低病死率和致残率,对于年轻伤者如果治疗及时其疗效更好。

3. 血管隧道技术　2001 年 Csókay 等报告采用血管隧道(vascular tunnel)技术改善创伤和低氧引起脑水肿的结果。方法是在术野骨窗缘下,大脑皮质主要回流静脉的两侧,垫上明胶海绵和可吸收缝线制成的垫片,使得回流静脉不受到皮质和硬脑膜的挤压,从而避免静脉淤滞和继发性水肿的产生(图 1-10)。

4. 颞肌切除　众所周知,去骨瓣减压术中强调颅中窝底的充分减压,为了获得更大的代偿空间,Park 等在 2008 年报告了 15 例去骨瓣减压术的同时切除颞肌和筋膜的结果。其方法为常规去骨瓣的同时,将术野的骨膜、颞肌和筋膜一起翻起至颅中窝底,然后在颅中窝底平面切除颞肌,骨瓣的直径在 12cm(图 1-11)。结果显示该方

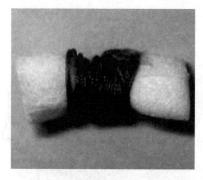

(a)

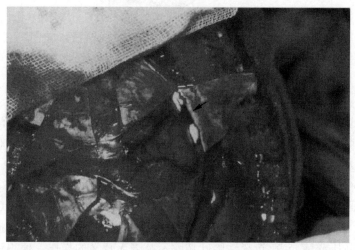

(b)

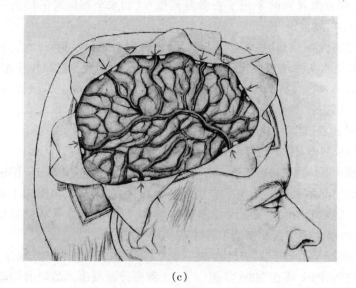

(c)

图 1-10 血管隧道技术

(a) 垫片；(b) 骨窗边缘回流静脉血管(箭头处)两侧填入垫片；(c) 术野内血管隧道技术示意图

法可获得(130±300)ml[平均为(200 ± 64)ml]的代偿空间,是常规去骨瓣减压术获得代偿空间的 2 倍,而且患者也获得了良好的临床疗效。该作者认为,该组获得良好疗效的原因,除了获得了更大的代偿空间外,还减少了常规去骨瓣减压术后颞肌肿胀造成的对脑组织的压迫影响。

5. 脑室外引流术 通过脑室外引流释放脑脊液,也是控制颅内压的基本方法,有条件者可选用脑室内颅内压探头置入,不仅可以监测颅内压的动态变化,也可发挥引流脑脊液控制颅内压的作用。需要注意的是,颅脑创伤有颅内高压者,有时会有

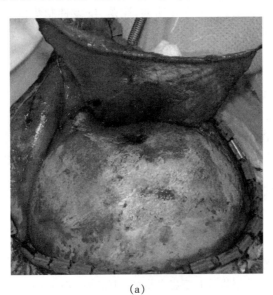

(a)

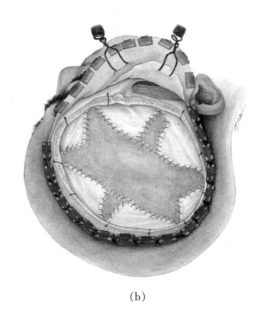

(b)

图 1-11 颞肌切除

(a) 骨膜、颞肌和筋膜一同翻起;(b) 颞肌及筋膜切除后硬脑膜减张缝合

脑室变小和移位,可能脑室内置管困难,同时脑室外引流也有引流管堵塞、脱出、颅内出血和感染的并发症。

6. 腰池引流 通过腰椎穿刺置管引流脑脊液,也是控制颅内压的有效方法。一般主张控制性引流,最好在有颅内压监测的条件下进行。Tuettenberg 等报告的方法是引流脑脊液 5~20ml,至颅内压下降至 10~15mmHg 停止引流;当颅内压再次升高>25mmHg 并至少持续 10min,则再次重复前述方法引流。Murad 等报告的方法是每小时引流脑脊液 10ml。如果引流过快或过量,可能引起幕上和幕下的压力梯度差过大,诱发脑疝形成。同时该方法,也存在堵塞、脱落、继发性感染的并发症。多数学者认为,头颅 CT 扫描上环池可见者才可采用该方法。

(五) 骨瓣的处理

国外文献中去除的骨瓣多数无菌状态下低温保存,或者自体内如腹部、大腿皮下等保存,也有减压区附近头皮内保存的报告。2007 年 Jho 等报告将去除的骨瓣经环氧乙烷消毒后,20℃常温下保存后再修补的结果。103 例去骨瓣减压术后平均 4 个月行自体颅骨修补,95 例(92.2%)获得非常好的美容修复和 CT 证实的骨瓣存活。

三、指征和禁忌证

(一) 指征

关于采取去骨瓣减压术的指征,目前还没有统一的规范。

1. 2001 年 Taylor 等报告的儿童患者指征 ICP20~24mmHg 持续 30min,25~29mmHg 持续 10min,≥30mmHg 持续 1min,或者脑疝表现(一侧瞳孔散大或心动缓慢)。

2. 2006 年 Rutigliano 等报告的指征为经过积极的控制颅内压治疗包括脑室引流、巴比妥疗法、高渗盐水和利尿剂等仍然无效的顽固性颅内高压、GCS<9 分。

3. 2006 年 Skoglund 等报告的指征

(1) 经规范化神经监护处理仍然不能维持颅内压/脑灌流压在理想状态(颅内压< 20mmHg,脑灌流压>60mmHg)。

(2) 伤后立即出现急性神经状态恶化,而 CT 扫描为弥漫性脑水肿而无占位性出血。

4. 2008年 Stocchetti 等报告的 18 例中,14 例是给予巴比妥疗法后 2h 仍然不能有效控制颅内压而采取去骨瓣减压术治疗的,另外 4 例是医师根据临床状态判定而直接采取去骨瓣减压术治疗的。

5. 2008 年 Salvatore 等报告的指征 80 例去骨瓣减压联合钩回内减压治疗重型颅脑创伤的指征为:

(1) 有急性或进展性颅内压增高伴天幕裂孔疝的临床征象(如动眼神经功能缺失,表现为瞳孔散大、对光反射消失)。

(2) CT 扫描证实有明显的天幕裂孔疝,如中脑的受压和移位、桥前池闭塞、对侧颞角的扩大。

（3）GCS 评分 3~8 分。

6. 2008 年 Morgalla 等报告的一组病例指征

（1）保守治疗颅内压持续>30mmHg（脑灌流压<50mmHg）不能得到控制。

（2）经颅多普勒超声（TCD）监测提示患者状态恶化，仅有收缩期血流或收缩期峰波。

（3）无其他严重合并损伤。

（4）年龄<60 岁。

由此可见，颅脑创伤后去骨瓣减压术的指征尚无统一的结论，尚在研究总结之中。

（二）禁忌证

去骨瓣减压术作为重型颅脑创伤继发顽固性颅内高压者二线治疗中可以选择的方法之一，并非适合所有伤者。大多数学者认为，下列情况应视为去骨瓣减压术的禁忌证：双侧瞳孔散大、对光反射消失、GCS 为 3 分、脑干损伤和中心型脑疝。对伤后有严重神经损伤和有迹象提示预后差的患者［如影像上有脑干损害或者非常严重的弥漫性轴索损伤（diffuse axonal injury, DAI）者］，多数学者不主张采用去骨瓣减压术治疗。

四、疗效评价

去骨瓣减压术能够有效地降低颅内压，已经得到共识；而且骨瓣大小和硬脑膜切开与否、颅内压下降的程度存在明显的差异，但对患者最终预后的影响，还值得研究。Taylor 等 7 年期间进行的小样本的随机对照研究结果显示，去骨瓣减压术能改善儿童患者的预后。而成人患者，虽然绝大多数的研究显示，去骨瓣减压术可以降低重型颅脑创伤患者病死率，提高生存者的功能恢复率，但还缺乏前瞻、随机、对照的研究结果。

2011 年澳大利亚学者 Cooper 等报告了成人前瞻、随机、对照研究认为：去骨瓣减压术治疗组术后颅内压得到有效降低（$P < 0.05$），去骨瓣减压术组和药物治疗组的病死率分别为 19% 和 18%（$P > 0.05$），预后不良率分别为 70% 和 51%（$P = 0.02$），ICU 的治疗时间分别为 13d 和 18d（$P < 0.001$），术后呼吸机辅助通气时间分别为 11d 和 15d（$P < 0.001$）。该研究的结论为，对于成人重型弥漫性脑肿胀患者，早期采用双额去骨瓣减压术治疗，可以有效地降低颅内压和缩短在 ICU 的治疗时间，但预后不良者明显增多，但对该研究结果，很多学者提出了质疑和不同的观点，详见后述。

五、影响疗效的因素

影响去骨瓣减压术疗效的主要因素包括患者年龄、术前 GCS 评分、手术时机和合并伤的严重程度等。

（一）年龄

多数的研究报告显示，年龄和效果之间存在直接的关联，年轻患者采用去骨瓣减压术手术的效果要比年长者效果好。早期的报告中患者的年龄上限为 50 岁内

（1999 年 Guerra 等报告年龄的上限是 50 岁，其他的报告局限于 3~35 岁。Kunze 等报告，年轻患者接受去骨瓣减压术手术的效果要比年长者效果好。2000 年 Munch 等也有同意这一观点的报告）。2007 年 Pompucci 等回顾 55 例颅脑创伤患者采用去骨瓣减压术治疗的资料，结果显示年龄≤65 岁和>65 岁者间，预后存在统计学差异；而<40 岁和 40~65 岁者间，预后无差异。作者认为，以往采用去骨瓣减压术治疗的年龄限制，应该给予修正。

（二）伤后 GCS 评分

GCS 是颅脑创伤患者预后的预测指标之一，也是影响去骨瓣减压术疗效的因素之一。GCS 评分越低，说明颅脑创伤的程度越重，预后也往往越差。2005 年 Ucar 等总结 100 例重型颅脑创伤采用去骨瓣减压术治疗结果，结果术前 GCS 为 4 分、5 分组预后不良和恢复良好率分别为 96.6% 和 3.4%，而术前 GCS 为 6~8 分者预后不良和恢复良好率分别为 65% 和 25%（$P < 0.05$），作者的结论是术前 GCS 为 6~8 分者最适合采用该术式治疗。

（三）手术时机

虽然去骨瓣减压术手术介入的理想时机没有统一的结论，但通常认为应在不可逆性神经损害发生之前进行。1997 年 Polin 等报告，手术应该在脑水肿达到高峰的 48h 内进行。1999 年 Guerra 等报告 57 例结果，手术时间为伤后 12h 至 8d。2000 年 Munch 等报告，伤后 4h 内手术者，病死率为 30%，而 4h 后手术者，病死率高达 90%。2007 年 Chibbaro 等报告的 48 例颅脑创伤后顽固性颅内高压者采用去骨瓣减压术治疗的结果显示，伤后 16h 内手术者预后好于之后手术者（分别为 58.4% 和 41.6%，$P < 0.05$）。而 2007 年 Jagannathan 等报告的一组病例中，受伤至手术的平均时间间隔为 68h，对患者的生存率无影响。该作者认为，手术时机的确定应根据患者个体状况、颅内压监测结果、动态影像结果、药物治疗疗效和患者的神经系统状态综合评估后确定。

（四）合并损伤的程度

合并其他部位多发伤的颅脑创伤患者，其预后要比单纯颅脑创伤患者差。Meier 等报告的病例中，有、无多发伤病死率分别为 53% 和 34%。该作者提出的手术指征中，对合并颅外严重创伤者的限制更多。

（五）并发症

去骨瓣减压术后存活者中最常见的并发症有如下若干类型：

1. 进展性颅内出血　去骨瓣减压术后随着颅内压的降低，保护性机制失去对出血源的压迫作用，伤后存在的出血源可能继续出血引起进展性颅内出血，文献报告的发生率 5%~58%。最常见的类型是伤后存在的挫裂伤灶出血扩大形成脑内血肿，其次为冲击部位颅骨骨折处的硬脑膜外血肿，也有多发性血肿形成的报告。此外，术区颞肌渗血硬脑膜外血肿形成也有发生。术后严密观察神经系统状态和动态头颅 CT

扫描检查,早期发现和及时处置是减少术后进展性颅内出血造成继发性脑损害的关键。同时减压术中,清除失活的脑挫裂伤灶和术野彻底止血,也是减少进展性出血发生的关键。

2. 脑积水 文献报告发生率为0.7%~29%。多数学者认为,颅脑创伤后蛛网膜下隙出血的存在和去骨瓣减压术后脑积水的发生有密切的相关性;而硬脑膜切开减压和减张缝合,也会引起脑脊液的动力学改变,和脑积水的发生有一定的相关性。部分患者应为创伤引起脑萎缩,也可出现影像学上的脑室扩大,但并非需要手术干预。文献报告,去骨瓣减压术后需要分流手术干预者为11%左右。

3. 硬脑膜下积液 可发生于减压区的同侧、对侧、双侧、纵裂或者两种或多种类型同时存在。影像学上积液的发生率在16%~62%,但其中需要手术处理者则在10%以内。Aarabi等报告的病例中,积液发生的高峰在术后3~4周,术后17周则多数吸收。随病程的发展,部分积液可吸收或随脑室的扩大而消失,少部分积液可能转化为硬脑膜下血肿。对大多数的积液患者,可暂时临床观察而不必过度积极处理。对于有进展性增大和占位效应明显者,以及转化为硬脑膜下血肿者,则需要手术干预。

4. 切口漏和颅内感染 发生率为2%~6%,与术中硬脑膜未能严密缝合和脑组织张力高切口缝合不理想有关。切口漏发生者,会有程度不同的局部或脑室内的感染发生,少数者可能局部形成脓肿灶。因为统计的标准不同,尚无确切的发生率报告。术前充分评估患者的状态,确定理想的单侧或双侧去骨瓣减压术术式,尽可能行硬脑膜的减张缝合,并且切口要分层严密缝合,是避免此类并发症的关键。

5. 切口疝 Honeybul等报告的一组病例中,切口疝(皮质高出骨缘1.5cm以上)的发生高达51%。术后切口疝的发生,一方面可能是入选病例的脑水肿过于严重,另一方面可能手术减压的程度过于保守,以及未能行硬脑膜减张缝合有关。术前应该根据患者的综合状态,充分估计患者颅内外状态可能的发展趋势,必要时采用双侧去骨瓣减压,并联合采用其他辅助技术以获得有效的控制颅内高压的疗效,减少术后切口疝的发生。

6. 其他 包括术后癫痫、皮瓣内陷综合征、颅骨修补后感染或骨瓣吸收及术后死亡等,是否与去骨瓣减压术直接相关及确切的发生率,还需大宗病例的研究总结。

六、展望

去骨瓣减压术手术虽然不能逆转原发性损伤,但是可以减轻颅内压升高引起的继发性损害,从而为颅脑创伤后的神经功能恢复创造基本条件。

2011年4月,著名的新英格兰医学杂志发表了澳大利亚学者Cooper D J等的文章,题目为《去骨瓣减压术治疗弥漫性外伤性脑损害》,引起了国内外学者的关注和热议。因为这是成人颅脑创伤中,对去骨瓣减压术治疗重型颅脑创伤疗效评估的第一个采用随机、对照、前瞻性研究的结果,而且其结论为:对于成人重型弥漫性创伤性脑损害者,早期采用双额颞顶去骨瓣减压术治疗,可以有效地降低颅内压和缩短在ICU的治疗时间,但预后不良者则明显增多。如何准确解读这一研究结果?临床医师是否需要改变目前对重型颅脑创伤的治疗策略?也就是说在治疗重型颅脑创伤后恶性颅内高压患者时,是放弃还是坚持采用去骨瓣减压术作为重型颅脑创伤的一种救命性手段呢？

该文发表后,不少学者对该研究进行了解读,也发表了不同的观点和看法。有关该研究的争议和看法,笔者复习文献综合如下。

(一) 适应证

在去骨瓣减压术研究中入选的患者为伤后弥漫性脑肿胀,且无须要手术治疗颅内出血的患者,这 155 例仅占同期重型颅脑创伤 3478 例的 4.5%。说明该研究的入选者,仅是颅脑创伤患者中数量很有限的特殊类型。而临床实际中,更多的需要手术处理和采用去骨瓣减压术治疗者,是合并不同类型颅内出血和(或)脑水肿、脑梗死的患者。Compagnone 等报告的一组 729 例颅脑创伤后硬脑膜下有占位性病灶者的多中心研究结果显示,有 1/3 的患者在清除血肿的同时采用了去骨瓣减压术治疗,而去骨瓣减压术研究中,排除的患者中有 35% 的患者(1222 例)有占位性的出血,说明去骨瓣减压术研究中的对象,在临床常见颅脑创伤中不具有普遍性。

此外,双侧额颞去骨瓣减压术治疗弥漫性脑外伤的前瞻性随机对照多中心研究(DECRA)中选择去骨瓣减压术的定量标准之一,是定义顽固性颅内高压为伤后一线治疗后 1h 期间颅内压>20mmHg、间断或持续超过 20min,而对照组也只是颅内压轻度增高。Servadei 指出,对于如此短时间内颅内压为 20mmHg 左右者,大多数的神经外科和神经监护医师,不会考虑采用去骨瓣减压术治疗,而可能会选择更长时间的内科治疗,将去骨瓣减压术作为最后的治疗手段。Timmons S D 等也认为该研究中,两组的颅内压仅有轻度的增高, 因此不应该根据其结果得出结论。Komotar 等和 Honeybul 等都认为去骨瓣减压术研究中的患者不存在顽固性颅内高压。

Balestreri 等研究报告,25mmHg 的颅内压阈值和患者的预后存在关联性,Hutchinson 等和 Simard 等认为,对于伤后超过 25mmHg 的顽固性颅内高压者,采用去骨瓣减压术治疗可能获得良好的疗效。

(二) 手术时机和手术方式

能否尽早、有效地控制颅内压,对是否能有效地恢复脑灌流和改善预后起关键的作用。DECRA 中受伤至随机分组的平均时间为 35.2h(23.3~52.8h),分组后至手术的平均时间为 2.3h(1.4~3.8h),受伤至手术的间隔时间平均为 37.5h。Timmons S D 等认为这一时间间隔过长,使得两组治疗上可能存在的结果差异丧失。而欧洲正在进行的多中心研究 [颅骨切除术对非可控性颅内压增高的外科学随机评估 (the Randomized Evaluation of Surgery with Craniectomy for Uncontrollable Elevation of Intracranial Pressure, RESCUEicp)]的标准为伤后任何时间区间内,颅内压>25mmHg 并持续 1~12h 时,则开始随机分组行去骨瓣减压术治疗或规范化内科治疗。

Timmons S D 等对 DECRA 的手术方式也提出了质疑,认为该研究所采用改良的双额去骨瓣减压术式,可能限制了该术式降低颅内压的疗效。DECRA 研究者在讨论中分析手术组预后不良的可能原因时,考虑到该研究所采用的手术方式,可能是潜在因素之一，并强调该研究的结果说明该术式只能用于特定类型的颅脑创伤患者，而不一定适用于其他疾患或其他类型的颅脑创伤患者。

（三）分组的差异

影响重型颅脑创伤的预后因素众多，其中伤后瞳孔散大、对光反射消失者（除视神经损伤外），常提示脑疝和继发性脑干伤的发生是患者预后不良的预测因素。DECRA中，手术组双侧瞳孔散大、对光反射消失者的比例明显高于对照组（27%:12%，$P = 0.04$），一侧瞳孔散大对光反应消失者也多于对照组（27%:12%）。虽然该研究的作者承认这是该研究的一个局限性，但其认为比其他的临床指标可比性好，而且去除瞳孔异常的因素后，手术组也未表现出良好的疗效，但Timmons等和Komotar等则认为，该差异的存在是影响两组疗效的因素之一。而且手术组患者的伤情更重（两组Marshall Ⅲ级者比例为77%:67%）、术前GCS更低（平均为5分:6分）。虽然单独分析这两个因素对预后并无显著的影响，病例数较少是可能的因素，但在严重脑外伤的皮质类固醇随机对照（CRASH）研究中已经证实，这两个因素同时存在时则对预后有显著的不良影响。因此，上述分组差异的存在，是手术组预后不良的原因之一。

此外Komotar等和Marion、Honeybul等以及笔者都注意到该研究中，非手术组中有15例（19%）在随机分组后作为救命性措施，采用了延迟性（72h后）去骨瓣减压术治疗，另外4例（5%）则是在入院后72h内采用了减压手术治疗（与研究计划冲突）。而这19例占非手术组的23%，其治疗的结果并没有在研究中单独统计。虽然不能推测该19例如果不采用去骨瓣减压术治疗，其预后则不良的话，是否可以认为其中15例采用救命性去骨瓣减压术治疗者，如果继续非手术治疗，则至少预后应该归为不良组，这样两组伤后6个月的预后分析则会不同。

（四）监测指标的局限性

DECRA研究是以控制颅内高压为核心内容，顽固性颅内高压的确定和两组疗效差异评估，都以颅内压的数值变化为依据，该研究中缺乏脑血流的监测和评估指标，因此在讨论中也只能推测手术组疗效不佳的主要原因可能是减压术后脑组织的大块移位，引起轴索损伤所导致。虽然采用颅内压监测已经纳入颅脑创伤的救治指南中，也有研究显示颅内压的有效控制，将会获得良好的疗效，但也有研究显示当颅内压和脑灌流压正常时，颅脑创伤者也可能会发生严重缺氧。脑组织氧含量的降低，则是患者预后不良的关键因素。因此Romero和Hautefeuille等都认为DECRA研究的监测和评估指标过于单一，应该有脑血流的监测和评估才能对去骨瓣减压术的疗效进行准确的评估，并分析其预后差异的根源所在。因为缺少直接的证据，DECRA研究的作者只能推测减压术后脑组织大块移位引起轴索损伤、手术术式和术后并发症都可能与手术组预后不良有关。

（五）双盲的不严格性

DECRA研究的作者承认手术组和非手术组的医师，对治疗方式分组不可能是双盲的。Komotar 等也指出这种不严格的双盲分组治疗,也会影响两组的结果。

作为历史悠久的手术方法,去骨瓣减压术通过去除部分颅骨、减张缝合硬脑膜而扩大代偿空间,使得肿胀的脑组织通过减压窗的外膨而得到压力缓解,从而为神经功能的恢复创造基础条件。最近十多年来的实验和临床研究显示,早期去骨瓣减压术有助于早期控制颅脑创伤后的颅内压增高,从而为阻断颅内压增高后脑水肿、脑缺血进而加重颅内高压的恶性循环创造条件。虽然去骨瓣减压术治疗重型颅脑创伤的疗效,还存在不确定性,但大量的研究显示,早期采用该术式不仅可有效地控制颅内高压,而且可获得良好的疗效。

2001 年 Taylor 等报告了第一个随机、对照的研究结果,该研究中手术组单纯采用颞骨去骨瓣减压术治疗,则结果显示明显好于非手术组。笔者之一的江基尧等报告的多中心前瞻性研究显示,采用标准外伤大骨瓣治疗的重型颅脑创伤患者,其预后明显好于常规骨瓣治疗者。而去骨瓣减压术治疗恶性大脑中动脉梗死的前瞻性对照研究结果显示,该术式可以有效地改善患者的预后。

根据 Cooper 等的 DECRA 研究的结果,是否应改变目前的临床应用状态和停止相关的研究呢? 和 DECRA 的研究相比较,Hutchinson 等和 Simard 等及 Servadei 都认为 RESCUEicp 与 DECRA 相比较,在颅内高压的干预阈值、手术时机、手术术式、适应证、随机分组方式和随访时间等方面,都存在着差异,因此不应受 DECRA 研究结果的影响,RESCUEicp 研究有必要应该继续进行下去。不仅如此,Servadei F 强调颅脑创伤后合并有继发性颅内出血的颅内高压者是临床上更多见的颅脑创伤类型,有必要进行早期去骨瓣减压术治疗该类型患者的前瞻性、随机对照研究,因为 DECRA 研究中没有包括此类型的患者,RESCUEicp 研究中也仅包括一小部分。而所有关于去骨瓣减压术疗效评估的研究,应该采用包括脑血流[脑氧和(或)经颅多普勒超声、脑灌流 CT 扫描等] 和颅内压等多种监测和评估指标,而非单一采用颅内压监测指标,因为颅脑创伤后脑缺氧是决定预后的关键因素。Hutchinson 等和 Simard 等认为对其他类型的患者,也应该针对影像和重症监护进行研究,以便对去骨瓣减压术对脑组织病理生理反应的作用进行评估。此外 Simard M 等认为 DECRA 研究中的一个重要的不足,是没有强调内科治疗控制颅内高压的作用。一线治疗包括镇静、维持正常 CO_2 水平、优化血压、给予渗透治疗和引流脑脊液;这些都应在采用去骨瓣术治疗前规范化采用。重症监护的进展,使得颅脑创伤的预后得到了改善。在探讨去骨瓣减压术治疗颅脑创伤作用之前,必须确保患者接受最好的药物治疗。此外在未来随机对照研究中,目的在于预防颅脑创伤患者早期继发性损害引起颅内压增高的新的药物治疗方法,也应该得到同样的重视(如出血进展或挫裂伤灶扩大)。

Honeybul 等认为今后的临床研究应侧重有助于规范医师选择最佳适用去骨瓣减压术的患者方面,并探讨损伤严重程度和该术式疗效的相关性和更可靠的评估预后的方法。只有准确评估患者的原发性脑损伤的严重程度和术后长期随访的结果,该术式的确切疗效才能得到评估,也才能解决患者筛选的临床和伦理上的难题。

Cooper 等所报告的 DECRA 研究的主要结果是,虽然去骨瓣减压术能够有效地降低颅内压,但并未获得预期的良好疗效,而且预后不良者高于非手术组,但基于上述的分析和临床实际状态,Servadei 认为不能根据 DECRA 研究的结果而简单放弃去骨瓣减压术的研究和应用。相反,应该对制定该术式的临床规范方面进行研究,并在采用该术式前认真地进行风险-疗效的评估。Hutchinson 等也强调即使有 DECRA 的结果报告,有关该术式的指征和时机仍未定论。需要继续进行相关的研究以获得确切的结果,并避免过去 40 年间该术式所遭遇的过热和悲观的两极分化状态,同时在采用该术式时要充分评估其风险与疗效比。

　　迄今的文献中,仅 Marion 表示支持 DECRA 的结果,虽然他对 DECRA 研究中两组患者的瞳孔异常差异、分组的非双盲性和非手术组有 23%的患者接受去骨瓣减压术治疗也提出了质疑。Marion 认为去骨瓣减压术存在并发症的危险,依据 DECRA 的结果,不应再将去骨瓣减压术作为顽固性颅内高压的二线治疗措施。

　　Servadei 在其为 Cooper 的论文撰写的述评中,以拉丁语的名言"人会犯错,但坚持错误则是魔鬼"作为结束语,意味深长。综上所述可以看出,在期待更多的评估对去骨瓣减压术治疗重型颅脑创伤疗效的一级证据的过程中,严格掌握适应证、采用多重神经监测、规范术式和防治相关并发症是目前去骨瓣减压术治疗重型颅脑创伤相关临床研究的主流观点。而对常见类型颅脑创伤(例如合并颅内出血的颅内高压)患者进行相关的前瞻性、随机、对照研究,才能为去骨瓣减压术治疗重型颅脑创伤疗效的评估提供可靠的依据。

(梁玉敏)

参 考 文 献

1. Sahuquillo J, Arikan F. Decompressive craniectomy for the treatment of refractory high intracranial pressure in traumatic brain injury. *Cochrane Database Syst Rev*, 2006, 25 (1): CD003983

2. Jiang J Y, Xu Wei, Li Weiping, et al. Efficacy of standard trauma craniectomy for refractory intracranial hepertension with severe traumatic brain injury: a multicenter, prospective, randomized controlled study. *J Neurotrauma*, 2005, 22(6): 623~628

3. 江基尧. 急性颅脑创伤的手术规范. 中华神经外科杂志, 2008, 24(2): 155

4. Kakar V, Nagaria J, John Kirkpatrick P. The current status of decompressive craniectomy. *Br J Neurosurg*, 2009, 23(2): 147~157

5. Ragel B T, Klimo Jr P, Martin J E, et al. Wartime decompressive craniectomy: technique and lessons learned. *Neurosurg Focus*, 2010, 28(5): E2

6. Stefini R, Bergomi R, Catenacci E, et al. Bi-occipital decompressive craniectomy in refractory post traumatic intracranial hypertension: first report of one case. *Br J Neurosurg*, 2007, 21(5): 527~531

7. Skoglund T S, Eriksson-Ritzén C, Jensen C, et al. Aspects on decompressive craniectomy in patients with traumatic head injuries. *J Neurotrauma*, 2006, 23(10): 1502~

1509

8. Alves O L, Bullock R. "Basal durotomy" to prevent massive intra–operative traumatic brain swelling. *Acta Neurochir*, 2003, 145(7): 583~586

9. Toussaint C P, Origitano T C. Decompressive craniectomy: review of indication, outcome and implication. *Neurosurg Q*, 2008, 18(1): 45~53

10. Schirmer C M, Ackil A A, Malek A M. Decompressive craniectomy. *Neurocrit Care*, 2008, 8(3): 456~470

11. Oncel D, Demetriades D, Gruen P, et al. Brain lobectomy for severe head injuries is not hopeless procedure. *J Trauma*, 2007, 63(5): 1010~1013

12. Stocchetti N, Zanaboni C, Colombo A, et al. Refracory intracrabial hypertension and "second–tier" therapies in traumatic brain injury. *Intensive Care Med*, 2008, 34(3): 461~467

13. Morgalla M H, Will B E, Roser F, et al. Do long-term results justify decompressive craniectomy after severe traumatic brain injury? *J Neurosurg*, 2008, 109(4): 685~690

14. Münch E, Horn P, Schürer L, et al. Management of severe traumatic brain injury by decompressive craniectomy. *Neurosurgery*, 2000, 47(2): 315~317

15. Pompucci A, Bonis P, Pettorini B, et al. Decompressive craniectomy for traumatic brain injury: patient age and outcome. *J Neurotrauma*, 2007, 24(7): 1182~1188

16. Ucar T, Akyuz M, Kazan, et al. Role of decompressive surgery in the management of severe head injuries: prognostic factors and patient selection. *J Neurotrauma*, 2005, 22(11): 1311~1318

17. Chibbaro S, Tacconi L. Role of decompressive craniectomy in the management of severe head injury with refractory cerebral edema and intractable intracranial pressure. Our experience with 48 cases. *Surg Neurol*, 2007, 68(6): 632~638

18. Jagannathan J, Okonkwo D O, Dumont A S, et al. Outcome following decompressive craniectomy in children with severe traumatic brain injury: a 10–year single–center experience with long-term follow up. *J Neurosurg*, 2007, 106(S4): 268~275

19. Meier U, Lemcke J, Reyer T, et al. Decompressive craniectomy for severe head injury in patients with major extracranial injuries. *Acta Neurochir Suppl*, 2006, 96: 373~376

20. Cooper D J, Rosenfeld J V, Murray L, et al. Early decompressive craniectomy for patients with severe traumatic brain injury and refractory intracranial hypertension– a pilot randomized trial. *J Crit Care*, 2008, 23(3): 387~393

21. Hutchinson P J, Corteen E, Czosnyka M, et al. Decompressive craniectomy in traumatic brain injury: the randomized multicenter RESCUEicp study. *Acta Neurochir Suppl*, 2006, 96: 17~20

22. Olivecrona M, Rodling–Wahlström M, Naredi S, et al. Effective ICP reduction by decompressive craniectomy in patients with severe traumatic brain injury treated by

an ICP-targeted therapy. *J Neurotrauma*, 2007, 24(6): 927~935

23. Stiver S I. Complications of decompressive craniectomy for traumatic brain injury. *Neurosurg Focus*, 2009, 26(6): E7

24. Honeybul S. Complications of decompressive craniectomy for head injury. *J Clin Neurosci*, 2010, 17(4): 430~435

25. Bao Y H, Liang Y M, Gao G Y, et al. Bilateral decompressive craniectomy for patients with malignant diffuse brain swelling after severe traumatic brain injury: a 37-case study. *J Neurotrauma*, 2010, 27(2): 341~347

26. De Bonis P, Pompucci A, Mangiola A, et al. Post-traumatic hydrocephalus after decompressive craniectomy: an underestimated risk factor. *J Neurotrauma*, 2010, 27(11): 1965~1970

27. Stephens F L, Mossop C M, Bell R S, et al. Cranioplasty complications following wartime decompressive craniectomy. *Neurosurg Focus*, 2010, 28(5): E3

28. Intiso D, Lombardi T, Grimaldi G, et al. Long-term outcome and health status in decompressive craniectomized patients with intractable intracranial pressure after severe brain injury. *Brain Inj*, 2011, 25(4): 379~386

29. Llompart-Pou J A, Abadal J M, Pérez-Bárcena J, et al. Long-term follow-up of patients with post-traumatic refractory high intracranial pressure treated with lumbar drainage. *Anaesth Intensive Care*, 2011, 39(1): 79~83

30. Tuettenberg J, Czabanka M, Horn P, et al. Clinical evaluation of the safety and efficacy of lumbar cerebrospinal fluid drainage for the treatment of refractory increased intracranial pressure. *J Neurosurg*, 2009, 110(6): 1200~1208

31. Murad A, Ghostine S, Colohan A R. Controlled lumbar drainage in medically refractory increased intracranial pressure. A safe and effective treatment. *Acta Neurochir Suppl*, 2008, 102: 89~91

32. Cooper D J, Rosenfeld J V, Murray L, et al. Decompressive craniectomy in diffuse traumatic brain injury. *N Engl J Med*, 2011, 364(16): 1493~1502

33. 梁玉敏, 江基尧. 去骨瓣减压术治疗重型颅脑创伤-放弃还是坚持? 中华神经外科杂志, 2012, 28(2): 207~210

34. De Bonis P, Pompucci A, Mangiola A, et al. Decompressive craniectomy for elderly patients with traumatic brain injury: it's probably not worth the while. *J Neurotrauma*, 2011, 28(10): 2043~2048

35. Eberle B M, Schnuriger B, Inaba K, et al. Decompressive craniectomy: surgical control of traumatic intracranial hypertention may improve outcome. *Injury*, 2010, 41(9): 894~898

36. Otani N, Takasato Y, Masaoka H, et al. Surgical outcome following a decompressive craniectomy for acute epidural hematoma patients presenting with associated massive brain swelling. *Acta Neurochir Suppl*, 2010, 106: 261~264

37. Csókay A, Láng J, Lajgut A, et al. In vitro and in vivo surgical and MRI evidence to clarify the effectiveness of the vascular tunnel technique in the course of decompressive craniectomy. *Neurological research*, 2011, 33(7): 747~749

38. Yatsushige H, Takasato Y, Masaoka H, et al. Prognosis for severe traumatic brain injury patients treated with bilateral decompressive craniectomy. *Acta Neurochir Suppl*, 2010, 106: 265~270

39. De Bonis P, Pompucci A, Mangiola A, et al. Decompressive craniectomy for the treatment of traumatic brain injury: does an age limit exist? *J Neurosurg*, 2010, 112 (5): 1150~1153

40. Stephens F L, Mossop C M, Bell R S, et al. Cranioplasty complications following wartime decompressive craniectomy. *Neurosurg Focus*, 2010, 28(5): E3

41. Sobani Z A, Shamim M S, Zafar S N, et al. Cranioplasty after decompressive craniectomy: an institutional audit and analysis of factors related to complications. *Surg Neurol Int*, 2011, 2: 123

42. Honeybul S. Sudden death following cranioplasty: a complication of decompressive cranioplasty for head injury. *Br J Neurosurg*, 2011, 25(3): 343~345

43. Servadei F. Clinical value of decompressive craniectomy. *N Engl J Med*, 2011, 364 (16): 1558~1559

44. Timmons S D, Ullman J S, Eisenberg H M. Craniectomy in diffuse traumatic brain injury. *N Engl J Med*, 2011, 365(4): 373

45. Komotar R J, Starke R M, Connolly E S. The role of decompressive craniectomy in diffuse traumatic brain injury. *Neurosurgery*, 2011, 69(2): N22~24

46. Romero C M. Craniectomy in diffuse traumatic brain injury. *N Engl J Med*, 2011, 365(4): 373~374

47. Hautefeuille S, Francony G, Payen J F. Craniectomy in diffuse traumatic brain injury. *N Engl J Med*, 2011, 365(4): 374~375

48. Cremer O L, Slooter A J. Craniectomy in diffuse traumatic brain injury. *N Engl J Med*, 2011, 365(4): 375

49. Hutchinson P J, Timofeev I, Kolias A G, et al. Decompressive craniectomy for traumatic brain injury: the jury is still out. *Br J Neurosurg*, 2011, 25(3): 441~442

50. Marion D W. Decompressive craniectomy in diffuse traumatic brain injury. *Lancet Neurol*, 2011, 10(6): 497~498

51. Hutchinson P J, Kirkpatrick P J, RESCUEicp Central Study Team. Craniectomy in diffuse traumatic brain injury. *N Engl J Med*, 2011, 365(4): 375

52. Simard J M, Kahle K T, Walcott B P. Craniectomy in diffuse traumatic brain injury. *N Engl J Med*, 2011, 365(4): 374

53. Honeybul S, Ho K M, Lind C R, et al. The future of decompressive craniectomy for diffuse traumatic brain injury. *J Neurotrauma*, 2011, 28(10): 2199~2200

颅脑创伤后
进展性出血性损伤的研究

　　临床研究发现,颅脑创伤后 35%~65%的患者因为继发性脑缺血、出血和水肿而导致进行性临床表现加重。其中进展性出血性损伤 (progressive hemorrhagic injury, PHI),可使临床恶化的危险性增加 5 倍,是导致颅脑创伤患者致残和死亡的主要原因。有关颅脑创伤后进展性出血性损伤的诊治研究,得到更多的临床医师的认识和重视。

一、概述

　　颅脑创伤后继发性颅内出血的出现时间受到多种因素的影响,因而临床上也表现为多样性。以往的文献报告中, 进展性出血性损伤多数是以迟发的概念描述的。1891 年 Bollinger 首次根据尸检结果描述了 "继发性颅内血肿", 并提出了 "Bollingerische Spatapoplexie"的命名。1938 年 Doughty 提出外伤性"迟发性颅内出血"的概念。到了 20 世纪 70 年代,随着 CT 在临床上的广泛应用,有关迟发性颅内血肿的报告逐渐增多,但是由于没有时间上的界定,这种以首次 CT 扫描结果作为诊断有无迟发血肿基础的概念和传统上颅内血肿按时间分类的概念没有明确的区别,有时会引起一些争议。

　　1993 年 Stein 等根据动态 CT 扫描结果提出了进展性脑损害的概念,但并没有给予明确的定义。2002 年 Oertel 等对伤后 24h 内进行了 2 次 CT 扫描的 142 例颅脑创伤患者进行了总结, 将进展性出血性损伤定义为伤后 24h 内再次 CT 扫描证实的颅内出血性病灶的扩大。2004 年 Sanus 等将下述情况诊断为进展性出血性损伤:在第二次 CT 上出现新的病灶,或者首次 CT 上的出血性病灶有扩大(超过 25%)。

　　结合文献, 认为进展性出血性损伤应该定义为:经过再次 CT 扫描或者手术证实,于伤后首次 CT 扫描上所显示的出血性病灶的扩大或者新出现的出血性病灶。这种出血性病灶可为各种类型的颅内血肿,包括硬脑膜外血肿(EDH)、硬脑膜下血肿(SDH)、脑出血(ICH)、脑室内出血(IVH)和多发性血肿,脑挫裂伤或者蛛网膜下隙出血(SAH),可单独发生或者合并出现。以往所报告的迟发性颅内血肿、突然恶化进入昏迷(talk and deteriorate into coma)病例都应该归属为进展性出血性损伤之中。

二、发生率、好发部位及发生时间

(一) 发生率

文献上报告的进展性出血性损伤发生率差异较大,可能和认识程度以及动态 CT 检查的时间差异大有关。早期报道的发生率相对较低,仅为 0.6%~7.4%。随着对进展性出血性损伤认识和重视的提高,以及院前急救体系的不断完善和 CT 检查的普及,颅脑创伤患者伤后首次 CT 扫描的时间越来越早, 复查 CT 的时间间隔也越来越短,因此进展性出血性损伤的发现率升高到近 50%。1993 年,Stein 等报告 337 例闭合性中、重型颅脑创伤患者中,有 44.5%患者发生了迟发性和进展性脑损害(包括脑出血、缺血和水肿)。2002 年,Oertel 等报道伤后 24h 内进行了 2 次 CT 扫描的 142 例颅脑创伤患者中,进展性出血性损伤的发生率为 42.3%。其中伤后 2h 内首次 CT 扫描者,进展性出血性损伤的发生率则高达 48.6%。2003 年,Sawauchi 等报告 779 例入院时 GCS≥9 分的颅脑创伤患者中, 仅 70 例发生进展性出血性损伤, 发生率为 7%。而 2004 年,Sanus 等报道的 98 例重型颅脑创伤患者中, 进展性出血性损伤的发生率为 47.9%。其中首次 CT 扫描在伤后 6h 内者, 进展性出血性损伤的发生率则高达 49.4%。2007 年,Justin 等报告的 116 例颅内出血性外伤患者,进展性出血性损伤发生率为 42%。可见进展性出血性损伤在重型颅脑创伤中非常常见,值得深入的研究和探讨。

(二) 好发部位

从临床报告的结果来看,进展性出血性损伤可见于颅内的任何部位,但幕上多于幕下,这可能和颅脑创伤后大脑半球受损的概率较多有关。

进展性出血性损伤中硬脑膜外血肿主要位于外伤的冲击部位。Domenicucci 等综述的病例中,颞顶部占第一位(45%),额部为第二位(29%),枕部第三位(14%)。朱妍等报道的病例中,颞顶部和额颞部占 75%。而大脑内出血则多发生于对冲的额颞叶,Oertel 等报告的病例中,85%位于额叶、额叶眶底和颞叶。

进展性出血性损伤中以脑出血和蛛网膜下隙出血最多见, 其次为硬脑膜外血肿、硬脑膜下血肿和多发性血肿。Oertel 等报告的 60 例进展性出血性损伤中,脑出血、蛛网膜下隙出血、硬脑膜外血肿和硬脑膜下血肿分别占 80%,23%,13%和 9%(其中 27%为多发性)。Sanus 等报告的 47 例进展性出血性损伤中,脑出血、蛛网膜下隙出血、硬脑膜外血肿、硬脑膜下血肿和多发性血肿的分别占 40.4%,21.2%,17%,12.7%和 8.5%。

(三) 发生时间

进展性出血性损伤的发生时间缺乏规律性,可发生于伤后的任何时间段,但多数在伤后的急性期内发生。多数的文献报告显示,进展性出血性损伤在伤后 24h 内发生最多见,少数在伤后的亚急性期,个别可在慢性期内。

　　临床常见的进展性出血性损伤类型的 CT 所见,见图 1-12~图 1-17。

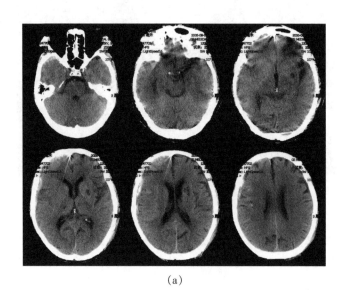

(a)

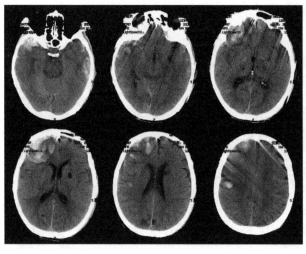

(b)

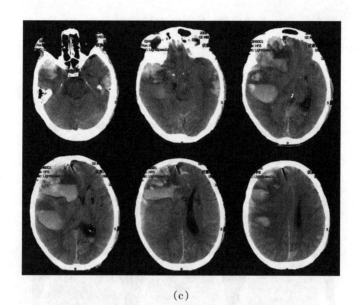

(c)

图 1-12　右额颞叶进展性脑出血

(a) 伤后 1h,头颅 CT 见右额颞脑挫裂伤伴硬脑膜下血肿和蛛网膜下隙出血;(b) 伤后 15h,头颅 CT 见右额颞叶脑出血增多;(c) 伤后 25h,头颅 CT 见右额颞叶多灶占位性脑出血形成

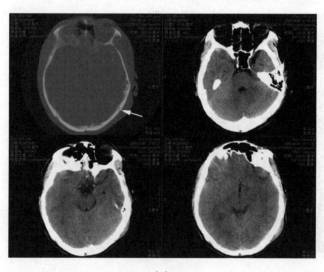

(a)

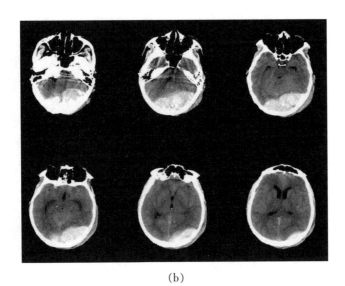

(b)

图 1-13　双侧枕顶进展性硬脑膜外血肿

(a) 伤后 1h,头颅 CT,左枕线形骨折伴薄层硬脑膜外血肿;(b) 伤后 14h,头颅 CT,双枕顶高密度硬脑膜外血肿伴梗阻性脑积水

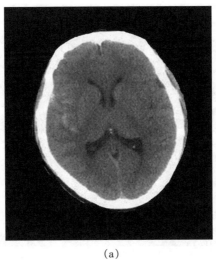

(a)

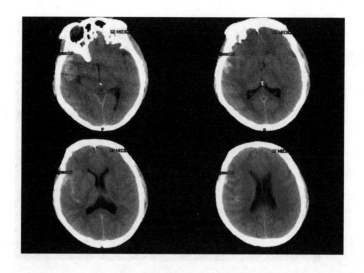

(b)

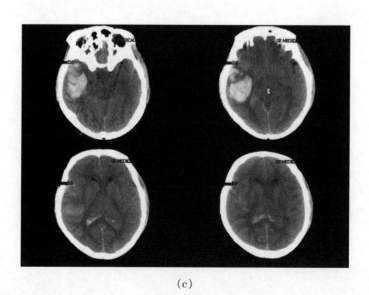

(c)

图 1-14　右颞叶进展性脑出血和脑室出血

(a) 伤后 1h,头颅 CT 右颞叶脑挫裂伤伴蛛网膜下隙出血,脑室和中线结构正常;(b) 伤后 3h,头颅 CT 扫描右颞叶出血增多;(c) 伤后 5h,头颅 CT 扫描右颞叶血肿形成,脑室内等、高密度出血

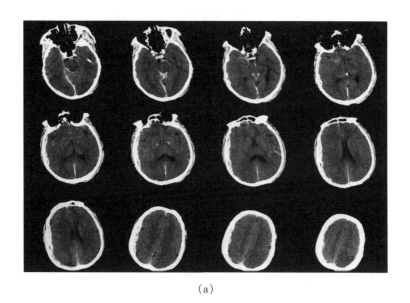

(a)

(b)

图 1-15　右侧额颞顶硬脑膜下血肿快速消散后左颞顶进展性硬脑膜外血肿

(a) 伤后 1h, 头颅 CT 见右额颞顶硬脑膜下血肿伴蛛网膜下隙出血；(b) 伤后 3h, 头颅 CT 见左颞顶硬脑膜外血肿, 右侧血肿消失

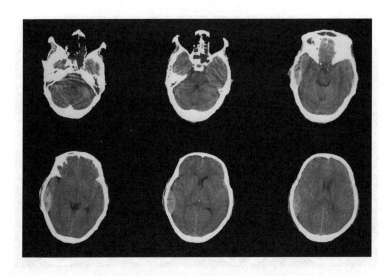

(a)

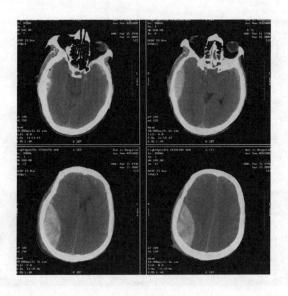

(b)

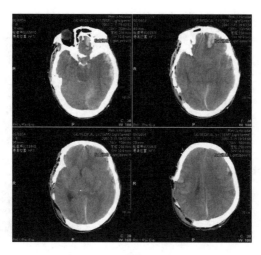

(c)

图1-16 右颞顶进展性硬脑膜外血肿术后左侧额颞顶进展性硬脑膜下血肿和脑出血

(a)伤后1h,头颅CT见右颞顶硬脑膜外血肿;(b)伤后2h,头颅CT见右颞顶硬脑膜外血肿增大,中线结构左偏;(c)右侧术后立即头颅CT见左额颞顶硬脑膜下血肿伴额颞叶脑挫裂伤,中线结构右偏

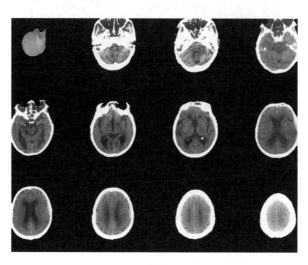

(a)

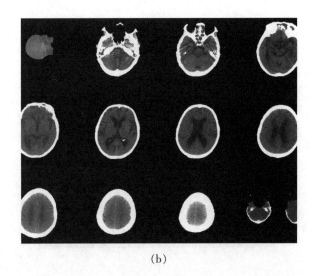

(b)

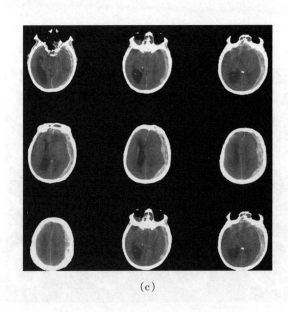

(c)

图 1-17 左额颞顶进展性硬脑膜下血肿

(a) 伤后 1h,头颅 CT 见左额颞顶薄层硬脑膜下血肿伴蛛网膜下隙出血;(b) 伤后 6d,头颅 CT 见左额颞顶硬脑膜下血肿和蛛网膜下隙出血基本吸收;(c) 伤后 12d,头颅 CT 见左额颞顶高等低混合密度硬脑膜下血肿,中线结构右偏

三、发生机制和高危因素

进展性出血性损伤的发生与多种机制相关,包括全身性缺氧学说、血管调节失调学说、凝血病学说、保护性机制学说等。缺氧在进展性出血性损伤发生中可能起到主要的作用, 它可以引起局部或者全身性缺血性损害并进一步引起出血性梗死发生。此外,高血糖可以增加脑血管的硬化程度和脆性,也在进展性脑损害中发挥作用。而贫血可导致缺氧,进而促进进展性出血性损伤的发生。

研究表明,进展性出血性损伤的发生与下列因素密切相关,可视为高危因素或者预测进展性出血性损伤发生的因子。

(一) 年龄

多数学者认为年龄是和进展性出血性损伤发生密切相关的因素。Bullock 等报告850 例外伤性颅内血肿术后,有 59 例因术区出血而再手术,这部分患者的年龄略高于其他患者。Oertel 等报告的一组病例中,大于 50 岁者有 21 例,进展性出血性损伤的发生率为 57%,而小于 50 岁者有 121 例,进展性出血性损伤的发生率为 40%(P = 0.01)。该作者认为高龄是可以预测进展性出血性损伤发生的因素之一。Sanus 等报告的一组病例中, 进展性出血性损伤组的年龄明显高于非进展性出血性损伤组 (P < 0.05), 但是 Stein 等报告的 337 例中发生进展性出血性损伤的 149 例没有年龄上的明显差异。

高龄患者常伴有血管硬化和脆性增加,而且高血压、糖尿病,或者其他影响血管结构的全身性疾病在高龄者中非常常见,因此高龄患者容易发生进展性出血性损伤也就不足为奇了。

(二) 性别

与典型的急性硬脑膜外血肿男性略多于女性不同,Domenicucci 等综述报告的50 例迟发性硬脑膜外血肿则男女比例为 3∶1。而 Oertel 等报告进展性出血性损伤病例中,男、女发生率分别为 48% 和 18%(P = 0.01)。Sanus 等报告的病例中,有、无进展性出血性损伤组间男女比率没有统计学上的差异, 但进展性出血性损伤组中男、女的发生率分别为 70% 和 30%。

有研究显示,雌激素具有减轻脂质过氧化反应和细胞膜的破坏,减轻血小板的凝聚,减轻细胞凋亡,增加脑血流的作用;而孕激素能够稳定细胞膜,抑制谷氨酸受体,增强氨基丁酸受体的作用。颅脑创伤后,女性内源性激素的上述作用对于阻止进展性出血性损伤的发生起到了一定的作用。

(三) 受伤至首次 CT 扫描时间

随着院外急救的发展,多数的患者可以在伤后 1~2h 内进行首次 CT 扫描。其中部分患者,尤其是重型创伤患者,其颅内创伤可能处于进展性状态,随着时间的推移这些损害可能发展扩大,严重者可能引起不可逆的神经系统损害甚至危及生命。伤后首次扫描越早,进展性出血性损伤发生的可能性就越大。因此许多欧美国家将伤后早期 CT 复查(首次 CT 扫描后 4~8h 内)定为诊疗常规,以确保在不可逆性神经损伤发生之前早期诊断出进展性出血性损伤。

(四) 凝血-纤溶指标异常

颅脑创伤后凝血病的发生率为 2.5%~32.7%,多数的报告显示凝血病与进展性出血性损伤的发生密切关联。

Touho 等报道重型颅脑创伤后早期和后期的血小板(PLC)、凝血酶原时间(PT)和部分凝血致活酶时间(PTT)没有明显的差异,但是早期纤维蛋白原水平明显降低,而纤维蛋白降解产物(FDP)的水平则显著升高。Stein 等报告的进展性出血性损伤者中,入院时 55%的凝血指标异常,表现为 PT、PTT 延长和 PLC 减少;而无进展性出血性损伤者仅 9%入院时凝血指标异常。Takahashi 等探讨了伤后纤维蛋白参数预测进展性出血性损伤和预后的价值, 结果发现血浆中 α_2 纤维蛋白溶酶抑制剂 (PIC)>15μg/ml、纤维蛋白降解产物 D-二聚体>5μg/ml,进展性出血性损伤则必然发生,其中 92%的伤者死亡;而 PIC<2μg/ml、D-二聚体<1μg/ml 时,则不会发生进展性出血性损伤,而且预后良好。而 Oertel 等报告的病例中,伤后首次检查中的指标仅 PTT 延长与进展性出血性损伤发生相关联($P = 0.02$)。Sanus 等报告的病例中有进展性出血性损伤的 47 例中凝血病的发生率为 19.1%, 而无进展性出血性损伤的 51 例中凝血病的发生率为 0($P < 0.001$)。Beat 等报道的 626 例颅脑创伤患者中 49.5%出现进展性出血性损伤, 进展性出血性损伤组入院时血小板明显低于无进展性出血组, 血小板<$175×10^9/L$ 发生进展性出血性损伤的风险较对照组增高 2 倍($P = 0.043$)。

PLC、PT 和 PTT 被常规用于凝血病的监测, 但是它预测进展性出血性损伤的价值存在争议,需要大宗病例的积累验证。也有学者认为以 FDP 升高和纤维蛋白原浓度降低为特征的弥散性血管内凝血(DIC)是进展性出血性损伤发生的主要原因,这两个指标较 PLC、PT 和 PTT 提示有无凝血病更可靠。

(五) 颅脑创伤类型和创伤严重度评分(injury severity score, ISS)

研究表明, 伤后首次 CT 扫描显示的血肿类型与进展性出血性损伤的发生有明显的相关性。Stein 等报告首次为硬脑膜下血肿者,更可能发生进展性出血性损伤,但 Servadei 等报告脑出血和硬脑膜外血肿则更容易扩大成进展性出血性损伤。首次 CT 扫描显示为脑出血、硬脑膜外血肿、硬脑膜下血肿和蛛网膜下隙出血者,Oertel 等报告的进展性出血性损伤发生率分别为 51%,22%,11%和 17%, 而 Sanus 等报告的进展性出血性损伤发生率则分别为 100%,44.4%,42.8%和 35.7%。可见伤后早期 CT 扫描上显示为脑内和硬脑膜外出血者,发生进展性出血性损伤的可能性最大。

Justin 等报道 49 例经 24h 内 CT 随访确诊进展性出血性损伤患者,分析发现,入院首次 CT 表现为基底池蛛网膜下隙出血及 Marshall 高评分为进展性出血性损伤的独立危险因素($P = 0.006, 0.005$),与基底池正常及 Marshall 评分较低患者相比较,其出现进展性出血性损伤的风险分别为后者的 3.98 倍及 2.95 倍。

Narayan等发现对于脑出血患者,伤后早期 CT 血肿量越大,伤后出现进展性出血性损伤的概率越高,增加的血肿量较首次 CT 血肿较小患者更大。Chang 等的研究也有一致的结论:伤后早期 CT 血肿量每增加 1cm³,随后出现进展性出血性损伤的概率增加 11%。伤后早期 CT 显示血肿量越大,出现进展性出血性损伤可能性越高,可能更需要迟后手术干预。

ISS 是衡量全身合并损伤严重程度的定量指标, 分数越高表明合并全身损伤越严重,ISS 评分和进展性出血性损伤发生以及预后密切相关。Sanus 等报告进展性出血性损伤组的 ISS 平均值为(24.56 ± 6.87)分,明显不同于无进展性出血性损伤的 ISS 平均值(20.71 ± 4.24)($P = 0.001$)。颅脑创伤合并严重的胸部外伤、休克、心脏骤停者,可发生全身性缺氧、低血压,在细胞和分子水平上引起神经系统损伤,进而引起脑缺血、水肿甚至引起出血,促发进展性出血性损伤的发生。

(六) 脑保护性机制

颅脑创伤后颅内出血或脑水肿(脑肿胀)的发生,可使颅内高压并引起一系列的病理生理改变和临床表现,但另一方面,这种颅内高压在一定程度上起到压迫止血的脑保护作用,使得颅内出血停止或者减缓出血速度。而任何降低颅内压的治疗,例如使用脱水利尿剂、恢复血容量和减压性操作(如脑室外引流、清除血肿和去骨瓣减压)等,降低颅内压的同时解除了其压迫止血的脑保护作用,伤后存在的出血源可进展性出血形成颅内血肿。

四、早期诊断方法

进展性出血性损伤者常常伴有颅内压升高, 在 CT 上表现为环池受压变小或者消失,而且颅内压升高持续时间也相对较长。如果不能早期明确诊断,就可能导致永久性神经功能损害。文献报道的早期诊断的主要方法包括以下几项。

(一) 临床监测

观察神经系统的症状和体征变化,仍然是主要的早期诊断方法之一。Justin 等报道的 49 例进展性出血性损伤患者中,有 6 例出现临床恶化,而这 6 例患者均需要手术干预治疗。Carole 等报道的 30 例出现进展的脑出血患者,出现意识状态恶化的患者较对照组出现进展性出血性损伤的风险为 3 倍。

意识状态的恶化、经过确切的降压治疗或开颅减压术后意识状态没有明显的好转、减压窗外膨、术中脑膨出或者一侧减压术后对侧瞳孔散大等,都提示可能有进展性出血性损伤发生的可能,应该立刻 CT 复查,或者手术探查。需要注意的是,静脉性出血可能位于相对哑区,有少部分患者在进展性出血性损伤出现时,可能没有明显的神经系统改变,甚至有作者报告在确诊之前,部分患者表现为神经系统状态的好转。因此,传统的临床观察需要和先进的影像诊断方法密切结合起来,不能过分依赖经验。

(二) 动态头颅 CT 扫描随访

动态 CT 随访是目前早期判定有无进展性出血性损伤发生的主要影像诊断方法。伤后 CT 复查的时间没有统一的标准,对于出现新的神经系统缺失性表现者,应该立即复查 CT 扫描,这已经为大家所共识。

Stein 等推荐对于下列患者应该给予 CT 复查随访:患者出现临床表现恶化、凝血病,或者在伤后 12h 或 24h 病情有不完全的恢复。Servadei 等报告伤后 CT 扫描时间是可以预测进展性出血性损伤的有效指标, 伤后 3h 内行首次 CT 扫描者, 应在 12h 内复查 CT。Oertel 等报告受伤到首次 CT 扫描的时间间隔是预测进展性出血性损伤的有效指标。伤后 CT 检查越早,进展性出血性损伤发生的可能性就越大。而且首次 CT 检查和第二次 CT 检查的时间间隔越短, 发现进展性出血性损伤的可能性就越大。该作者主张对于中、重型颅脑创伤者,伤后首次 CT 扫描在 4h 内并且显示有颅内出血者,复查 CT 应该在 4~6h 内进行。Sanus 等也报道伤后首次 CT 扫描时间是预测进展性出血性损伤发生最有力的指标,主张首次 CT 扫描后 6h 内给予 CT 复查。

研究表明,进展性出血性损伤在伤后 24h 内最多见。而 Frowein 等报告伤后的两三小时,是发现出血性损伤的最重要的时机。因此伤后首次 CT 扫描在 4h 以内并且有颅内出血表现者,尤其是有高危因素存在者,即使患者没有明显的临床表现加重,也应该在首次 CT 扫描后的 4~8h 内复查 CT,最迟不超过 12h。

作者回顾性分析 111 例迟发性脑内血肿的首次 CT 扫描结果,归纳其早期 CT 征象为:①脑挫裂伤伴出血征;②外侧裂积血征;③脑沟积血征;④脑挫裂伤伴前纵裂积血征。对于伤后很短时间内行 CT 检查,有上述征象而且临床上的表现较 CT 扫描所见的少量出血症状严重者,作者主张给予严密的临床监测和积极的 CT 复查。

由于进展性出血的部位和类型可多样化,仅凭临床经验评估有时可能误诊或者漏诊。因此如果患者的临床状态允许,应该尽早给予头颅 CT 扫描的复查,减少仅凭经验评估的盲目性和不确定性。

乙醇有潜在致伤后凝血病风险,因此伤前饮酒者意识的判断不确切,仅仅依赖临床监测可能贻误治疗时机。因此,对此类患者应放宽头颅 CT 随访的指征。

(三) 颅内压监测

颅内压监测可动态了解颅内压力的变化,也是在早期有效地发现颅内损伤变化的手段之一,一般将颅内压>2.7kPa(1mmHg=0.133kPa)作为需要降低颅内压处理的临界值。伤后持续颅内压监测,能够先于临床症状之前及时判断颅内血肿及水肿发展情况。Servadei 等证实持续颅内压监测是监测进展性出血性损伤的最好方法,并有助于分析是否需要手术治疗。Patel 等和 Oertel 等也报告临床所见和颅内压监测同样有助于预测进展性出血性损伤。Sanus 等报道的病例中,有颅内压监测者确诊进展性出血性损伤较没有颅内压监测者要早。因此作者主张对于重型颅脑创伤患者,应该进行颅内压监测,颅内压的改变可以早期提示进展性出血性损伤的发生。

对于颅内压呈现进行性升高者,不应简单认为是脑水肿,应想到进展性出血性损伤发生的可能性。如果发现颅内压> 2.7mmHg,在排除了如呼吸道梗阻、躁动、体位不当等外界因素之后,应该及时复查 CT。

同时在评估颅内压监测数据的过程中,不仅仅关注实际的数值,更要关注颅内压数值的发展趋势,对有升高趋势者,在排除颅外因素之后,应及时进行影像学的随访检查,对颅内状态进行重新评估。

(四)近红外线频谱仪检查

Gopinath等和 Robertson 等利用近红外线频谱仪(near-infrared spectroscopy,NIRS)检查,通过探测反射光强度,比较两侧半球不同区域的吸光度(ΔOD)的差异,结合动态 CT 扫描结果来探讨早期发现迟发性颅内血肿的可能性。结果发现,当 ΔOD 增大时多有迟发性血肿的发生,而且 ΔOD 的异常改变(0.3 时),常先于临床监测(意识观察和颅内压监测等)和伤后 24~48h 常规 CT 扫描提示迟发性颅内血肿的发生。作者认为 NIRS 可以在床边连续监测,有助于早期筛选进展性出血性损伤患者,减轻进展性出血性损伤引起的继发性脑损害。

(五) MRI 成像检查

Tanaka 等对疑有迟发性脑出血的 6 例伤者,于伤后首次 CT 扫描后立即行 MRI 检查,结果提示伤后早期 MRI 的 T_2 加权成像,可以提示迟发性脑内出血的发生。Tomida 等采用急性期延迟增强 MRI 方法,探讨了预测进展性硬脑膜外血肿和硬脑膜下血肿的可能性。作者对伤后首次 CT 扫描显示为没有占位效应的小硬脑膜外血肿和硬脑膜下血肿患者,进行延迟 MRI 检查。结果发现凡是出血部位有弥散性增强者(说明受损的血管有活动性的出血),血肿都很快进行性增大,其中对于硬脑膜外血肿和硬脑膜下血肿预测的准确率分别为 100%和 81.8%,特异性均为 100%。作者认为在伤后早期,延迟增强 MRI 可以比 CT 扫描和临床观察更早预测出血的进行性发展。

五、处理原则和预后

2008 年 Harhangi1 等报道 1 项 Meta 分析研究结果,综合分析了 34 项研究,结果显示颅脑创伤患者伤后出现凝血病的发生率为 32.7%,而凝血病本身是伤后进展性出血性损伤的高危因素。对于有明显凝血指标异常的患者,应予以纠正治疗。由于绝大多数的进展性出血性损伤发生在伤后 24h 内,干预治疗应在伤后尽早进行。使用何种药物纠正伤后的低凝状态会受益更多,目前还存在争议。目前常用的纠正凝血功能低下的药物包括:冷凝集物、新鲜冷冻血浆(FFP)、凝血酶以及基因重组激活凝血因子Ⅶ(activated recombinant factor Ⅶ, rFⅦa)等。使用这些药物的主要担心在于是否会引起继发高凝状态,造成脑梗死、肺栓塞等梗死并发症。Makris 认为 FFP 在纠正凝血功能低下方面的作用有限。FFP 需要时间交叉配型,需要解冻,输入体内后发挥作用需要时间。凝血酶本身的一些不良血管外效应限制了其在颅脑创伤患者中的应用。rFⅦa 最早应用于血友病患者的治疗,目前在颅脑创伤患者中开始使用。最近一项 821 例受试者的随机三期对照试验证明虽然对致残率的改善没有帮助,但可显著减小血肿增大的发生率。

进展性出血性损伤是否需要手术治疗,应该对患者年龄、神经系统功能、全身状态和影像学检查结果综合评估后个体化决定。对出血量小、没有占位效应者,可以在严密监测的前提下给予保守治疗;而对于意识状态恶化、偏侧体征、基底池变形或者消失、占位性病灶引起中线移位超过 5mm 者,应该立即手术清除血肿。对于颅内高压明显,估计术后脑水肿严重者,在血肿清除后应考虑给予预防性的去骨瓣减压治疗,有条件和经验者,同时给予脑室外引流术治疗,有利于术后的颅内压控制。

治疗的结果和能否在不可逆性神经损害发生之前给予有效处理直接相关。此外还与患者合并其他脑损伤的严重程度、确诊时的意识状态、血肿量、血肿的部位等多种因素相关。早期的报道进展性脑出血的病死率高达 35.2%~50%,进展性硬脑膜外血肿的病死率也达 42%。随着认识的提高,早期诊断后治疗的效果明显改善,近期报告的病死率为 20%以内。

(梁玉敏)

参 考 文 献

1. Sanus G Z, Tanriverdi T, Alver I, et al. Evolving traumatic brain lesions: predictors and results of ninety-eight head-injured patients. *J Neurosurg Q*, 2004, 14(2): 97~104

2. Oertel M, Kelly D F, Mc Arthur D, et al. Progressive hemorrhage after head trauma: predictors and consequences of the evolving injury. *J Neurosurg*, 2002, 96(1): 109~116

3. 梁玉敏, 包映晖, 江基尧. 颅脑外伤后进展性出血性损伤的研究进展. 中华创伤杂志, 2006, 22(2): 156~159

4. Sawauchi S, Taya K, Hashimoto T, et al. Progressive brain injury. *J No Shinkei Geka*, 2003, 31(7): 749~755

5. 梁玉敏, 宋熙文, 江基尧. 迟发性外伤性硬脑膜外血肿的诊治进展. 中华神经医学杂志, 2004, 3(6): 464~466

6. 张刘军, 梁玉敏, 高国一, 等. 创伤性双侧跨横窦硬脑膜外血肿 11 例报道. 神经病学与神经康复学杂志, 2009, 6(1): 35~38

7. 梁玉敏, 包映晖, 高国一, 等. 颅脑外伤术后进展性硬脑膜外血肿的早期诊治. 国际外科学杂志, 2007, 34(12): 815~818

8. 梁玉敏, 包映晖, 高国一, 等. 外伤性双侧硬脑膜外血肿(附 30 例报告). 中华神经医学杂志, 2006, 5(6): 626~628

9. Roof R L, Hall E D. Gender differences in acute CNS trauma and stroke: neuroprotective effects of estrogen and progesterone. *J Neurotrauma*, 2000, 17(5): 367~388

10. Tian H L, Chen H, Wu B S, et al. D–dimer as a predictor of progressive hemorrhagic injury in patients with traumatic brain injury: analysis of 194 cases. *J Neurosurg Rev*, 2010, 33(3): 359~365

11. Liang Y M, Liu W D, Jiang J Y, et al. Early signs of delayed traumatic intracerebral hematoma. *Neurosurg Emerg*, 2001, 6(1): 12~17

12. Patel N Y, Hoyt D B, Nakaji P, et al. Traumatic brain injury: patterns of failure of nonoperative management. *J Trauma*, 2000, 48(3): 367~375

13. Talving P, Benfield R, Hadjizacharia P, et al. Coagulopathy in severe traumatic brain injury: a prospective study. *J Trauma*, 2009, 66(1): 55~61

14. Kuo J R, Lin K C, Lu C L, et al. Correlation of a high D–dimer level with poor outcome in traumatic intracranial hemorrhage. *Eur J Neurol*, 2007, 14(10): 1073~1078

15. Tong W S, Zheng P, Xu J F, et al. Early CT signs of progressive hemorrhagic injury following acute traumatic brain injury. *Neuroradiology*, 2011, 53(5): 305~309

16. Kuo J R, Chou T J, Chio C C. Coagulopathy as a parameter to predict the outcome in head injury patients–analysis of 61 cases. *J Clin Neurosci*, 2004, 11(7): 710~714

17. Justin S S, Edward F C, Guy R, et al. The role of early follow–up computed tomography imaging in the management of traumatic brain injury patients with intracranial hemorrhage. *J Trauma*, 2007, 63(1): 75~82

18. Harhangi1 B S, Kompanje E J, Leebeek F W, et al. Coagulation disorders after traumatic brain injury. *Acta Neurochir (Wien)*, 2008, 150(2): 165~175

19. White C L, Griffith S, Caron J L. Early progression of traumatic cerebral contusions: characterization and risk factors. *J Trauma*, 2009, 67(3): 508~515

20. Beat S, Kenji I, George A A, et al. The impact of platelets on the progression of traumatic intracranial hemorrhage. *J Trauma*, 2010, 68(4): 881~885

慢性硬脑膜下血肿
钻孔引流术后并发症的诊治

慢性硬脑膜下血肿(chronic subdural hematoma,CSDH)是神经外科临床常见的疾患之一,随着诊断技术、对该病发生机制认识和手术技巧的改进,患者的预后不断改善。迄今为止,钻孔引流术已经成为绝大多数慢性硬脑膜下血肿者手术治疗的首选方法。虽然该方法简单有效、损伤小、治愈率高,但仍有术后并发症的发生,影响其临床病程及预后,少数患者可能术后死亡。笔者复习文献并结合自己的经验,对几种常见并发症的发生机制及诊治方法介绍如下。

一、继发性颅内出血

和神经外科其他手术治疗同样,钻孔引流治疗慢性硬脑膜下血肿术后也有继发性颅内出血的并发症发生。文献报告发生率为4%~5%,血肿类型可为硬脑膜外血肿(图1-18)、硬脑膜下血肿(图1-19)、脑出血(图1-20)、脑室内出血、多发血肿(图1-21)和蛛网膜下隙出血等。前述的术后出血可发生在术中,多数则在术后出现。发生部位来看,幕上出血占绝大多数,且多数在手术的同侧,少数在对侧或者远隔部位,个别可发生小脑的出血(图1-22)。

(一) 发生机制

主要有以下几种观点。

(1) 血肿引流后,颅内压力骤降,硬脑膜塌陷致使硬脑膜与颅骨之间小血管撕裂而引起继发性硬脑膜外血肿。

(2) 血肿包膜出血或颅内压骤降造成桥静脉撕裂,钻孔处皮质受损出血及硬脑膜外出血经血肿包膜切开处内流均可引起硬脑膜下血肿。

(3) 脑血管自动调节功能失调。慢性硬脑膜下血肿以老年患者多见,由于自身血管硬化和血肿压迫的影响,使得脑血管的自身调节功能失调;血肿引流后,术区周围或者对侧受压脑组织因快速复位导致受压脑组织血流量突然升高,局部自身调节功能失调的血管破裂出血,均可引起继发性脑内血肿。

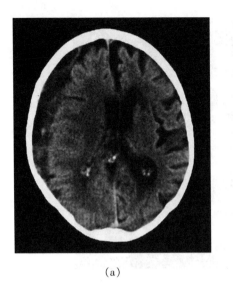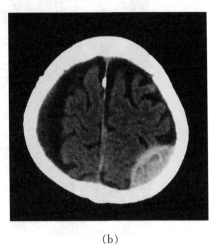

(a)   (b)

图 1-18　右侧慢性硬脑膜下血肿术后对侧硬脑膜外血肿

(a) 术前 CT 见右侧额颞顶低等高混合密度慢性硬脑膜下血肿;(b) 术后 3d,CT 左顶高低混合密度硬脑膜外血肿

(4) 手术创伤因素。钻孔部位颅骨和硬脑膜,都是潜在的出血来源,血肿腔内留置的引流管,如果插管中引起皮质损伤,都是术中和术后继发性出血的可能因素。

(5) 其他因素。患者潜在的凝血功能异常和合并存在的脑血管疾患,都可能引起术后继发性颅内出血。Stefini 等报告 1 例慢性硬脑膜下血肿钻孔引流术中,未破裂脑动脉瘤破裂的病例,急诊造影检查证实为基底动脉顶端动脉瘤。

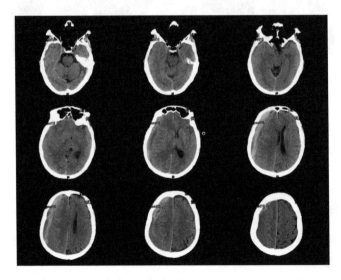

(a)

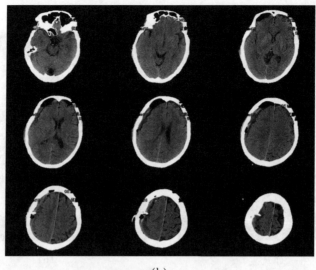

(b)

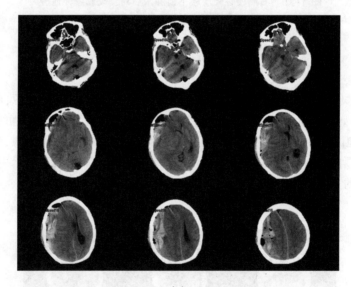

(c)

图1-19 右侧慢性硬脑膜下血肿术后同侧急性硬脑膜下血肿

(a) 术前CT见右侧额颞顶高等密度慢性硬脑膜下血肿;(b) 术后3d,CT见血肿大部分清除;(c) 拔除引流管后2h,CT见同侧低等高混合密度硬脑膜下血肿

(二) 临床表现

继发性颅内出血,可发生在术中和术后的任何时间内,高龄和血肿巨大者多见。主要的临床表现为:

(1) 术中发现塌陷的脑组织急剧膨起、患者主诉头痛或患者的意识状态恶化。

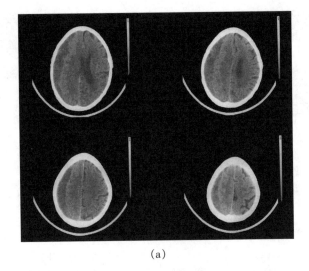

(a)

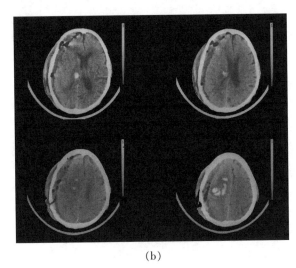

(b)

图 1-20 右侧慢性硬脑膜下血肿术后脑出血

(a) 术前 CT 见右侧额颞顶略低密度慢性硬脑膜下血肿；(b) 术后 1d，CT 见右额和丘脑脑出血

(2) 术后麻醉不醒。

(3) 患者的临床表现无改善或改善后又恶化。

(4) 出现新的神经系统功能损害表现。

(5) 癫痫发作。

(6) 引流管有新鲜血流出或碎化脑组织溢出等。术后患者出现上述情况时，应尽早行头颅 CT 复查，以便早期确认。少数患者的出血量可能较少，可能无明显的临床症状和体征表现出来，因此术后定期的影像学检查随访非常重要。

出血量少者可先行非手术治疗，并严密观察病情变化；出血量大、脑组织受压明显者应手术清除血肿。继发性脑内血肿，多为静脉性出血，发展速度慢，且该类患者

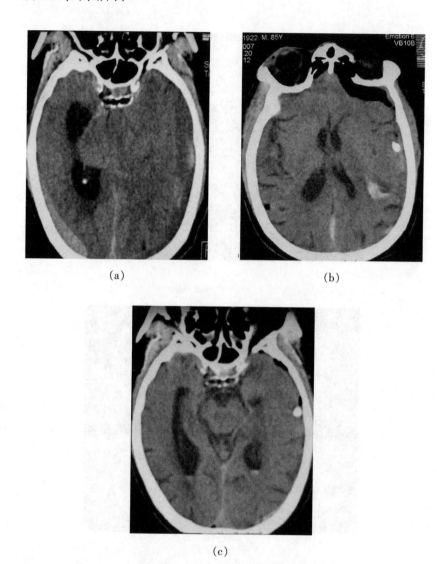

(a)　　　　　　　　　　(b)

(c)

图 1-21　左侧慢性硬脑膜下血肿术后脑出血和脑室内出血

(a) 术前 CT 见左侧额颞顶低高混合密度慢性硬脑膜下血肿；(b) 术后 2d,CT 见左颞脑出血及纵裂蛛网膜下隙出血；(c) 术后 2d,CT 见脑室内出血

颅腔有一定代偿容积,可不必急于开颅手术,以免造成新的创伤。

(三) 手术注意事项

为了防止术后继发性颅内出血的发生, 多数学者主张手术时应强调如下若干方面。

(1) 颅骨钻孔时切忌用力过猛,硬脑膜上出血应妥善处置。

(2) 留置引流管时避免垂直置入,以免损伤血肿内膜和皮质;估计脑组织可能复位快者,切开血肿外膜后即置入引流管为宜。

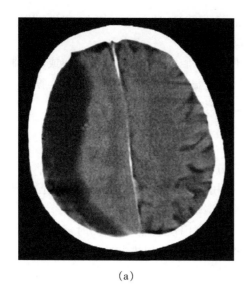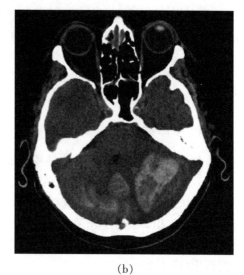

(a)　　　　　　　　　　(b)

图 1-22 右侧额颞顶慢性硬脑膜下血肿术后小脑内出血

（a）术前 CT 见右侧额颞顶低等密度慢性硬脑膜下血肿；（b）术后 3d,CT 见双侧小脑脑出血

（3）控制性引流血肿。对血肿量大或术前中线偏移严重者,引流血肿时应该缓慢减压,避免血肿突然引流后引起脑组织的复位速度过快而导致出血。

（4）术中冲洗血肿腔时,切忌用力过猛。

（5）引流管最好从切口外另切小孔引出,头皮的止血要彻底且分层缝合。

二、张力性气颅

慢性硬脑膜下血肿钻孔引流术后,颅内多有积气的残留,但多能于一两个月内吸收。若气体较多, 引起颅内高压和脑受压, 称为张力性气颅 (tension pneumocephalus,TP）。张力性气颅是神经外科急症中少见的一种,文献报告慢性硬脑膜下血肿钻孔引流术后张力性气颅的发生率为 0~16%。如果张力性气颅不能早期诊断和及时治疗,可能引起致命性的后果。有文献报告,25ml 的气体就可能引起张力性气颅。

(一) 发生机制

关于其发生机制主要有以下几点:

（1）血肿引流后颅内压下降,空气进入颅内,或冲洗血肿腔时将空气注入血肿腔,术毕未能将空气排出。

（2）手术损伤血肿内层包膜,使空气逸入硬脑膜下腔或蛛网膜下隙。

（3）血肿引流后受压脑组织未能很快膨起,脑搏动产生负压,空气通过硬脑膜破口的活瓣被吸入硬脑膜下腔。

（4）室温下的空气积于颅内,体温的作用使其膨胀而张力增加,同时空气中所含氮气吸收较慢,与氧气和二氧化碳间的压力失衡,也可增加积气的容量和张力。

（5）"汽水瓶"倒置综合征：随着脑脊液的漏出，空气随之进入颅内，积气增加产生张力，此种情况多发生于术后早期离床活动者。

（6）吸入性麻醉中，氮气经血液弥散至硬脑膜下腔。而术中给予甘露醇或呋塞米（速尿）降低颅内压、手术的体位和持续时间、有明显的脑积水存在、有脑室-腹腔分流管或腰池-腹腔分流管，都是术后张力性气颅发生的主要因素。

（二）诊断标准

头颅 CT 扫描是诊断张力性气颅的最敏感方法和金标准，其特征性表现为：

（1）山峰征（peaking sign） 气体的张力作用使双侧额叶受压向后移位，但由于引流至上矢状窦的桥静脉的牵拉作用，使额叶尖端于中线处呈山峰尖样。

（2）富士山征（Mt. Fuji sign） 双侧气体张力作用使额叶后移，同时气体张力超过半球间脑脊液的张力，使两侧额叶间空间扩大，头颅 CT 扫描上的影像类似于富士山侧影像（图 1-23）。

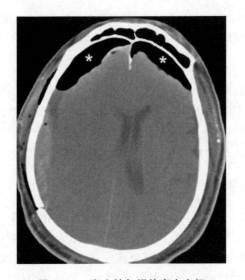

图 1-23 张力性气颅的富士山征

（3）小气泡征（small bubbles） 脑池及皮质蛛网膜下隙或硬脑膜下腔弥散存在的小空气泡，Ischiwata 等认为此为气体张力增加撕裂蛛网膜，使气体弥散至蛛网膜下隙所致。

单侧张力性气颅可有中线结构的移位，而双侧者多无中线结构的偏移。由于部分容积效应的影响，CT 扫描上测定气体容量不确切，因此不能依据积气量多少及有无中线结构的移位而确定有无张力性气颅，主要依据有：有无临床表现及硬脑膜下积气有无张力。Ischiwat 等认为富士山征和脑池蛛网膜下隙小气泡征，较山峰征更能显示积气的张力，有助于张力性气颅的诊断。

(三) 诊断依据

Sharma等提出的张力性气颅诊断标准如下。

(1) 头颅 CT 上的典型表现。

(2) 神经系统状态恶化的表现。

(3) 可听到空气逃逸的咝咝声。

(4) 吸除颅内积气后神经系统状态立即好转。

(四) 临床表现

张力性气颅可致颅内高压,压迫脑组织使其移位而引起神经功能障碍,同时空气刺激皮质可加重脑水肿。其临床主要特征是:

(1) 颅内高压,表现为意识障碍,头痛进行性加重等。

(2) 神经症状加重或出现偏瘫等。

(3) 脑干周围的少量张力性气颅可压迫生命中枢引起神经状态和呼吸功能的恶化。

(五) 急诊处理

一旦诊断为张力性气颅,则需要急诊处理:

(1) 仰卧位并给予吸入高浓度氧气。

(2) GCS<8 分者,给予气管内插管。

(3) 同时开放额部切口或在额部钻孔释放出颅内的积气,并置入引流管。也有开颅手术引流后经腰池持续注入生理盐水、经皮钻颅置管负压吸引、重新开放切口引流的报告。Parkash 等报告的脑干局部张力性气颅者,因部位特殊且积气量小,给予保守治疗及数小时的辅助通气治疗后好转。

(六) 防止并发症

为防止此并发症,多数学者主张:

(1) 冲洗血肿腔时勿将空气注入。

(2) 手术结束以生理盐水充满血肿腔,以排出积气。

(3) 钻孔的部位尽可能靠近血肿的前部,减少积气的可能性。

(4) 术中避免损伤血肿内膜。

(5) 尽可能缩短手术中开放血肿腔的时间。

(6) 术后闭式引流,拔除引流后患者才可离床。

患者入院后即向患者和家属进行宣教,告知术中和术后的注意事项,并在术后严密监测神经系统状态和定时行头颅 CT 扫描检查,都有助于预防和早期发现张力性气颅的发生。

三、血肿复发

文献报告术后血肿复发率为 2%~38%,是影响患者预后的主要因素。Torihashi 等提出的血肿复发的定义为:术后同侧硬脑膜下腔的血肿增大,引起神经系统的功能缺失表现并需要再次手术治疗者。

(一) 原因

有关术后复发的机制尚未完全肯定,可能的相关因素包括:
(1) 高龄。
(2) 出血倾向,包括服用抗凝药物。
(3) 脑萎缩。
(4) 酗酒。
(5) 合并糖尿病、肝功能不全和肾衰竭。
(6) 合并有蛛网膜囊肿。
(7) 血肿包膜的再出血。
(8) 术中冲洗不彻底。
(9) 术后血肿腔残留积气过多,导致脑组织复位缓慢或不完全。
(10) 双侧血肿。
(11) 血肿巨大。
(12) 血肿分隔。
(13) 术后体位。
(14) 手术技巧相关。

(二) 处理

针对上述的可能相关因素,进行对应的处理是减少术后复发的主要措施。其中术中尽可能将血肿腔冲洗至流出液体清亮非常关键;同时应常规在血肿腔内留置闭式引流管,术后如果残腔内仍有等或略高密度积血残留,可通过引流管注入适量的尿激酶使其液化后充分引流;术后头颅 CT 扫描复查见脑组织膨起困难者,可通过腰穿注入生理盐水促使脑膨起,以消灭血肿残腔。

对术后复发者,在排除非血肿包膜机化者后,可于原孔或重新钻孔冲洗引流,也有学者主张开颅切除血肿外膜和包膜,闭合血肿腔或将其转位于硬脑膜外腔。Markwalder 等采用永久性皮下留置直角贮液囊引流, 术后复发率较不引流及术后短时间引流者明显降低,该作者建议术中见血肿较大,包膜厚而脑膨起不好者,常规放置贮液囊引流。

在确定复发者是否有血肿机化时,可采用增强 CT 或磁共振成像检查。如见血肿周边有条索状增强,说明血肿包膜有机化形成,再次手术则应改行骨瓣开颅、彻底剥离血肿包膜的方式,否则不能彻底清除血肿或术后再复发。

四、术后癫痫

文献报告慢性硬脑膜下血肿术后癫痫的发生率为 2%~19%。虽然有可能存在未能发现的皮质病灶和陈旧性出血的可能,但多数学者认为血肿引流后包膜仍然存在可能是术后癫痫的直接因素。此外术后癫痫的发作,也可能为颅内积气、继发性脑内出血和引流管刺入脑内所导致。因此术后患者出现癫痫发作时,应该尽早行头颅 CT 扫描复查, 以明确有无前述的因素存在和了解颅内的状态。个别病例术后有癫痫发作,但无法明确病因。

Chen 等报告的一组病例中,术前 CT 扫描上为混合密度者,特别是血肿位于左侧者,术后癫痫的发生率明显高于对照组,建议应该给予预防性治疗。Sabo 等研究了慢性硬脑膜下血肿患者给予预防性抗癫痫药物治疗的作用, 结论为可以明显减少术后癫痫的发生,并推荐应该持续服药治疗 6 个月。

五、术后死亡

CT 的问世、治疗方式的改进和围手术期监测的发展,使得慢性硬脑膜下血肿的术后死亡率大幅度降低,但慢性硬脑膜下血肿多为老年患者,且不可能都在早期得到诊治,大宗病例中仍有术后死亡的发生,文献报告术后的病死率为 1.5%~32%。

术后死亡的相关因素大体上可分为如下若干类。

(1) 颅内因素　包括继发性颅内出血、张力性气颅、脑梗死、持续性癫痫和颅内感染。

(2) 颅外因素　主要为合并的内科疾患和全身并发症。最常见的因素为肺炎、心肌梗死、肺栓塞、肝肾功能不全或肾衰竭、癌症晚期、意外窒息、消化道出血和DIC 等。

(3) 年龄因素　年龄越大,全身的功能状态越差,合并的潜在疾患越多,因此术后死亡的发生率越高。

(4) 术前的意识状态　术前意识状态越差,说明脑受压越严重,预后也越差。Ramachandran 等总结的一组病例中,术前 GCS>8 分者的病死率仅为 2%,而 GCS≤8 分者的病死率则高达 30%。

慢性硬脑膜下血肿以老年患者占绝大多数,而老年患者全身的主要脏器均会发生程度不同的退行性改变,全身的抵抗力和代偿能力减退,常常存在潜在的心、肺、肾和肝等主要生命器官的功能不全,一旦机体受到创伤或负担加重,容易出现功能衰竭。对于老年患者,在警惕手术本身可能引起的并发症同时,应注意心、肺及其他脏器的功能监护,加强全身的支持治疗,及时纠正失衡状态,保持机体内环境的稳定,及时诊断及处理内科并发症,以降低慢性硬脑膜下血肿的病死率。

六、术后感染

和神经外科其他手术治疗一样,钻孔引流治疗慢性硬脑膜下血肿术后也有发生感染并发症的可能。文献报告该并发症的发生率为 1%~2%。类型包括切口感染、硬脑膜下积脓和脑脓肿。感染多数为细菌引起,多数无法证实细菌的种类。Morioka 等报告 1 例慢性硬脑膜下血肿钻孔引流术后颅内曲真菌病灶形成的少见病例,该作者认为系术中或术后真菌经钻孔处侵入种植形成。

术中和术后的无菌操作、减少手术暴露时间、保持切口的干燥和术后尽早拔除引流管是减少术后感染的重要环节。血肿腔留置的引流管,引流物经切口外引出,是避免切口愈合不良和切口漏并引起术后感染的有效方法。

上述感染并发症的诊断并不困难,一般情况下给予积极的抗生素治疗即可控制感染。有积脓和脓肿灶形成,在给予抗生素治疗使得炎症局限后,可根据患者的状态决定是否需要手术治疗。

七、其他并发症

文献报告的其他少见的并发症包括脑梗死、一过性皮质症状、脑脊液漏、肺栓塞、颅内低压和 Korsakoff 综合征(顺性和逆性遗忘和虚谈症)等。

有关慢性硬脑膜下血肿钻孔术后脑梗死的报告较少,Mori 等报告的 500 例中有 2 例发生,分别为大脑后动脉和颈内动脉供血区的梗死,遗留视野缺损和偏瘫,是否与手术术有直接相关性并不明确。

血肿大、压力高的患者,在钻孔引流后颅内压骤降,原已移位的脑组织向相反方向移位,可引起一过性皮质症状,表现为意识状态迅速恶化,也可出现偏瘫等神经缺失症状。此时应停止引流,待病情稳定后再行缓慢引流。为防止此并发症,手术时应强调缓慢减压,对双侧者应同时平衡减压。

脑脊液漏发生原因可能为置引流管时损伤或冲洗时水压冲破蛛网膜,使蛛网膜下隙之脑脊液与血肿腔相通,表现为术后引流量≥200ml/d,引流液越来越清亮,性质如脑脊液。对此,术中应避免用引流管多方向探查,冲洗时宜低压缓慢以防损破蛛网膜。如术后发现引流量>200ml/d,应考虑脑脊液漏,可将引流袋床头抬高 10~15cm,以免脑脊液流失过多造成低颅压,只要颜色逐日变淡,5~7d 后可拔除引流管,以免置管过久造成颅内感染。

术后颅内低压者可表现为体位性头痛,多数为引流过快或过多后引起,特别是合并有脑脊液漏者更明显。明确血肿引流充分后尽早拔除引流管,维持患者平卧位,术后给予足够的补液,必要时给予腰椎穿刺注入适量的生理盐水。

Inagaki 等报告 1 例双侧慢性硬脑膜下血肿术后发生 Korsakoff 综合征的病例,认为系血肿长时间压迫双侧额叶和颞叶引起器质性脑萎缩所致。

综上所述,虽然慢性硬脑膜下血肿的治愈率可达 80% 以上,但术后并发症仍然是影响预后的重要因素。尤其是对高龄患者来说,慢性硬脑膜下血肿不能简单认为"良性疾病"。充分认识和重视慢性硬脑膜下血肿钻孔引流术后并发症预防和早期诊治,才能进一步改善慢性硬脑膜下血肿的预后。

(梁玉敏)

参 考 文 献

1. Panourias I G, Skandalakis P N. Contralateral epidural haematoma following evacuation of a chronic subdural haematoma with burr－hole craniecttomy and continuous closed system drainage: a rare complication. *J Clin Neurol Neurosurgery*, 2006, 108 (2): 396~399

2. Yoshino Y, Aoki N, Oikawa A, et al. Acute epidural hematoma developing during twist－drill craniostomy: a complication of percutaneous subdural tapping for the treatment of chronic subdural hematoma. *Surg Neurol*, 2000, 53(6): 601~604

3. Rohde V, Graf G, Hassler W. Complications of burr－hole craniectomy and closed－system drainage for chronic subdural hamatomas: a retrospective analysis of 376 patients. *Neurosurg Rev*, 2002, 25(1~2): 89~94

4. Muneza S, Rasoloherimampiononiaina M R, Nduwamariya M J. Postoperative intracerebral and intraventricular hemorrhages following removal of a chronic subdural hematoma. *J Clin Neurosci*, 2009, 16(10): 1346~1348

5. Sousa J, Golash A, Vaz J, et al. Spontaneous intracerebral haemorrhage following evacuation of chronic subdural hematomas. *J Clin Neurosci*, 2004, 11(7): 794~796

6. Sato M, Nakano M, Asari J, et al. Intracerebral haemorrhage during surgery for chronic subdural haematoma. *J Clin Neurosci*, 2007, 14(1): 81~83

7. Dinc C, Iplikcioglu A C, Bikmaz K, et al. Intracerebral haemorrhage occurring at remote site following evacuation of chronic subdural haematoma. *Acta Neurochir (Wien)*, 2008, 150(5): 497~499

8. Hyam J A, Turner J, Peterson D. Cerebellar haemorrhage after repeated burr－hole evacuation for chronic subdural haematoma. *J Clin Neurosci*, 2007, 14(1): 83~86

9. Shaikh N, Masood I, Hanssens Y, et al. Tension pneumocephalus as complication of burr－hole drainage of chronic subdural hematoma: a case report. *Surg Neurol Int*, 2010, 1: 27

10. Cummins A. Tension pneumocephalus is a complication of chronic subdural haematoma evacuation. *J Hosp Med*, 2009, 4(5): E3~4

11. Prakash P S, Jain V, Sandhu K, et al. Brain stem tension pneumocephalus leading to respiratory distress after subdural haematoma evacuation. *Eur J Anaesthesiol*, 2009, 26(9): 795~797

12. Torihashi K, Sadamasa N, Toshida K, et al. Independent predictors for recurrence of chronic subdural hematoma: a review of 343 consecutive surgical cases. *Neurosurgery*, 2008, 63(6): 1125~1129

13. Mori K, Maeda M. Risk factors for the occurrence of chronic subdural haematomas after neurosurgical procedures. *Acta Neurochir (Wien)*, 2003, 145(7): 533~539

14. Oishi M, Toyama M, Tamatani S, et al. Clinical factors of recurrent chronic subdural hematoma. *Neurol Med Chir(Tokyo)*, 2001, 41(8): 382~386

15. Kanat A, Kayaci S, Yazar U, et al. Chronic subdural hematoma in adults: why does it occur more often in males than females？ Influence of patient's sexual gender on occurrence. *J Neurosurg Sci*, 2010, 54(3): 99~103

16. Mori K, Maeda M. Surgical treatment of chronic subdural hematoma in 500 consecutive cases: clinical characteristics, surgical outcome, complications and recurrence rate. *Neurol Med Chir(Tokyo)*, 2001, 41(8): 371~381

17. Ramachandran R, Hegde T. Chronic subdural hematomas—causes of morbidity and mortality. *Surg Neurol*, 2007, 67 (4): 367~373

18. 夏寒松, 陈磊, 吴海波, 等. 慢性硬脑膜下血肿钻孔引流术后死亡病例分析. 神经病学与神经康复学杂志, 2010, 7(3): 146~148

19. Huang Y H, Yang T M, Lin Y J, et al. Risk factors and outcome of seizures after chronic subdural hematoma. *Neurocrit Care*, 2011, 14(2): 253~259

20. Oh H J, Lee K S, Shim J J, et al. Postoperative course and recurrence of chronic subdural hematoma. *J Korean Neurosurg Soc*, 2010, 48(6): 518~523

21. Oda S, Shimoda M, Hoshikawa K, et al. Organized chronic subdural haematoma with a thick calcified inner membrane successfully treated by surgery: a case report. *Tokai J Exp Clin Med*, 2010, 35(3): 85~88

22. Rocchi G, Caroli E, Salvati M, et al. Membranectomy in organized chronic subdural hematomas: indications and technical notes. *Surg Neurol*, 2007, 67(4): 374~380

23. Imaizumi S, Onuma T, Kameyama M, et al. Organized chronic subdural hematoma requiring craniotomy—five case reports. *Neurol Med Chir (Tokyo)*, 2001, 41(1): 19~24

24. Miranda L B, Braxton E, Hobbs J, et al. Chronic subdural hematoma in the elderly: not a benign disease. *J Neurosurg*, 2011, 114(1): 72~76

慢性扩展性大脑内血肿的诊治

慢性扩展性大脑内血肿(chronic expanding intracerebral hematoma,CEICH)是大脑内血肿中的一种少见亚型,具有临床症状和体征缓慢进展、多数无高血压病史、纤维包膜内反复出血形成血肿扩大、容易误诊为脑肿瘤的特点。病灶进展到一定程度,患者则以进行性颅内高压为主要临床表现,如果不能及时明确诊断并给予有效的治疗,可能给患者带来严重的后果。本文复习文献,并结合笔者的病例经验,对慢性扩展性大脑内血肿诊治的有关进展作一回顾。

一、概述

慢性扩展性大脑内血肿的发病率相对较低,由于认识上的不足,最初多数归类于慢性大脑内血肿之中。因为血肿往往有明显的包膜存在,也有人称为慢性包裹性大脑内血肿(chronic encapsulated intracerebral hematoma)。早在 1956 年,Paterson 和 Mc Kissock 就报告了海绵状血管瘤出血引起的包裹性大脑内血肿的病例。1980 年 Reid 等首次提出了慢性扩展性血肿的概念,指出其是一种临床病理的范畴(clinico-pathologic entity)。1981 年 Hirsh 等报道的慢性扩展性大脑内血肿病例,则被大多数学者认为是最早的文献报告。随着 CT 和磁共振成像应用的普及和对这一类型血肿认识的提高,相关的报道也逐渐增多。有学者认为,慢性扩展性大脑内血肿的实际发病率应该高于目前临床报告的发现率。

二、病因

迄今为止,关于慢性扩展性大脑内血肿的病因还有不同的观点。多数学者认为隐匿性血管异常是慢性扩展性大脑内血肿发生的主要原因,这些异常包括动静脉畸形、海绵状血管瘤、静脉瘤、微小动脉瘤、血管淀粉样变、动脉粥样硬化以及不能分类的血管畸形。少数学者认为外伤、高血压、凝血机制异常和慢性炎症也可引起慢性扩展性大脑内血肿。此外还有脑动静脉畸形 γ 刀治疗后以及腺癌脑转移引起慢性扩展性大脑内血肿的个案报告。也有部分病例没有明确的病因依据。

　　Roda 等综述文献上 26 例慢性扩展性大脑内血肿,12 例(46%)病理检查发现有血管畸形。该作者认为,血管造影上不能显示的较小隐匿性血管畸形,是慢性扩展性大脑内血肿的主要病因。之所以在病理检查上也不能得到证实,可能系反复的出血破坏了微小畸形血管或其中有血栓形成,而仅仅留下血肿和其包膜。该作者认为,外伤作为病因因素可以排除。

三、病理特点和形成机制

　　大多数的慢性扩展性大脑内血肿中心为不同时期的出血,外周为厚度不均的完整包膜。少部分为单纯的液化性出血。据此,Pozzani 等把慢性扩展性大脑内血肿分为液化血肿型和包裹性扩展型。

　　一般地说,病理检查上可见包膜有两层结构,外层为胶原纤维及疏松结缔组织;内层为含有丰富毛细血管的纤维肉芽组织。Terada 等报告包膜可分三层:外层为薄层的纤维组织;中层为疏松的结缔组织;内层为含有小血管的肉芽组织。

　　多数学者认为血肿和其代谢产物的持续刺激,引起周围脑组织的炎性反应和胶质增生,新生毛细血管和胶质增生形成血肿的包膜。包膜中的新生血管,往往细胞连接的间隙较大,因而血液容易漏出血管进入包膜或者血肿腔内,引起病灶扩展性发展。同时业已存在的畸形血管,也可以反复出血积聚于血肿腔内,形成扩展性的特征。反复出血的刺激以及血液代谢产物的不断刺激,使得血肿的包膜也变得越来越厚。

　　Takeuchi 等报告的 1 例中,测定了血肿腔内血管内皮生长因子(vascular endothelial growth factor, VEGF)的浓度,结果为 7140pg/ml,说明血管再生是该型血肿进展性增大的因素之一。

　　由于反复出血,包膜内可见不同阶段的出血状态,如液化的陈旧性出血、新鲜出血和血凝块,多数为不同出血时期的混合状态,少数病例可见包膜将血肿分成多叶状。

　　有时术中或者病理检查时,在血肿内或者周围脑组织中发现微小的畸形血管,血肿包膜外的周围脑组织可见胶质增生。病程过长的患者,血肿内可有钙化甚至骨化形成。

　　Yamamoto 等报道了 3 例高血压性脑出血病例,虽然没有再出血发生但是血肿内的液体成分逐渐增多而表现为进展性扩大。作者认为,血-脑屏障破坏导致血管的渗透性增加,以及纤溶-凝血指标的高度激活,是血肿扩展性增大的原因。

四、临床特征

(一) 年龄和性别

　　慢性扩展性大脑内血肿可发生于任何年龄,以中年和青年人多见,男性略多于女性。文献上报道的慢性扩展性大脑内血肿最小为 2 个月,最大为 72 岁。Pozzani 等报告 10 例慢性扩展性大脑内血肿的平均年龄为 42 岁, 而 Roda 等综述文献中的 26 例慢性扩展性大脑内血肿的平均年龄为 35 岁。Lobato 等综述的 245 例经过血管造影证实的隐匿性血管畸形患者,年龄的高峰在 20~40 岁(平均 31.9 岁)。这一结果支持隐匿性血管畸形是慢性扩展性大脑内血肿主要原因的观点。

(二) 病程和起病方式

慢性扩展性大脑内血肿的病程相对较长，文献上报告的病例病程为 1 周至 10 年，多数在 3 周以上。多数表现为缓慢加重的进展性起病，当发展到一定程度，或者有新的出血时，病情可突然加重。

(三) 好发部位

慢性扩展性大脑内血肿可发生在脑组织的任何部位，多发生于脑皮质下白质内，以额叶、额顶叶最多见，其次为颞顶叶、顶枕叶、基底节区，少数位于小脑半球和脑室内、脑干，也可为多发性。这与血管畸形多发部位相吻合，也从另一方面支持畸形血管是发病原因的观点。

(四) 临床表现

慢性扩展性大脑内血肿缺乏特征性的临床表现，多数表现为进行性的颅内高压，如头痛、呕吐、视神经乳头水肿等；癫痫发作也是常见的首发症状；少部分患者以偏瘫、偏盲、精神症状、共济失调等为首发表现。

临床上慢性扩展性大脑内血肿的表现类似恶性脑肿瘤，容易误诊为胶质瘤、颅内肿瘤卒中、坏死或者脑脓肿等。文献报告的病例，术前误诊率为 90%~100%。由于缺乏特征性的临床症状和体征，最终的诊断需要手术后的病理检查。

五、影像学检查

(一) 头颅 CT 扫描

一般认为在头颅 CT 扫描上，慢性扩展性大脑内血肿很难与其他占位性病变区分开来。通常情况下，慢性扩展性大脑内血肿在 CT 扫描上表现为圆形或者类圆形病灶，可以为高密度、混合密度或者低密度影。增强扫描后，病灶周围可见类似于脑脓肿的环形强化(图 1-24)。病灶多数有明显的占位效应，周围的脑水肿程度，依据病灶的大小和部位不同而有所差异，很容易被诊断为胶质瘤或者肿瘤卒中或者脑脓肿。少数包膜可将血肿分成多叶状，个别的病例可见钙化影。

(二) 磁共振成像

1993 年 Roda 等首次报道了慢性扩展性大脑内血肿的磁共振成像(MRI)表现。出血性病灶由于时期不同，在磁共振成像上也有不同的信号表现。慢性扩展性大脑内血肿包膜内多数为慢性出血，因此在 T_1、T_2 加权上都表现为高信号。如合并新鲜出血，则可表现为等信号或者高、等混杂信号。在 T_2 加权上纤维性包膜表现为低信号或者无信号。增强扫描后，病灶内部无强化表现，但血肿的包膜可有环形或者不规则的线形强化表现(图 1-25)。Ilkko 等提出磁共振成像上血肿周围低信号环，是慢性扩展

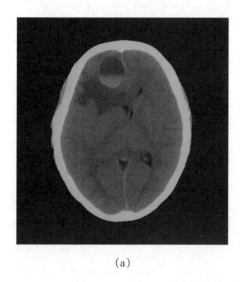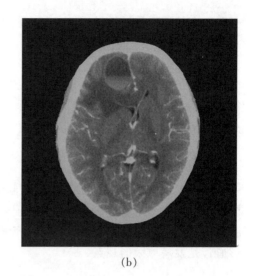

(a)   (b)

图 1-24　左额叶慢性扩展性大脑内血肿的 CT 表现

(a) 头颅 CT 平扫左额叶脑内高、低密度椭圆形病灶;(b) 头颅 CT 增强病灶周边环形强化

性大脑内血肿的特征性表现,有助于该病的定性诊断,但由于缺乏特征性的信号改变,磁共振成像用于诊断慢性扩展性大脑内血肿也可能存在误诊的可能。

(三) 数字减影动脉造影检查

数字减影动脉造影(DSA)检查目的在于判断有无血管畸形存在。慢性扩展性大脑内血肿在数字减影动脉造影上多数表现为无血管区。而且存在的畸形血管,也可能因为较小,或者已经被出血破坏或者血栓形成而不能显示出来。Pozzati 等报告的 10 例中,1 例脑血管造影见病灶周围环形显影区。该作者认为并不是新生血管的显影,而是周围失去自动调节功能的脑组织过度灌流所导致。

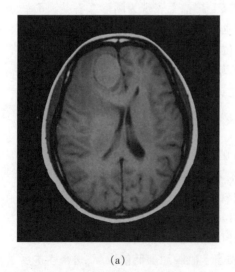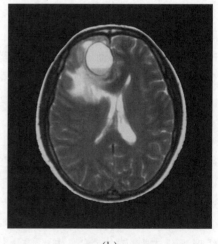

(a)   (b)

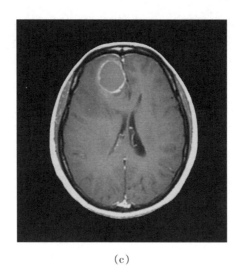

(c)

图 1-25 左额叶慢性扩展性大脑内血肿的磁共振成像表现

(a) 病灶在 T_1 加权为高信号;(b) 病灶在 T_2 加权为高信号,周围见低信号环及高信号水肿带;(c) 增强扫描上病灶周围环形强化

(四) 其他

单光子发射计算机断层摄影(SPECT)作为鉴别有无肿瘤和判断肿瘤良恶性的有效手段,近年来在临床上的应用逐渐增多。d'Avella 等报告 1 例疑诊为胶质瘤的慢性扩展性大脑内血肿患者,术前经 ^{201}Tl 单光子发射计算机断层摄影检查后未见肿瘤样异常的标记物摄取。作者认为,单光子发射计算机断层摄影有助于术前与肿瘤的鉴别诊断。

六、治疗和预后

虽然有少数病例报告慢性扩展性大脑内血肿可自行吸收,而对无明显临床症状和体征者可行随访观察,但大多数慢性扩展性大脑内血肿可因包膜和(或)畸形血管的反复出血而表现为进展性加重,因此只要患者的状态允许,确诊后应积极开颅手术治疗。手术不仅要清除血肿,而且要将包膜和可见到的隐匿性血管性病变也同时显微切除,避免术后复发和再出血。Roda 等指出,术中还应对邻近的脑组织仔细检查,确认有无畸形血管的存在。单纯血肿穿刺治疗不能解决包膜再出血的问题,因此目前已经不作为手术治疗的方法。

对液化血肿型者,采用定向穿刺(立体定向或超声导引)是一种微创的治疗方法,但是仅能抽出液体成分,对血肿包膜不能进行有效的处理,而反复出血的因素仍然存在,穿刺后复发的可能性很大。Takeuchi 等报告的 1 例,先是采用定向穿刺治疗,虽然近期疗效较好,但术后患者再次出现肢体瘫痪、影像学检查发现血肿再次扩大,再次手术置入 Ommaya 贮液囊后,间断抽出血肿液后症状得到改善。

慢性扩展性大脑内血肿的治疗效果,并没有预想的那么好。Pozzani 等报告的 10

例中,有 2 例术后早期再出血死亡。该作者认为血肿包膜内血管多为幼稚血管,周围脑组织的过度灌流都会因为手术的创伤引起再出血,手术时要特别注意。Roda 等综述的 26 例慢性扩展性大脑内血肿中,术后死亡 2 例,中残 7 例,重残 1 例。笔者治疗的 2 例中,1 例最初仅诊断为单纯大脑内血肿,给予保守治疗;出院 2 个月后患者视力急剧下降至失明,复查 CT 显示病灶增大并伴随脑水肿,虽然给予急诊手术清除病灶,但患者的视力未能改善。可见,对慢性扩展性大脑内血肿的手术治疗效果还应该谨慎乐观,一旦确诊应该积极手术清除。

（梁玉敏）

参 考 文 献

1. 梁玉敏, 包映晖, 殷玉华, 等. 慢性扩展性大脑内血肿二例报道. 上海交通大学学报 (医学版), 2006, 26(1): 107~108

2. 梁玉敏, 包映晖, 江基尧. 慢性扩展性大脑内血肿. 中华神经医学杂志, 2005, 4 (11): 1187~1188

3. Yamamoto S, Momose T, Aoyagi M, et al. Spontaneous intracerebral hamatomas expanding during the early stages of hemorrhage without rebleeding. Report of three cases. *J Neurosurg*, 2002, 97(2): 455~460

4. Ooba H, Kamida T, Isono M, et al. Chronic intraventricular encapsulated hematoma presenting unique radiological features: a case report. *Surg Neurol*, 2003, 59(1): 23~27

5. Liu Y G, Zhang L W, Liu F S, et al. Chronic expanding intracerebral hematoma. *J Clinical Neuroscience*, 2003, 10(6): 680~682

6. Nakamizo A, Suzuki S O, Saito N, et al. Clinicopathological study on chronic encapsulated expanding hematoma associated with incompletely obliterated AVM after stereotactic radiosurgery. *Acta Neurochir (Wien)*, 2011, 153(4): 883~893

7. Passacantilli E, Pichierri A, Delfinis C P, et al. Chronic expanding intracerebral hematoma treated by mini-invasive ultrasonography-guided needle aspiration. *J Neurosurg Sci*, 2006, 50(3): 67~70

8. Yuguang L, Liangwen Z, Fusheng L, et al. Chronic expanding intracerebral hematoma. *J Clin Neurosci*, 2003, 10(6): 680~682

9. Miyahara K, Fujitsu K, Yagishita S, et al. Chronic encapsulated intracerebral hematoma associated with cavernous angioma-case report. *Neurol Med Chir (Tokyo)*, 2011, 51 (1): 52~55

10. Takeuchi S, Takasato Y. Chronic encapsulated intracerebral hematoma: a rare complication after stereotactic radiosurgery for cerebral arteriovenous malformation. *Acta Neurochir (Wien)*, 2011, 153(4): 895

颅脑创伤后长期昏迷

因交通伤或坠落伤等原因导致的重型或特重型颅脑创伤,在救治的初期,往往以控制颅内损害的病理生理过程、降低病死率为主要目标,一旦患者进入创伤后恢复阶段,治疗的主要方向即转移到重建神经功能上来。令临床医师困扰的是部分患者因中枢神经系统结构或功能性损害,导致意识受损,如患者意识障碍超过1个月,可判定陷入长期昏迷(prolonged coma)状态,也有人认为颅脑创伤后持续昏迷2周以上就属于长期昏迷。长期昏迷是昏迷、植物状态、微意识状态等意识障碍状况的总称。根据格拉斯哥预后评分(Glasgow Outcome Scale: GOS),颅脑创伤患者伤后持续昏迷1个月以上又称为持续性植物状态(persistent vegetative state: PVS)。1996年4月我国学者在南京持续性植物状态讨论会上将伤后持续昏迷1个月以上定义为持续性植物状态。日本等国家学者则将伤后持续昏迷3个月以上称为持续性植物状态。由于重型颅脑创伤伤后持续昏迷1年以上的患者极少能恢复意识,故有人将伤后持续昏迷1年以上才称为持续性植物状态。目前国内外学者对长期昏迷和持续性植物状态这两种命名尚无一致认识。当前国外对颅脑创伤后长期昏迷或持续性植物状态患者的治疗非常重视,建立了针对颅脑创伤后长期昏迷患者的专门康复治疗机构,并且制定了一系列针对长期昏迷患者催醒治疗的综合措施。国内此方面工作也逐渐起步。增强对长期昏迷的认识,重视长期昏迷的治疗,是未来临床医师面临的重要医学问题。

一、概述

颅脑创伤伤后长期昏迷患者的临床表现为伤后早期处于闭眼状态,逐渐能睁眼,出现醒样–睡眠周期。能睁眼但不能理解其周围事物,即无认知功能。患者有瞬目反射,两眼可追踪物体,有吞咽动作,力握发射阳性,刺痛肢体过伸或回缩,或有痛苦表情,但不能说话、不能按吩咐做简单动作等。一旦患者出现按吩咐做睁闭眼、点头、张口等动作,表示意识开始恢复。

在20世纪初,重型颅脑创伤患者的病死率甚高,达60%~70%。患者基本在伤后的几天内由于严重创伤的直接结果而死亡，或者在随后的几周内死于严重的并发症。目前在医疗水平方面的进步已经使得更多的严重脑损伤患者得以生存,20世纪80年代的研究表明病死率已经下降至49%~61%。在过去的25年内,随着对急性严重颅脑创伤患者救治技术的进步,使得严重颅脑创伤患者的病死率急剧下降,每10年病死率降低了10%。尽管患者有着同样严重颅脑创伤,但目前有更多的患者在ICU中得以生存下来,可以得到更长久的生存,如几个月或几年,但随之而来更重要的是,高达14%的严重颅脑创伤患者仍处于长期昏迷或植物状态,并且这种患者的人数在不断增加,这样给社会和家庭带来一系列的严重问题,同时也造成许多社会伦理和经济的问题。如何通过医学技术的发展和进步,对这一颅脑创伤后的严重状态有明确的认识,使得这一部分患者能够得到最佳的治疗结果,重新回到社会中去,减轻社会和家庭的负担,对于临床医师来说仍然是一个极大的挑战。颅脑创伤后长期昏迷或植物状态的催醒治疗目的在于帮助改善那些处于持续植物状态或严重伤残状况生存患者的长期预后。通过查阅文献所知,目前在国外已有不少针对颅脑创伤后长期昏迷或植物状态进行治疗的专门康复治疗单位和机构,并已建立了一系列颅脑创伤长期昏迷或植物状态患者的诊断标准和综合治疗措施。例如,美国国际昏迷恢复研究所(International Coma Recovery Institute, ICRI)自1977年开始建立以来,已经治疗了超过250个植物状态患者。92%的患者从长期昏迷中催醒过来,35%已经成为功能上独立,以及57%患者在体格、精神和智力方面的能力得到明显的改善和进步。只有4%的病例没有产生任何改变。考虑到这些患者在入院时均已经处于昏迷或植物状态超过6个月以上,因此这些统计结果将更加令人振奋。而在国内,在这一方面仍然认识不足,投入不够,只有零星单位介入到对这类患者的康复治疗中。有必要呼吁社会各界,尤其是卫生行政和决策部门,加强对这一治疗领域的关注。

二、基本概念

(一) 长期昏迷及植物状态的命名

目前对长期昏迷或植物状态的定义仍然没有一致的意见。有人认为颅脑创伤患者伤后持续昏迷1个月以上称为长期昏迷,也有人认为颅脑创伤后持续昏迷2周以上就属于长期昏迷。目前这种缺乏统一认识和普遍接受的有关长期昏迷或植物状态的概念,给治疗带来困难。医师相互之间、医师与患者家属之间均不能很好地沟通。因此迫切需要有一个普遍接受的定义和名词。

1. 意识清楚的觉醒状态 是处于准备接受内部和外界刺激的状态。如果个体不是处于觉醒状态,就丧失了参加日常活动的能力。创伤后意识障碍可以分为昏迷、植物状态、微意识状态等。昏迷一般指无觉醒、无睡眠觉醒周期和无自主性睁眼迹象的意识状态。根据GCS评分,如果患者评分≤8分,则可以被判定处于昏迷状态。

2. 植物状态的诊断标准 是由美国神经病学学会多学科特别工作小组(MSTF)制定的。植物状态的特征为:完全缺失自我意识和环境意识的行为学证据,残留自发性或刺激诱导的唤醒反应。必须符合以下所有标准才能确立植物状态的诊断:

（1）无证据提示患者存在自我意识或环境意识。

（2）无证据提示患者对视觉、听觉、触觉或伤害性刺激有持续的、可重现的，目的性的或自主的行为反应。

（3）无证据提示患者存在对语言的理解力或表达力。

（4）出现睡眠-觉醒周期提示间歇性觉醒（例如周期性睁眼）。

（5）保留有足够的自主功能，在充分的医疗护理下可继续生存。

（6）大小便失禁。

（7）保留有不同程度的脑神经反射和脊髓反射。

建立比较可靠的植物状态的诊断需要详细的床旁神经系统检查,这是因为意识障碍患者的行为反应往往在出现频率和复杂程度方面都很有限,且部分反应还难以找到合理的解释。神经影像学及实验室检查都不足以明确植物状态的诊断。在植物状态患者中可能会出现眼球转动的现象,有时会被误认为是视觉跟踪。对疼痛的全身性生理反应,如出汗、异常体位及呼吸急促等在植物状态患者中保存完好,但不会出现逃避性或局限性的运动反应。在植物状态患者中也可能会观察到头部和四肢的运动,但这些行为绝不是目的性的。复杂的运动形式如发音和情绪反应（如哭、笑）在生存时间超过 3 个月的植物状态患者中有时会出现,但这些行为并不是因特定的环境事件而激发。

根据上述神经病学特征,植物状态是指患者睁眼,但是不能运动,或者无目的地动手臂;不能发音,或者偶尔发出不正确的单词;眼睛不能据指令睁开,但是有时可以跟踪物体。据此评价,患者的 GCS 评分有时可以上升到 12 分,植物状态患者有时表现为觉醒,但这仅仅提示脑干网状结构处于有效的整合状态,可以出现复杂表情,呼吸节律变化,肢体活动和其他自主动作包括咀嚼、吮吸和喂食时的吞咽。植物状态患者对疼痛、声音、视觉刺激的反应较浅或没有反应,痛刺激可能会引起肢体回缩,在有些情况下,行为学上的无反应并不完全等同于皮质功能的低下。事实上,在有些植物状态的患者中,会看到完全正常的脑电图报告。尽管这些患者不处于创伤后急性期的昏迷状态,但是实际上也不能根据 GCS 评分把这些患者定义为处于清醒状态。将植物状态患者划归长期昏迷的范围内是合理的。

3. 微意识状态　Aspen 工作组把微意识状态定义为意识状态的一种严重障碍,但仍可表现出微弱且明确的行为证据,提示存在自我或环境意识。这个新的诊断分类与植物状态诊断的区别在于,至少需要存在一个明确的行为意识征象,并且这一诊断应能强调患者至少保留有部分认知的能力。与诊断植物状态的标准不同,只有具有明确的证据提示患者存在一个或多个以下行为时才能诊断为微意识状态:

（1）简单的指令性行为。

（2）手势或语言回答是或否。

（3）语言能够被人理解。

（4）在相关环境刺激下,出现短暂的运动或情感行为,且与反射性活动无关。

出现以下任何一种情况即足以证明存在短暂的行为反应:①对情绪性的但非中立性的话题,或刺激以语言或视觉的形式进行表达后,患者出现哭、微笑或大笑反应;②对评论或问题的语言内容产生直接反应,表现为发音或手势;③伸手取物且物体的位置与取物的方向之间有明确的关系;④触摸或握住物体且接触方式符合该物体的大小和形状;⑤对移动或突显的刺激产生直接反应,表现为眼球跟踪运动或持续凝视。

微意识状态的基本特征是:患者表现出单一的复杂性不高的行为,如在遭遇伤害性刺激后出现眼球跟踪运动或眼球凝视。为了证实患者已恢复了功能性交流的能力,患者的口头或手势"是"或"否"反应必须是可辨别的、准确的、前后一致的。通过功能性物体使用可以推断,该患者已有能力区分并证明他能使用两种或两种以上的常见物体。选定功能性交流和功能性物体使用作为区分微意识状态与更高认知功能水平的标志,因为这些行为是进行有意义的人际交流和个人自理的前提条件。

微意识状态与植物状态不同。微意识状态患者存在前后不一致的,但可明显区分的、提示意识的行为证据,可能会表现出间断的行为片断,如简单的发声或恰当的手势,或持续的凝视。与植物状态相比较,微意识状态治疗的预后较好。

4. 鉴别 Jennett 和 Plum 复习文献,对许多命名的综合征进行了鉴别。这些综合征包括:脑死亡;运动不能性缄默症;永久性、不可逆性或长期昏迷;木僵或痴呆;去大脑或去皮质状态;双侧大脑皮质功能丧失(apallic)综合征;闭锁(locked-in)综合征等。他们发现这些医学术语在用于命名植物状态时均有一定的缺陷。同时,在有关应用术语"持续性"(persistent)和"永久性"(permanent)对植物状态患者命名时,也出现争议。美国 Multi-Society Task Force 指出这一观点:持续性植物状态是一个诊断,永久性植物状态是一种预后。名词"持续性"通常描述那些患者因不同病因所致而处于植物状态到超过 1 个月、3 个月或 12 个月;而名词"永久性"指的是患者在脑创伤引起植物状态后超过 1 年,但大多数学者强烈地认为:术语"持续性"和"永久性"应该从植物状态的诊断中去除,这是因为诊断性命名与预后性命名的混淆导致认识的混乱。

也有其他学者试图为植物状态寻找合适的名字。Roberts 应用名词"去大脑痴呆"来描述患者在对刺激有一种去大脑强直的反应,虽然"在一侧肢体的有目的的运动在好几个月后可以出现"。他进一步描述"没有可以测到的智力功能,但对语言或手势最终有一些形式的情绪反应"。他认为这是比"持续性植物状态"更为精确的诊断。Sazbon 和 Groswasser 建议应用名词"昏迷后无意识",这在描述患者的临床征象方面有优势,此时患者不再处于昏迷,但没有表现任何有意识的迹象。

三、发生率和流行病学

全世界颅脑创伤伤后处于植物状态人群的确切数目尚不知悉,这是因为从现有的流行病学研究中来计算出结果是很困难的。通常情况下,重型颅脑创伤伤后发生长期昏迷的患者发生率较高,占 10% 左右。特重型颅脑创伤脑干伤患者长期昏迷发生率更高。据统计,美国重型颅脑创伤伤后长期昏迷的患者约 2 万人,中国大约超过20 万人,给国家、家庭和患者家属造成巨大的经济负担。另外,颅脑创伤伤后处于植物状态人群的数字是动态变化的,它依赖于脑损伤的原因、病情出现的时间间隔和植物状态的诊断标准。一个对严重脑损伤的国际性研究表明：植物状态在 1 个月、3 个月、6 个月和 12 个月时的百分比分别为入院时的 10%、4%、2% 和 1%。对于严重脑损伤（昏迷超过 6h），1 个月时的发生率在 1%~14% 变化。对于非创伤性昏迷，发生率要更高一些。在一个对 500 例非创伤性昏迷患者中，1 个月时，入院患者中 12% 和 31% 的生存者中仍处于植物状态。Sazbon 等记录到在 1975~1982 年，每年平均 17 个脑外伤患者在入院时为植物状态，这与 4 例/100 万人口的发生率相类似。Higashi 等在 1973 年 6 月总结了日本西部的 16 个城镇中的 269 个医院的治疗情况。尽管他们不能对所有地区的持续性植物状态发生率作出评估，但他们的确证实 37 例/150 万人口呈植物状态，此时发生率为 2.5/10 万，这些数字还包括所有原因引起持续性植物状态。在法国所估计的发生率为 0.6/10 万，流行率为 2/10 万。多社会特别工作组估计在美国有 1.0 万~2.5 万名（相当于 4/10 万~10/10 万人口）患者处于持续性植物状态。Jannett 叙述脑创伤占所有创伤病死率中的 50% 左右，在中枢神经系统疾病中仅次于卒中的主要致死因素，在美国每年脑创伤的发生率为 200/10 万。由于在诊断和命名上的含糊不清，因此对持续性植物状态的发生率很难获得一个准确的估计。Sazion 等于 1997 年估计创伤后持续性植物状态患者的流行病学统计大约为 4/10 万。

四、诊断和临床评估

在诊断颅脑创伤后长期昏迷患者时，应注意以下几点：首先，对颅脑创伤的急性期后诊断长期昏迷的首要前提是排除是否存在需要手术治疗的情况，例如较大的占位或脑积水等。在植物状态死亡患者的尸检中，通常可以见到脑室扩张。格拉斯哥研究记录的"脑积水"发生率为 77%，虽然并非所有的脑室扩张都是真正意义上的脑积水，但的确有相当部分植物状态或微意识状态患者在接受脑积水分流手术后出现了好转。其次，要注意与其他导致觉醒和定向力、启动力下降的临床病症相鉴别，如脑死亡、失用症、闭锁综合征、精神分裂症性紧张症、情绪性抑郁、帕金森病木僵等均部分表现为意识状况的失常，不能轻易将患者诊断为长期昏迷。第三，要全面认识现有检查手段的作用与局限性。脑电图是一个有用的检查手段。较为重要的是，通过脑电图检查，可以发现癫痫状态可以是痉挛性的。也可以是非痉挛性的，而后者更容易、更有可能被遗漏，从而与意识障碍相混淆。没有证据表明诱发电位可以改变对植物状态患者的处置，但是在感觉诱发电位上 P250 振幅的出现可能是植物状态患者存活的一个预后因素。单光子发射计算机断层摄影和正电子发射计算机断层摄影（PET）是强有力的诊断成像工具，可以对区域脑功能进行无创伤评估。刺激研究可能提供残留神经网络有价值的信息，有助于判断预后。

植物状态的临床评估可以按照下列标准：①无迹象表明对自我或环境有意识，无与其他人相互交流沟通的能力；②无迹象表明患者对视觉、听觉、触觉等刺激产生持续不变的、可重复的、有目的的或自动有意识的行为反应；③无迹象表明语言理解能力或表达；④由睡眠-清醒周期的出现所显示间断性觉醒状态；⑤足够保留的下丘脑和脑干自主功能来允许患者应用药物和护理工作后的生存；⑥大小便失禁；⑦不同程度保留的脑神经和脊髓反射。

少数作者将持续性植物状态定义为植物状态将持续超过 1 个月。大多数作者将持续性植物状态定义为植物状态持续超过 12 个月。

由于在脑损伤患者中脑功能处于动态变化的性质,因此对其作出评估需要相当长的时间。如果要确定脑功能的不同水平,这种测定一般需要几周,而不是几个小时。对每一个个体患者来说,对恢复的可能性、治疗的恰当性和计划救治的医疗单位作出决定这一过程是非常重要的。考虑到临床反应的起伏性,因此时间取样技术的一个重要的作用在于评估行为的不同表现,例如生理节奏作用、对特殊治疗的反应、环境因素作用和作为恢复过程中行为上的变化。家庭和其他职业治疗师通常是第一个可以证实患者在认知功能方面变化的人,尤其在运动功能有一定的限制时,通过对患者的面部表情和肢体语言更敏感的解释时。然而这可能是很困难的,在"有意愿的考虑"将产生将一些偶尔的或反射性活动解释为一个有意义的反应。在鉴别这些反应的恰当意义中需要相当有技能和经验。对患者的评估的目的在于对患者功能的三个水平:反射、无意偶发和自愿的反应作出客观的评价。

Bricole 等于 1980 年明确现代医学技术并不能阐明持续性植物状态患者的诊断。他们陈述临床观察仍然是最有意义的过程。文献综述揭示,目前对持续性植物状态患者的评估由于缺乏专门的现有的评价工具而无进展。Freeman 于 1993 年得出结论将来的研究将需要来了解患者起初意识的情况。他认为患者对刺激和环境的反应需要在科学的方法学上进行评定和确定,因此可以阐明患者从持续性植物状态中恢复过来的进程。一个有效的评价工具必须可以明确地确定患者的催醒和意识水平,以此来有效地评价持续性植物状态患者。由于缺乏精确的评价工具,一些缓慢恢复的患者经常被错误地诊断为处于持续性植物状态中。患者事实上可以意识到他或她周围环境,但是由于一些没有经验的工作人员和现有不恰当的评价工具,因此表现出不能沟通。所造成的结果是患者的恢复能力和与环境的功能交互作用不能被明确。这可能造成具有沟通能力的患者需花费一生的时间在一个损害的躯体和较差的生活质量上。对植物状态患者作出准确地评价,已达到研究目的或作出法律决定来终止持续性植物状态患者生命的观点,是颅脑创伤长期昏迷患者诊断中的敏感话题。一个准确的评价工具将为工作人员和亲属提供有关患者恢复的详细信息,并因此确定对持续性植物状态患者的进一步治疗的方案。Ellis and Hader 于 1990 年强调有必要降低对患者有较好预后的期望,而是应该经常询问如何来改善患者生活的质量,因而最大可能地帮助每一位生存者提高其恢复能力。

五、颅脑创伤伤后长期昏迷发生的相关因素

颅脑创伤患者伤后长期昏迷相关因素主要有:年龄、伤情、颅内血肿、颅内压、下丘脑损害、中枢性高热、抗利尿激素释放异常、脑干伤、呼吸功能不全、全身严重合并伤、癫痫以及脑积水等。

(1) 年龄因素 颅脑创伤患者年龄越大,死亡率、致残率越高,长期昏迷发生率越高。

(2) 伤情(GCS 评分) 颅脑创伤患者伤情越重,病死率、致残率越高,长期昏迷

发生率越高,但也有颅脑创伤患者 GCS 评分与长期昏迷发生率无明显相关的报道。

(3) 颅内血肿　重型颅脑创伤并发颅内血肿,尤其是大脑内血肿的患者病死率、致残率和长期昏迷发生率高于无颅内血肿的颅脑创伤患者,但也有长期昏迷发生率与同等伤情无颅内血肿患者无明显差异的报道。

(4) 颅内压　颅脑创伤后伴发颅内高压(>20mmHg)的患者预后差,颅内压升高越明显,患者预后越差,长期昏迷发生率越高,但也有临床统计结果表明,颅脑创伤伴发颅内高压并不增加患者长期昏迷发生率。

(5) 下丘脑损害　颅脑创伤伴发下丘脑损害的患者除长期昏迷外,常表现为中枢性高热或体温不升、大汗淋漓以及抗利尿激素释放异常(少尿、血浆渗透压降低),病死率、致残率很高,长期昏迷植物状态发生率也显著增加。

(6) 脑干伤　颅脑创伤伴发脑干伤患者除昏迷外,还会出现呼吸不规则、血压下降、瞳孔散大固定和去脑强直等,病死率、致残率极高,长期昏迷植物状态发生率也显著增加。

(7) 呼吸功能不全　颅脑创伤患者发生呼吸功能不全的原因主要包括:脑干伤、上呼吸道阻塞、神经源性肺水肿和严重胸部外伤等,提示患者预后差,病死率、致残率和长期昏迷发生率也明显增加。

(8) 全身严重合并伤　严重颅脑创伤合并严重全身伤的患者,如重型颅脑创伤合并血气胸、腹部脏器伤、四肢骨盆骨折或脊髓伤等,特别是发生低血压休克患者,预后较差,病死率、致残率和长期昏迷发生率也明显增加。

(9) 癫痫　颅脑创伤后伴发继发性癫痫会导致脑缺血缺氧,加重脑神经元损害,长期昏迷发生率明显增加。

(10) 脑积水　一组 105 例颅脑创伤后长期昏迷患者中,54 例(51.4%)存在交通性脑积水,其中 17 例交通性脑积水患者脑室进行性扩大,17 例经过外科脑室分流术后,7 例患者由长期昏迷转变成清醒状态,这提示颅脑创伤后交通性脑积水是加重患者意识障碍,造成患者长期昏迷状态的原因之一。

六、颅脑创伤伤后长期昏迷的临床治疗

由于目前临床采用的催醒方法缺乏严格随机双盲对照研究,所以其疗效难以肯定。有人甚至认为颅脑创伤长期昏迷患者苏醒是自然恢复过程,催醒治疗无任何作用,但无论如何,目前全世界各国医师均常规采用康复训练和药物催醒等综合疗法,期望促使长期昏迷患者苏醒。临床回顾性调查资料表明,有 10%~50% 颅脑创伤长期昏迷患者能够苏醒。美国多中心持续性植物状态工作组报告,成年颅脑创伤长期昏迷患者苏醒成功率为 52%、儿童颅脑创伤长期昏迷患者苏醒成功率为 62%。国外一组 134 例重型颅脑创伤昏迷 1 个月以上的患者中,72 例(54%)患者意识恢复正常,其中绝大多数在伤后 2~3 个月苏醒,平均苏醒时间为伤后(11.3 ± 8.9)周。72 例苏醒成功的患者中,8 例 (11.1%) 恢复正常工作,35 例 (48.6%) 生活自理,其他 29 例 (40.3%)患者重残,丧失生活能力。国外另一组 134 例颅脑创伤长期昏迷患者随访结果表明:83 例(61.9%)患者苏醒成功,11 例(8.2%)成为植物状态, 40 例(29.9%)死

亡。临床结果表明相当一部分颅脑创伤后长期昏迷患者具有苏醒的可能性,绝大多数在伤后 3 个月以内意识复苏成功。作者曾报道 51 例重型颅脑创伤后长期昏迷(>1 个月)患者催醒疗效。经综合治疗,30 例苏醒、11 例无效、10 例死亡。30 例苏醒患者中,伤后 1~2 个月苏醒 23 例、2~3 个月苏醒 4 例、3 个月以上苏醒 3 例,最长 453d。是否苏醒主要取决于患者年龄、脑干损伤、脑疝、高热和低氧血症。国外一组资料报道,颅脑创伤长期昏迷患者伤后 1~3 个月苏醒成功率为 41%、4~12 个月为 11%、1~2年为 6%、2 年以上为 0。国内另一组资料报道 21 例重型颅脑创伤长期昏迷(>1 个月)患者的临床预后。14 例恢复意识(67%),意识恢复在伤后 62~440d。他们也认为外伤后昏迷 1 个月以上患者仍有苏醒可能。

(一) 长期昏迷的催醒治疗

尽管目前对通常采用的昏迷催醒方法的疗效仍有争议,不少人认为颅脑创伤长期昏迷患者苏醒是自然恢复过程,催醒治疗无任何作用,但全世界各国医师均常规采用康复训练和药物催醒等综合疗法,期望促使长期昏迷患者苏醒。长期昏迷催醒治疗应包括下列内容:预防各种并发症,使用催醒药物,减少或停止使用苯妥英钠和巴比妥类药物,交通性脑积水外科行脑脊液分流术等。

1. 预防各种并发症   是长期昏迷患者苏醒的基本条件,尤其要注意预防肺部感染、营养不良、高热和癫痫等发生。

2. 催醒药物   目前国外常用的催醒药物主要包括四大类:

(1) 多巴胺类似物   如左旋多巴、溴隐亭、金刚烷胺。

(2) 精神兴奋剂   如哌甲酯、苯丙胺和匹莫林。

(3) 抗忧郁药   如普罗替林和氟西汀。

(4) 纳洛酮   是非特异性阿片受体拮抗药,临床通常用于麻醉患者催醒,因它也是一种安全有效的长期昏迷患者催醒药物。

3. 停止使用苯妥英钠、巴比妥类药物   以免加重脑损害,加深患者意识障碍程度,延迟或阻碍患者意识恢复。

4. 交通性脑积水外科治疗   一组 105 例颅脑创伤后长期昏迷患者 CT 扫描发现,54 例患者发生交通性脑积水,其中 17 例患者脑室进行性扩大,采取外科脑室分流术后有 7 例患者恢复正常意识,苏醒成功。上述临床治疗表明对颅脑创伤后长期昏迷患者应定期作头颅 CT 扫描,一旦发现交通性脑积水、脑室进行性扩大,排除明显脑萎缩患者,应该及时采取脑室分流术,可能会取得理想的催醒效果。

5. 音乐疗法   尽早让患者听喜爱的音乐、相声、故事与亲人谈话等,以协助患者催醒治疗,值得临床广泛应用。

6. 高压氧   高压氧是目前用于长期昏迷患者催醒的行之有效的方法之一,颅脑创伤昏迷患者一旦伤情平稳,应该尽早接受高压氧治疗,疗程通常为 30d 左右。对于高热、高血压、心脏病和活动性出血的昏迷患者应该慎用,以免发生意外。

7. 昏迷催醒治疗   该治疗的基础在于患者接受的外界刺激的频率、强度和持续时间。刺激可以通过大脑接受外界信息的五个感觉通路(视觉、听觉、触觉、味觉和嗅觉)和物理活动来进行。感觉刺激是刺激网状激活系统(意识控制中心)来维持清醒状态的必要因素。昏迷催醒治疗应该在患者出现昏迷后尽可能早地进行,若伤者的医疗状况稳定的情况下可以在 ICU 中就开始进行。

8. 针灸和神经电刺激　近年来,关于右正中神经电刺激技术、脊髓神经根电刺激和丘脑核团电刺激取得一定进展。特别是右侧正中神经电刺激技术简单方便、无创,值得临床进一步推广试用。

(二) 药物在治疗长期昏迷或植物状态中的作用

至今为止,仍然只有很少研究信息能够证实药物治疗可以从根本上对广泛颅脑创伤患者完成改变达到最大程度的神经功能恢复。最近的文献报道已经开始将注意力集中在脑损伤后的急性后期恢复中的药物治疗作用,尤其是在恢复的程度上具有强有力作用,这一现象原先并没有被客观所控制。在明显的脑损伤的后期,在理论上对恢复程度有价值作用的药物是胆碱能激动药和儿茶酚胺激动药。在理论上表现为抑制促进恢复程度的药物包括儿茶酚胺拮抗药、胆碱能拮抗药、γ 氨基丁酸(GABA)激动药和 5-羟色胺激动药,已经有一些证据表明在运动不能缄默症患者或处于无意识状态的脑损伤患者中应用多巴胺类药物。这些药物已经尝试性地用于治疗植物状态患者,并已经取得一些有意义的结果。Higashi 等已经报道在他们的 110 例持续性植物状态患者的研究中至少有 2 例患者在应用左旋多巴治疗后得到恢复。Haig 和 Ruess 报道了植物状态 28 周的患者与左旋多巴后症状有明显改善。该患者为一个 24 岁男性,在公路交通事故后处于植物状态,并接受维持治疗。在损伤后 28 周开始服用卡比多巴 10mg 与左旋多巴 100mg 联合治疗。在随后 2d 内注意到精神和智力状况有改善,因此将剂量增加至甲基多巴肼 25mg 与左旋多巴 250mg 联合治疗。在随后的 2d 内他开始能说出他母亲的名字。在接下来的几天内他开始说一些短句,回忆起原先知道的名字和在 5min 后能记住新介绍的名字。动物实验研究表明,安非他命可能通过意识水平的改善以改善运动功能的恢复。还有一些报道描述中枢去甲肾上腺素前体——L-多巴对长期意识损害有治疗作用。药物治疗在为恢复提供最佳机会的同时,也可能有对恢复速度产生负作用。具有镇静作用的药物通常被用来治疗癫痫或强直状态,但必须确保在有效的前提下应用最小剂量的镇静药,并且有规律地评估该药物治疗的必要性。

至今为止,仍然不能肯定药物治疗是否可以促进那些真正处于植物状态患者的恢复,或者只是进一步支持那些处于轻微反应状态患者的自然恢复。目前有关药物治疗促进植物状态患者恢复的对照研究仍很少。因此,需要更多的好的对照研究来证实药物治疗在改善植物状态患者预后中的作用。Passler M A 等通过回顾性复习临床病例来探讨应用溴隐亭对颅脑创伤后植物状态患者的预后改善作用。作者通过 5 例颅脑创伤植物状态患者应用溴隐亭 2.5mg,2 次/d,共服用 2~6 个月,采用昏迷恢复量表(coma recovery scale)和伤残分级量表(disability rating scale,DRS)评分来对患者治疗前后行为和意识评估, 并与文献报道中 33 例植物状态患者的治疗情况进行比较。发现 5 例植物状态患者经溴隐亭治疗后脱离植物状态,而进入轻微意识状态。

通过伤残分级量表评分的评估，他们的身体和认知功能在损伤后 3、6、12 个月时要明显地优于原先文献报道中的 33 例植物状态患者的治疗情况。

在脑损伤中应用许多药物,例如抗癫痫药和抗痉挛药物对大脑有一定的抑制作用,因此应该特别小心地确保应用药物的必要性。一般推荐药物治疗处理的原则包括:①尽可能地避免应用镇静药物;②评价和建立合适的抗痉挛药物治疗;③使药物治疗方法简单化;④选择那些脑抑制作用最小而同时提供有效治疗作用的药物;⑤避免应用那些强有力妨碍神经恢复和功能的药物;⑥应该对所用药物的附加和加强作用有所了解;⑦在营养状况不佳时,应该注意到蛋白质结合作用。

脑损伤后昏迷催醒治疗是有争议的。然而,由于脑损伤后患者会遗留不同程度的功能和认知缺陷,对于患者家庭来说连续的关心和支持是一个重大的问题。任何可能对恢复或改善有作用的治疗,不管作用多小,仍然值得去尝试,以改善患者及其家庭的生活质量。在这一期间,可停用原先用于治疗癫痫和痉挛强直的药物。通常情况下这些药物,例如地西泮、苯妥英钠和苯巴比妥等已经被给予如此大的剂量,这样会造成和加剧患者的意识丧失。如果有必要应用抗癫痫药,要给予较低的剂量。一种通常用于治疗帕金森病强直的药物 (为 Sinemet 公司生产的甲基多巴和左旋多巴的混合药物),已经成功用于控制这些患者的痉挛和强直症状,并且其镇静效果较小。

(三) 社会和家庭的工作

患者出院后,多由家庭成员进行护理和照顾。通常情况下这些私人责任护士为一群训练有素的专门服务于昏迷患者的护士。家庭是确保催醒康复计划的实施和完成的主要责任者。有时家庭成员可以与护士一起进行高强度的多种感觉和体格刺激计划。必要时可以咨询理疗师和语言训练师。患者每三四个月就应该回到医院接受再评估,讨论并修改康复计划中任何有必要的内容。

(四) 植物状态患者的长期预后

1. 持续性植物状态的生存率　现代科学技术、急诊监护和神经外科技术的进步,使得越来越多的持续性植物状态患者生存下来, 有些能生存超过 30 年甚至更长时间,这也给社会和家庭造成巨大负担。

2. 后期恢复　一组 84 例持续性植物状态患者的创伤资料库的研究信息表明:对这些患者进行长期随访后发现在 1~2.5 年内 6% 的患者出现不同程度恢复。在对另一组 30 例持续性植物状态患者的 5 年随访中, 有 5 个患者在 1~5 年内从持续性植物状态中恢复过来,其中 2 例患者恢复到可以阅读、看电视、进行简单的数学加法和减法计算、告诉时间、可以自行吃饭,不需要轮椅和讲话流利的水平。

七、颅脑创伤伤后长期昏迷展望

对颅脑创伤昏迷的研究是世界范围内临床神经科学的难题之一。随着国际多个研究中心的工作进展,对创伤性昏迷认识逐渐全面深入,对其诊断和治疗上也有不断进展。

逐步建立了较为明晰的诊断标准。目前神经科学界的共识为,完全缺失自我意识和环境意识的行为学证据,残留自发性或刺激诱导的唤醒反应的状况为植物状态;患者意识状态出现严重障碍,但是仍可以表现出微弱但明确的行为学证据提示自我意识的存在则界定为微意识状态。英国皇家内科学会和美国神经科学学会为这一诊断体系的建立作出了较大的努力。2007年9月在英国剑桥大学召开了持续昏迷研讨会,对利用上述诊断标准区分不同意识障碍状态进行统一和规范。这一诊断标准体系的确立,利于将脑死亡、昏迷、植物状态、微意识状态加以明确的区分,为避免临床混淆不同病况甚至误诊提供了依据。

辅助检查手段广泛应用。对颅脑创伤昏迷的评估引入功能神经影像方法,采用功能磁共振成像、正电子发射断层摄影CT、脑磁图等手段,证明患者残留的认知功能,这些状态是以往常规评价手段不能达到的。研究证明,较为复杂的语言刺激在少数患者中可以产生与理解能力相关的皮质激活反应,患者对语言指令可以产生脑活动。从植物状态患者可以观察到皮质-皮质或皮质-丘脑-皮质联系的功能性中断,而额-顶网络和皮质-丘脑-皮质环路联系的重建则见于从植物状态中恢复的患者。亦有研究者利用磁共振频谱技术结合弥散张量成像判断患者预后,从而为早期判断治疗的效果提供了条件。神经电生理手段已经成为长期昏迷诊断的有力辅助工具,脑电图、事件相关诱发电位检查不但可以明确患者脑功能状态,同时也提供客观的预后判定指标。

探索性治疗不断深入。研究表明,有将近44%的脑外伤后昏迷患者出现伤后脑室扩大,利用常规影像学检查手段和腰椎穿刺术可以判断脑实质萎缩和脑积水,对于明确诊断的脑积水患者行常规分流手术,可以改善意识状况。对于颅脑创伤性昏迷患者,尤其是小脑幕切迹曾压迫大脑脚和中脑背外侧,给予左旋多巴制剂和多巴胺能制剂(金刚烷胺、溴隐亭)有部分疗效。对部分植物状态患者给予吡唑坦类药物可以促进其意识状态的恢复,在将近600名患者使用中,产生催醒作用首剂反应率在植物状态和微意识状态患者中达到10%~15%,在症状更加轻微的患者中达到30%~60%。细胞移植,尤其是利用室管膜下富集的多巴胺能神经前体细胞移植,治疗兴奋性神经递质缺乏导致的唤醒和认知功能障碍的研究不断取得实验学证据。经皮电刺激和微创植入电极电刺激等促醒手段也得到广泛的应用。脑深部微电极植入刺激丘脑-脑干核团,对昏迷6年的患者产生良好的催醒效果,这一临床进展于2007年被 *Nature* 杂志引为昏迷患者催醒治疗的重大成就。

相对于临床对颅脑创伤急性期救治理论和技术不断取得突破的可喜局面,因颅脑创伤导致的长期昏迷仍是临床医师颇为棘手的难治病况。不少患者在创伤后生命虽得以保全,但是随病程迁延,意识障碍不能得到恢复。究其原因,除部分患者伤势重笃之外,临床医师对颅脑创伤昏迷治疗的认识程度、对有效治疗手段的应用程度参差不齐,导致不同中心的治疗效果存在较大差异也是重要的影响因素。我国颅脑创伤患者群体庞大,对创伤昏迷救治的需求显得极其迫切。同时,庞大的患者群体也为开展临床研究提供了理想的目标样本。今后,颅脑创伤昏迷的研究应侧重在以下几方面开展工作。

尽早采用创伤性昏迷的干预措施。这是避免患者陷入长期昏迷的首要因素。颅脑创伤发生后,医疗救治的注意力集中在控制颅内高压,有针对性地进行去大骨瓣减压、亚低温治疗、颅内压监护治疗等措施以维护生命稳定。一旦平稳度过颅内高压急性期,而患者仍处于意识障碍状态,对昏迷的评估和催醒措施的应用就要进入医疗日程当中。昏迷干预的治疗窗前移至重症监护阶段,不但可以保护与觉醒、认知相关的神经结构免于继发性损害,而且可以促进受损的功能性神经环路和核团的修复,将大大改善重型颅脑创伤患者意识状况的预后。

积极采用行之有效的治疗手段。创伤急性期的昏迷患者多处于重症监护阶段,促醒手段宜采用方便、安全的床边设备,包括经皮右正中神经电刺激方法在内的多种措施,已被证明对创伤急性期意识障碍有明显的促醒效果,其中包括相当数量的GCS 为 4 分或 5 分组的患者。对于处于植物状态或微意识状态的患者,除采用高压氧和环境刺激措施之外,选取适合的药物治疗以补充缺乏的兴奋性物质是必要的。同时,建立患者适宜的促醒环境,包括改善营养状况、改善括约肌功能、预防系统感染、减少药物维持治疗对意识状况的不良影响都有相当重要的作用。近年来职能治疗逐渐介入长期昏迷的治疗方案中。对于具备治疗条件的患者,可以采用脑深部刺激和脊髓神经根刺激等手段。

稳妥开展严格设计的随机对照临床研究。对颅脑创伤昏迷的临床研究目前仍处于病例总结水平,这种研究主观偏倚性大、样本量小、代表性差、科学意义较弱。开展严格设计的随机对照临床研究,可以通过大样本分析,明确不同类型意识障碍之间的神经电生理、神经影像尤其是功能神经影像学联系,区别昏迷不同阶段的行为学特征,确认临床具有应用价值的治疗药物和技术,有效区分不同昏迷促醒手段对各类型意识障碍的治疗效果。通过上述实验,逐渐形成针对中国颅脑创伤昏迷患者群体的治疗方案。

(高国一　江基尧)

参 考 文 献

1. 江基尧, 高国一. 颅脑创伤性昏迷的诊断与治疗. 上海:第二军医大学出版社, 2008
2. 张宏, 王清华, 徐如祥, 等. 溴隐亭和美多巴对重型颅脑创伤迁延性昏迷的催醒治疗 30 例临床分析. 第一军医大学学报, 2001, 21: 548
3. 王秋莎. 高压氧治疗持续植物状态 52 例疗效分析. 中华神经外科疾病研究杂志, 2003, 2: 175~176
4. 江基尧, 包映晖, 殷玉华, 等. 75 例重型颅脑创伤长期昏迷患者的催醒疗效分析. 中华神经外科杂志, 2006, 20(6): 507~508
5. Schiff N D, Giacino J T, Kalmar K, et al. Behavioural improvements with thalamic stimulation after severe traumatic brain injury. *Nature*, 2007, 448: 600~603

6. Owen A M, Coleman M R, Boly M, et al. Detecting awareness in the vegetative state. *Science*, 2006, 313(5792): 1402

7. Carpentier A, Galanaud D, Puybasset L, et al. Early morphologic and spectroscopic magnetic resonance in severe traumatic brain injuries can detect "invisible brain stem damage" and predict "vegetative states". *Journal of Neurotrauma*, 2006, 23(5): 674~685

8. Boly M, Coleman M R, Davis M H, et al. When thoughts become action: an fMRI paradigm to study volitional brain activity in non-communicative brain injured patients. *Neuroimage*, 2007, 36(3): 979~992

9. Clauss R, Nel W. Drug induced arousal from the permanent vegetative state. *Neuro Rehabilitation*, 2006, 21(1): 23~28

10. Cooper E B, Cooper J B. Electrical treatment of coma via the median nerve. *Acta Neurochir Suppl*, 2003, 87: 7~10

11. Shirvalkar P, Seth M, Schiff N D, et al. Cognitive enhancement with central thalamic electrical stimulation. *Proceedings of the National Academy of Sciences*, 2006, 103 (45): 17007~17012

12. Pickard J D, Coleman M R, Czosnyka M. Hydrocephalus, ventriculomegaly and the vegetative state: a review. *Neuropsychological Rehabililitation*, 2005, 15(3~4): 224~236

创伤性窒息导致的脑损伤

创伤性窒息(traumatic asphyxia),是指巨大外力作用于胸部、上腹部导致脑、心、肺、肾、皮肤等全身多个脏器和组织的损害,产生一系列临床症状和体征。这种损伤常与灾难性事件相联系,无论平时战时均可发生,如地震、车祸、人群挤压等。有时它具有"群体性"特点,即同时需救治大量伤员。

创伤性窒息通常以结膜下和眶周出血、面部青紫肿胀,以及上胸部和头颈部淤斑状出血点为特征。1837 年,法国医师 Olliver d'Angers 在尸检巴黎街上因游行冲突被挤压和踩死的尸体时第一次描述了这种综合征。当时他称为"淤斑面具"(masque ecchymotique)。1900 年,德国医师 Pethes 对这种综合征进行了更完整的描述,包括精神混沌、高热、血性唾液、呼吸急促和挫伤性肺炎。从那以后又陆续有许多描述,如黏膜淤斑、鼻出血、食管出血、蛋白尿、脊髓肌肉麻痹、周围神经损伤、记忆障碍及惊厥等。因此该病曾被命名为 Ollivier 综合征、创伤性青紫、挤压性青紫、Perthe 综合征,颈面部皮下窒息和颈面部淤血性青紫等,但现在国际上已经统一称为"创伤性窒息",部分国内学者称为"胸部挤压综合征"(crushing-chest syndrome)。

一、病因

创伤性窒息常见于胸部或胸腹部受直接外力作用产生的急性挤压伤或钝性损伤之后,如工地塌方、车祸、人群相互挤压踩踏等,是最常见的病因。此外,文献报道的原因尚有深海潜水、难产分娩、剧烈呕吐、百日咳、哮喘、癫痫发作、心脏手术后纵隔出血、纵隔血肿、加压人工呼吸、上吊自杀未遂、近距离枪伤及爆炸伤等。创伤性窒息的伤员除胸部挤压伤外,可能合并有其他合并伤。根据有无合并伤可分为单纯创伤性窒息和严重创伤性窒息。

一般认为形成创伤性窒息至少需要四个因素:①深吸气;②声门紧闭;③胸腹肌肉强力收缩;④胸腹部受暴力挤压。创伤性窒息是当胸部或胸腹部突然受到挤压时,在受伤的一瞬间,患者大多有一种畏惧反应,反射性地引起深吸气,屏住呼吸,声门突然紧闭并提高胸腹壁肌张力,此时胸内压急剧升高,这种反应称为"灾难前畏惧反应"。动物实验证实,在发生创伤性窒息时急性呼吸道梗阻与血流动力学改变的内在联系。研究者在犬胸部周围放置气囊,充气后使其压力急剧上升至100mmHg,犬气管内置入带套囊导管,另外记录血流动力学改变。在胸部加压30s及深吸气后给予呼吸道梗阻的条件下,可见犬颈静脉及腔静脉压明显高于正常,颈静脉回心血流明显减少甚至倒流,颈动脉压明显下降,但在胸部加压的同时如果没有呼吸道梗阻,上述静脉系统内的压力则与对照组仅有轻微的差异。此实验结果证明,急性呼吸道梗阻在创伤性窒息的病理生理学上起着重要作用。临床研究及动物实验均已证明,这种生理性的畏惧反应,其所产生的病理学作用则取决施加于胸腹部压力的大小及其持续时间。此种挤压常常造成肺部挫伤,表现为肺充血,如果胸部挤压时间过久,患者无疑处于窒息。当声门紧闭时,于胸腹壁肌肉收缩及暴力作用于胸腹部所产生的高压传至纵隔的上、下腔静脉,纵隔静脉及右心房,血流从右心房挤出通过无瓣膜的无名静脉及身体上半部无静脉瓣的其他静脉中并且出现倒流,小静脉及毛细血管内压力突然升高而引起迅速扩张和毛细血管破裂出血,出现头面部有时包括上胸部的皮肤青紫,皮肤淤血斑,黏膜出血和结合膜下出血。腹腔内压力升高和静脉血倒流可造成暂时性血尿、蛋白尿、器官充血,有时可有消化道出血。高压下的静脉血在身体上半部的无瓣静脉中倒流,比在身体下半部的有瓣静脉中容易,这是创伤性窒息患者头面部有时包括上胸部皮肤出现青紫及淤斑的机会多于身体其他部位的原因。倒流的静脉血使血管壁张力消失,血液淤滞,毛细血管破裂出血,形成皮肤淤血斑。如果局部皮肤上另有张力对抗上升的静脉压,则可以减轻或不出现皮肤青紫及淤血斑,如较紧的领圈及帽圈等,颅内出现病理改变的机会除暴力直接造成的损伤外,因血流动力学造成的改变较少,其原因主要是颅骨的硬质结构抵消了部分倒流静脉血造成的压力,从而使脑组织得到了保护。

创伤性窒息多有合并伤同时存在,合并伤可能为暴力直接所致,也可能是血流动力学改变的结果,两种情况常常同时并存,给诊断处理带来困难。伴随创伤性窒息的合并伤可有中枢神经系统损伤、心肺损伤、腹腔器官损伤脊髓及周围神经系统损伤和眼部损伤等多种合并伤。

二、临床表现

创伤性窒息的典型临床表现主要为:头、面、颈和上胸部以及上肢呈重度发绀、肿胀、皮下出现广泛的出血点,有时汇聚成淤斑。唇、舌、口腔和咽部黏膜呈现发绀、水肿和出血点,耳道、鼻腔出血,有时耳鼓膜穿破影响听力,咽喉疼痛、声嘶、眩晕、四肢麻木、血尿、下肢水肿。眼结膜下出血极为常见,有时形成血肿,约1/3的患者出现短暂昏迷、精神错乱、头痛失语、偏瘫等症状。创伤性窒息多伴随有合并伤,随合并伤的类型及程度相异又出现不同的临床表现。伴随创伤性窒息的合并伤可有中枢神经系统损伤、心肺损伤、周围神经系统损伤和眼的多种合并伤。

(一) 中枢神经系统

多数患者伤后有意识丧失、四肢抽搐、肌张力增高、腱反射亢进、暂时性去大脑体态等。意识丧失可以出现于 30% 患者,一般都持续一两天,清醒后有头晕、头胀和烦躁不安。短暂的意识丧失可由于脑震荡、颈部或眼球因挤压而致的晕厥。无直接颅脑创伤的创伤性窒息伤员其中枢神经系统症状主要是由脑缺氧和脑水肿所引起的颅内压升高,而并非颅内出血。如患者伴有不同程度的颅脑创伤,则出现相应的症状,如昏迷时间较长、定位定侧体征、脑神经症状及颅骨骨折等。对最近 10 年创伤性窒息的脑 CT 检查分析,脑的缺血改变及蛛网膜下隙出血是创伤性窒息导致脑损害的基本形式。

(二) 脊髓及周围神经系统

创伤性窒息患者的脊髓损伤可由外伤造成的脊柱骨折、椎间盘脱出、硬膜外血肿或脊柱过度伸展引起,然而有的患者经手术探查脊髓并无异常。文献上迄今尚无创伤性窒息死亡的伤员作脊髓组织学的报道,但大多数学者认为,在脊柱无明显外伤时,创伤性窒息伤员所表现的脊髓症状很可能是持续时间过久的脊髓缺氧所致。另外,当头部及同侧肩部受伤时,臂丛上根可能受损伤,表现为伤侧上肢运动障碍及第 4~7 颈神经分布范围内的感觉障碍。此类症状可在短期内恢复。

(三) 胸部损伤

主要表现为胸闷、胸部不适、呼吸急促或窒息感,系胸腔内压力骤然升高产生肺部毛细血管破裂致肺实质广泛出血点。创伤性窒息尸检发现肺部有广泛性微血栓形成,经临床观察,胸部挤压伤除可造成肋骨骨折血气胸以外常伴有心肌挫伤及肺挫伤。经 X 线检查、心脏扫描、系列心电图及血清肌酸磷酸激酶(CPK)和肌酸磷酸激酶 MB 同工酶(CPK-MB)检测,发现大部分患者均有肺挫伤,其中部分伤员有明显的心肌挫伤,表现为左室壁或右室壁异常运动,射血分数下降,血清 CPK 和 CPK-MB 上升。

(四) 眼部损伤

眼部症状是创伤性窒息症状的重要组成部分,伤后眼睑皮肤青紫,呈淤血斑,球结膜下出血、水肿、眼球膨隆、角膜周围血管网扩张淤血,呈紫色环形。多数伤后有视力障碍。伤后立即出现的永久性失明多由于视网膜出血所致。即刻出现,但多数为短暂的黑蒙感,短期内又恢复正常,常由于视网膜水肿所致。眼底镜检可见视网膜发绀、静脉扩张弯曲、视乳头水肿、视网膜破裂出血、视网膜水肿或渗出。约有 25% 的创伤性窒息者有视网膜出血,10% 有单侧或双侧瞳孔散大。有人认为此种视网膜性与脑性改变同眼的双重静脉回流通道有关。受伤时胸内压骤然上升,压力直接传导到视网膜血管,造成血管内皮损伤、渗出及小动脉痉挛。视力障碍可出现于伤后即刻或数日之后。幼儿伤员多不注意自己视力的改变,直至视力出现严重障碍之时。

在创伤性窒息时,除视网膜损伤外,视神经损伤亦可导致视力障碍或丧失,其病理生理改变可为:

(1) 供应视神经的动脉附着于颅底,作用于颅骨的动能使视神经和脑产生相对的运动,可使血管撕裂或栓塞。视神经的管部紧附于视神经管上方的骨膜上,此部分的血运来源于眼动脉的小分支,形成血管网包绕于神经周围,其外穿支以直角方向发出供应神经的营养支。外伤后,此种小支由于力的传导,使视神经产生相对于骨性神经管的运动而发生破裂,致视神经供血不足,结果引起视力障碍。如果暴力过猛,撕裂的动脉小支过多,伤员将出现完全性失明。

(2) 神经鞘内出血或碎骨刺伤视神经。

(3) 有的创伤性窒息伤员作视神经管及颅底断层摄影均未能发现骨折,CT 检查亦未能显示出血征象,动脉造影显示血管完全正常。有人认为,此种伤员出现短暂性失明的原因为供应视神经的血管发生痉挛,以致影响了视神经的血运供应。

三、诊断

根据颈面部淤血性青紫等典型表现即可确诊创伤性窒息,但临床医师应进一步仔细检查,明确有无严重合并伤的存在,因为创伤性窒息 30%~50% 伴有合并伤。创伤性窒息的预后与合并伤的严重程度或处理是否得当、能否早期发现有很大关系,除进行仔细的体检外,还应进行必要的辅助检查,如:头颅 CT、X 线胸片、各种胸腹 B 超等,以便早期及时明确是否伴有胸腹部、心肺脏器、中枢神经系统及脊柱的损伤。作者在 1990 年首次报道了创伤性窒息导致的大脑中动脉梗塞的病例。

四、治疗

头面及上胸部皮肤青紫及淤血斑多在 10~14 d 内消退,结合膜下出血可在 7d 左右吸收。然而不少伤员同时有合并伤。严重的颅脑、胸腹部内脏器官合并伤可直接危及伤员的生命,必要时手术处理合并伤。

对于有典型症状的单纯创伤性窒息伤员,应严密观察病情变化,采取半卧位,以促进静脉回流,适度吸氧,一般不主张输液。如确有必要输液,则输液速度宜慢。对于伤情较重的患者,在复苏和抢救休克的同时,应迅速完成神经系统检查,注意伤员的神志、瞳孔、肌肉张力和各种病理反射,有条件者应迅速将伤员转到 ICU。对于烦躁不安、痉挛抽搐的患者,给予冬眠 1 号或戊巴比妥,使患者安静。对于呼吸困难者要保持呼吸道通畅,行气管插管或气管切开,使用机械通气,建立动脉采血通道以便随时采取血样作动脉血气分析,纠正低氧血症。机械通气效果不明显者,考虑作呼吸末正压通气(PEEP)以增加通气肺泡比率,其优点是用同样的用力吸氧可使动脉血氧分压(PaO_2)升高,并能使不张的肺泡复张;其缺点是它使相对正常的肺泡过度通气。如两侧肺的顺应性不一样,则顺应性好的一侧过度膨胀可使肺泡破裂产生气胸或张力性气胸,顺应性差的一侧出现通气不足;其另一缺点是使回心血量下降。因此在应用呼吸末正压通气时应注意随时予以调整并及时做胸部检查,必要时做 X 线检查。如出现气胸,应及时作适当处理,包括胸腔穿刺或闭式引流。幼儿如使用辅助呼吸时间过久,宜改用间歇性强制通气(IMV),有利于机械通气的撤离。伴有创伤性休克者可边补充血容量边明确休克原因,必要时进行剖腹探查或开胸止血。纠正休克时不易在短时间内输入过多的晶体液,要充分考虑到输入胶体液和晶体液的比例,掌握输液量是预防心肺并发症的重要措施。对于其他合并伤,应及时根据其严重程度及时给予恰当处理。可适当应用类固醇激素及 20%甘露醇对脑水肿及其他部位水肿有一定疗效。对于有意识障碍的患者,可行高压氧治疗:创伤性窒息患者多数有意识障碍,甚至昏迷。清醒后可有头痛、烦躁不安,这与脑组织轻微的点状出血、脑缺氧有关。面颈部和上胸部受压部软组织的肿胀、淤血也使局部组织缺血、缺氧。高压氧对缺血、缺氧的组织有良好的治疗作用,提高血浆溶解氧浓度,产生有益的扩散梯度而通过水肿液和其他屏障,促进水肿消退、淤血吸收和伤口愈合。疗程一般 10~20d,30~60min/次。一般经 7 次治疗后头痛消失,面、颈部肿胀消退,皮肤、眼球结膜淤血吸收。适当应用抗生素,预防肺部感染。如有间接性视神经损伤、视网膜损伤或脑水肿,可考虑使用超大剂量地塞米松。作者的研究发现,黄芪和硫酸镁对创伤性窒息导致的脑损害具有保护作用。无严重合并伤的单纯性创伤性窒息预后一般较好。

(邱永明 罗其中 乜全民)

参 考 文 献

1. Buschmann C T, Rosenbaum F, Tsokos M. A case of survived compression of the thorax by kneeling on it–"burking"? *Arch Kriminol*, 2008, 222(3~4): 128~132

2. Eren B, Türkmen N, Fedakar R. An unusual case of thorax compression. *J Ayub Med Coll Abbottabad*. 2008, 20(1): 134~135

3. 邱永明, 田鑫, 罗其中, 等. 黄芪对创伤性窒息脑损害保护作用的实验研究. 中国中西医结合急救杂志, 2001, 8(1): 195~197

4. 邱永明, 罗其中, 陆兆丰, 等. 群发性创伤性窒息脑损害的救治. 中华中西医结合杂志, 2002, 2(10): 43~45

5. 史玉泉. 实用神经病学. 上海: 上海科学技术出版社, 1994

6. Sertaridou E, Papaioannou V, Kouliatsis G, et al. Traumatic asphyxia due to blunt chest trauma: a case report and literature review. *J Med Case Rep*, 2012, 30(6), 257~259

7. Domènech M S, Alcázar H M, Pallarès A A, et al. The murderer is the bed: an unusual case of death by traumatic asphyxia in a hotel folding bunk bed. *Forensic Sci Int*, 2012, 220 (1~3): e1~4

8. 马廉亭. 临床神经外科手册. 北京:人民军医出版社, 1996

亚低温疗法在神经外科的应用

低温脑保护的作用得到了实验和临床研究的证实,为了避免传统低温疗法的不良反应,亚低温的临床应用范围日趋扩大,无论低温技术、并发症防治和复温技术等方面,都面临相关问题继续研究和相关技术应用进行规范的问题。

一、历史回顾和亚低温概念

早在古埃及时代就有将低温用于临床治疗的尝试,文献记载低温疗法用于复苏是在 1897 年。20 世纪 30 年代和 40 年代,低温疗法的临床疗效得到了人们的关注。1945年有了第一个低温用于颅脑创伤的文献报道,在 20 世纪 50 年代,人们就将深低温(体温降至 27~28℃)应用于开胸心血管直视手术,以保护脑和其他重要脏器,但由于深低温易发生室颤和凝血功能障碍,增加患者病死率,所以深低温已很少被临床医师所采用。尽管深低温会引起严重并发症,目前仍被选择性用于某些复杂的心血管直视手术。20 世纪 70 年代,国外也曾将深低温体外循环方法应用于颅内动脉瘤直视手术,但由于手术后复温过程中常并发颅内再出血、心功能失常以及全身凝血功能障碍等,故神经外科已不再将深低温体外循环方法应用于颅内手术。20 世纪 50 年代以来,国内外神经外科也曾经采用轻度(33~35℃)至中度低温(28~32℃)治疗重型颅脑创伤。据文献检索发现,20 世纪 50~60 年代,全世界几十家医院对 100 多例重型颅脑创伤采用亚低温治疗,通常在伤后 12~24h 才入院开始低温治疗,疗程 2~10d。大多数学者都认为亚低温对重型颅脑创伤有一定疗效,且无任何心脏和凝血系统的严重并发症。由于上述报道均为临床个案,未作临床前瞻性对照研究,所以无法对低温治疗重型颅脑创伤的疗效作出确切结论。加上无系统动物实验研究和临床降温方法落后,低温治疗重型颅脑创伤已被国内外医师所遗忘。直至 20 世纪 80 年代中后期人们才证明亚低温对实验性脑缺血和实验性颅脑创伤具有显著的治疗保护作用。目前,已有大量实验研究表明 30~35℃亚低温能明显降低脑损伤动物病死率,显著减轻脑损伤后运动神经功能障碍,显著减轻脑损伤后脑病理形态损害,保护脑损伤后血-脑屏障功能等。20 世纪 90 年代以来,前瞻性临床应用研究结果也发现,30~33℃

亚低温能显著降低重型颅脑创伤患者的病死率，改善颅脑创伤患者神经功能预后，说明亚低温对颅脑创伤患者具有肯定的疗效。临床应用结果还发现，亚低温治疗不产生任何严重并发症，从而表明亚低温治疗重型颅脑创伤患者具有疗效肯定和安全方便等优点。目前国内外有条件的医院已将亚低温治疗方法列为重型颅脑创伤患者的治疗常规。

目前国际上将低温划分为轻度低温(33~35℃)、中度低温(28~32℃)、深度低温(17~27℃)、超深低温(16℃)以下。由于轻、中度低温(28~35℃)都有良好的脑保护作用，而且无明显不良反应，江基尧等于1993年首先将28~35℃轻中度低温定义为亚低温，随后亚低温这一概念被国内同行广泛引用。

二、亚低温治疗的脑保护机制

亚低温脑保护的确切机制目前还没有充分阐明，可能包括以下若干方面。

(一) 降低脑组织氧耗量，减少脑组织乳酸堆积

长期以来人们一直认为，低温脑保护的机制可能主要是降低脑损伤后脑细胞氧耗量，减少乳酸堆积。29℃低温能显著减少脑缺血缺氧动物脑组织中乳酸含量，能使脑组织ATP能量维持在正常范围。脑缺血后局部脑组织对葡萄糖利用率出现明显障碍，30℃低温则能促进局部葡萄糖利用率恢复。近年来，还有人通过^{31}P磁共振光谱分析技术动态测定脑损伤后脑组织pH，结果发现31~35℃低温能明显促进脑损伤后脑组织pH恢复到正常范围，提示亚低温能减轻脑损伤后脑组织酸中毒程度。日本大阪大学医学院医师对16例重型颅脑创伤患者采用34℃低温治疗，发现34℃低温能明显降低颅脑创伤后脑组织氧耗量。笔者采用脑微透析技术研究发现，30℃低温能显著降低液压脑挫裂伤区细胞外液乳酸含量。天津市神经外科研究所观察了30~32℃亚低温治疗的重型脑损伤患者脑能量代谢和脑组织氧含量变化，他们发现30~32℃亚低温时脑能量代谢降至常温的40%，而脑组织氧含量则处于正常水平。说明亚低温能减少脑能量耗能和氧耗量。最近有人采用脑组织内直接置入氧含量测定光纤探头，研究发现亚低温治疗能使颅脑创伤后脑组织氧含量显著增加。也有研究发现亚低温治疗能使颅脑创伤后脑组织缺氧时程缩短。新近的动物实验研究发现亚低温治疗对颅脑创伤后脑组织氧含量无明显作用，但能显著降低颅脑创伤后脑组织酸中毒。

(二) 保护血-脑屏障，减轻脑水肿

最近国外学者就亚低温对脑损伤后血-脑屏障保护作用进行了较深入的研究。美国迈阿密大学医学院研究人员分别观察了30℃,33℃,36℃和39℃脑温对4条脑血管（两侧颈总动脉和两侧椎动脉）结扎20min脑缺血动物血-脑屏障的影响，发现36℃脑温脑缺血动物大脑半球血-脑屏障明显破坏;30~33℃低温治疗的血-脑屏障则完全正常;39℃高温脑缺血动物大脑半球、丘脑、海马和纹状体广泛性血-脑屏障破坏，较正常脑温脑缺血动物血-脑屏障破坏更严重。用电镜观察血-脑屏障超微结构

变化,发现血-脑屏障破坏的超微结构特点:主要有毛细血管内皮细胞吞噬增加和内皮细胞紧密连接开放及受损内皮细胞渗透性增加等。笔者研究了30℃低温对实验性颅脑创伤动物血-脑屏障的影响,也发现正常脑温动物伤后大脑半球、丘脑、海马等部位血-脑屏障明显破坏,30℃低温治疗动物伤后血-脑屏障几乎完全正常。30℃低温能有效地抑制颅脑创伤动物伤后急性高血压反应,并认为这可能是低温对血-脑屏障起保护作用的原因之一。1996年,有人研究发现伤前和伤后30min开始亚低温治疗(33~35℃)能显著减轻脑挫裂伤区血-脑屏障通透性。另外,30~31℃低温能明显减轻双侧颈总动脉结扎40min脑缺血动物脑水肿程度,30~31℃低温能明显降低脑缺血后脑组织花生四烯酸代谢产物白三烯 B_4 含量,说明低温能有效地抑制脑损伤后花生四烯酸代谢反应,减少白三烯 B_4 生成,继而抑制或阻断氧自由基产生,有效地减轻脑水肿程度。还有研究发现29℃低温也能完全防止脑缺血缺氧动物脑水肿形成。

(三) 抑制内源性毒性产物对脑细胞的损害作用

众所周之,脑损伤会导致兴奋性氨基酸、乙酰胆碱、多巴胺、去甲肾上腺素和5-羟色胺等异常释放,这些内源性毒性产物会加重继发性脑细胞损害。近年来,大量实验研究发现,亚低温能有效地抑制脑缺血后内源性毒性产物生成和释放,从而有效地减轻继发性脑损伤发病过程。过多谷氨酸释放可能对脑组织神经元有很强的毒性作用,甘氨酸是调节谷氨酸作用于 N-甲基-D-天冬氨酸(NMDA)受体的必需辅助因子。目前研究已经证明30~34℃低温能显著抑制脑损伤后谷氨酸和甘氨酸的生成释放。笔者研究发现30℃低温能有效降低实验性脑外伤后脑脊液中乙酰胆碱含量,减轻乙酰胆碱对脑神经元的毒性作用。此外,亚低温还能明显抑制脑损伤后脑组织多巴胺、去甲肾上腺素和5-羟色胺等单胺类物质生成和释放,从而有效地阻断这些毒性产物对神经细胞的损害作用。一氧化氮通过介导谷氨酸 NMDA 受体毒性作用,抑制线粒体酶系统,抑制糖分解和 DNA 复制,催化氧自由基脂质过氧化反应等途径,加重继发性脑损害。亚低温能显著减少脑损伤后脑组织一氧化氮含量,从而发挥对脑神经元的保护作用。

(四) 减少钙离子内流,阻断钙对神经元的毒性作用

细胞内游离钙离子浓度过高会导致神经元坏死。日本学者采用微荧光测定法测定神经细胞内钙离子浓度,并观察不同温度(31~37℃)对缺氧后脑切片神经元内钙离子浓度的影响,结果发现31~33℃低温能显著抑制缺氧所造成的神经元钙离子内流,降低神经细胞内钙离子浓度。另外,有人研究发现亚低温能使缺血性脑组织蛋白激酶 C 活力恢复至正常水平。蛋白激酶 C 是一种钙/磷脂依赖酶,对细胞内钙浓度、神经递质释放和基因表达都有重要的调节作用。

(五) 减少脑细胞结构蛋白破坏,促进脑细胞结构和功能修复

脑损伤后脑细胞蛋白的合成明显降低,特别是重要的细胞结构蛋白微管相关蛋白2(MAP2)含量也显著降低;进一步研究发现,30℃低温能有效地使脑损伤动物脑组

织蛋白质合成以及微管蛋白 2 含量恢复至正常水平。研究结果充分说明,亚低温对脑损伤动物伤后脑神经细胞结构具有显著的保护作用。

(六) 减轻弥漫性轴索损伤

弥漫性轴索损伤是导致颅脑创伤死亡、致残的主要病理基础,尤其是脑干网状上行激活系统轴索损伤是导致长期昏迷的确切因素。最近研究发现,亚低温治疗能显著减少脑外伤后弥漫性轴索损伤程度,为亚低温治疗颅脑创伤提供了有力的病理形态学证据。

三、亚低温治疗的临床应用

(一) 亚低温治疗的适应证

亚低温治疗指征比较明确,主要包括以下几方面。

(1) 重型(CGS 6~8 分)和特重型颅脑创伤(CGS 3~5 分)、广泛性脑挫裂伤脑水肿导致难以控制的颅内高压者。

(2) 原发性和继发性脑干伤。

(3) 重型、特重型颅脑创伤患者和神经外科其他疾病患者出现常规处理无效的中枢性高热。

(4) 各种原因所致的心跳骤停,如电击伤、溺水、一氧化氮中毒所致的急性脑缺血缺氧性脑损伤患者。

(5) 复杂性脑血管病(巨大动脉瘤和巨大动静脉畸形)、颅底巨大肿瘤术中脑保护。

(6) 大面积脑卒中患者和重症蛛网膜下隙出血者。

(7) 颅脑疾患或全身性疾患引起的严重颅内高压者。

(二) 亚低温的临床治疗方法

目前国内外临床亚低温治疗方法已比较规范。主要包括全身降温和局部降温。头部局部降温通常难以使脑温降至亚低温水平,而全身降温方法比较可靠。患者躺在降温冰毯上,通过体表散热使中心体温和脑温降至所需温度,通常为 32~35℃。根据病情需要维持 2~14d。由于患者在接受亚低温治疗和复温过程中可能会发生寒颤,故在实施亚低温治疗时应使用适当剂量的肌肉松弛药和镇静药以防寒战。

临床通常使用的肌肉松弛药和镇静药为阿曲库铵(卡肌宁)、地西泮、氯丙嗪和异丙嗪。常用的剂量和方法为:

(1) 静脉推注阿曲库铵 25mg 或地西泮 10~20mg。

(2) 50ml 生理盐水+阿曲库铵 200~400mg,微泵静脉内给药维持,2~10ml/h。

(3) 50ml 生理盐水+氯丙嗪 200mg+异丙嗪 200mg+哌替啶 100mg,微泵静脉内给药维持,2~10ml/h。

静脉滴注肌肉松弛药和镇静药速度和用量取决于患者的体温、血压、脉搏和肌松程度。若患者的体温已降至亚低温水平、血压和脉搏平稳、肌肉松弛状况良好,肌肉松弛药和镇静药速度和用量可减少。若患者的体温难以降至亚低温水平,患者躁动不安,应加大肌肉松弛药和镇静药的速度和用量。特别值得注意的是对于使用适当剂量肌肉松弛药和镇静药的患者,必须使用呼吸机,以防肌肉松弛药和镇静药所致的呼吸麻痹。另外,值得指出的是大多数患者单独使用镇静药无法有效控制患者寒战。亚低温治疗实例见图1-26。

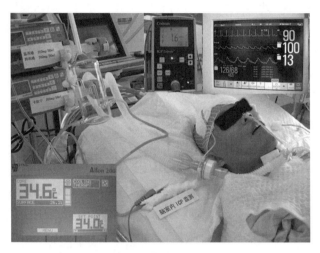

图 1-26 重型颅脑创伤术后亚低温治疗

国内外有关亚低温治疗的最佳时机(伤后越早越好,伤后 12h 内)和最佳温度(32~35℃)的意见比较一致,但有关亚低温治疗时程有争议。国外有人提倡所有患者一律采用 24~48h 短时程,也有人提倡所有患者一律采用 7~14d 长时程,而我们则主张根据颅脑创伤患者颅内压和脑损伤程度,采用不同的亚低温治疗时程(2~14d)。因为亚低温治疗时程取决于患者脑水肿和脑挫裂伤程度、颅内高压持续时间和下丘脑损伤程度。若脑水肿和脑挫裂伤严重、颅内高压持续时间长、下丘脑损伤程度严重,亚低温治疗时间必须长。这类患者亚低温治疗时间太短会造成颅内压反跳现象。相反,若脑水肿和脑挫裂伤相对较轻、颅内高压持续时间短、下丘脑损伤程度较轻,亚低温治疗时程应该缩短,从而减少长时间亚低温治疗可能发生的不良反应。

有关亚低温治疗窗问题,尚无确切的定论。目前大多数人认为亚低温治疗在伤后越早越好,通常认为在伤后 12h 内实施。有人则认为伤后 6h 以内才有效,但对于严重脑挫裂伤恶性颅内高压患者,在去骨瓣减压术后和大剂量甘露醇脱水无效情况下,加用亚低温治疗仍有较好的降低颅内高压的作用。

(三)亚低温治疗的临床疗效

20 世纪 90 年代,美国、欧洲、日本和我国神经外科相继开展了 30~35℃亚低温治疗重型颅脑创伤的前瞻性临床研究,大多数临床研究结果令人满意。1993 年,日本大阪大学医学院医师等将 33 例重型颅脑创伤(GCS≤8 分)伴颅内高压患者随机分成两组,进行临床前瞻性研究。第 1 组 16 例患者采用 34℃低温治疗;第 2 组 17 例患者维持正常体温作为对照组。临床结果表明 34℃低温能显著降低伤后颅内高压(平均11mmHg)、升高脑灌流压(平均 13mmHg)。低温还能显著提高重型颅脑创伤患者的生存率, 正常脑温颅脑创伤者生存率仅为 18%,34℃低温治疗颅脑创伤患者生存率为 50%。2001 年,他们将 91 例重型颅脑创伤(GCS≤8)不伴有颅内高压患者(<25mmHg)随机分成两组,进行临床前瞻性研究。第 1 组 45 例患者采用 33.5~34.5℃(48h)亚低温治疗;第 2 组 46 例患者维持正常体温作为对照组。临床结果表明 33.5~34.5℃亚低温不能显著提高重型颅脑创伤患者的生存率, 他们认为亚低温仅能用于重型颅脑创伤(GCS≤8)伴颅内高压患者。

1993 年, 美国德克萨斯大学休斯顿医学中心 Clifton 医师对 46 例重型闭合型颅脑创伤患者进行前瞻性临床研究。46 例患者随机分为两组,24 例患者为低温治疗组(体温 32~33℃),另 22 例患者为正常体温对照组(体温 36~37℃)。46 例重型颅脑创伤患者均在伤后 6h 之内入院并开始降温治疗。采用冰毯全身降温使体温降至 32~33℃,维持 48h 左右。低温治疗和复温过程中使用适当剂量肌肉松弛药和镇静药以防患者发生寒战。3 个月的临床随访结果表明,经 32~33℃低温治疗的重型颅脑创伤患者恢复良好率为 52.2%,而正常体温颅脑创伤者恢复良好率仅为 36.4%,表明亚低温对重型颅脑创伤有显著的治疗效果。他们还发现经亚低温治疗的颅脑创伤患者伤后癫痫发生率(0/24)明显低于正常体温颅脑创伤患者(5/22)(P < 0.01)。32~33℃亚低温治疗未发生任何严重并发症。最近由他牵头组织的 9 个医学中心亚低温治疗(32~33℃,24~48h)392 例重型颅脑创伤患者前瞻性随机临床研究结果已发表,结果表明,亚低温治疗能显著提高 GCS 6~8 分、年龄<45 岁、伤后 6h 内达到亚低温水平的患者的治疗效果,而其他经亚低温治疗的重型颅脑创伤患者则无效。另外,在参加该项研究的 9 个医学中心中,3 个最早开始研究的医学中心都发现亚低温治疗有效,而其他6 个后参加的医学中心则无效, 总体研究结果发现亚低温不能明显改善重型颅脑创伤患者的疗效,其主要原因可能与亚低温治疗时程太短、开始亚低温治疗的时间晚(伤后 6h 以上)等因素有关。2002 年,他又将多中心临床研究资料作进一步分析研究发现:

(1) 伤后早期入院时患者的体温状态与亚低温治疗效果密切相关。56 例入院时(<6h)体温已降至 33~34℃的患者随机分为亚低温治疗组和常温组,亚低温组患者预后良好率较常温组提高 12.6%;102 例入院时(<6h)体温 34~35℃的患者随机分为亚低温治疗组和常温组,亚低温组患者预后良好率较常温组提高 17.2%;196 例入院时(<6h)体温 35~36℃的患者随机分为亚低温治疗组和常温组,亚低温组患者预后良好率较常温组提高 0.7%(P < 0.05)。说明伤后尽早(<6h)使患者处于<35℃以下的亚低温状态,能有效提高亚低温治疗效果。

(2) 伤后早期入院时体温已达到<35℃亚低温状态,但随机分组为常温组,只好将这类患者体温加温升至 37℃正常温度,他们的病死率和中度残废率较其他常温组患者增加 26%(P < 0.01)。说明伤后早期处于亚低温状态的患者不能复温,早期复温会加重脑损害,增加病死率和致残率。

（3）患者年龄与亚低温治疗效果密切相关：<45 岁的 81 例亚低温治疗的重型颅脑创伤患者的病死率和致残率较其他年龄组重型颅脑创伤患者降低 24%（$P < 0.05$）。

（4）>45 岁重型颅脑创伤患者实施亚低温治疗会增加并发症的发生率。1996 年，西德瑞格斯堡医院医师报道 10 例特重型颅脑创伤患者采用 32~33℃亚低温治疗结果。10 例特重型颅脑创伤患者中，GCS 为 3 分 7 例，GCS 为 4 分 2 例，GCS 为 6 分 1 例。所有特重型颅脑创伤患者均在伤后 6~23h 开始亚低温治疗，3h 内使脑温降至 32~33℃，持续 23~26h。结果表明，32~33℃亚低温治疗能有效地减低颅内高压，降低脑氧耗量，明显提高特重型颅脑创伤患者治疗效果，10 例患者中，7 例恢复良好，1 例重度残废，2 例死亡。

1997 年美国匹兹堡大学医学院医师，将 82 例重型颅脑创伤患者（CGS 3~7 分）随机分为两组作前瞻性临床研究。一组 40 例重型颅脑创伤患者采用 32~33℃低温治疗，另一组 42 例重型颅脑创伤患者维持正常体温作为对照组。所有低温治疗的重型颅脑创伤患者均在伤后 10h 内入院，且立即开始低温治疗，使脑温降至 32~33℃，持续 24h 左右。结果表明 32~33℃低温治疗能有效地减轻重型颅脑创伤患者伤后颅内高压，提高重型颅脑创伤患者治疗效果。伤后 1 年随访结果表明，亚低温治疗组颅脑创伤患者恢复良好率为 61.0%，正常体温颅脑创伤患者恢复良好率为 38.0%（$P < 0.05$），而且经亚低温治疗的患者未发生严重并发症。2000 年，日本大学医学院报道采用 7~14d 长时程 32~33℃亚低温治疗 99 例特重型颅脑创伤脑疝（GCS<6 分）患者。另外 64 例特重型颅脑创伤患者作常温对照组。临床研究证明 99 例患者亚低温对照组恢复良好率 42.0%，而 65 例患者常温组恢复良好率仅为 17.0%.亚低温组病死率 45.0%，常温组病死率 63.0%（$P < 0.05$），充分证明亚低温对特重型颅脑创伤有显著治疗效果。2002 年，美国弗吉尼亚大学医学院报道 58 例重型颅脑创伤合并恶性颅内高压、经常规方法治疗无效的患者，分别采用亚低温和常温治疗。研究结果发现，亚低温治疗不但能显著降低颅内压、改善脑血流，而且能提高治疗效果。亚低温治疗患者恢复良好率和中度残废率为 51.7%，常温组为 37.5%；亚低温治疗患者病死率为 17.2%，常温组为 54.6%。我们通过 87 例重型颅脑创伤患者亚低温治疗对照研究发现，亚低温治疗患者病死率为 25.58%（11/43），对照组为 45.45%（20/44）（$P < 0.05$），亚低温治疗患者恢复良好率为 46.5%（20/43），对照组为 27.4%（12/44）（$P < 0.05$），说明 33~35℃亚低温能显著改善重型颅脑创伤患者的预后。我们还发现亚低温能显著降低颅内高压。近年来临床应用研究证明亚低温能有效提高 GCS 为 3 分特重型颅脑创伤患者的生存率。天津环湖医院报道已采用亚低温治疗 200 多例重型颅脑创伤患者，临床研究结果表明亚低温治疗能显著降低患者病死率、增加恢复良好率，亚低温对改善重型颅脑创伤患者预后有肯定的疗效。

2002 年，欧州 5 个国家 9 个医学中心对 273 例心跳骤停 5~15min、60min 内自主循环恢复的患者进行前瞻性临床亚低温（$n = 136$）和常温（$n = 137$）对照研究。结果证明亚低温治疗组患者病死率（39.0%）低于常温对照组（55.0%）（$P < 0.01$）。脑功能恢复良好率（55.5%）明显优于常温对照组（41.0%）（$P < 0.05$），而且未增加任何并发症发生率，充分证明亚低温对脑缺血损伤有显著的治疗作用。

2002年Polderman等报告136例其他控制常规方法无效重型颅脑创伤患者,采用长时程的亚低温治疗,能够显著改善患者的预后和生存率。疗效最明显的在GCS为5分或6分组,该组别中亚低温治疗组和对照组相比较,神经功能恢复良好率和病死率之比,分别为29%:8%以及52%:76%。

2005年,作者报告了215例重型颅脑创伤不同时程亚低温治疗的结果。108例平均(5 ± 1.3)d的亚低温治疗,控制伤后恶性颅内高压的疗效明显优于107例平均(2 ± 0.3)d的短程治疗组。

与Clifton等的方法不同, Polderman等和作者的治疗采用了长时程亚低温治疗,而复温的速度要明显缓慢。Povlishock对复温相关的实验和临床研究报告进行了回顾,结论是亚低温治疗时,不仅要重视低温技术,还应关注复温过程。实验和临床研究标明,缓慢复温的策略非常重要。

四、亚低温治疗的并发症及其防治

亚低温具有显著的脑保护作用,而且无明显不良反应,对于严重脑水肿和重度颅内高压、脑干伤患者以及需要脑保护的颅内复杂性血管病和颅底巨大肿瘤者,具有良好的推广应用前景,但临床亚低温治疗时要注意几方面问题。

(一) 使用范围

临床大多数患者在使用半导体降温毯+肌肉松弛冬眠合剂+呼吸和辅助呼吸的情况下才能达到亚低温治疗水平。由于仪器比较贵重,医疗护理技术要求高,仅适合有条件的大医院推广使用。

(二) 防治并发症

由于患者使用肌肉松弛冬眠合剂和呼吸机辅助呼吸,加强呼吸道管理、保持呼吸道通畅、防治肺部并发症十分重要。

(三) 治疗时程

有关亚低温治疗时程仍有争议,国外有人主张24~48h短时程,有人则主张1~2周长时程亚低温治疗。我们认为亚低温治疗时间通常维持在3~14d,但应根据每个患者病情决定,对于严重脑水肿和重度颅内高压的患者,亚低温时间要长;而对于脑水肿和颅内高压不十分严重的患者,亚低温时间相对要短。对每位患者来说,需要综合患者的神经功能状态、颅内压、影像学检查结果和病程发展趋势,个体化决策。

(四) 复温休克和颅内压突然升高

在复温过程中,由于血管扩张,回心血量减少,导致有效循环血量减少,可以出现血压下降而发生低血容量性休克。而Shiozaki等报道1例复温时颅内压升高未得到控制而死亡的病例,认为是复温太快所致。因此,复温的速度不宜过快,一旦发生复温休克,可给予儿茶酚胺类药物。出现颅内压升高表现,应及时给予脱水等治疗。

实验和临床研究显示,缓慢复温才能避免复温过程中的血管扩张、微血管损害、颅内高压和已损害神经功能的恢复。

有条件时,应该给予颅内压监测,并且持续在复温后颅内压稳定在正常范围内,再停止监测。

(五) 电解质紊乱和高血糖的防治

亚低温治疗中最常见的电解质紊乱就是低血钾,此外是否会引起低血镁还需要进一步研究证实。亚低温的另外一个不良反应是降低胰岛素水平,如果得不到纠正就可能引起高血糖。这些问题在亚低温治疗中都应得到足够的重视。定期监测和及时纠正,是亚低温治疗中非常重要的环节。

(六) 必要的影像学随访

亚低温治疗过程中,对于颅内压不能有效控制,或者一度控制后再升高、患者出现新的神经系统异常表现者,应该及时给予复查头颅 CT 检查,明确有无进展性出血或其他改变。

五、展望

亚低温治疗只是神经损伤后早期救治保护措施的一部分。要充分认识亚低温治疗的客观性,有关有效治疗窗、最佳治疗时程、并发症的防治等问题还需要不断积累经验和完善。同时在实际应用过程中,仍不要忽视基础的医疗和护理工作。

同时目前临床常规使用的全身性低温疗法,从开始降温至达到有效的治疗温度需要较长的时间。1998 年 Piepgras 等报告一组利用体外热量转换装置,快速降至中度低温治疗颅脑创伤患者的结果,脑温降至 32℃平均也需要近 2h(3.5℃/h)。此外,这种方法因为顾及对心血管功能的影响,无法降至 30℃以下。而目前及将来目的不仅仅限于脑损伤后继发性脑损害的预防和脑保护的低温疗法,在进行复杂的血管性疾病(例如颅底动脉环内的巨大动脉瘤和大型血管畸形等)手术治疗,以及颅底肿瘤的显微手术切除、需要快速低温时,轻度低温疗法显然达不到预防脑缺血损害的安全程度。因此,为避免全身性低温所伴随的不良反应,同时做到快速、确切地降低脑温,选择性脑低温的研究在以往研究的基础上,再次得到学者的重视,并且取得了很快的进展。

与目前应用较为广泛的全身性低温疗法相比较,选择性脑低温以其快速性、选择性、容易控制治疗温度、极少影响全身功能、能达到中度和深度低温的特点,更适合于急症和重症神经外科系统损伤的脑复苏和脑保护。

虽然选择性脑低温的实验研究已经取得了明显的脑保护疗效,但是面向临床应用的相关研究,应在经血管径路低温疗法的完善化、血管内导管技术的应用、灌流液体的选择和复温的控制技术等方面进行深入的研究,确保临床应用的安全性和有效性,为"无血生存"(life without blood)提供技术保障。

(梁玉敏　江基尧)

参 考 文 献

1. Clifton G, Miller E R, Chun S C, et al. Lack of effect of induction of hypothermia after acute brain injury. *N Eng J Med*, 2001, 344(1): 56~61

2. Clifton, Miller E R, Choi S C, et al. Hypothermia on admission in patients with severe brain injury. *J Neurotrauma*, 2002, 19(3): 293~298

3. Furuse M, Ohta T, Ikenaga T, et al. Effects of intravascular perfusion of cooled crystalloid solution on cold-induced brain injury using an extracorpored cooling-filtration system. *Acta Neurochir(Wien)*, 2003, 145(5): 983~993

4. Hayashi N. Management of pitfalls for the successful clinical use of hypothermia treatment. *J Neurotrauma*, 2009, 26(3): 445~453

5. Hayashi S, Takayasu M, Inao S, et al. Balance of risk of therapeutic hypothermia. *Acta Neurochir*, 2005, 95(Suppl): 269~272

6. Holzer M, et al. Mild therapeutic hypothermia to improve the neurologic outcome after cardiac arrest. *N Eng J Med*, 2002, 346(8): 549~556

7. Jiang J Y, Yu M K, Zhu C. Effect of long-term mild hypothermia on patients with severe traumatic brain injury. 1 year follow up of 87 cases. *J Neurosurg*, 2000, 93(4): 546~560

8. Jiang J Y, Liang Y M, Luo Q Z, et al. Effect of mild hypothermia on brain dialysate lactate after fluid percussion brain injury in rodents. *Neurosurgery*, 2004, 54 (3): 713~718

9. Jiang J Y, Xu W, Li W P, et al. Effect of long-term mild hypothermia or short-term mild hypothermia on outcome of patients with severe traumatic brain injury. *J Cereb Blood Flow Metab*, 2006, 26(6): 771~776

10. Jia F, Mao Q, Liang Y M, et al. Effect of post-traumatic mild hypothermia on hippocampal cell death after traumatic brain injury in rats. *J Neurotrauma*, 2009, 26 (2): 243~252

11. 江基尧, 徐蔚, 梁玉敏, 等. 选择性脑超深低温技术对常温脑血流阻断猴的治疗作用. 中华神经外科杂志, 2005, 21(10): 633~635

12. 梁玉敏, 刘卫东, 太田富雄. 选择性脑低温的研究进展. 中国微侵袭神经外科杂志, 2003, 8(1): 41~43

13. Polderman K H. Application of therapeutic hypothermia in the ICU: opportunities and pitfalls of a promising treatment modality. Part 1: indications and evidence. *Intensive Care Med*, 2004, 30(5): 556~575

14. Shiozaki T, Hayakata T, Taneda M, et al. A multicenter prospective randomized controlled trial of the efficacy of mild hypothermia for severely head injured patients with low intracranial pressure. *J Neurosurg*, 2001, 94(1): 50~56

15. Soukup J, Zauner A, Doppenberg E, et al. The importance of brain temperature in patients after severe traumatic brain injury: relationship to intracranial pressure, cerebral perfusion pressure, cerebral blood flow, and outcome. *J Neurotrauma*, 2002, 19(5): 559~566

16. 只达石, 张赛, 陈荷红, 等. 亚低温治疗急性重型颅脑创伤的临床疗效. 中华神经外科杂志, 2000, 16(4): 239~241

17. Losiniecki A, Shutter L. Management of traumatic brain injury. *Curr Treat Options Neurol*, 2010, 12(2): 142~154

18. Fox J L, Vu E N, Doyle—Waters M, et al. Prophylactic hypothermia for traumatic brain injury: a quantitative systematic review. *CJEM*, 2010, 12(4): 355~364

19. Finkelstein R A, Alam H B. Induced hypothermia for trauma: current research and practice. *J Intensive Care Med*, 2010, 25(4): 205~226

20. Dietrich W D, Bramlett H M. The evidence for hypothermia as a neuroprotectant in traumatic brain injury. *Neurotherapeutics*, 2010, 7(1): 43~50

21. Maas A I, Roozenbeek B, Manley G T. Clinical trials in traumatic brain injury: past experience and current developments. *Neurotherapeutics*, 2010, 7(1): 115~126

22. De Deyne C S. Therapeutic hypothermia and traumatic brain injury. *Curr Opin Anaesthesiol*, 2010, 23(2): 258~262

选择性脑低温疗法的研究

　　低温疗法在脑复苏和脑保护方面发挥着重要的作用，根据脑温降低的同时，是否同时有中心体温的降低，低温疗法可分为全身性和选择性两种。在进行全身低温疗法的基础和临床研究的同时，不少学者进行了选择性脑低温（selective brain hypothermia，SBH）的相关研究，以避免全身低温的并发症，更好地发挥低温脑保护的作用。本文复习有关文献，并结合笔者的实验研究结果，对选择性脑低温的研究进展综述如下。

一、从全身性低温发展到选择性脑低温

　　1943 年 Fay 等报道,将肛温降至 24℃持续 3d,治疗重症颅脑创伤患者获得成功的结果。1950 年 Bigelow 等在行心脏手术时,采用低温疗法,从而避免了术中心跳停止可能引起的脑组织不可逆性损害。之后大量的实验研究表明,低温疗法可以减轻缺血性损伤的范围、抑制炎性反应。1954 年 Rosomoff 等证实体温降至 25~30℃,脑血流可以减少 6.7%,脑组织的耗氧量也随之平行减少,但是这些传统的低温疗法方法复杂,同时受到全身温度下降所带来的并发症的困扰,如心血管功能紊乱,包括心排血量减少、体循环阻力增高和致死性室颤等。而采用体外循环技术时,全身性肝素化可带来出血危险。此外,免疫功能低下、血小板功能减退以及继发性感染等并发症,使得低温疗法的相关研究一度陷于停顿的状态。1987 年 Busto 等通过动物实验证实 34℃的轻度低温具有显著的脑保护作用,有关低温的研究再次得到重视。实验和初步的临床研究表明,轻度低温疗法可以避免传统深低温疗法的严重并发症,方法简单易行,临床已有良好疗效的报道,但是通过体表降温的轻度低温疗法,从开始降温到达到有效的治疗温度需要较长的时间。1998 年 Piepgras 等报告一组利用体外热量转换装置,快速降至中度低温治疗颅脑创伤患者的结果,脑温降至 32℃平均也需要近 2h(3.5℃/h)。此外,这种方法因为顾及对心血管功能的影响,无法降至低于 30℃。而目前及将来目的不仅仅限于脑损伤后继发性脑损害的预防和脑保护的低温疗法,在进行较为复杂的血管性疾病(例如:颅底动脉环内的巨大动脉瘤和大型血管畸形等)

的手术治疗以及颅底部广泛性肿瘤的显微手术切除时,需要快速低温时,轻度低温疗法显然达不到预防脑缺血损害的安全程度。因此,为避免全身性低温所伴随的不良反应,同时做到快速、确切地降低脑温,选择性脑低温的研究在以往的基础上,再次引起学者的重视。

二、选择性脑低温的实验研究

(一) 经头部物理降温的实验研究

在用鼠、兔和猫之类的小型动物时,可采用体表降温手段,如头部给予物理降温,或将头部浸泡于冷却液体内。Gelman 等探讨了在小猪心脏骤停脑缺血模型上,选择性脑低温的可行性和有效性。于头部周围放置超冷的降温帽(−30℃),在心跳复苏 15min 内,脑温可以降至(32.8 ± 0.7)℃,维持脑温(27.8 ± 0.8)℃45min 后,可明显改善神经功能的预后。虽然该组报告未见头皮冻伤坏死,但是因为所用时间较短,较长时间应用后对于局部头皮组织乃至颅骨是否有害,以及大型动物模型上的快速性和有效性,尚需要研究。

(二) 经鼻腔内降温的实验研究

2008 年 Covaciu 等采用插入气囊导管(内含冷却循环盐水),在猪模型上探讨降低脑温的作用。持续实验 6h,结果显示 20min 就可获得低温作用,平均脑温降低 2.8℃,而中心体温则下降 1.7℃,而且无全身性循环和生理指标改变的并发症发生。

2008 年 Wolfson 等报告了采用 Bene Chill 公司开发的 Rhino Chill 系统,探讨了脑低温的作用。该系统通过鼻腔内喷入冷却液体至上呼吸道和颅底对脑温的降低作用(图 1-27)。该研究以羊为实验动物,喷入的液体接触到鼻咽部,由于表面张力低,该冷却剂迅速蒸发,鼻腔腔内温度为−2℃。通过颅底的热量散发,该作用依靠传导机

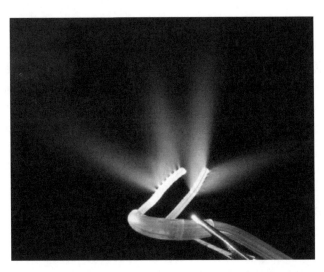

图 1-27 Rhino Chill 系统鼻腔内降温方法示意图

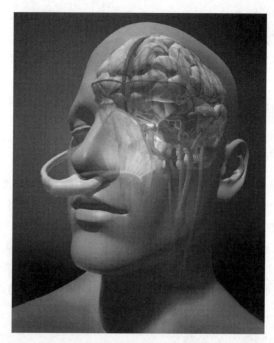

图 1-28　Rhino Chill 系统鼻腔内的降温,通过传导作用使得颅底血管温度降低
发挥脑温降低的作用

制,使得颅底血管血液温度降低,进而使得供血区域脑组织的温度降低(图 1-28)。结果显示,15min 内即可获得脑组织的低温作用(≤35℃),此外无并发症的发生。

2008 年 Tsai 等在休克动物模型上,采用 Rhino Chill 系统的脑保护作用,结果显示可以明显改善复苏后的生存率,以及神经功能预后。

(三) 经血管降温的实验研究

在使用犬、猩猩等较大型动物时,体表降温法则速度相对较慢,常难以达到预期的温度,经血管降温成为研究的主要方向。

1. 灌流径路和灌流液体　一种灌流径路是建立血管分流旁路,通常为一侧股动脉-降温回路-颈总动脉。1954 年 Parkins 等首次报告了颈内动脉灌流获得脑选择性低温的结果。结果显示,脑温维持在 15℃而中心体温维持在 32℃;当脑温低于 12℃时,可发生显著的神经性损害,而脑温在 15~20℃时,则有明显的神经保护作用。

1996 年 Schwartz 等报道用猩猩为实验动物,以体外循环方法经单一颈内动脉灌流冷却的自身血液,行选择性脑低温。作者将猩猩全麻后,右侧颈总动脉和股动脉插管阻断,连接于离心泵上。在一个密闭的循环系统中,经股动脉持续抽出的血液,经过冷水槽降温后,通过已经阻断颈外动脉的右侧颈总动脉向颅内灌入,泵的流量通过保持颈动脉的灌流压接近体循环的血压来调节。

Ohta等早在 1966 年报道一种以林格液体为灌流液体的脑低温实验技术。该方法以犬为动物模型,利用体外循环装置,在保持自主的体循环基础上,选择性降低脑温至 28℃并维持 30min 取得成功,但是该方法必须以肝素化为前提,未能够得到进一步的应用。1992 年该作者又报道了一种超血液稀释选择性降低脑温的方法。仍以犬为实验动物,在颈部同时阻断双侧颈总动脉、一侧椎动脉和一侧颈静脉的同时,于另一侧椎动脉灌流冷却的林格溶液降低脑温。颅内冷却的静脉血通过另一侧颈静脉引流出来,经过体外的加温后再返还入体循环。仅在体外加温的循环回路中使用少量的肝素,并于加温后血液回输体循环前给予适量的鱼精蛋白拮抗肝素的作用。这一方法虽然克服了全身肝素化的弊病,但是因为灌入大量的林格溶液(平均灌流量 2000ml),必须给予利尿剂来维持体液的平衡。1996 年作者再次改进这一技术,在原来的体外回路中加入人工透析,在加温前将多余的水分透析出来,这样可以维持体内的液体平衡。在这些研究的基础上,作者着眼于经血管灌流获得快速的选择性脑中、深度低温为前提,开发出用于无出血性外科手术的快速选择性脑低温系统(图 1-29)。

2005 年 Wen 等报告了在大鼠模型上探讨颈外静脉逆行灌流获得选择性脑低温的效果。该研究通过颈外静脉插管,灌流 4℃或 24℃的盐水持续 10min,并与正常对照组比较。结果显示,两个研究组都可获得显著的脑温降低,但无预后的分析报告。

此外也有学者采用双侧颈总动脉建立降温回路的方法,灌流冷却的血液得到选择性脑低温。在选择性颈总动脉灌流时,需要临时阻断颈外动脉的分支,以免灌流的低温液体经过丰富的侧支循环进入体循环内,引起全身的温度下降。

笔者以恒河猴为实验动物,先后进行了无缺血状态和脑缺血后 1h 的选择性脑低温的实验研究,结果证实无缺血状态和脑缺血状态的选择性脑低温治疗研究,结果显示通过血管内灌流冷却的生理盐水,在一定的时间内可以获得快速、安全的脑低温效果,脑温维持在 (15.4 ± 2.03)℃,而动物的中心体温则可维持在 (32.2 ±

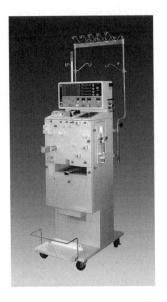

图 1-29 快速选择性脑低温系统示意图

1.33)℃。

2. 降温的速度　经血管灌流降温法,多能够在短时间内将脑温降至目标温度。Schwartz 等报告的深度低温组,在(26 ± 13)min 内,灌流侧脑温从 34℃降至(18.5 ± 1.1)℃(均值 ± 均差,$P < 0.01$)。同时,对侧半球的脑温降至(20.7 ± 1.6)℃($P < 0.05$);中度低温组,在(12 ± 6)min 内灌流侧脑温从 34℃降至(24.5 ± 0.6)℃(均值±均差,$P < 0.01$),同时对侧半球的脑温降至(26.3 ± 4.8)℃。保持脑低温 3h,食管温度仍可维持在(34.4 ± 0.5)℃, $P < 0.05$。

Ohta 等在正常犬上利用其超血液稀释技术,脑温可在(5.4 ± 2.7)min 内,从(38.3 ± 1.9)℃降至 28℃,(15.5 ± 9.4)min 内降至 20℃。笔者利用快速选择性低温系统,在犬局灶性脑冷冻伤模型上,以 5℃的林格溶液单侧椎动脉灌流,脑温在(6.9 ± 1.7)min 内从开始的(37.3 ± 0.5)℃降至 25℃。

3. 安全性和有效性　Schwartz 等将深度低温组的 6 只动物灌流侧脑温降至低于 19℃持续 30min,中度低温的另外 6 只动物灌流侧脑温降至低于 25℃维持 3h。在低温过程中保持正常的心率、体循环血压和动脉血气。两组肛温分别保持在 (34.4 ± 1.1)℃和(34.6 ± 0.6)℃以上。该结果显示,快速的中度或深度的全脑低温的同时,仅有体温的略微下降,无心血管功能紊乱。这一技术若用于治疗脑卒中,或外伤性脑损伤等神经系统疾病时,可能发挥重要的作用,但是除体外循环系统给予 6%肝素外,还需要全身肝素化(300IU/kg),这将限制它的临床应用。

Ohta 等报告在选择性脑低温维持 1h 后,所有的犬均健康存活,10 周后的脑组织病理学检查,即使在极易发生缺血性损害的海马区,也未见脑细胞缺血性病理改变。笔者在犬局灶性脑冷冻伤模型上, 应用快速选择性脑低温系统 (25℃的脑温维持 1h),证实即使在有血-脑屏障损害的情况下,这一方法也能明显减轻伤后的脑水肿,同时正常的脑组织的含水量并不升高。此外, 低温治疗中最低肛温保持在 (34.9 ± 0.9)℃。这一技术仅在体外的循环回路中使用低分子量肝素(100IU/kg)以预防凝血的发生。同时在血液经过加温后返回体循环前,给予适量的鱼精蛋白拮抗肝素的作用,因此不影响全身的凝血功能。

笔者以恒河猴为实验动物的选择性脑低温研究发现,以 4℃林格溶液为灌流液,脑血流阻断 10min 后仍有脑保护作用,而且复温后猴可长期存活,无神经功能缺失表现,MRI 检查和脑组织电镜检查均无异常发现。

目前血管内降温获得选择性脑低温的研究,仍然处于实验研究阶段。该方法是否能安全地应用于颅脑创伤患者,仍然还无定论。对于有多发伤患者,通过颈内动脉灌流降温,在目前节段还不现实。经颈静脉逆行灌流,似乎是快速有效的脑低温方法,但将增加脑血流量。此外,血管内灌流低温方法,可能伴随颅内压动力学改变、血小板减少和凝血病发生的风险,都是在颅脑创伤患者中应用的明显缺陷。

(四) 血管腔外降温

2008年 Wei 等报告了颈总动脉包裹冷却循环液体获得选择性脑低温的结果。该研究采用大鼠为实验模型,阻断大脑中动脉后 30min 开始低温治疗, 持续 60min。

20min 内脑温下降 2~5℃,而中心体温维持在 37℃。结果显示,低温组无心血管并发症发生,梗死区范围缩小,梗死灶周围去极化率也降低。

(五)硬脑膜外降温

2006年 Cheng 等报告了采用硬脑膜外降温,获得选择性脑低温的研究结果。该研究将以猪为实验动物,将双腔导管插入硬脑膜外腔,灌流 4℃的盐水,同时监测脑温(深部和脑表)、硬脑膜外和中心温度,以及硬脑膜外压力。1min 内脑表面温度降至 17.3~21.6℃,5min 内脑深部温度降至 27.2~29.7℃,中心体温在治疗期间的 6h 内维持在正常水平。实验中无血流动力学和凝血系统并发症发生,颅内压也维持在正常水平。

2007 年 Zhang 等报告了硬脑膜外降温获得选择性脑低温治疗脑缺血的研究结果。该实验以猪为实验动物,前述的方法在大脑中动脉阻断后 1h 开始低温治疗,并维持 5h。脑温降低至<30℃(深部)和<20℃(表面)时,中心体温也无改变。与对照组相比较,治疗组脑梗死范围减少(<50%)。

综上所述,硬脑膜外降温似乎是获得选择性脑低温的潜在方法,但迄今为止仅有动物实验的研究。

三、选择性脑低温的临床研究

在心胸外科手术时,已经有用选择性脑低温技术成功预防脑、脊髓缺血发生的报道。有报告显示新生儿中、重度窒息治疗中,早期应用选择性轻度头部低温治疗是安全有效的。Gunn 等在治疗新生儿窒息时,采用选择性头部降温,在体温略微下降的前提下,鼻咽部温度降至 34.5℃,低于肛温 1.2℃。治疗持续 72h,未出现低血压、心律失常和代谢性酸中毒等并发症。头部 CT 扫描检查提示经过低温治疗的患儿,脑组织的异常变化较对照组明显减少。在高热患者中,也有有效应用侧支循环的报道。

迄今为止检索到选择性脑低温用于临床治疗的文献,主要集中在颅脑创伤和新生儿或儿童患者中。

(一)头部降温

2004年 Wang 等报告了采用头盔头部降温的治疗 16 例颅脑创伤患者的结果。低温治疗在伤后 24h 内开始,2~6h(平均 3.4h)后即可使脑温降至<34℃,而中心体温则平均在治疗后 6.7h(1~12h)才下降。该组低温治疗维持 48~72h,无明显并发症发生。该研究的主要结论为该方法可以获得快速的选择性脑低温,风险相对少而且能延迟全身性低温的发生,但该初步研究,没有神经功能预后有无改善的分析结果。

2005 年 Gluckman 等报告了选择性头部降温治疗新生儿脑病的多中心随机研究结果。234 例中、重度新生儿脑病伴随振幅整合脑电图 (amplitude integrated electroencephalography,aEEG)异常的患者被随机分为头部低温组(出生后 6h 内开始降温,维持肛温在 34~35℃,共 116 例)和常规治疗组(共 118 例)。其中两组各有 8 例失防,出生后 18 个月的随访结果为常规治疗组中死亡或重度残废为 73/110(66%),头部低温组则为 59/108(55%),两组比较 $P = 0.1$。根据治疗前 aEEG 异常的严重程度分析比较,则低温治疗和对照组比较的 P 值为 0.05。两组并发症的发生率无明显差异。进一步分析显示,低温治疗对治疗前有严重 aEEG 改变者无效 ($P = 0.51$),而对 aEEG 改变较少者则疗效明显($P = 0.009$)。该研究的结论为头部低温虽然不能对所有新生儿脑病患者有保护性作用,但对没有严重神经发育异常且 aEEG 无严重改变的患者,头部低温治疗是安全的且能够改善其生存率。

2006 年 Liu 等报告了选择性脑低温与全身性低温和常温治疗的对比研究结果。该研究采用冰帽和颈部置放内含蓝冰带的颈围获得选择性脑低温,全身轻低温则采用躯体冰毯降温。患者入院后即开始低温治疗,持续 72h,伤后第三天开始自然复温。结果显示组的平均最低脑温(33℃),明显低于全身性低温组(35℃),而且 SBH 组的平均颅内压也低于对照组;伤后第三天和第七天,选择性脑低温组和低温组的血浆超氧化物歧化酶水平明显高于对照的常温组。伤后随访 2 年,选择性脑低温组、全身性低温组和常温组 GCS 为 4 分和 5 分者的比例分别为 72.7%、57.1% 和 34.8%($P <$ 0.05)。

2006 年 Qiu 等报告了选择性脑低温与常温治疗的对比研究结果。该研究采用冰帽和颈围获得选择性脑低温,入院后即开始低温治疗,脑温维持在 33~35℃,持续 72h。结果显示选择性脑低温组无并发症发生率的升高,而且伤后 24h、48h 和 72h 的颅内压显著降低,伤后 6 个月随访结果显示选择性脑低温组神经功能预后良好(GCS 为 4 分和 5 分者)率明显高于对照组(68.9%:46.7%,$P < 0.05$)。

2010 年 Zhou 等报告了选择性头部低温联合全身性轻低温治疗新生儿缺氧-缺血性脑病的多中心、随机、对照研究结果。该研究中低温治疗组(100 例)在出生后 6h 内开始低温治疗 72h,维持鼻咽部温度为(34 ± 0.2)℃,肛温在 34.5~35℃;对照组(94 例)则维持肛温在 36~37℃。两组均在出生后 18 个月,进行预后的评估。结果显示,低温治疗组和对照组的死亡和重残率分别为 31% 和 49%($P = 0.01$),病死率分别为 20% 和 29%($P = 0.16$),重残率分别为 14% 和 28%($P = 0.01$)。该研究的结论认为,选择性头部低温联合轻度全身性低温,可以明显降低缺氧-缺血性脑病患儿的病死率和重残率。

Mellergard 在颅脑创伤患者中,曾用 5℃ 的冷溶液探讨降低脑温的研究,4~5h 后,脑温仅下降 0.6℃。因此,在临床应用时,单纯头颈部物理降温方法难以达到有效脑低温目的,而采用超冷降温帽,则有头皮冻伤的危险。

(二) 鼻腔内降温

通过鼻腔内降温获得选择性脑组织的低温研究,似乎是颅脑创伤患者有希望的治疗方法。2005 年 Andrews 等报告了 15 例颅脑创伤插管患者,给予鼻腔内持续室温空气[115ml/(kg 体重·min)]治疗 6h,观察对脑温的降低作用。结果显示,额叶测定的脑温并无统计学上的下降。该作者于 2007 年报告了室温空气中加用一氧化氮(NO),并行双侧头部电风扇降温方法,在 12 例患者中的研究结果。结果显示,在 5min 内就可获得脑温 0.31℃ 的下降。该作者认为上呼吸道和颅底部的热量丢失,可以获得快速有效的脑温下降。

鼻腔内选择性低温治疗，似乎是相对微侵袭和快速的获得低温疗效的方法，而且并发症较少。目前多家研究单位正在进行前瞻性的研究，探讨 Rhino Chill 系统在临床患者中应用的安全性和有效性。应用 Rhino Chill 系统唯一的禁忌证为颅底骨折的患者。

四、选择性脑低温应用的展望

与目前应用较为广泛的全身性低温疗法相比较，选择性脑低温以其快速性、选择性、容易控制治疗温度、极少影响全身功能、能达到中度和深度低温的特点，更适合于急症和重症神经外科系统损伤的脑复苏和脑保护，因此较全身性低体温疗法的应用范围更为广泛。

迄今为止，临床上用于颅脑创伤患者选择性脑低温治疗研究的方法，仅有表面降温和鼻腔内降温方法，而血管腔内、血管腔外和硬脑膜外降温方法，仅在动物实验中应用。面向临床应用的选择性脑低温研究，应在以下若干方面进一步努力。

（一）替代脑温直接监测的方法

脑组织固定于一个相对密闭的腔体内，在病理状态下脑温常常高于目前常作为中心温度的肛温，也高于脑供血动脉的血液温度，而且脑组织深部与表面的温度也有区别，左右两侧也可能存在差异。因此除了进一步完善直接测定的方法外，寻找简便、损伤小且与脑温有显著相关性的替代脑温直接测定的方法，是低温疗法研究中的重要课题。

（二）经血管径路低温疗法的完善

1. 体外降温回路的完善　全身性或体外回路中肝素化，将限制这一技术的临床应用。可采用给予中和肝素作用的药物并随时监测出凝血指标，作为解决的一种方法。此外采用肝素包裹的管路（已有可抑制持续血液流通时血液凝固现象的报告），可根本上解除这一难题。便携式体外循环回路系统，可将该方法用于院前急救之中。

2. 血管内导管技术的应用　经血管内插管而非直接显露灌流血管，行低温灌流将更利于临床应用。超选择性插管后，一侧大脑半球乃至目标脑叶的选择性低温可能成为现实。

3. 灌流液体的选择　以自身的血液灌流，是最安全的选择。在手术中应用时，为了防止较大的血管损伤后大量失血，自身血液稀释后再低温灌流，也是一种有效的手段。Taylor 等报告在降温和维持低温时，使用不同成分的低温液体替换全身血液，在犬的动物模型上持续 3h 的超深低温（低于 10℃）获得成功。该作者认为这一结果为"无血生存"（life without blood）的概念提供了有力的支持，但是这种灌流液体，以及在犬和猩猩上证实为安全有效的林格注射液，能否安全应用于临床之中，尚需在大型动物上确认其安全性和有效性。

4. 复温的控制技术　复温过程中有可能发生颅内压的反跳现象，同时脑缺血再灌流时,也可能引起脑组织再灌流损伤。在采用经血管内灌流方式行脑低温治疗之后,控制复温速度技术以及避免再灌流损伤方面需要进一步探讨。

5. 人才培养　培养熟练的专业技术队伍,以及开发与之配套的专用器材。

(三) 联合方法的应用研究

联合使用上述的降温方法,可能更快地获得选择性脑低温并减少可能伴随的并发症,是今后研究的努力方向。在确定创伤最小、选择性脑低温疗效最好的降温方法基础上,早期开展随机对照的前瞻性研究,以确定安全性、有效性,并确定可能的风险,才能为临床提供可靠的治疗手段。

(梁玉敏　江基尧)

参 考 文 献

1. 梁玉敏, 刘卫东, 太田富雄. 选择性脑低温的研究进展. 中国微侵袭神经外科杂志, 2003, 8(1): 41~43

2. Szczygielski J, Mautes A E, Schwerdtfeger K, et al. The effects of selective brain hypothermia and decompressive craniectomy on brain edema after closed head injury in mice. *Acta Neurochir Suppl*, 2010, 106: 225~229

3. Liang Y M, Jiang J Y, Mao Q, et al. Therapeutic window of selective profound cerebral hypothermia for resuscitation of severe cerebral ischemia in primates. *J Neurotrauma*, 2009, 26(11): 2107~2012

4. Jiang J Y, Xu W, Yang P F, et al. Marked protection by selective cerebral profound hypothermia after complete cerebral ischemia in primates. *J Neurotrauma*, 2006, 23(12): 1847~1856

5. Huang X C, Xu W, Jiang J Y. Effect of resuscitation after selective cerebral ultraprofound hypothermia on expressions of nerve growth factor and glial cell line-derived neurotrophic factor in the brain of monkey. *Neurosci Bull*, 2008, 24(3): 150~154

6. Szczygielski J, Mautes A E, Schwerdtfeger K, et al. The effects of selective brain hypothermia and decompressive craniectomy on brain edema after closed head injury in mice. *Acta Neurochir Suppl*, 2010, 106(2): 225~229

7. Christian E, Zada G, Sung G, et al. A review of selective hypothermia in the management of traumatic brain injury. *Neurosurg Focus*, 2008, 25(4): E9

8. Qiu W, Shen H, Zhang Y, et al. Noninvasive selective brain cooling by head and neck cooling is protective in severe traumatic brain injury. *J Clin Neurosci*, 2006, 13(10): 995~1000

9. Schwartz A E, Finck A D, Stone J G, et al. Delayed selective cerebral hypothermia decreases infarct volume after reperfused stroke in baboons. *J Neurosurg Anesthesiol*,

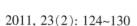

2011, 23(2): 124~130

10. Ozatik M A, Kocabeyoglu S, Küçüker S A, et al. Neurochemical markers during selective cerebral perfusion via the right brachial artery. *Interact Cardiovasc Thorac Surg*, 2010, 10(6): 948~952

11. Wang H, Barbut D, Tsai M S, et al. Intra-arrest selective brain cooling improves success of resuscitation in a porcine model of prolonged cardiac arrest. *Resuscitation*, 2010, 81(5): 617~621

12. Pacini D, Di Marco L, Leone A, et al. Cerebral functions and metabolism after antegrade selective cerebral perfusion in aortic arch surgery. *Eur J Cardiothorac Surg*, 2010, 37(6): 1322~1331

13. Cao J, Xu J, Li W, Liu J. Influence of selective brain cooling on the expression of ICAM-1 mRNA and infiltration of PMNLs and monocytes/macrophages in rats suffering from global brain ischemia/reperfusion injury. *Biosci Trends*, 2008, 2(6): 241~244

14. Choi J H, Marshall R S, Neimark M A, et al. Selective brain cooling with endovascular intracarotid infusion of cold saline: a pilot feasibility study. *AJNR Am J Neuroradiol*, 2010, 31(5): 928~934

神经内镜下
视神经减压术的解剖及临床应用

神经内镜下视神经减压术目前主要应用于外伤性视神经病。与其他的视神经减压手术相比,神经内镜下视神经减压术具有手术路径短、组织损伤小、并发症少等优点,也最符合正常的解剖生理。尽管目前对该手术的疗效评价存在一定的分歧,但多数作者认为该微创手术确实有效。

由于内镜下所见的图像是二维的,缺乏立体感觉,且由于球面镜成像存在一定的视觉变形,因此熟练掌握神经内镜下的解剖及操作尤为重要。正确识别或判断神经内镜下解剖标记,尤其是熟悉视神经与眼动脉、视神经和蝶窦的关系是手术的关键。本章就神经内镜下视神经减压术相关临床解剖、内镜下视神经减压术的临床应用及外伤性视神经病的诊疗现状展开讨论。

一、神经内镜下视神经减压术的解剖研究

(一) 神经内镜下蝶窦开口定位

蝶窦口呈椭圆形,位于蝶筛隐窝(图 1-30),表面黏膜较薄。蝶窦开口恒定位于蝶窦前壁上部,后鼻孔上缘上 1.5cm 左右,鼻中隔和上鼻甲后端附着缘之间。内镜观察到后鼻孔之后向上方转动,可见中鼻甲上缘和鼻中隔之间的蝶筛隐窝,在蝶筛隐窝内,可找到蝶窦开口。少数鼻腔可在内镜下通过中鼻甲内侧直接观察到蝶窦口,即蝶窦口位于蝶窦前壁的偏内侧,与上鼻道相对。多数鼻腔无法直接观察到蝶窦窦口。需要向外侧移开中鼻甲后端方能观察到蝶窦口。其中部分还需要切除上鼻甲后 1/3 才能清楚暴露蝶窦开口,即蝶窦前壁上部偏外侧,此处正对上鼻甲后端。

(二) 神经内镜下蝶窦和鞍底结构解剖

蝶窦中隔位置多不完全居中,常有不同程度的偏曲,切除蝶窦中隔,切除范围从蝶窦前壁到达蝶窦后壁,上方达到蝶鞍平台,下方达到蝶窦底壁,蝶窦底壁常不容易暴露,需要充分切除蝶窦前壁达到蝶窦前下缘。切除蝶窦中隔时使用磨钻进行扩大,

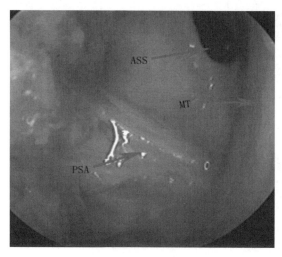

图 1-30　蝶窦开口毗邻关系

图示蝶窦开口位置，蝶窦开口位于蝶筛隐窝，其下方可见鼻后中隔动脉横行。ASS——蝶窦开口；MT——中鼻甲；PSA——鼻后中隔动脉

禁止暴力骨折以防止损伤颈内动脉和视神经管，清除蝶窦内黏膜时不宜大片撕扯，以防在颈内动脉管骨质缺损时损伤颈内动脉。

双侧蝶窦窦腔大小不一，蝶窦内的解剖标记包括神经管隆突、颈动脉管隆突、视神经-颈内动脉隐窝和球形蝶鞍底。蝶鞍底位于蝶窦腔上后壁的正中线，呈膨隆状下沉，多数形成明显的穹隆状隆起，少数形成轻微隆起，均可与周围结构相区别。蝶窦上壁在垂体相对处骨板（即鞍底）的厚度个体差异较大，多数需要磨光钻磨薄骨质后才能去除。蝶鞍隆突位于蝶窦上壁与后壁交汇处，可作为窦内确定垂体窝的标记。

（三）神经内镜下视神经与鼻旁窦的毗邻关系

视神经管隆突是视神经管在蝶窦或筛窦的上外壁形成的向窦腔内隆起，去除后组筛窦，扩大蝶窦开口及切除蝶窦前壁，使蝶窦侧壁与筛窦侧壁贯通，在眶尖顶部可见一反光处，即视神经管眶口。沿眶口向后，在筛窦和蝶窦上外侧壁都可见到不同程度的一条反光带，即视神经管，鼻内镜下该部位较周围骨质反光更强，形成条索状隆起样结构。视神经管隆突可形成不同的表现，笔者观察到 18.75% 呈管型，43.75% 呈半管型，37.5% 呈压迹型。Tan 等在内镜下观察到 69.8% 存在视神经管隆突。切除视神经管内壁骨质时，可见视神经鞘膜与视神经相贴紧密，而与视神经管壁附着疏松。眶端区域骨质致密增厚，围绕视神经，形成视环。视神经管内侧壁与筛蝶窦（sphenoethmoid）的毗邻关系比较复杂，约 50% 表现为前部毗邻后组筛窦，后部毗邻蝶窦，31% 全部与蝶窦毗邻，19% 全部与筛窦毗邻，极少数视神经管部分缺如，视神经裸露于蝶窦。

（四）视神经管和颈内动脉管的关系

颈内动脉骨性隆起位于蝶窦外侧壁后上部。以鞍底为中心右侧视神经管隆突通

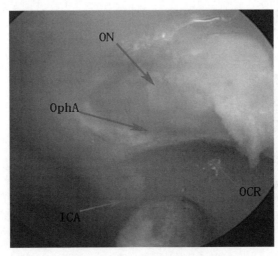

图 1-31　蝶窦外侧壁的毗邻关系

图示磨除视神经骨管后显示视神经管、颈内动脉管和视神经-颈内动脉隐窝的毗邻关系,视神经-颈内动脉隐窝位于视神经隆突和颈内动脉隆突之间,眼动脉位于视神经下方。ON——视神经;OphA——眼动脉;OCR——视神经-颈内动脉隐窝;ICA——颈内动脉

常在 2 点钟的位置,右侧颈内动脉隆突在 4 点钟的位置;左侧相应结构分别在 10 点钟和 8 点钟的位置。颈动脉管在视神经管之下,与视神经管呈"八"字形关系。多数颈内动脉管形成明显骨性隆起,极少见到颈内动脉管内侧骨壁缺损者。因此颈动脉管隆突在内镜手术中可作为一个参考的解剖标记。在蝶窦后外侧壁上部可看见一明显凹陷样结构,该结构位于视神经管隆突和颈内动脉管隆突之间,即视神经-颈内动脉隐窝(图 1-31),该隐窝的存在比较恒定,因此可以作为首选的解剖标记。由于内镜球面成像的特点,平面结构在内镜下容易被扭曲为中央隆起、四周逐渐远离缩小的图像,因而蝶窦外侧壁或顶壁都可能因为内镜成像的扭曲而产生隆起视觉效果,这可能与真正的视神经隆起混淆,特别是在视神经管隆起不明显的病例中;而视神经-颈内动脉隐窝在内镜下成像后仍然表现出凹陷的视觉效果,不容易被混淆。因此视神经-颈内动脉隐窝是比视神经管更加可靠的解剖标记,在其上方是视神经管,下方是海绵窦段的颈内动脉。

(五) 视神经和眼动脉的关系

眼动脉起始部位以硬脑膜下腔多见,在视神经管中始终伴行视神经。眼动脉在视神经管内穿行于视神经的硬脑膜鞘壁内,位于鞘壁构成的眼动脉鞘中,动脉壁与鞘结合比较疏松,在内镜下能仔细得以分离。眼动脉在入口处多数位于视神经内下方或下方(图 1-32),在管内位于视神经下方的两层硬脑膜间,在眶口端几乎都位于视神经外下方。Liu 等报告 2% 的眼动脉起源于脑膜中动脉或其前支由眶上裂外缘或脑膜-眶孔进入眶内。偶可见眼动脉经过骨性眼动脉管进入视神经管,由于此类眼动脉骨管位于视神经骨管下壁内,行视神经管减压术切除视神经骨管的下壁时,如暴力

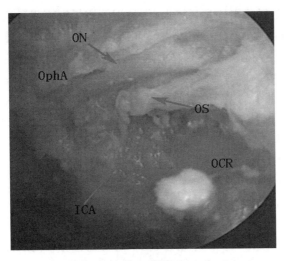

图 1-32 视神经和眼动脉的毗邻关系

图示视神经、眼动脉和视神经-颈内动脉隐窝的毗邻关系,切开视神经鞘膜后暴露眼动脉,眼动脉从颈内动脉发出后和视神经伴行,位于视神经鞘膜内;颈内动脉部分显露。ON——视神经;OphA——眼动脉;OCR——视神经-颈内动脉隐窝;ICA——颈内动脉;OS——视神经鞘膜

牵扯骨壁易误伤眼动脉,此种情况出现较少,且骨管仅见于视神经管近颅入口处,因此在视神经管近颅段处理时应加以特别注意,以免误伤眼动脉。

眼动脉主要在视神经下方的硬脑膜层内走行,因此沿视神经内侧纵行剪开鞘膜是安全的。视神经管内侧壁较薄,其中以管中部最薄,所以在开放视神经管时以开放内侧壁为主,同时由于眼动脉和视神经的解剖关系,在磨除下壁时应注意防止损伤眼动脉。

(六)内镜下蝶窦入路鞍区手术的解剖标记识别

内镜下视神经减压术是内镜颅底手术的一个重要组成部分,术中根据解剖标记进行准确定位非常重要。

中鼻甲、上鼻甲、后鼻孔上缘及蝶筛隐窝被认为是内镜下蝶窦前壁手术的重要标记,特别是蝶窦口的识别对手术有非常重要的帮助。鼻腔段的解剖标记清晰,才能确保不会因为术中出血而影响内镜的视野,术后鼻腔黏膜结构保护良好,术后并发症也必将减少。彭玉平认为若不能确认蝶窦开口,则在后鼻孔上约 1.5cm 处,将鼻中隔黏膜电凝后用钩刀纵行切开,往颞侧剥离推开,并用牵开器将两侧鼻中隔黏膜撑开,即可显露整个蝶窦前壁,找到骨性蝶窦开口,打开蝶窦前壁进入蝶窦,术中不至于破坏蝶窦前壁黏膜,术后鼻中隔黏膜也容易复位。

当手术进入蝶窦腔内,以上结构则失去定位作用,此时应寻找新的解剖标记。视神经及颈内动脉附着于蝶窦外侧壁的颅腔面,在骨壁上形成压迹,常突入蝶窦腔形成隆起,可以作为该区域手术时的重要解剖标记。视神经管位于蝶窦外侧壁前上方,由内上向前外下走行形成骨性隆起。寻找视神经管除了按照隆起识别外,还可通过视神经管眶口识别,循后组筛窦顶壁向后,接近筛窦蝶窦交界处附近,在筛窦上外侧壁与眼眶内侧壁交界处,多数标本都可以看到反光样隆起,以此来确定视神经眶口,沿此处向后追踪视神经管。在筛蝶窦上外侧壁,视神经管的反光较周围骨质明显,形成条索状隆起样结构。颈内动脉骨性隆起位于蝶窦外侧壁后上部。以鞍底为中心右侧视神经管隆突通常在 2 点钟位置,右侧颈内动脉隆突在 4 点钟位置;左侧相应结构分别在 10 点钟和 8 点钟位置。颈动脉管在视神经管之下,与视神经管呈"八"字形关系。视神经-颈内动脉隐窝位于视神经管和颈内动脉管之间,形成明显凹陷状。它的存在比较恒定,可以作为内镜下蝶窦首选的解剖标记。

蝶窦中线的辨认也是内镜颅底手术需要识别的一个重要标记。蝶窦中隔多数并不居中,往往还存在副中隔的情况,因此以蝶窦中隔来判断蝶窦中线是不可取的。我们认为蝶嵴可以作为中线参考的标记,把内镜退出蝶窦窦腔显示蝶嵴,以蝶嵴为视野中线,以此来参考作为蝶窦内中线,文卫平的研究也有相同观点。另外,在蝶鞍隆起明显的标本中,可以蝶鞍中线作为蝶窦中线的参考标记。如果双侧颈内动脉隆突明显,则取双侧颈内动脉的中点作为蝶窦中线参考点。以上几种方法可互为补充帮助判断。

二、内镜下经筛蝶视神经减压术

(一)适应证

视神经因外伤或炎症而受压或损伤。适应证必须由眼科、耳鼻喉科和神经外科医师共同决定。

(二)不同入路术式的优缺点

1. 经颅视神经减压开放术　其方法需将大脑额叶向后牵拉,去除视神经管上壁骨质进行减压。此术式优点是适合视神经管外上壁骨折及伴有颅内损伤需要同时处理者;缺点是减压不够充分,同时损伤较大且风险高不易为患者所接受。

2. 经眶视神经减压术　其方法为经眶内侧切口开放筛蝶窦暴露视神经管,开放视神经管进行减压。此术式优点是可在显微镜下操作,开放范围明确,组织损伤不大;缺点是面部遗留瘢痕。

3. 经鼻内镜下视神经减压术　其方法为经鼻腔,在内镜下开放筛蝶窦暴露视神经管,在内镜下进行视神经减压。此术式优点是损伤小、出血少、减压充分、不遗留面部瘢痕;缺点是单手操作,对技术要求较高。

(三)手术步骤

1. 体位　患者取平躺仰卧位,面部及鼻腔内消毒铺巾。

2. 开放筛窦　开放全部筛泡以及后组筛房,必要时可剪除中鼻甲以获得良好视野。清除筛房内残留的陈旧性积血,同时检查筛顶、纸样板、蝶窦前壁有无骨折线或骨质破坏,注意检查后组筛窦内视神经管隆突有无骨折及骨片移位,后者表现为骨折片向窦内或眶内移位,因为此处离视神经最近,骨片轻微压迫或眶内凝血堆积即可影响视神经功能。

3. 探查视神经管　去除残留的筛房间隔,彻底开放后组筛窦,充分暴露蝶窦前壁,用双极电凝或肾上腺素棉片止血。剔除视神经管隆突的骨质,同时开放此区部分纸样板,吸出眶尖的陈旧性血块,开放视神经管隆突后可见视神经,视神经可有不同程度的水肿。视神经的走行和颈内动脉隆突在蝶窦内的投影要标识出来。

4. 开放视神经管　以视神经管隆突为标记,向内侧扩大蝶窦前壁,开放范围视蝶窦发育情况而定。若蝶窦发育良好者可增大开放范围,用吸引器吸除窦内积血或血块。术腔充分止血后在内镜下观察蝶窦外侧壁结构,仔细辨认视神经管压迹和颈内动脉管压迹,同时观察视神经管骨折的部位。从前向后小心去除纸样板,然后在其与眶骨膜之间切开直到视神经管,去除视神经管骨质,充分开放视神经管,解除视神经受压情况。该部分的操作可在金刚石磨钻的配合下完成,如果骨折穿透视神经管,骨壁一般需移除超过骨折点 3~4mm 范围。

5. 切开视神经鞘膜　视神经管开放以后,视神经完全暴露在蝶窦内,按压眼球确认视神经随之运动即可,用镰状刀切开视神经的鞘膜和前端的总腱环,仅切开鞘膜层即止,刀尖不可刺入太深,避免损伤视神经束膜,此时可见水肿的视神经疝出鞘膜,同时伴有少量脑脊液流出,避免损伤视神经内下方的眼动脉。

6. 术腔填塞　用地塞米松明胶海绵覆盖视神经表面,同时筛窦腔内填塞抗生素明胶海绵及纱条,填塞松紧适度,避免再度压迫视神经。

(四) 术后处理

(1) 半坐位 3d,有脑脊液漏者延长至 1 周,同时限制饮水量,必要时给予脱水剂。

(2) 静脉应用抗生素预防颅内感染,同时应用大剂量糖皮质激素和神经营养药物,激素逐渐减量,2 周左右停用。可适当给予止血剂。

(3) 每天检查瞳孔大小、直接和间接对光反射、眼部情况等。

(4) 术后第三天取出鼻内和鼻窦内纱条,1 周后清理术腔明胶海绵。术腔用含抗生素和激素的盐水冲洗,结合局部使用类固醇激素喷鼻。

(五) 内镜下视神经减压术相关要点

1. 蝶窦开放的处理　蝶窦开口的位置、形状、大小有很大的变异。显露蝶窦开口后,以蝶窦开口作为解剖标记加以确认蝶窦,以蝶窦口为中心向四周磨除蝶窦前壁,磨除蝶嵴,鼻中隔后部分犁骨。蝶窦前壁开放范围外侧到达眶壁,上方到达颅底骨壁,向下到达蝶窦底壁,充分开放蝶窦前壁,使内镜和手术器械能够自由进出蝶窦,并能观察到蝶窦各壁。视神经管隆突是视神经管在蝶窦或筛窦外侧壁上形成的向窦腔内隆起,是经鼻外筛-蝶窦进路视神经减压术中寻找视神经管的重要解剖标记,也是内镜手术时的重要解剖标记,在鞍旁隆起上方可以看到视神经管隆突。视神经管隆突大多存在于蝶窦或后筛窦气化较好的情况,因此对于后组鼻窦气化较好的病例施行减压术可能更容易操作。对于不易识别的视神经管隆突,可以通过对筛窦气房的彻底清理,观察眶尖和蝶窦之间的关系定位视神经管。

视神经-颈动脉隐窝是颈动脉管隆突和视神经管隆突之间形成的凹陷,几乎所有病例视神经-颈内动脉隐窝都能够明显识别,视神经管隆突不明显的蝶窦中,该部位仍然可以见到隐窝凹陷。该隐窝的存在比较恒定,因此可以作为首选的解剖标记。开放视神经管颅口后,可以观察到视神经和颈内动脉借视小柱相邻,该隐窝的内侧是颈内动脉发出眼动脉的位置,眼动脉紧贴视小柱上缘进入视神经管。

2. 对于不同骨折情况的处理

(1)粉碎性骨折 使用镰状钩沿开放的视神经管隆突依次取出碎骨片,有连续的骨壁可用骨刮匙清理,去除骨片时动作宜轻,器械的用力方向应朝向蝶窦内而不宜向外。骨片清除后,即可暴露部分视神经,随后进一步去除相邻骨片。当骨折片与视神经-颈内动脉间隔的骨片有连续时,不可盲目取出,否则有损伤颈内动脉和眼动脉的可能,可使用锋利的小咬骨钳或鹰嘴钳在准确的视觉下咬断碎骨片。

(2)线性骨折 这种情况的处理比较复杂和危险。使用内镜下电钻,首先开放视神经管隆突并去除蝶窦前壁以后再用电钻磨薄视神经管的内壁,然后用镰状钩剔除这些磨得很薄的骨片。没有电钻使用小口径鹰嘴钳沿开放的视神经管隆突由外向内咬除视神经管内侧骨壁,再使用刮匙清理边缘使之光滑。

3. 视神经管开放的程度 为了保障视神经管减压手术的成功,一般认为去除视神经管的内侧壁与下壁是必要的,这样可保证视神经减压术中所要求的开放视神经管周径的1/2,并打开骨管全长的要求。视神经管内侧壁是四壁中最薄的,但内侧壁与筛、蝶窦的关系复杂,变异情况多见。笔者观察到视神经和鼻窦存在三种毗邻关系:

(1)视神经管和筛蝶窦同时相邻,由于后组筛窦和蝶窦气化程度的不一样,视神经管和两窦之间关系比较复杂;如果筛蝶过度气化进入蝶窦则对于蝶窦前壁的判断造成一定的困难,可以结合以后鼻孔和蝶窦自然开口为解剖标记确认蝶窦前壁。

(2)视神经管仅与蝶窦相邻,蝶窦外侧壁的厚度决定了视神经管开放的难易程度。由于蝶窦外侧壁厚度有所变异,因此术前应该结合影像学资料进行评估,确定需要磨除的骨质厚度,做到心中有数,降低手术损伤视神经的风险。

(3)视神经管仅与筛窦相邻,这种情况窦腔内视神经管隆起也较明显,一般骨壁比较薄,在准确判断视神经管的位置后,开放比较容易,但手术前应该仔细阅读CT片,观察蝶上筛房的发育情况。视神经管下壁骨质厚,不易磨除,而且视神经管下壁后缘与颈内动脉虹吸弯相邻,与硬膜外起始的眼动脉的起始处很接近,视神经减压术中在去除下壁时需注意这些情况。

4. 手术的指征 对于CT检查视神经管有明显骨折、骨管错位、骨片嵌顿者,立即减压是无可争议的,但对于CT未发现视神经管骨折的病例是否进行手术有不同意见。一般认为对外伤后导致视力严重下降,又无其他可解释的原因时,应视为视神经减压术的指征。即使部分患者无视神经管骨折,但伴有颅底骨折、颅内血肿、眶内血肿或骨折者,视神经减压术也可用于减轻外伤后视神经的缺血和水肿。同时术中还可处理脑脊液漏、眶内血肿等并发症。对于手术的时机,部分学者认为视神经减压术应在伤后数小时内进行,视力丧失超过 24h 者,手术效果往往不佳。亦有人认为只要有明确的视神经管骨折指征,外伤后 1 个月内均可手术探查。一般认为,术前有残余视力者术后恢复较满意,无光感患者视力恢复较差。

5. 内镜下视神经减压术和神经导航系统 神经导航系统是传统立体定向技术与现代计算机技术、影像学技术相结合的产物,它利用计算机工作站、电脑屏幕和显微镜叠加影像,实时向手术医师反馈手术过程。在导航系统屏幕上可以实时动态的观察到探针或注册手术器械的头端所到达的解剖位置。在切除肿瘤时,用注册的刮匙切除肿瘤,随时可以观察肿瘤的切除范围和到达的解剖区域,进而判断肿瘤是否完全切除。神经导航系统不仅提高了病灶切除率,而且减少了手术损伤,降低了手术并发症的发生,目前已被广泛应用于神经外科手术。神经导航定向系统可通过从冠状位、矢状位和水平位三维定位颈内动脉、视神经以及其他结构的解剖关系(图 1-33)。导航系统的优点非常明显:首先它能够识别重要解剖结构,通过对蝶窦外侧壁的颈内动脉管和视神经管隆突以及鞍区的定位,术中可避免损伤重要结构;其次对肿瘤定位准确,并能实时显示切除肿瘤所达到的程度和范围。导航系统也有一定的缺点,手术中随着脑脊液的流失或切除部分肿瘤后由于周围结构向术野区移位,脑组织会出现移位,与导航系统术前的定位出现偏差。在这种情况下,导航系统所引导的指示会出现误差,从而影响术中对肿瘤切除程度的判断,而过分相信导航的指引将有可能损伤鞍旁结构。

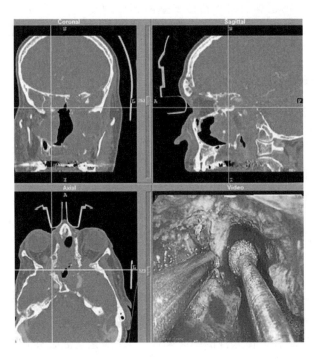

图 1-33 神经导航系统辅助下的内镜视神经减压术

图示可从冠状位、矢状位和水平位对手术区域进行定位

三、外伤性视神经损伤的临床表现及诊断

外伤性视神经病(TON)是头部和颌面部外伤导致的直接或间接的视神经损伤,外伤性视神经病在闭合性颅脑创伤患者中的发病率为 0.3%~5%,其中 78%的病例是由钝性损伤所致。由于解剖因素的关系,视神经管内段是最容易受到损伤的部位,作用于前额的力量可引起蝶骨弹性变形把冲击力传导到视神经管,由于视神经和骨膜紧密相连,可直接损伤视神经轴突引起视神经挫伤。并且由于外伤致视神经水肿,而骨性神经管的限制加重了视神经损伤。视神经减压的目的是磨除视神经骨管以解除骨性限制,切开视神经鞘膜释放鞘内压力,减轻水肿导致的继发性神经损伤。下文就外伤性视神经病的临床表现和最新进展作一介绍。

(一) 发病机制

神经损伤机制分为原发性视神经损伤和继发性视神经损伤。原发性视神经损伤是指视神经轴索受到机械剪切力或微循环改变导致神经挫伤坏死;继发性神经轴索损伤是指外伤后由于出血、水肿等导致的进一步神经损伤。外伤性视神经损伤的主要机制为缺血再灌流损伤。缺血引起组织血供减少,还可因细胞外钙向细胞内转移导致细胞内钙超载。缺血再灌流后释放大量自由基、花生四烯酸、自由基、脂质过氧化物等,从而损伤神经元细胞膜,引起继发性神经损伤。此外,损伤时激肽、缓激肽的激活也对自由基的产生、细胞内钙超载以及神经元中花生四烯酸的释放起重要作用。异常的细胞内钙超载引起兴奋性氨基酸释放增多,进一步促进了视网膜神经细胞的凋亡和进一步的轴索损伤。这些继发性损伤机制是相互联系、相互作用的,其结果是大大加重了视神经的损伤。

(二) 临床表现

1. 病史　详细询问病史,特别是受伤前视力情况,排除外伤前视力有下降。患者一般都有明确的头部外伤史。

2. 临床症状　多数患者视力损伤严重,延迟性视力丧失是视神经继发损伤的典型表现。受伤后即刻出现视力下降者一般考虑视神经断裂或挫伤,伤后一两天出现视力障碍者考虑视神经管内出血或骨折片压迫,伤后数周出现视力下降者考虑出血机化或结缔组织增生等因素。视力下降的程度与受伤的部位、程度及伤后就诊的时间有关,损伤程度可表现为视力完全丧失、有光感或视力轻微下降等轻重不一。特别是后一类患者,容易出现漏诊,应引起重视。

3. 临床检查

(1) 瞳孔对光反射　患侧对光反射异常(Marcus-Gunn 黑矇强直性瞳孔)对于伴有意识障碍的视神经外伤而言是非常重要的体征,该体征是判断视神经间接损伤可靠的依据。由于患眼存在传入性的瞳孔障碍,当照射光从健眼移到患眼时,健眼的瞳孔会散大。

(2) 眼部检查及眼底改变　头面部外伤所致的视力损伤可由于前房出血、巩膜

撕裂、晶状体脱位、玻璃体出血和视网膜脱落以及视神经损伤所致,需要由眼科医师进行鉴别诊断。少部分早期眼底表现正常,后期表现为视神经乳头苍白、萎缩;部分表现为视乳头水肿、视网膜静脉怒张、视网膜出血等;视乳头完全撕脱者,眼底镜下可见视乳头为又深又圆的坑。

（3）视觉诱发电位(VEP)　视神经挫伤后,早期的 VEP 检测对制定有效的治疗方法和预后判断有指导意义。VEP 可评估视力丧失和视路损伤的部位,VEP 波形缺如、潜伏期延长、波形变化和偏位分布,均提示不同程度的视神经和视通路的损伤。闪烁视诱发电位(FVEP)异常提示视网膜至视皮质之间的病变,异常程度与视功能障碍程度相一致,视网膜病变通过视网膜电图(ERG)可以识别;FVEP 正常、发作性视诱发电位(PVEP)异常提示屈光系统的病变,屈光系统的病变通过眼科常规检查可以验证;FVEP 正常、PVEP 正常表示视功能正常;FVEP 正常、PVEP 检查不配合或眼科常规检查正常提示自诉的视功能障碍情况不真实。

（4）影像学检查　采用视神经管区薄层靶扫描,以同侧外耳道口上缘与眶下缘的连线(FV 线)为轴线,以 FV 线的垂直线为冠状扫描基线进行高分辨率 CT 扫描,层厚为 1.25mm。薄层 CT 扫描对诊断外伤性视神经管骨折检出率高,对视神经管骨折有明显的诊断意义,可以判断视神经管骨折范围以及对视神经的压迫情况,条件允许的话可以行视神经管三维 CT 重建提高诊断的精确度。对于 CT 检查视神经管有骨片嵌顿者,立即减压是无可争议的,但对于 CT 未发现视神经管骨折的,是否进行探查的时机有不同意见。磁共振成像对视神经损伤、视神经鞘内出血和视神经骨膜下出血的显示优于 CT。对于肿瘤性引起的压迫,应该进行磁共振成像检查,观察肿瘤的范围以及肿块和周围重要结构的关系,做到术中避免损伤。CT 和 MRI 相互配合可提高视神经管骨折的确诊率。

（三）外伤性视神经病的治疗

1. 药物治疗　目前治疗外伤性视神经病的方法是采用大剂量糖皮质激素冲击治疗:可给予地塞米松 0.5~1mg/(kg·d)或甲泼尼龙 5~20mg/(kg·d)。国际急性脊髓损伤研究证实,外伤后 8h 内用大剂量甲泼尼龙可明显改善神经功能,治疗开始时间愈早愈好。大剂量糖皮质激素通过其抗氧化特性减少了自由基的损害反应,减轻自由基对胞膜的损伤所致的水肿,阻断炎症介质及血管活性物质的产生,减轻血管痉挛。同时可使用 20%甘露醇脱水减轻颅压和视神经水肿,高渗剂的应用可以通过促进眶内组织脱水减轻眶内压力,降低眼压,改善视神经水肿症状。此外可使用营养神经药物,可以增强机体蛋白质合成能量代谢,改善细胞缺氧状态,促进神经细胞恢复,促进视力的提高。有研究表明在地塞米松和脱水剂等治疗的同时,加用尼莫地平钙拮抗药和高压氧治疗可以有效地阻止钙离子内流,减轻缺血性细胞损害和视神经损害,从而改善视功能。其他还可以给予扩血管药物、能量合剂、维生素类及改善微循环等治疗。

2. 手术治疗　尽管视神经减压可通过多种术式来进行,近年来随着内镜技术的成熟和相关手术器械的开发,越来越多的临床医师倾向于经鼻内镜鼻内筛、蝶窦视神经减压术。此手术优点是：

(1) 手术入路直接,面部不留瘢痕等,易为患者接受。

(2) 术中只需小范围切除纸板和筛蝶窦,因此损伤组织少,术后处理方便。

(3)手术视野清晰,很少损伤筛前、筛后动脉及其他较大的血管,手术时间比经鼻外眶筛蝶窦入路明显缩短,但该手术需熟练的内镜鼻内手术技术,尤其存在鼻中隔偏曲和中鼻甲肥大的患者须进行相应处理,如鼻中隔黏膜下矫正术和中鼻甲外侧纵行切除。李源采用鼻内镜下经筛蝶窦入路进行视神经减压术治疗 52 例患者,21 例(39.6%)改善;37 例激素治疗无效而手术者,14 例(37.8%)有效;16 只眼直接手术者,7 只眼 (43.8%)有效。李娜报道鼻内镜下经筛蝶窦入路视神经减压术治疗 37 例,有效 21 例(56.8%)。上述均表明外科治疗有重要意义。

3. 术中注意事项　手术中应做到以下几点。

(1) 视神经管周径应去除一半以上,充分暴露视神经鞘膜。

(2) 视神经管减压的范围应达骨管全长,磨除视神经眶口,同时切开视神经鞘膜及总腱环以达到充分减压的目的。

视力损害出现的早晚对于判定视神经损伤的程度、手术适应证的选择及预后相当重要。一般地说,外伤后立即失明,通常表示视神经严重撕裂、挫伤甚至部分或全部断裂,手术减压多无效。而对于外伤后有视力(即使有短暂的视力)或外伤后视力逐渐下降,一般表示视神经未完全损伤,可能为视神经的震荡伤、视神经周围及鞘内血肿、视神经管变形或骨折碎片对视神经的压迫,导致视神经水肿和视神经血液循环障碍等病理改变,这时候有必要立即进行视神经管减压术,以解除视神经管和鞘膜对水肿的视神经的压迫,或视神经周围血肿对视神经的压迫,这些病例通常可以获得较好的治疗效果。

4. 预后　影响预后的因素有以下几点。

(1) 残余视力　术前有残余视力者,术后恢复较满意;而无光感患者,视力恢复较差。

(2) 意识状态　伤后有意识障碍者预后较差,原因之一是昏迷可能延误眼科检查及治疗。另外,昏迷患者一般病情严重而复杂,所伴随的视神经损伤也较重。

(3) 治疗开始的早晚　伤后 3d 内开始治疗,其疗效明显优于 3d 后开始治疗者。仁济医院有一例患者为外伤后 7d,行视神经管减压后,患者的部分残留视力得到明显改善。

关于手术的指征和手术时机,对于 CT 检查视神经管有明显骨折导致骨管错位、骨片嵌顿者,应该立即进行减压。对于 CT 未发现视神经管骨折的,进行探查手术的时机有不同意见的。对外伤后视力严重下降又无其他可解释原因时,应视为视神经减压术的指征。关于减压的时机,肖利华提出四条参照原则。

(1) 在各种治疗后,视力有所恢复,应立即手术减压。

(2) 无意识的患者,不应立即手术。

(3) 合并有严重颅脑创伤或出血者,不应立即手术,以保证患者的生命安全。

(4) 大剂量皮质激素治疗 12~24h 视力无改善,或有改善,但不久恶化,应立即手术减压。Wohlrab 的研究结果表明伤后 3d 内进行减压手术的患者预后良好。而 Thakar 研究结果表明视神经损伤未完全失明的患者，尽管伤后几个月再行减压术，视力仍有改善的希望。一般认为治疗越早疗效越好，多主张在伤后两三周内手术。

（李吉平 邱永明）

参 考 文 献

1. Senior B A, Dubin M G, Sonnenburg R E, et al. Increased role of the otolaryngologist in endoscopic pituitary surgery: Endoscopic hydroscopy of the sella. *Am J Rhinol*, 2005, 19: 181~184

2. White D R, Sonnenburg R E, Ewend MG, et al. Safety of minimally invasive pituitary surgery (MIPS) compared with a traditional approach. *Laryngoscope*, 2004, 114: 1945~1948

3. Pletcher S D, Metson R. Endoscopic optic nerve decompression for nontraumatic optic neuropathy. *Arch Otolaryngol Head Neck Surg*, 2007, 133: 780~783

4. Li H B, Shi J B, Cheng L, et al. Salvage optic nerve decompression for traumatic blindness under nasal endoscopy: risk and benefit analysis. *Clin Otolaryngol*, 2007, 32: 447~451

5. Alfieri A, Jho H D. Endoscopic endonasal approaches to the cavernous sinus: surgical approaches. *Neurosurgery*, 2001, 49: 354~360

6. Cappabianca P, Cavallo L M, de Divitiis E. Endoscopic endonasal transsphenoidal surgery. *Neurosurgery*, 2004, 55(4): 933~941

7. Bassim M K, Senior B A. Endoscopic anatomy of the parasellar region. *Am J Rhinol*, 2007, 21: 27~31

8. Li J P, Wang J D, Jin X J, et al. Transsphenoidal optic nerve decompression: An endoscopic anatomical study. *Journal of Craniofacial Surgery*, 2008, 19: 1670~1674

9. Tan H K, Ong Y K. Sphenoid sinus: an anatomic and endoscopic study in Asian cadavers. *Clin Anat*, 2007, 20(7): 745~750

10. 王宏磊，徐宁，王长坤，等. 内镜下经鼻-窦入路垂体手术的解剖学研究. 吉林大学学报（医学版），2003, 29: 301~303

11. Alfieri A, Jho H D. Endoscopic endonasal cavernous sinus surgery: An anatomic study. *Neurosurgery*, 2001, 48: 827~837

12. Birsen Unal, Gulsah Bademci, Yasemin K, et al. Risky anatomic variations of sphenoid sinus for surgery. *Surg Radiol Anat*, 2006, 28: 195~201

13. Thanaviratananich S, Chaisiwamongkol K, Kraitrakul S, et al. The prevalence of an Onodi cell in adult Thai cadavers. *Ear Nose Throat J*, 2003, 82(3): 200~204

14. Birsen Unal, Gulsah Bademci, Yasemin K, et al. Risky anatomic variations of sphe-

noid sinus for surgery. *Surg Radiol Anat*, 2006, 28: 195~201

15. Liu Q, Rhoton A L Jr. Middle eningeal orgin of the ophthalmic artery. *Neurosurgery*, 2001, 49(2): 401~407

16. 彭玉平, 漆松涛, 张喜安, 等. 经内镜下经单鼻孔-蝶窦路垂体瘤手术鼻腔结构保护方法探讨. 中国微侵袭神经外科杂志, 2007, 12(2): 85~89

17. 文卫平, 李健, 史剑波, 等. 内镜下与颅底相关的鼻腔鼻窦解剖标志的研究. 中国临床解剖学杂志, 2005, 23(4): 381~384

18. Couldwell W T, Weiss M H, Rabb C, et al. Variations on the standard transsphenoidal approach to the sellar region, with emphasis on the extended approaches and parasellar approaches: surgical experience in 105 cases. *Neurosurgery*, 2004, 55: 539~550

19. Lasio G, Ferroli P, Felisati G, et al. Image-guided endoscopic transnasal removal of recurrent pituitary adenomas. *Neurosurgery*, 2002, 51(1): 132~137

20. Steinsapir K D, Goldberg R A. Traumatic optic neuropathy: A critical update. *Comp Ophthalmol Update*, 2005, 6: 11~21

21. 李源, 许庚, 谢民强, 等. 外伤性视神经病外科治疗的意义及疗效. 中华耳鼻咽喉科杂志, 2002, 37(3): 206~207

颅脑创伤治疗新策略
——启动"内源性神经保护机制"

在世界范围内,创伤已成为继心脏病、恶性肿瘤、脑血管意外之后的第四位死因。在小于 45 岁的儿童和中青年人群中,创伤则是第一死因。全身各部位创伤中,颅脑创伤病死率、致残率高居第一位。统计数据表明,美国颅脑创伤发生率约为 200/10万人口,每年新发生颅脑创伤患者 50 万,其中 10% 属于重型颅脑创伤,大约 2 万人死亡、3 万人致残,直接和间接经济损失数百亿美元。伴随全球经济以及现代化交通的高速发展,颅脑创伤越来越成为威胁人类健康的重要问题。减少颅脑创伤发生率和提高颅脑创伤研究治疗水平,是全社会和医学界共同的责任。

导致颅脑创伤致死、致残的原因包括原发性脑损伤(严重脑干伤、下丘脑伤和脑挫裂伤等)和继发性脑损伤(颅内血肿、脑水肿、神经元凋亡和死亡等)。其中原发性脑损伤是创伤暴力瞬间导致的脑组织损害无法挽回;而继发性脑损伤是伤后逐步形成(颅内血肿、脑水肿、神经元凋亡和死亡等),可以通过外科手术、药物治疗等方法得到有效的防治。例如,少量颅内出血和局部脑水肿导致颅内高压,通过脱水和止血药物等治疗得到有效控制和治疗;另一部分药物治疗无效的患者也可以通过开颅清除血肿和减压手术缓解颅内高压和脑疝。尽管传统外科开颅手术和药物治疗能挽救不少严重颅脑创伤患者生命,但仍然无法阻断颅脑创伤后早期和围手术期各种神经细胞损害因子(谷氨酸、超载钙离子、自由基、炎性介质等)所导致的继发性脑神经元凋亡和死亡等病理过程。大量基础和临床应用研究已经证明:颅脑创伤伤后早期和围手术期脑神经细胞异常释放的各种神经损害因子是导致颅脑创伤患者致死、致残的主要病理基础。形成鲜明对比的客观现实是我国在颅脑创伤导致的继发性脑损伤发病机制和治疗新技术等方面缺乏原创性基础研究,特别是有关重型颅脑创伤早期和围手术期脑神经元保护技术及机制的研究严重不足,难以对严重颅脑创伤者伤后早期和围手术期采取及时有效的脑保护措施,无法有效阻断继发性脑神经元损害病理过程所导致的病死率和致残率。所以,如果能在颅脑创伤早期和围手术期采取有效脑神经元保护措施,将有效提高严重颅脑创伤患者的治疗效果。

2002 年美国国立神经疾病与中风研究院 (National Institute of Neurological Diseases and Stroke，NINDS)邀请 34 位国际著名颅脑创伤专家、研究员、药学专家一起讨论有关全世界已完成和正在进行的 200 多项药物治疗颅脑创伤的临床多中心随机双盲研究的疗效、存在问题和原因,其中包括:激素、自由基清除剂、钙拮抗药、谷氨酸受体拮抗药、生长激素/胰岛素样生长因子、缓激肽拮抗药、抗癫痫药等。然而,令人遗憾的是,迄今为止还没有一种药物通过前瞻性随机双盲临床对照研究被证实具有确切的疗效。如何开发更加确切有效的颅脑创伤救治新策略是目前颅脑创伤研究面临的严峻挑战。

大量基础研究表明,颅脑创伤早期遭受原发打击的神经细胞快速大量释放以谷氨酸为主的多种兴奋性神经递质,突触间隙及细胞外液谷氨酸浓度急剧升高,突触后膜上的谷氨酸受体被过度激活,从而对未直接受损的突触后神经细胞造成兴奋毒性,被认为是导致颅脑创伤后继发性脑损害的重要机制。近年来更深一步的研究使人们对谷氨酸兴奋毒性的形成机制及起效环节有了更清晰的认识,具体表现为:

(1) 代谢型谷氨酸受体的发现及功能定位 传统观点认为谷氨酸的兴奋毒性作用主要通过突触后神经元上的离子型谷氨酸受体实现,表现为颅脑创伤时谷氨酸激活突触后膜上的 N-甲基-D 天冬氨酸(NMDA)受体开启了配体门控钙通道,导致突触后神经元细胞内钙超载,继而引发细胞死亡或凋亡;而离子型非 NMDA 受体激活后主要导致钠离子内流,引起神经细胞水肿、坏死;离子型受体中尤以 NMDA 受体介导的兴奋毒性损害作用最强。近年来,人们开始认识到谷氨酸的另一大类受体——代谢型受体也介导了谷氨酸兴奋毒性的发生、发展过程。进一步的研究表明,与离子型受体不同,代谢型受体具有很强的递质释放调控功能。不同亚型受体激活后可产生截然相反的神经毒性或神经保护作用,其作用模式也完全不同。

(2) 钙离子对细胞生存的影响具有"两面性" 传统观点认为钙是导致多种病理情况下细胞死亡的"最后共同通道"。过多钙进入细胞内激活磷脂酶可直接启动损害细胞的内源性杀伤机制;钙离子与线粒体结合,阻断 ATP 能量的产生还可形成氧自由基造成细胞的脂质过氧化损伤,继而引发细胞坏死或凋亡。颅脑创伤时谷氨酸兴奋毒性介导的细胞内钙超载,使神经细胞结构和功能受损,加重了颅脑创伤后继发性脑损害。然而,新的研究也表明,钙离子对细胞生存的影响具有"两面性"。当应用离子型谷氨酸受体拮抗药或钙离子拮抗药造成胞质内游离钙离子浓度过低时,尽管减少了钙超载导致的神经细胞死亡,却也可能严重影响到细胞的营养摄取等多种生理功能,促进了神经细胞的凋亡。

(3) 突触前膜谷氨酸释放的"主动调控"现象 过去研究认为颅脑创伤所致的细胞外液谷氨酸浓度急遽升高是血-脑屏障破坏或神经细胞膜损坏后胞质内谷氨酸被动溢出的结果。最新研究却发现突触前膜的谷氨酸释放是一个主动过程,常同时伴有另一种保护性肽类神经递质 N-乙酰天冬氨酰谷氨酸 (N-acetylaspartylglutamate, NAAG)的释放;NAAG 选择性作用于突触前膜的代谢型谷氨酸受体第Ⅱ组第三亚型 (groupⅡ metabotropic glutamate receptor subtype 3，mGluR3),通过减少电压依赖性钙通道的传导,具有极强的抑制谷氨酸进一步释放的作用;NAAG 与谷氨酸竞争 NMDA 受体,还可部分阻断 NMDA 受体介导的谷氨酸兴奋毒性。可惜的是,NAAG 释放后很快即被胶质细胞上的 NAAG 肽酶水解成 *N*-乙酰天冬氨酸（*N*-acetylaspartate，NAA）及谷氨酸，从而失去上述内源性神经保护作用。

（4）兴奋毒性进程中以神经突触为亚单位的神经细胞与胶质细胞间的相互作用。以往对颅脑创伤致伤机制和保护机制的研究多聚焦于突触前后神经元的功能。鲜有学者关注对神经元细胞起支撑营养作用的胶质细胞。有关两者在颅脑创伤过程中的相互作用更是知之甚少。近来发现的脑损伤后胶质细胞早期丢失现象已越来越引起重视。由于过度释放于细胞外液的谷氨酸主要通过胶质细胞表面的谷氨酸-钠离子联合谷氨酸转运体(GLT-1 & GLAST)经胶质细胞摄取，谷氨酸的兴奋毒性还表现为大量钠离子流入胶质细胞，造成对神经元细胞起支撑营养作用的胶质细胞大量死亡，从而更进一步加重了颅脑创伤后继发性脑损害。胶质细胞受损后 β 型转化生长因子(TGF-β)等生长因子分泌量的显著减少，更是导致神经/胶质细胞间信号转导通路障碍的重要原因。

上述研究结果表明，脑损伤后谷氨酸兴奋毒性造成的神经细胞死亡并非单一的病理过程，而是原发打击触发神经细胞快速大量释放谷氨酸后的一系列级联反应的结果；脑损伤后谷氨酸兴奋毒性造成的神经细胞死亡也并非只是突触前后神经元相互作用的结果，更是受损神经元、相邻神经元及相邻胶质细胞间相互作用的结果。单纯应用 NMDA 受体拮抗药，无法封闭非 NMDA 离子型受体及代谢型谷氨酸受体介导的兴奋毒性作用。单纯应用钙离子拮抗药，无法阻断钠离子内流介导的细胞损害，钙离子过低甚至可能诱发神经细胞凋亡。即使哪类药物能彻底消除谷氨酸对突触后神经元的兴奋毒性，突触间高浓度的谷氨酸通过邻近的胶质细胞摄取回收，也会造成对神经细胞起支撑营养作用的胶质细胞大量死亡，最终导致神经细胞的继发性损害。此外，传统的神经保护策略主要着眼于通过外源性干预启动外源性神经保护机制也具有明显的局限性。具体表现在：神经信号传递及调控过程存在着精细的平衡及反馈机制，抑制任何一条通路，都会相应改变另一种信号转导通路的状态；基础实验及动物研究时为了探明单一因素所起作用，通过理想化设计过分简化实验环境，很难真正模拟人类损伤过程的复杂性及异质性。更重要的是，由于血-脑屏障的存在，很多外源性神经保护因子根本无法在颅内达到有效浓度而起到相应的神经保护作用。

分析这些作用于谷氨酸兴奋毒性进程中某一分支环节的药物过渡到临床试验时难以取得确切疗效的原因，为探索新的神经保护策略指明了有益的方向：①只有有效阻断谷氨酸过度释放这个中心启动环节，才有可能彻底逆转颅脑创伤后的谷氨酸兴奋毒性的病理进程；②在外源性神经保护屡屡失效的客观背景下，通过某种机制启动继发性脑损害过程中"内源性神经保护机制"，有可能为颅脑创伤治疗提供新策略。

基于上述理念，近年来学者们最新的研究发现，选择性抑制胶质细胞上的 NAAG 肽酶活性，能有效抑制内源性神经保护递质 NAAG 的降解过程，延长 NAAG 在突触间隙的起效时间，从而能有效启动和放大 NAAG 的神经保护作用，从源头上显著减少脑外伤后谷氨酸的过度释放，并从多个环节阻断其兴奋毒性的病理进程并显著减少脑外伤造成的神经元及胶质细胞死亡。随着研究的不断深入,颅脑创伤后胶质细胞与神经细胞间的信号传递、相互作用以及继发性脑损害过程的"内源性神经保护机制"的奥秘逐渐揭开,将为颅脑创伤早期和围手术期脑神经保护新策略的选择提供很好的借鉴,同时也将为今后进一步开发脑保护新药奠定扎实的基础。

(钟春龙　罗其中)

参 考 文 献

1. 江基尧, 朱诚, 罗其中. 现代颅脑创伤学(第 2 版). 上海: 第二军医大学出版社, 2004

2. Narayan R K, Michel M E. The clinical trails in head injury study group. Clinical trails in head injury. *J Neurotrauma*, 2002, 19: 503~557

3. Sheng M, Kim M J. Postsynaptic signaling and plasticity mechanisms. *Science*, 2002, 298: 776~780

4. Popescu G, Robert A, Howe J R, et al. Reaction mechanism determines NMDA receptor response to repetitive stimulation. *Nature*, 2004, 430: 790~793

5. Bruno V, Battaglia G, Copani A, et al. Metabotropic glutamate receptor subtypes as targets for neuroprotective drugs. *J Cereb Blood Flow Metab*, 2001, 21: 1013~1033

6. Neale J H, Bzdega T, Wroblewska B. *N*-acetylaspartylglutamate: the most abundant peptide neurotransmitter in the mammalian central nervous system. *J Neurochem*, 2000, 75: 443~452

7. Zhao X, Ahram A, Berman R F, et al. Early loss of astrocytes after experimental traumatic brain injury. *Glia*, 2003, 44: 140~152

8. Zhong C, Zhao X, Sarva J, et al. NAAG peptidase inhibitor reduces acute neuronal degeneration and astrocyte damage following lateral fluid percussion TBI in rats. *J Neurotrauma*, 2005, 22: 266~276

9. Zhong C, Zhao X, Van K C, et al. NAAG peptidase inhibitor increases dialysate NAAG and reduces glutamate, aspartate and GABA levels in the dorsal hippocampus following fluid percussion injury in the rat. *J Neurochem*, 2006, 97: 1015~1025

10. 钟春龙, 江基尧, 罗其中,等. 脑损伤后 *N*-乙酰天冬氨酰谷氨酸肽酶抑制的神经保护. 中华神经外科杂志, 2009, 25: 937~940

11. Zhou J, Neale J H, Pomper M G, et al. NAAG peptidase inhibitors and their potential for diagnosis and therapy. *Nature Reviews Drug Discovery*, 2005, 4: 1015~1026

12. Baslow M H. The astrocyte surface NAAG receptor and NAAG peptidase signaling complex as a therapeutic target. *Drug News Perspect*, 2008, 21: 251~257

中枢神经损伤后的
神经再生与修复的研究

中枢神经系统(CNS)由脑和脊髓组成,哺乳动物及人类在胚胎时期生成一定数目的神经细胞后不再产生新的神经细胞或轴突。一般情况下,周围神经系统或胚胎时期中枢神经系统的神经细胞受损后可以自主再生及修复,而成年中枢神经系统神经纤维受损伤后却不能够再生。故任何神经细胞死亡或中枢神经系统神经纤维的损伤都将导致永久性的损害,以致遗留永久性功能障碍,需要长期的身心护理,给国家及个人造成很大的人力、物力和经济负担。但是常见的神经损伤往往发生在神经纤维部位,像脊髓损伤,而它的细胞体并不总是随后死亡,而是常常生存下来。如何使更多的中枢神经细胞在神经纤维受损后生存下来并发生神经纤维再生,使再生纤维到达它的原始目标并取得既便是部分功能性恢复一直是广大神经学者的远大目标。近百年来,世界各国的有关神经科学家都在朝着这个艰难的目标不懈地努力着。

对高等脊椎动物成熟期中枢神经系统损伤后再生障碍原因的推测有以下几种:①神经元本身再生能力有限;②神经营养因子生成不足;③细胞外基质不适宜;④损伤产生了抑制神经元生长的因子;⑤损伤局部胶质细胞形成坚硬的瘢痕妨碍轴突生长穿过,但中枢神经再生失败的主要原因和完整机制远未阐明。

20世纪80年代,成年哺乳动物中枢神经系统损伤后不能再生和恢复的理论受到挑战。这种概念上的突破主要基于两方面的实验事实。

(1) 把周围神经节段移植进脊髓,观察到损伤的脊髓神经纤维能长距离地延伸。这一发现清楚地显示成年哺乳动物的脊髓神经元仍然保持着再生的能力,从根本上改变了人们对整个神经再生领域的认识。

(2) 人们注意到中枢神经系统内的微环境对受损神经的存活和再生至关重要。因而中枢神经系统轴突再生失败从大的方面来说有两个原因:

(1) 损伤的神经元存在内在的再生能力的缺陷。

(2) 中枢微环境不适合轴突再生,其中抑制性因素被认为可能起更重要的作用。

目前促进神经再生与修复的策略也主要是通过促进内在的再生能力和消除外在的抑制因素两大途径。在中枢神经系统再生研究过程中也就形成了两个重要的研究方向。一个是研究和改变中枢神经内在的生长能力。在这个方向上,目前的研究主要是试图了解控制中枢神经系统和周围神经系统神经元存活和轴突生长的信号途径,从而对细胞内的信号途径实现干预。另外一个是解决中枢神经系统再生的环境问题,如利用移植的细胞或神经块,提供损伤神经元再生长的合适环境,试图增强受损神经的再生。在过去的 20 年内,对中枢神经系统发育和损伤的动物研究获得了许多令人瞩目的进展,为今后临床上更好地促进中枢神经系统再生带来了希望。

一、神经再生抑制性髓鞘蛋白

中枢神经系统损伤后的再生修复是十分复杂的病理生理过程,涉及从分子、细胞到整体的各个层次的变化。一个成功的再生可分为以下三个阶段:第一,受损神经元及支持细胞的存活;第二,由存活神经元再生的轴突长过损伤区到达合适的靶区并重建有功能的突触联系;最后,新建立的神经环路成功补偿神经系统损伤后的功能缺失。这种轴突再生的能力只存在于周围神经系统及发育期的中枢神经系统,成年哺乳动物中枢神经系统损伤后不能成功再生,造成的功能缺失也是不可逆的。20世纪初,著名的西班牙神经学家 Santiago Ramony Cajal 做了相当多的神经组织形态、神经发育学及神经纤维再生等方面的研究并获得许多重大发现。他的贡献之一是在受损断裂中枢神经纤维远端发现神经纤维的存在并认为这些神经纤维由再生而得。由此他提出了如果环境适宜中枢神经纤维受损后可以再生的学说,但由于当时的技术条件所限,他不能证实受损点远端的神经纤维是再生的。以后,许多研究者发现中枢神经轴突切断后近侧断端可以出芽并能长入周围神经移植物,但这些新生的突起再次接触中枢环境后便停止生长,并最终溃变。这些都提示中枢神经轴突并非缺乏再生能力,而是中枢内环境不适合再生。周围神经和中枢神经不同的微环境因素造成两者不同的再生能力。这种微环境的不同主要是由于它们所拥有的神经胶质细胞的类型不同造成。周围神经系统的胶质细胞为神经膜细胞,而中枢神经系统则为少突胶质细胞、星形胶质细胞和小胶质细胞三种神经胶质细胞。在中枢神经系统,轴突髓鞘由少突胶质细胞形成。与周围神经髓鞘不同,中枢神经髓鞘的存在形成一个不利于轴突生长的环境, 即存在髓鞘相关抑制因子, 包括 Nogo、髓鞘相关糖蛋白(myelin-associated glycoprotein, MAG)、少突胶质细胞髓鞘糖蛋白(oligodendrocyte-myelin glycoprotein ,OMgp)等。

近年的实验研究进一步证实了中枢神经系统的髓鞘蛋白的神经再生抑制作用是影响中枢神经系统神经再生的一个重要原因。一些研究者用有丝分裂抑制药或 X线照射,有效抑制新生大鼠脊髓内少突胶质细胞的发生和髓鞘形成,然后用这种无少突胶质细胞的脊髓冰冻切片作为底质培养成神经瘤细胞,发现成神经瘤细胞无论在灰质或白质上均能同样生长。体内观察同样发现,在无髓鞘的神经垂体和视网膜内,轴突也有较好的再生能力,并观察到当轴突生长锥的丝足(filopedia)与少突胶质细胞接触时,生长锥的运动立即停止,甚至塌陷。髓鞘的抑制作用与神经再生抑制性髓鞘相关蛋白有关。髓鞘相关糖蛋白是最早发现的髓鞘抑制性蛋白。1988 年,研究者分离中枢神经系统髓磷脂进行生化分析,发现少突胶质细胞的抑制作用与髓鞘的膜蛋白有关,并首次从大鼠的脊髓髓磷脂中分离获得两种轴突再生的蛋白,其活性成分分别是 35ku 和 250ku 的组分,分别称为 NI-35 和 NI-250。体外培养实验证明,NI-35 和 NI-250 的抗体(IN-1 和 IN-2)能使少突胶质细胞的抑制作用消失。1998 年又从小牛髓磷脂中分离出具有抑制轴突生长的活性蛋白 BNI-220。这些髓磷脂相关性抑制蛋白主要存在于中枢神经系统白质,在周围神经系统中未见。遗憾的是这类抑制性物质的结构和基因多年来一直未能鉴定。

2000 年,这一蛋白分子的基因终于被克隆,命名为 Nogo 基因。Nogo 基因及蛋白的发现,引起神经科学界对轴突生长抑制性蛋白的高度重视,它为中枢神经系统损伤后神经再生的研究开辟了新的领域。

目前认为 Nogo 很可能对应于以前发现的 NI-250 和 bNI-220,依据如下:①Nogo含有与 NI-250 和 bNI-220 相同的 6 肽氨基酸序列;②其轴突生长抑制活性可被 NI-250 的特异抗体 IN-1 阻断;③和 NI-250 和 bNI-220 一样,Nogo 位于中枢神经系统鞘磷脂和少突胶质细胞,周围神经系统中不存在。

研究表明,Nogo 蛋白属浆膜蛋白家族成员,目前已经鉴定出三种 Nogo 的 cDNA序列,分别编码三种不同的 Nogo 异构体,即 Nogo-A,Nogo-B 和 Nogo-C,分别含有1163,360 和 199 个氨基酸。其中 Nogo-A 最大,它包含一个较大的细胞外结构域(1024 个氨基酸残基和 7 个 N-连接糖基化位点),两三个跨膜结构域(其中一个是暴露在胞外的氨基端 66 个氨基酸的片段被称作 Nogo-66)和一个较短胞内域。Nogo-A是髓鞘相关性抑制因子中最重要的一种。

Josephson 等利用原位杂交方法发现人胎儿组织中,Nogo-A 和 Nogo-A mRNA 在2/3 的脊髓中央管、背根神经节和自主神经节中明显表达,并发现 Nogo-A 在神经元如运动神经元和感觉神经节神经元中也有表达。在成人组织中表达情况相似。因而认为,Nogo mRNA 主要在神经元和少突胶质细胞中表达,在星形细胞和神经膜细胞中不表达。此外,Nogo-A mRNA 在人和大鼠发育中的肌肉组织也有表达,大鼠三叉神经节和三叉神经中脑核中也呈强表达。Nogo mRNA 在成年大鼠神经元中普遍为阳性,在海马神经元、梨状回、红核和动眼神经核中表达尤为明显。成年大鼠脊髓重物坠落伤 6h 和 24h 后损伤中心周边区域中 Nogo-A mRNA 的表达显著降低,但损伤灶远隔区域未见明显的 Nogo mRNA 上调。在海人酸致伤大鼠中也未见 Nogo 的表达变化。Tozaki 等还发现 Nogo 在发育中的神经元内也呈强表达。这些发现对于进一步认识 Nogo 在神经再生中的作用有重要意义。

Fournier 等还克隆了一个 Nogo-66 的受体 NgR,发现 NgR 由 473 个氨基酸构成,包含 1 个信号序列,8 个富含亮氨酸的重复区域,富含半胱氨酸的羟基末端结构域,1个独特区域及糖基化磷脂酰肌醇(GPI)连接位点,此受体在中枢神经系统灰质中,特别是在可再生的神经元中表达。去除神经元表面的 Nogo-66 受体和其他相关 GPI 蛋白可使神经元对 Nogo-66 不再敏感。NgR 在中枢神经系统的分布与其调节轴突再生及可塑性的功能相一致。RNA 印迹分析显示 NgR 主要表达于大脑,特别是其灰质,心脏和肾低水平表达,未见其他外周组织表达。原位杂交结果表明,NgR 表达于大脑皮质神经元、海马神经元、小脑 Purkinje 细胞及脑桥神经元,而在白质不表达。NgR 不仅是 Nogo-66 的结合位点,而且介导 Nogo-66 的抑制作用。

与 Nogo 相关的基因和药物治疗将成为中枢神经系统损伤后促进轴突再生及修复的新的有效手段。Strittmatter 实验室成功制备出了 NgR 的竞争性拮抗药——NEP1-40,体外实验表明,它能有效抑制 Nogo 的神经再生抑制作用,明显地促进受损中枢神经系统轴突生长及功能恢复。Atlay 等通过向脊髓损伤大鼠体内加入 NEP1-40,阻断 Nogo-66 与其受体结合后,发现大鼠体内钙黏蛋白(一种神经细胞黏附和轴突出芽的标记)的表达增加,并且可增加运动功能的恢复。Hou 等运用含抗 Nogo-66 受体抗体的透明质酸水凝胶,在背根神经节细胞联合培养中,加强了细胞的附着和神经轴突的生长。鞘内运用 NgR(27~310)表位结构域的可溶性 IgG[NgR(310)ecto-Fc]可促进胸脊髓后半切模型鼠运动恢复和脊髓传导,联合运用 NgR(310)ecto-Fc 和甲泼尼龙能更明显地促进功能恢复和轴突生长的作用。另外,通过 RNA 干扰技术来抑制 NgR 基因表达,蛋白水解酶水解 Nogo 下游分子 Rho 均可阻断 Nogo-66 抑制神经突触生长的作用。2005 年,张涛用化学合成的小干扰 RNA(siRNA)沉默 NgR 基因,改善了大鼠脊髓损伤后髓鞘蛋白抑制物的影响,促进了脊髓损伤的修复。同年,Ahmed分别对 NgR,p75NTR,Rho-A 进行 RNA 干扰也下调了髓鞘蛋白相关抑制物的作用,促进了脊髓损伤后轴突的再生。我们的研究也发现:脂质体转导的化学合成 siRNA 能有效抑制原代皮质神经元的 NgR 表达,并于 72h 内维持于低水平。该段 siRNA 转染的毒性作用主要来自于转染试剂,与序列本身无明确关系。大鼠脊髓半切损伤后脑室内应用 siRNA,虽然神经功能评分未见统计学差异,但存活神经元数量和脊髓病理形态学均有显著改善。这些结果表明,Nogo-66 及其受体是中枢神经系统轴突再生的主要抑制因素,在中枢神经系统损伤后抑制轴突生长中发挥重要作用。

二、自身免疫 T 细胞

最近国外学者另辟蹊径,采用自身免疫 T 细胞进行中枢神经系统损伤后的神经保护和再生,本章对这方面的研究进展做一回顾。

(一) 中枢神经系统损伤后自身免疫反应存在双重作用

由于在人体的其他组织,免疫反应在组织保护和修复中发挥了很重要的作用,那么在中枢神经系统是否也像其他组织那样依靠免疫反应发挥保护和修复作用呢?尤其是在中枢神经系统损伤后神经组织修复过程中,越来越多的证据表明中枢神经系统受损后的确有免疫系统介入来减轻损害和促进修复。

成年中枢神经系统是免疫特许器官,其原因首先是由于存在血-脑屏障,其次是由于存在免疫屏障,包括中枢神经系统细胞的组织相容性抗原表达较弱以及周围的免疫抑制微环境,如星形胶质细胞可抑制或灭活侵入的 T 细胞和局部产生的抑制和调节免疫的物质等。这两道屏障可限制免疫细胞进入中枢神经系统以及其活性,从而维持和保护神经网络功能。正常中枢神经系统中,激活的 T 细胞可穿过血-脑屏障进入脑实质,但是只有那些能与中枢神经系统抗原反应的 T 细胞才能长期存在。由于中枢神经系统创伤后,神经远端发生 Wallerian 变性,髓鞘溃变,血-神经屏障破坏神经性抗原漏出后被引起流到邻近的淋巴结中,刺激免疫细胞,产生特异性抗体,进入血液后作用于神经细胞,引起自身免疫反应,引起巨噬细胞聚集,T细胞浸润并刺激机体生成多种血清免疫抑制因子,影响神经再生。故长期以来一直认为中枢神经系统损伤后的自身免疫反应加重了继发性损害,不利于神经保护和神经再生。

随着对中枢神经系统损伤的病理生理机制的深入研究,人们逐渐发现中枢神经系统损伤后的自身免疫反应除了加重继发性损伤的负面作用外,同样也具有神经保护和促进神经再生的积极作用,只是在自然状态下,这种作用过于微弱,被其负面作用压制而难以表现。比较中枢神经系统和周围神经系统损伤的动物模型中损伤部位T细胞的反应,结果显示内源性T细胞的聚集效应在周围神经系统中要比中枢神经系统中强烈的多,而且在中枢神经系统中T细胞很容易就通过凋亡而被清除,而在周围神经系统这一效应要弱的多,这说明中枢神经系统损伤后其T细胞免疫反应是受到严格限制和调控的。自从以色列Schwartz研究小组首先发现自身免疫作用在视神经损伤中的神经保护和神经再生作用以来,自身免疫的神经保护和促进再生的作用逐渐为人们所关注。

(二)自身免疫T细胞的神经保护作用

1998年,Popovich等发现脊髓损伤后可诱发机体产生抗髓鞘碱性蛋白的T淋巴细胞,并检测到了这种T细胞,与多发性硬化(MS)患者体内的T细胞类似。1999年,Schwartz等发现正常大鼠要比出生后切除胸腺的大鼠有更强的创伤耐受性;将受伤1周后大鼠脾细胞转移至正常大鼠,可明显提高创伤耐受性;过度表达抗髓鞘碱性蛋白的T细胞受体的转基因大鼠,视神经损伤后视网膜神经节细胞的存活率要显著高于野生型。进一步研究发现,从脊髓损伤1周后分离大鼠脾细胞,转移至新受伤的大鼠,仍然存在神经保护作用,且这种保护作用与剂量成正比,而在出生后切除胸腺的大鼠则没有这种神经保护作用。成年大鼠切除胸腺后,对视神经或脊髓损伤后的反应与预后比未切除胸腺组要严重得多。这些都提示损伤可唤醒体内有益的自身免疫神经保护作用。2000年,Schwartz等采用大鼠视神经损伤模型,发现损伤后在受损部位有短暂的内源性T细胞聚集。分别被动转移激活的中枢神经系统自身抗原-髓鞘碱性蛋白特异性反应的T细胞或外源性卵白蛋白(OVA)反应性T细胞,致伤2周后,注射抗髓鞘碱性蛋白-T细胞的大鼠的继发性退行性变比注射抗卵白蛋白-T细胞大鼠要轻得多,视神经节细胞的存活率和视神经的传导程度也都高得多。以后又发现脊髓损伤后,在损伤后或1周内注射抗髓鞘碱性蛋白-T细胞,其功能恢复明显优于抗卵白蛋白-T细胞或阴性对照组。

更进一步研究发现,不仅是被动转移且通过髓鞘碱性蛋白主动免疫同样有神经保护作用,可显著促进功能恢复。采用中枢神经系统自身抗原预免疫动物同样发现存在神经保护作用。Huang等利用髓鞘或脊髓匀浆免疫大鼠,3周后脊髓致伤。3周后观察发现:过半数的免疫大鼠有长距离轴突再生,再生距离为5~11mm,其再生距离与Schwab等应用IN-1抗体的结果相似,但再生轴突数目比抗体治疗组要多且髓鞘免疫大鼠的再生范围占了整个脊髓的2/3,而抗体组的再生仅占脊髓的1/4。更重要的是免疫组除了解剖再生外还有更好的功能恢复。从免疫大鼠提取的血清可允许轴突在含髓鞘的培养基上广泛生长,去除血清中的免疫球蛋白这一作用也就消失了。

被动转移激活的自身免疫 T 细胞治疗方法的优越性:①不需局部注射,防止对脑组织产生新的损伤;②激活的 T 细胞可以穿过血-脑屏障,在受损部位特异性聚集;③由于 T 细胞在伤后 3~21d 在损伤部位聚集,因而能在这个时间段内在损伤部位持续产生神经生长因子,其产生神经生长因子的时间段和模式符合组织的需要;同时 T 细胞可通过凋亡这种自限方式自我清除;④激活的自身免疫 T 细胞在损伤部位以多种机制协同发挥神经保护和修复作用。

(三) 自身免疫 T 细胞的作用机制

目前对自身免疫 T 细胞的神经保护作用机制尚了解不多。自身免疫 T 细胞的神经保护作用可能主要是拯救那些逃脱了原发性损伤的濒危神经元,减轻损伤引起的继发性损害。其依据有:①从损伤到恢复的时间较短,尚不足以形成再生;②对完全横断的脊髓损伤几乎无保护作用;③形态学和影像学研究显示组织结构近似于正常组织,而非新生组织。

有研究证实自身免疫 T 细胞能分泌细胞因子和神经生长因子(NGF)。Moalem 等发现不同抗原特异性 T 细胞可表达神经生长因子、脑源性神经营养因子(BDNF)、NT-3 和 NT-4/5 的 mRNA 和蛋白。视神经损伤后,T 细胞在体内被暴露的髓鞘抗原激活后各种神经生长因子的表达显著增加。由于在视神经神经元存在 TrkA、TrkB 和 P75 受体等神经生长因子的特异性受体,说明 T 细胞源性神经生长因子可通过这些特异性受体的介导从而发挥神经保护和修复作用。

损伤引起的自身免疫反应存在双重作用,即神经保护和神经破坏作用,这种双重作用可能与不同亚型和数量的 T 细胞作用不同有关。正常大鼠和出生时切除胸腺的大鼠视神经损伤,被动转移辅助 T 细胞 1(TH1)后,在胸腺切除组大鼠没有出现神经保护作用,但在配合转移富含 CD4+亚型的 T 细胞后,又能出现神经保护作用。这说明被动转移 TH1 细胞发挥神经保护作用时必须有 CD4+亚型的配合。

自身免疫 T 细胞的靶细胞可能是小胶质细胞,后者再通过转变自身细胞表型或激活 T 细胞产生细胞因子或神经生长因子作用于星形细胞、小胶质细胞或神经元以保护受损组织。炎性细胞因子可激活星形胶质细胞产生神经生长因子,T 细胞受抗原或抗原递呈细胞的再激活可产生神经生长因子和细胞因子。局部应用蛋白激酶抑制药 K252a,选择性抑制酪氨酸激酶的信号传导通路,可显著减弱自身免疫 T 细胞的神经保护作用。

大鼠视神经损伤后和注射抗髓鞘碱性蛋白的 T 细胞后不同时段电生理研究发现:在一个短暂的神经传导性下降阶段后出现神经保护作用。这一现象的可能解释是 T 细胞诱导短暂的神经传导性下降,使受损神经处于相对静息状态,以降低代谢需求,防止能量耗竭,从而保持神经元活力。

总之,自身免疫 T 细胞的神经保护机制远未阐明,对其作用机制的深入研究将进一步拓展对中枢神经的损伤修复、神经-免疫系统的作用等的认识,并推进这一新的治疗方法走向临床实用。

三、展望

由于自身免疫反应在生理状态下中枢神经系统较弱,损伤后要发挥其神经保护作用则必须增强这一反应,但这一反应的紊乱则不仅没有神经保护作用,甚至可能加重神经损害。自身免疫反应是一个涉及多细胞、多环节的过程,必须要有有效的T细胞调节机制;而且自身免疫反应还受遗传控制,越容易发生自身免疫病的个体,损伤后的神经损害也越严重,这也可以解释临床不同个体对相同急性损伤的反应和损伤后的恢复程度都不尽相同。因而如何促进自身免疫保护反应而不致诱导自身免疫病,减轻其破坏作用,是今后的研究重点。

目前这一方法的主要争议是髓鞘免疫大鼠后易诱发实验性变态反应性脑脊髓炎(experimental allergic encephalomyelitis, EAE),类似人类的脱髓鞘疾病多发性硬化。因而这一疗法的关键是寻找在正常情况下不暴露,只在受损后释放的自身抗原异构肽,激活产生特异性T细胞。这种T细胞不会在未受损部位聚集或起作用,不致产生自身免疫病,而只在损伤部位发挥其修复作用。目前已经发展了两个策略:①改变自身抗原与T细胞受体结合部位的氨基酸序列,使其无害;②使用人工合成的无致脑炎的多聚肽。髓鞘碱性蛋白由170~172氨基酸残基构成,是髓鞘中抗原性最强的蛋白质,占髓鞘总蛋白的40%。在对变态反应性脑脊髓炎实验动物模型的研究中发现:髓鞘碱性蛋白免疫敏感动物诱导变态反应性脑脊髓炎的生物活性与分子内某些氨基酸顺序有关,只有某些髓鞘碱性蛋白肽片段可在体外刺激抗原特异性T细胞增生并诱导敏感实验动物的变态反应性脑脊髓炎,称为致脑炎表位。

修复是一个涉及多系统多环节并受多种因素影响和调节的复杂过程,尽管中枢神经再生与修复的理论研究尚有许多未从根本上认识和解决的难题,尽管将在实验动物取得的进展与突破应用于人类尚须付出极大的努力,神经科学工作者和广大临床工作者数十年开拓创新的研究毕竟已彻底淘汰了中枢神经系统损伤后不能再生修复的陈腐观点,相信在不久的将来,必将为广大遭受中枢神经损伤和疾患的患者带来光明灿烂的临床治疗前景。

(包映晖　罗其中)

参 考 文 献

1. Tessier-Lavigne M, Goodman C S. Perspectives neurobiology: regeneration in the Nogo zone. *Science*, 2000, 287(5454): 813~814
2. Goldberg J L, Barres B A. Nogo in nerve regeneration. *Nature*, 2000, 403(6768): 369~370
3. Prinjha R, Moore S E, Vinson M, et al. Inhibitor of neurite outgrowth in humans. *Nature*, 2000, 403(6768): 383~384

4. GrandPre T, Nakamura F, Vartanian T, et al. Identification of the Nogo inhibitor of axon regeneration as a Reticulon protein. *Nature*, 2000, 403(6768): 439~444

5. Fournier A E, GrandPre T, Strittmatter SM. Identification of a receptor mediating Nogo-66 inhibition of axonal regeneration. *Nature*, 2001, 409(6818): 341~346

6. Atalay B, Bavbek M, Cekinmez M, et al. Antibodies neutralizing Nogo-A increase pan-cadherin expression and motor recovery following spinal cord injury in rats. *Spinal Cord*, 2007, 45(12): 780~786

7. 张涛, 袁文, 刘百峰, 等. siRNA 干扰大鼠神经元 Nogo 受体 mRNA 表达的时程研究. 中国脊柱脊髓杂志,2005,15(6): 588~591

8. Ahmed Z, Dent R G, Suggate E L, et al. Disinhibition of neurotrophin-induced dorsal root ganglion cell neurite outgrowth on CNS myelin by siRNA-mediated knockdown of NgR, p75NTR and Rho-A. *Mol Cell Neurosci*, 2005, 28(3): 509~523

9. Hou S, Tian W, Xu Q, et al. The enhancement of cell adherence and inducement of neurite outgrowth of dorsal root ganglia co-cultured with hyaluronie acid hydrogels modified with Nogo-66 receptor antagonist in vitro. *Neuroscience*, 2006, 137 (2): 519~295

10. Hauben E, Butovsky O, Nevo U, et al. Passive or active immunization with myelin basic protein promotes recovery from spinal cord contusion. *J Neuroscience*, 2000, 20: 6421~6430

11. Moalem G, Gdalyahu A, Shani Y, et al. Production of neurotrophins by activated T cells: Implications for neuroprotective autoimmunity. *J Autoimmun*, 2000, 15: 331~345

12. Hauben E, Nevo U, Yoles E, et al. Autoimmune T cells as potential neuroprotective therapy for spinal cord injury. *Lancet*, 2000, 355: 286~287

13. 沈剑虹, 包映晖, 罗其中, 等. 化学合成 siRNA 对原代皮层神经元 NgR 表达的抑制效应. 中国临床康复, 2006, 10(5): 22~24

14. 沈剑虹, 罗其中, 包映晖, 等. siRNA 抑制神经元 NgR mRNA 的时效关系和毒性研究. 中华神经外科杂志, 2006, 22(11): 695~698

15. 包映晖, 沈剑虹, 罗其中, 等. Nogo-66 受体单链 RNA 干扰对大鼠脊髓半切损伤的治疗效应. 中华创伤杂志, 2008, 24(9): 696~699

16. 罗其中, 包映晖. 中枢神经损伤后的神经再生修复策略. 中国微侵袭神经外科杂志, 2004, 9(2): 49~52

17. 罗其中, 包映晖. 抑制神经再生的髓鞘蛋白研究进展. 中华神经外科疾病研究杂志, 2003, 2(3): 284~286

18. 罗其中. 中枢神经损伤后的神经再生与修复研究进展. 中华神经外科杂志, 2004, 20(2): 88~90

19. 包映晖, 罗其中, 江基尧. 自身免疫 T 细胞的神经保护作用. 中华创伤杂志, 2004, 20(8): 505~507

第二部分 脑肿瘤

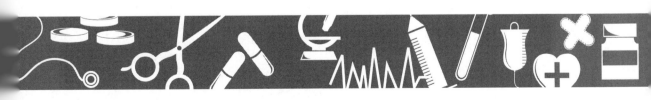

高级别胶质瘤术中
肿瘤卒中的可能机制及治疗策略

　　脑肿瘤在生长过程中由于内外因素的作用发生急性出血，引起颅内压急剧增高，酷似脑卒中发作，称为脑肿瘤卒中。而肿瘤组织弥漫性充血、发黑及肿胀为肿瘤静脉回流障碍性卒中。脑肿瘤卒中处理不当、不及时会给患者带来严重的不良后果。本研究回顾性分析 2007 年 1 月~2011 年 1 月在仁济医院神经外科手术治疗的 315 例高级别胶质瘤（WHO Ⅲ级、WHO Ⅳ级）患者的临床资料，其中并发术中肿瘤卒中 8 例（2.5%），总结术中肿瘤卒中的临床特点、可能机制及治疗策略，现报道如下。

一、临床资料

（一）病例排除标准

　　（1）术前影像提示肿瘤卒中。
　　（2）存在出、凝血异常或合并血液系统疾病。
　　（3）远隔部位（非肿瘤内）出血引起术中颅内压急剧升高（如颅钉刺破硬脑膜引起硬脑膜外血肿等）。

（二）病例资料

　　男 4 例，女 4 例；年龄 27~71 岁，平均（50.0 ± 13.6）岁。肿瘤位于颞叶 3 例、额叶 3 例，顶叶 1 例（肿瘤侵入侧脑室合并有脑积水），小脑 1 例。囊实性肿瘤 4 例、均为 WHO Ⅲ级，实性肿瘤 4 例、均为 WHO Ⅳ级。头颅 MRI 显示实性肿瘤血供异常丰富；肿瘤最大径均大于 6cm。

（三）手术方法

　　根据肿瘤的解剖位置采用相应的手术入路（额颞开颅、颞枕开颅、枕下后正中入路等），开颅后均在显微镜下行肿瘤的显微切除。实性肿瘤先沿肿瘤边界周围的胶质增生带分离（即"边界切除法"），离断肿瘤血供，再整块切除肿瘤，部分体积巨大的肿瘤可分块切除。囊实性肿瘤先行穿刺囊腔,缓慢放出囊液后再切除肿瘤。对于合并严重脑积水的肿瘤,先行侧脑室外引流术,再行肿瘤切除。术中瘤腔出血可静脉使用甘露醇或利尿剂快速降低颅内压。同时探查瘤腔,如有新鲜出血,迅速清除血肿并处理出血血管。肿瘤静脉回流障碍性卒中应快速切除肿瘤,以降低颅内压。如术前影像学检查提示肿瘤紧邻或包绕大血管,且肿瘤血供异常丰富,则先沿大血管走行处理肿瘤供血动脉,再切除肿瘤。

(四)术中肿瘤卒中的临床特点

4例囊实性肿瘤术中并发瘤腔出血,4例实性肿瘤术中并发静脉回流障碍性卒中。术后头颅磁共振成像示肿瘤均全部切除,瘤腔无出血,脑组织无明显肿胀。

(五)术后治疗及随访

术后2~4周给予放、化疗。放疗采用常规分割放疗法,1.8~2.0 Gy/次、5次/周,共60 Gy。化疗采用替莫唑胺(Temozolomide)同步放疗联合辅助化疗方案(共5例),对前期研究无法使用或无条件使用的患者,一般采用尼莫司汀(Nimustine)化疗4~6个疗程(共3例)。术后随访1.5~4年,定义生存期为从手术日到死亡或随访结束为止。4例WHO Ⅲ级患者的生存期为(31.0 ± 5.1)个月;4例WHO Ⅳ级患者的生存期为(12.5 ± 1.3)个月。

二、胶质瘤术中肿瘤卒中的可能机制

2%~10%的颅内肿瘤会发生自发性瘤腔出血,多见于生长迅速的恶性肿瘤或血供丰富的肿瘤,如成胶质细胞瘤、转移瘤等。胶质瘤发生肿瘤卒中的主要原因有:

(1)肿瘤生长较快,而内部血管生长较慢,导致血管生长迟于肿瘤生长,肿瘤中心坏死出血。

(2)胶质瘤肿瘤内部的血管病理性生长。脑肿瘤术中肿瘤卒中发生在开颅后尚未切除肿瘤前或肿瘤切除过程中。结合本组8例患者的临床资料,分析其可能的卒中机制:

1)囊实性肿瘤在穿刺囊腔释放囊液后,即使释放囊液的速度缓慢、释放囊液不多,但已能明显降低囊内压,实性部分肿瘤血管在长期囊内高压下处于收缩、闭塞状态,囊内压突然降低,引起肿瘤血管迅速扩张、充血甚至破裂从而引起瘤腔出血。本组释放囊液后出现瘤腔出血3例。

2)实性肿瘤术中阻断或切断肿瘤主要的引流静脉,可引起肿瘤组织充血、发黑和肿胀,即肿瘤静脉回流障碍性卒中。本组术中肿瘤静脉阻断或切断导致肿瘤卒中4例。有文献报道悬吊枕窦引起静脉窦回流障碍可引起成髓细胞瘤术中卒中。

3)合并脑积水的肿瘤在穿刺侧脑室释放脑脊液后,如释放脑脊液速度过快、释放量过多,会引起颅内压急剧下降,也可诱发肿瘤卒中。本组侧脑室外引流诱发肿瘤卒中1例(图2-1),文献也有类似报道。

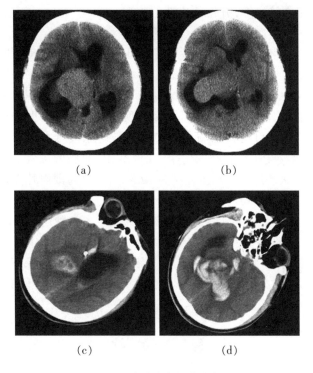

(a)　　　　　　　　　(b)

(c)　　　　　　　　　(d)

图 2-1　胶质瘤术中肿瘤卒中

该患者 23 岁,男性,因患胶质瘤合并脑积水[图(a)、图(b)]拟急诊行外引流+肿瘤切除术,穿刺侧脑室成功后, 发现颅内压很高, 共释放脑脊液约 50ml。心电监护示患者突发血压升高至 200/135mmHg,排除麻醉等其他因素,再次控制性释放少量脑脊液,发现脑脊液为血性,考虑为肿瘤卒中,遂中断手术并行头颅 CT 检查,明确为肿瘤卒中[图(c)、图(d)]

三、术中肿瘤卒中的治疗策略

术中突发肿瘤卒中,颅内压急剧升高伴脑组织急性膨出,这常给术者带来极大的压力和挑战。首先,术者要保持镇定,迅速找出肿瘤卒中的原因。其次,及时选择得当的治疗策略。本组对术中肿瘤卒中的处理策略有:

(1) 静脉使用甘露醇或利尿药快速降低颅内压。

(2) 同时探查瘤腔,如有新鲜出血,迅速清除血肿并处理出血血管。

(3) 如为肿瘤静脉回流障碍性卒中,则手术方法改为迅速切除残余肿瘤或先处理肿瘤的供血动脉,再行肿瘤切除。

胶质瘤术中肿瘤卒中在完全切除肿瘤后,并不需要行去骨瓣减压术。作者早期研究中有 2 例患者合并术中肿瘤出血,在肿瘤切除后行去骨瓣减压术,术后影像学复查及随访结果提示去骨瓣减压的意义不大。

四、胶质瘤合并术中肿瘤卒中的预后

高级别胶质瘤术中肿瘤卒中,如果处理不及时或不当,可引起较严重的后果:

（1）易损伤正常脑组织，引起患者神经功能丧失。

（2）引起术中大出血。

（3）匆忙提前结束手术，无法切除肿瘤。如及时处理，患者也可取得与同病理类型肿瘤一样的疗效。

高级别胶质瘤患者术后需常规行放、化疗，这可明显延长患者的生存期，强烈推荐行替莫唑胺同步放疗联合辅助化疗，无条件使用替莫唑胺的患者建议使用烷化剂药物（尼莫司汀、卡莫司汀类）。本研究中，有 5 例患者接受了替莫唑胺同步放疗联合辅助化疗，3 例患者接受了烷化剂的化疗。4 例 WHO Ⅲ 级的患者平均生存期为 31.0 个月；4 例 WHO Ⅳ 级的患者平均生存期为 12.5 个月，这与国内外文献报道的同级别胶质瘤的中位生存期大致相同。

综上所述，体积巨大的囊实性高级别胶质瘤发生术中肿瘤卒中多表现为瘤腔出血，而血供丰富的实性高级别胶质瘤则多表现为肿瘤静脉回流障碍性卒中；术中肿瘤卒中若能处理及时、得当，可取得与同病理级别肿瘤一致的临床疗效。

（邱永明　郭烈美）

参 考 文 献

1. 卢晓航. 脑肿瘤卒中的研究进展. 现代预防医学, 2006, 33(5): 730~731

2. 可宗军. 23 例脑肿瘤卒中患者的临床诊治分析. 白求恩军医学院报, 2009, 7(2): 71~72

3. Santhanam R, Balasubramaniam A, Chandramouli B A.Fatal intratumoral hemorrhage in posterior fossa tumors following ventriculoperitoneal shunt. *J Clin Neurosci*, 2009, 16(12): 135~137

4. Fukai J, Uematsu Y, Shintani A, et al. Intraoperativehemorrhage in medulloblastoma: a case report and review of the literature. *Childs Nerv Syst*, 2002, 18(6~7): 356~360

5. Johnson D R, Ma D J, Buckner J C, et al. Conditional probability of long-term survival in glioblastoma: A population-based analysis. *Cancer*, 2012, 118(22): 5608~5613

6. Nagy M, Schulz-Ertner D, Bischof M, et al. Long-term outcome of postoperative irradiation in patients with newly diagnosed WHO grade Ⅲ anaplastic gliomas. *Tumori*, 2009, 95(3): 317~324

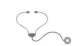

榄香烯治疗
颅内恶性肿瘤的临床与基础研究

榄香烯(elemene)为中药莪术(温郁金)的提取物,以 β 榄香烯、δ 榄香烯和 γ 榄香烯的油状混合物形式存在, 其中 β 榄香烯 (化学名:1-甲基-1-乙烯基-2-异丙烯基-4-异丙烯基环己烷;分子式 $C_{15}H_{24}$,分子量 204.34)是其主要活性成分,占 85%~90%。药代动力学静脉给药后血浆中药物时量曲线属二室模型,$t_{1/2}\alpha$=11.2 min,$t_{1/2}\beta$=10.5 h,肺、脾、肝和淋巴组织中药物分布较多,其中以肺为最高,并可通过血-脑屏障到达脑内。平均血浆蛋白结合率为 97.7%。因榄香烯属挥发油类,挥发性强,主要通过呼吸道排出。它是我国医药工作者自行开发的国家二类抗肿瘤新药, 具有低毒、高效、广谱、不易产生耐药和改善机体免疫功能等优点。目前, 经过国内学者多年的研究,榄香烯被广泛用于颅内肿瘤,头颈部肿瘤,肺癌,肝癌,中、晚期胃癌,直肠癌,膀胱肿瘤,白血病,恶性胸腔和腹腔积液等临床常见肿瘤的治疗中,取得了肯定的疗效,整体治疗效果与传统化疗药接近,但临床应用中发现存在肿瘤的敏感性差异。

早在 20 世纪 70 年代,中药莪术治疗妇科子宫颈癌已在大连得到应用并取得较好临床效果,大连市医药科学研究所经过近 20 年攻关,成功提取其有效成分榄香烯并系统地进行了药理、药代学研究。从 90 年代初期在国内率先开展了榄香烯治疗颅内恶性肿瘤的一系列体外、动物体内及临床患者研究(包括用药途径、剂量、不良反应、免疫功能和抗肿瘤机制等方面),发现榄香烯可以明显抑制胶质瘤细胞的增殖、诱导胶质瘤细胞的凋亡和分化。

一、颈动脉持续灌注榄香烯治疗老年多发脑转移癌的临床研究

从 1991 年开始在国内外率先应用榄香烯治疗多发脑转移癌, 并观察其与替尼泊苷(Teniposide, VM-26)的协同抗肿瘤作用。

(一) 临床资料

1. 临床情况　病例选择本研究共分析整理近 10 年间老年多发转移癌患者 103 例,其中 21 例因资料不全而排除在本研究之外,余 82 例均符合以下要求:

（1）年龄>60 岁。

（2）CT 或磁共振成像证实颅内有多发转移灶，应用榄香烯组选择病变位于小脑幕上者。

（3）估计患者生存期在 2 个月以上，其他脏器未见转移灶。

（4）既往未接受过其他系统化疗，脑部放疗者至少在 6 周以后，且肿瘤继续增大。

（5）肝、肾及心脏功能基本正常。

2. 本病例特点

（1）性别和年龄：男 48 例，女 34 例，年龄 61~86 岁，平均 67 岁。

（2）原发灶部位：原发灶明确者 73 例（89%），其中肺癌 49 例（59.76%）、乳腺癌 10 例（12.20%）、胃癌 3 例、胸腺癌 1 例、结肠癌 1 例、肝癌 1 例、黑素瘤 2 例、淋巴瘤 2 例、绒毛膜上皮癌 1 例、鼻咽癌 1 例、泌尿系肿瘤 2 例。原发灶不明确者 9 例（11%）。

3. 转移灶数目和分布　本组均为多发转移，脑内最少 2 个转移灶，最多 5 个转移灶，共 202 个。其中右侧大脑半球 114 个（额叶 35 个、顶叶 56 个、颞叶 17 个、枕叶 6 个），占 56.44%；左侧大脑半球 80 个（额叶 21 个、顶叶 40 个、颞叶 15 个、枕叶 4 个），占 39.60%；小脑半球 6 个、小脑脑桥角 2 个。顶叶共 77 个，占 38.12%；其次为额叶 56 个，占 27.72%。既往治疗 58 例曾行原发灶切除术，4 例行立体定向组织活检术，16 例曾行放疗。

4. 临床表现　头痛 32 例，头晕嗜睡 58 例，恶心呕吐 16 例，肢体运动或感觉障碍 36 例，智力精神障碍 38 例，视力改变 5 例，眩晕及共济障碍 10 例，失语 8 例。

5. 研究方法　实验分 3 组：多发脑转移癌患者 82 例，其中榄香烯治疗组 22 例；VM-26 治疗组 34 例；榄香烯与 VM-26 联合治疗组 26 例。

用药方法榄香烯治疗组：榄香烯水剂 20%10ml/支，由大连市医药科学研究所生产。以 50ml 注射器抽取榄香烯水剂 1000mg+地塞米松 2.5mg，以头皮针穿刺颈总动脉，连接微量泵，以 40mg/min 的速度缓慢注入，1 次/d，15~20d 为一个疗程。VM-26 治疗组：VM-26 150mg/m²，分别于治疗的第一、三、五天由静脉滴注，间隔 3 周后重复上述治疗，为一个疗程。榄香烯与 VM-26 联合治疗组：除上述方法使用榄香烯外，加用 VM-26 联合化疗，35d 为一个疗程。另外，每日治疗前半小时快速滴注 20% 甘露醇 250ml 以暂时开放血脑屏障并降低颅内压。

采用国际通用 5 级标准（WHO1979）评定疗效：①完全缓解（CR）　病灶完全消失超过 4 周；②部分缓解（PR）　多个肿块两个最大垂直径乘积之和减少 50% 以上，超过 4 周；③无变化（NC）　肿块缩小不及 50% 或增大未超过 25%；④疾病进展（PD）　一个或多个病变增大超过 25% 或出现新病灶。CR+PR 为缓解率。

治疗前后肿瘤体积变化：用药前后常规进行增强 CT 或 MRI 检查，根据 Yamashita 肿瘤实际计算法，对比影像学资料判定肿瘤体积变化。

（二）效果

1. 疗效评定　病灶缓解率和缩小的肿瘤体积：本研究中，榄香烯治疗组：CR6

例,PR2例,缓解率(CR + PR)36.37%;肿瘤平均缩小33.15% ± 58.16%。VM-26治疗组:CR3例,PR8例,缓解率32.35%;肿瘤平均缩小30.26% ± 56.57%。榄香烯与VM-26联合治疗组:CR7例,PR6例,缓解率52.00%;肿瘤平均缩小48.33% ± 53.24%。用药前后均有显著差异($P < 0.01$)。联合治疗组与榄香烯治疗组、VM-26治疗组相比,疗效更为明显,均有显著差异($P < 0.05$);榄香烯治疗组与VM-26治疗组比较无显著差异。

2. 生存期分析　观察时间从1991年9月至2002年12月止,榄香烯治疗组6例失访,余16例均死亡,平均生存期7.8个月;VM-26治疗组8例失访,余26例均死亡,平均生存期6.5个月;两组间比较存在差异;榄香烯与VM-26联合治疗组3例失访,余22例中,死亡15例,平均生存期10.8个月,与前两组比较有显著差异;生存的7例患者中,最长的一例为胸腺癌伴多发脑转移,已生存8年6个月,最短一例已生存11.6个月,生存组平均生存时间28.5个月。

3. 不良反应评价　观察不同组患者用药后出现的全身(如骨髓抑制、消化道症状等)和局部不良反应。榄香烯治疗组最常见的不良反应为:颈动脉注射部位的疼痛、红肿、硬结,发生率为65.3%,局部热敷或停止注射后好转恢复。这可能与药液外渗到组织间隙有关。部分患者出现颈动脉注射药物后同侧面颈部潮红、眼痛流泪、面部发痒,注药后很快恢复正常。因为部分药物经颈外动脉分布到颜面部,如注射较快,可引起颜面部的潮红。另外,颈内动脉入颅前发出眼动脉,部分高浓度药物可沿眼动脉走行引起眼部刺激症状,减慢注药速度并在注药的同时加入地塞米松2.5mg,症状可减轻或消失。本组用药后无发热现象,未发现消化道反应及骨髓抑制,未见肝肾功能改变,心电图无异常变化,无脱发等。榄香烯单药组患者全组无骨髓抑制和脑白质病发生。极少数患者出现一过性定向障碍(2例)、视物模糊(3例)、血尿(1例),停药后短期恢复。

VM-26治疗组最常见的不良反应为骨髓抑制,其中Ⅰ度及Ⅱ度白细胞和血小板减少发生率为80.27%,Ⅲ度及Ⅳ度白细胞减少为15.25%。其次为胃肠道反应,有12例发生厌食、恶心,呕吐;患者均有不同程度脱发;3例轻度肝损害;未发现肾损害等其他并发症。

二、榄香烯抗胶质瘤的基础研究

(一) 榄香烯对大鼠胶质瘤 C6 细胞 *Bcl-2* 家族基因及蛋白表达的影响

应用RT-PCR、蛋白质印迹方法检测榄香烯在20,40,60,80μg/ml浓度及作用时间为12,24,36,48,72 h时处理的大鼠胶质瘤C6细胞系,利用流式细胞仪观察细胞的凋亡、细胞增殖的变化和*Bcl-2*家族基因及蛋白质表达的变化。结果经榄香烯20,40,60,80μg/ml处理大鼠胶质瘤C6细胞48 h后,单视野细胞计数分别为(536 ± 9)个、(375 ± 10)个、(246 ± 9)个、(112 ± 10)个,与浓度为0μg/ml时单视野细胞计数(625 ± 12)个相比体外增殖抑制效应比差异有统计学意义(F = 1292.416,$P < 0.05$)。经不同浓度榄香烯处理后C6细胞凋亡率分别增加到27% ± 2%,29% ± 4%,32% ±

3%,$35\% \pm 5\%$,同时有亚二倍体凋亡峰,即 Ap 峰出现。榄香烯可明显下调 *Bcl-2/Bcl-x/l* 基因及蛋白质表达,且该作用呈浓度、时间依赖性,而对 *Bax* 基因及蛋白质无明显影响。

因此得出:下调癌基因 *Bcl-2/Bcl-x/l* 基因及蛋白质表达可能是榄香烯抑制 C6 细胞增殖的机制。

(二) p38MAPK 在榄香烯致鼠胶质瘤 C6 细胞增殖抑制和周期阻滞中的作用

通过采用细胞计数、流式细胞仪分析、蛋白质印迹等方法分别检测不同药物浓度和不同作用时间榄香烯对胶质瘤细胞的增殖影响和榄香烯对胶质瘤细胞的细胞周期的影响以及 P38、JNK 蛋白质表达的变化,并观察 P38 抑制药和其显性失活突变体对榄香烯作用的影响,同时还观察榄香烯对接种 C6 胶质瘤细胞的裸鼠的肿瘤生长情况的影响。结果发现榄香烯对大鼠 C6 胶质瘤细胞具有明显的体外增殖抑制作用,榄香烯对 C6 胶质瘤细胞的增殖抑制效应呈剂量-时间依赖性,随药物浓度和作用时间的增加抑制效应增强,而且榄香烯可以诱导大鼠 C6 胶质瘤细胞 G_0/G_1 期的阻滞。榄香烯明显上调磷酸化 P38 蛋白表达,同样具有剂量-时间依赖性,而对 JNK 蛋白表达无明显影响。通过使用 P38 的特异性抑制药吡啶咪唑类衍生物(SB203580),为研究 P38 在榄香烯抗大鼠 C6 胶质瘤细胞体外增殖中的作用提供了有力工具。抑制 P38 的激活,可以阻断榄香烯的作用。不仅如此,榄香烯能明显抑制接种 C6 胶质瘤细胞的裸鼠的肿瘤生长,可见榄香烯同样可以抑制 C6 胶质瘤细胞的体内增殖。

研究证实,榄香烯能抑制胶质瘤细胞的体内和体外增殖,诱导胶质瘤细胞的 G_0/G_1 期的阻滞,上调磷酸化 P38 蛋白质表达可能是榄香烯抑制 C6 胶质瘤细胞增殖、诱导 C6 胶质瘤细胞周期阻滞的机制。

(三) GMFβ-MKK3/6 信号通路在榄香烯抗脑胶质瘤细胞增殖中的作用

采用 MTT 法、流式细胞术、蛋白质印迹、显性负突变质粒转染、免疫荧光及免疫组化、免疫沉淀、RNA 干扰技术等方法检测评价榄香烯对人 U87 及大鼠 C6 胶质瘤细胞的抗增殖及细胞周期阻滞作用,探讨 MKK3 和 MKK6 与 GMFβ 在榄香烯抗胶质瘤细胞增殖中的作用及其之间的关系,明确榄香烯对顺铂抗胶质瘤是否具有化疗增敏作用。结果得出:

(1) 验证了榄香烯显著抑制人 U87 及大鼠 C6 胶质瘤细胞系的增殖活性,并增加了细胞周期中 G_0/G_1 期细胞的比例。

(2) 榄香烯使胶质瘤细胞中 MKK3 和 MKK6 的磷酸化水平上调。相反,通过转染显性负突变质粒抑制 MKK3 和 MKK6 的活性则可使榄香烯的抗胶质瘤增殖作用明显减弱。同时,在榄香烯的作用下,MKK3 和 MKK6 其中一种的活性被抑制时,另一种的活性会代偿性地增强,MKK3 和 MKK6 呈现出互相代偿性的激活。人胶质瘤组织中 MKK3 和 MKK6 的活性较正常脑组织显著增强。

(3) 榄香烯可使 GMFβ 的磷酸化水平增加。相反,通过 RNA 干扰技术抑制 GMFβ 的表达,可使 MKK3 和 MKK6 的磷酸化水平下调,并降低榄香烯的抗胶质瘤细胞增殖的效果。

（4）榄香烯与顺铂联合应用时，胶质瘤细胞的生长抑制率显著高于单独用药组，榄香烯对胶质瘤具有化疗增敏作用。

因此得出结论：榄香烯可以通过将 U87 和 C6 细胞的细胞周期阻滞于 G_0/G_1 期，进而有效地抑制胶质瘤细胞的增殖。依赖于 GMFβ 磷酸化的 MKK3 和 MKK6 的相互代偿性激活介导了榄香烯的抗胶质瘤增殖作用。同时，MKK3/6 在人胶质瘤的发病中扮演了重要角色。在顺铂的抗胶质瘤增殖过程中，榄香烯表现出较强的化疗增敏作用。

（四）Hsp90/Raf-1 及 ERK 通路在榄香烯诱导胶质瘤细胞凋亡中的作用

采用细胞计数、流式细胞仪分析、免疫共沉淀、蛋白质印迹等方法分别检测不同浓度的榄香烯对大鼠 C6 胶质瘤细胞和人源 U87 胶质瘤细胞的增殖和凋亡影响，对 C6、U87 细胞 Raf-1、ERK、Bcl-2、Bax 等蛋白质表达的影响，对 C6 细胞、U87 细胞 Raf/MEK/ERK 通路中与 Raf-1 结合形成分子复合物的 Hsp90 水平的影响；同时还观察榄香烯对接种 U87 胶质瘤细胞的裸鼠的肿瘤生长情况的影响。结果得到：

（1）榄香烯可以诱导大鼠 C6 胶质瘤细胞和人源 U87 胶质瘤细胞的凋亡。

（2）经榄香烯处理后，C6、U87 细胞中与 Raf-1 结合并形成分子复合体的 Hsp90 水平下调，榄香烯阻碍 Hsp90/Raf-1 分子复合体的形成。

（3）榄香烯下调 C6、U87 细胞中磷酸化的 Raf-1 和 ERK 蛋白表达。

（4）榄香烯使 C6、U87 胶质瘤细胞中 *Bcl-2* 家族成员中 *Bcl-2* 表达下调，而对 Bax 表达无明显影响，使 *Bax:Bcl-2* 的比值增加。

（5）通过腹腔注射榄香烯，可以抑制接种 U87 胶质瘤细胞的裸鼠的肿瘤生长。

研究证实，体外实验榄香烯诱导大鼠 C6 胶质瘤细胞和人源 U87 胶质瘤细胞的凋亡，其可能机制是：阻碍 Hsp90/Raf-1 分子复合体的形成，抑制 ERK 通路，增加 *Bax:Bcl-2* 比值，启动凋亡程序。榄香烯可以抑制 U87 细胞的体内增殖。

三、榄香烯抗胶质瘤的作用机制探讨及研究展望

脑胶质瘤是最常见的中枢神经系统恶性肿瘤之一，具有高发病率、高度侵袭性、高病死率的特点。放、化疗虽可部分抑制胶质瘤生长、缩小瘤体，但却无法彻底消灭所有肿瘤细胞，且胶质瘤常表现为较强的耐药性及辐射抵抗性；手术切除虽可以有效改善病情，但存在切除不彻底、易复发、并发症多等弊端，故临床治疗上十分棘手。近年来显微神经外科手术结合放、化疗是其治疗常规，因胶质瘤呈浸润性生长，瘤细胞易侵袭正常的脑组织，且胶质瘤的恶性程度随手术和复发次数的增加而增加。

（一）关于胶质瘤细胞的存活和增殖机制的探讨

Ras 蛋白是一个分子量为 21ku 的单体 GTP 酶，进行典型的 G 蛋白激活和失活循环，是信号传递的一个转换开关。GTP 结合型是激活、开的状态；GDP 结合型是失活、关的状态（图 2-2）。

在人类癌症原癌基因中，*Ras* 基因的突变率最高。据报道，由于原癌基因的扩增

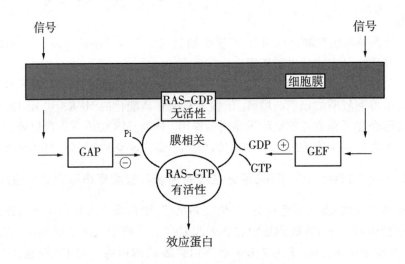

图 2-2　Ras 蛋白的 GTP 酶循环

引自 G. Krauss 著. 孙超, 刘景生等译. 信号转导与调控的生物化学. 第 3 版. 269

及活性激活导致 Ras 蛋白持续激活占所有癌症的 30% 左右, 突变型 Ras 蛋白和野生型 Ras 蛋白的生化特性对比研究, 发现诱癌性与 GTP 型持续时间延长有关。Ras 蛋白 12、13 和 16 位点上氨基酸替换突变形成致癌性 Ras 突变体, 可以对抗 GAP 的作用而使 Ras 信号组成性激活。从而引发 Raf/MEK/ERK 通路的持续激活导致癌基因的表达上调。据 Lyustikman Y 等报道: 在大多数人类胶质瘤中, 存在 Ras 蛋白的活性增高, 引起丝裂原激活蛋白激酶 (MAPK)/胞外信号调节激酶 (ERK) 通路的激活。

(二) 关于胶质瘤细胞生存与凋亡的关键通路——Ras/Raf/MEK/ERK 通路

MAPK 信号通路包括: MAPK、MAPK 激酶和 MEK 激酶 (MEKK、MKKK)。在哺乳动物中已发现五种不同的 MAPK 信号传导通路 (ERK1 和 ERK2); Jun N-terminal kinases (JNK1, JNK2 和 JNK3); P38 激酶同工酶 (P38α, P38β, P38γ and P38δ); ERK3/ERK4; 和 ERK5。其中 ERK1/2 信号转导通路调控细胞生长和分化, 是将胞外的生长和神经营养信号传到核内的蛋白激酶级联反应中的重要组分。JNK、P38MAPK 信号通路在炎症与细胞凋亡等应激反应中发挥重要作用, 即生长因子激活的 ERK 通路和应激激活的 P38MAPK 信号通路。据 Xia Z 等报道: 生长因子激活的 ERK 通路和应激激活的 P38MAPK 通路两条通路之间的动态平衡在决定细胞是否处于存活状态或进入凋亡中发挥了重要作用。ERK 通路的抑制和 JNK、P38MAPK 通路的激活在导致细胞凋亡的过程中非常关键。

ERK1/2 蛋白的输入信号中最重要的是生长因子受体 (例如 EGFR、PDGFR) 来源的促细胞分裂信号, 即 Ras/Raf/MEK/ERK 通路, ERK1/2 蛋白的下游底物有很多, 包括: 转录因子 AP-1、NF-κB、Myc, RSK, Bcl-2 和 cPL2 等 (图 2-3)。

细胞凋亡的的重要途径有外部途径和内部途径, 外部途径主要利用细胞之间的

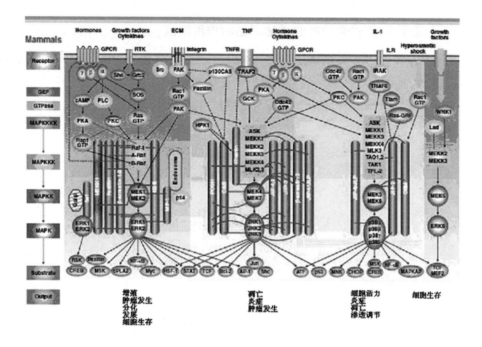

图 2-3　MAPK 传导通路

引自 M S Qi, E A Elion. MAP kinase pathways. *J Cell Sci*, 2005, 118(16)3569~3572

死亡配基(Fas 配基,肿瘤坏死因子)去激活"死亡受体",通过死亡受体凋亡信号使启动子 caspase(如 caspase8)和执行因子 caspase(如 caspase3,caspase7)进入死亡程序。在执行凋亡时,各种细胞底物被降解而导致细胞崩解,整个过程涉及免疫应答,细胞免疫发挥重要作用。显然,推测在榄香烯致胶质瘤细胞凋亡不大可能通过这种途径,而更可能是通过下面的内部凋亡途径。

细胞凋亡内部途径是利用线粒体作为核心成分去激活细胞凋亡。细胞内信号 Bax/Bcl-2 的比值增加诱导线粒体释放细胞色素 C(Cyt-c),线粒体内的 Cyt-c 释放入胞质后,在有 ATP/dATP 存在时,与凋亡蛋白激活因子-1(apoptosis protease activating factor-1,Apaf-1)和半胱天冬氨酸酶(caspase-9)的前体组合,形成凋亡小体,导致 caspase-9 自身剪切和活化,活化的 caspase-9 再酶解 caspase-3 前体,从而激活 caspase-3,激活的 caspase-3 剪切 45kD 半胱天冬氨酸酶-3 抑制因子激活脱氧核糖核酸酶(inhibitor of caspase-3-activated DNase,ICAD)成为 40kD ICAD 碎片,半胱天冬氨酸酶-3 激活脱氧核糖核酸酶(caspase-3-activated DNase,CAD),剪切 DNA,最终诱导细胞凋亡。在调控线粒体介导的凋亡中,*Bcl-2* 家族成员是关键的调节因子。

于是推测在榄香烯抗胶质瘤细胞中除了存在应激激活的 P38MAPK 通路,很可能还存在下列一条非常重要的被抑制的 ERK 通路——Ras/Raf/MEK/ERK/Bcl-2 通路。

(三) 关于 β-榄香烯的抗胶质瘤细胞的作用靶点

榄香烯的主要成分为乙烯基-2-异丙烯基-4-异丙烯基环己烷,查阅相关资料显示:烷基化试剂具有可以诱导蛋白质错误折叠的特性。错误折叠的蛋白质聚集在内质网上成为应激刺激信号,即可诱导 P38MAPK 通路激活,如图 2-4 所示:

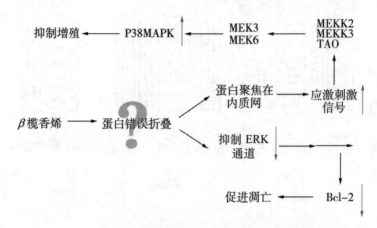

图 2-4 目前 β 榄香烯抗胶质瘤细胞的重要信号通路总览

1. 榄香烯抗胶质瘤可能的作用靶点 EGF/PDGF 和 EGFR/PDGFR 的结合是由酪氨酸特异性蛋白激酶系统介导的。Raf 激酶的调控和激活模式见图 2-5 所示(RTK 代表受体酪氨酸激酶)。

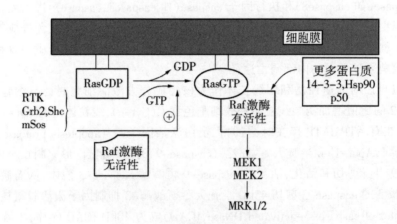

图 2-5 Raf 激酶的调控和激活模式
引自 G Krauss 著. 孙超,刘景生等译. 信号转导与调控的生物化学. 第 3 版. 279

活化型 Ras-GTP 复合物结合激活 Raf 激酶,后者将信号传递至 MAP 激酶通路。多种蛋白包括 14-3-3 蛋白和分子伴侣热休克蛋白(heat shock protein-90,Hsp90)和 P50,涉及 Raf 激酶信号传递调控。Ras-GTP 的功能在于将 Raf-1 定位于其被激活部位的质膜,Raf-1 的氨基酸调节结构域与 Ras-GTP 具有高亲和力,一旦 Raf-1 转到质膜上,其 Tyr340 和 Tyr341 将被膜结合酪氨酸激酶磷酸化而活化,活化的 Raf-1 足以激活 ERK1/2 信号通路,与 Raf 激酶发生特异性作用的还有其他蛋白,提示了 Raf 激酶调控的复杂性。14-3-3 蛋白家族便是其一。14-3-3 蛋白识别和结合处于特定序列环境的磷酸化丝氨酸残基。14-3-3 蛋白可结合 Raf 激酶的磷酸化丝氨酸残基,使其固定在失活构象(使 RTK 更有效的激活 Raf 激酶从无活性到有活性)。其他的 Raf 相互作用蛋白包括分子伴侣 Hsp90 和 P50。这些蛋白质对于维持蛋白质稳定和细胞内 Raf 激酶合适的定位非常重要。而上述这些涉及 Raf 激酶信号传递调控的关键蛋白很可能为 β 榄香烯的作用靶点,β 榄香烯(致蛋白错误折叠的特性)使它们空间构象改变、功能丧失从而阻断了它们在激活 Raf 激酶过程中的重要功能,因为这些蛋白的功能依赖于其严格的蛋白质空间三、四级结构。

2. 榄香烯抗胶质瘤可能的作用靶点　Ras 蛋白的上游信号蛋白至少有两个类型的蛋白质参与形成活化的受体酪氨酸激酶与 Ras 蛋白转换之间的连接，包括含有 SH2/SH3 结构的中继蛋白(例如:Grb2 蛋白——growth factor receptor binding protein,生长因子受体结合蛋白)和核苷酸交换因子(鸟苷酸交换因子——GEF 例如在哺乳动物为 MSos 蛋白)。如图 2-6 所示:

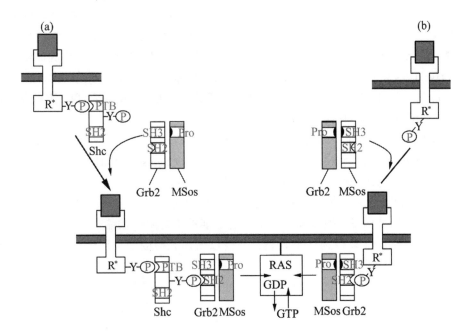

图 2-6　Ras/Raf/MEK/ERK 通路中 Grb2-MSos 和中继蛋白 Shc 的功能模式
G Krauss 著. 孙超,刘景生等译. 信号转导与调控的生物化学. 第 3 版. 276

上图显示的是涉及 Grb2-MSos 复合体的两个 Ras 信号传递途径示意图。激活发生自磷酸化受体 R 上的磷酸化酪氨酸作为 Shc 中继蛋白的 PTB 结构域结合位点(a)或作为 Grb2-MSos 复合体的 SH2 结构域的结合位点(b)。在(a)侧,激活的受体介导

Shc的酪氨酸磷酸化。Grb2-MSos复合体结合到新生成的磷酸化酪氨酸残基上,参与到信号传递通路。在(b)侧,Grb2-MSos复合体直接作用于Ras和受体。这两种情况下Grb2-MSos复合体都在细胞膜催化Ras蛋白的核苷酸交换。

由上述作用关系,可知Grb2-MSos复合体和中继蛋白Shc等关键蛋白在参与形成活化的受体酪氨酸激酶与Ras蛋白转换之间的连接时,它们的功能高度依赖于其自身严格的空间结构也就是蛋白模块结构——例如SH2、SH3结构域、PTB(磷酸化酪氨酸结合域)、PH(pleckstrin homeodomain,血小板-白细胞c激酶底物同源域)、P(与SH2或PTB结合的磷酸化酪氨酸位点)和Pro(富含脯氨酸结构域)等,而这些蛋白模块结构的功能与其蛋白质空间三、四级结构密切相关,这些关键蛋白严格的空间结构很可能为榄香烯作用靶点;榄香烯导致其构象改变、功能丧失,Ras蛋白不能将Raf-1激活。失去原有的空间结构而错误折叠的上述蛋白质聚集在内质网上成为应激刺激信号,即可诱导P38MAPK通路的激活。

3. 榄香烯抗胶质瘤可能的作用靶点　热休克蛋白70(Hsp70)同样也是重要的分子伴侣之一,参与细胞内各种新生蛋白分子的组装、折叠、转运,维护了活性蛋白分子的结构和功能完整。近年Hsp70在免疫中的作用日益受到重视。Hsp70在肿瘤免疫中充当了多重角色,一方面作为"分子伴侣"参与肿瘤细胞的功能代谢,保护肿瘤细胞免受有害因素的损害;另一方面肿瘤细胞与机体正常细胞生长、代谢、分化的异质性,使Hsp70成为与其相结合的肿瘤抗原多肽的靶载体,在参与肿瘤抗原的免疫反应中充当了举足轻重的角色。Hsp70积极参与机体免疫,参与识别和排斥肿瘤细胞的反应。Hsp70本身不是免疫原,但可作为抗原肽的载体,真正的免疫原是与之相伴的抗原肽,Hsp70可协助机体免疫系统识别肿瘤抗原肽。据报道:榄香烯可以显著增加大鼠C6胶质瘤细胞Hsp70在膜上的表达。

Hsp70另外一个重要的功能是阻碍细胞色素C/dATP介导caspases的激活,但Hsp70允许Apaf-1的合成,并与之结合,同时阻止caspase-9前体被募集到Apaf-1凋亡蛋白体上,从而阻断了功能性凋亡蛋白体(apoptosome)的装配,抑制凋亡的发生。Hsp70抑制凋亡很可能成为烷基化试剂榄香烯可能的作用靶点,榄香烯作用于Hsp70使其空间结构发生改变从而失去原有功能即不能阻断功能性凋亡蛋白体的装配,使Hsp70-抗原肽复合物在胞膜表达增高以增加肿瘤的免疫原性,于是启动胶质瘤细胞凋亡。

另外,在细胞凋亡发生过程中,Hsp90可以通过阻止半胱天冬氨酸酶原(Procaspase)-9与Apaf-1凋亡体的结合而抑制凋亡的发生。也可能成为榄香烯抗胶质瘤的靶点之一。

4. 作用靶点小结　榄香烯的致蛋白错误折叠作用有可能是广谱、非特异性的,对与Ras/Raf/MEK/ERK通路有关的各种重要蛋白质成分或许都有一定影响(导致其错误折叠、构象改变、功能丧失),但是我们认为14-3-3蛋白和分子伴侣Hsp90、p50等是Ras蛋白激活Raf激酶最复杂而关键的步骤,这些关键蛋白对于自身空间结构的要求相对于其他蛋白更为"严格",更"容易"成为榄香烯的攻击靶点。尤其是攻击像分子伴侣Hsp90这样对于肿瘤生存和增殖至关重要的靶点无疑会大大提升榄香烯抗肿瘤的"效率";通过抑制单一性能的靶分子 Hsp90,同时抑制了 Hsp90 蛋白质功能分子群。

值得一提的是:分子伴侣是一类具有确保其他多肽正确折叠、组装、转运到某一特定亚细胞器或通过降解对蛋白质进行处置等功能的蛋白质。由于分子伴侣首先在高温状态下的细胞中发现,因此也被称作热休克蛋白(Hsp);根据同源程度及相对分子质量大小可分为 Hsp104、Hsp90、Hsp70 和 Hsp60、小分子 Hsp27 等几个家族。恶性肿瘤常常高表达某些 Hsp,Hsp90 在肿瘤细胞中的组成性表达比相应的正常细胞高出 2~10 倍。Hsp90 是细胞内最活跃的分子伴侣蛋白之一,许多信号转导蛋白的正常功能发挥都依赖于 Hsp90,Hsp90 与细胞内参与信号传递的许多重要分子形成复合体。多数情况下这种复合体不仅是物理概念,而且作为底物蛋白质的信号传递分子必须有 Hsp90 才能发挥其功能。依赖 Hsp90 发挥其功能的底物蛋白质被称为客户蛋白(client protein)。一般分子伴侣与其主顾蛋白质的相互作用常常属于暂时性的,而 Hsp90 的特点是通常与客户蛋白质较为持续地形成稳定的功能性复合体,具有将蛋白质功能以特定构象稳定保持的作用,其已确定的客户蛋白超过 100 个,Raf-1 即是 Hsp90 重要的客户蛋白之一。Hsp90 对于维持 Raf-1 稳定和细胞内 Raf 激酶合适的定位非常重要。Hsp90 发挥作用依赖于 ATP 的存在,ATP/ADP 结合部位承担着构象转换区的作用,调节其参与的多分子伴侣复合物的装配——Hsp90 与客户蛋白及辅分子伴侣 Hsp70、Hsp40、Hop (Hsp70-organizing protein)、p23、p50Cdc37 等形成复合物发挥功能,Hsp90 的功能模式如图 2-7 所示。

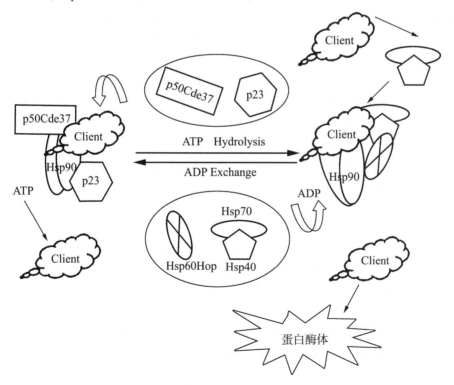

图 2-7　Hsp90 的作用模式图

Hsp90 作为分子伴侣在调节细胞生长、分化、凋亡等方面发挥重要的作用,逐渐成为肿瘤治疗的重要靶点。近来研究表明 Hsp90 抑制剂有多类,如作用于 Hsp90N-端 ATP 结合区域的格尔德霉素 (Geldnamycin,GA) 和其衍生物 17-AAG;作用于 Hsp90C-端二聚化区域的顺铂和新生霉素(NB)等。Hsp90N-端有 ATP/ADP 结合区域,并有 ATP 水解酶。X 线晶体衍射和生物化学实验结果表明 GA 可以竞争 Hsp90 的 ATP 结合位点,抑制 Hsp90 的内源性 ATP 酶的活性。所以进一步推测 β-榄香烯很可能像上述的几种 Hsp90 抑制剂那样 (例如,GA 嵌入 Hsp90 表现活性所必须的 ATP-binding 袋中,抑制其 ATPase 活力和分子伴侣功能)作用于 Hsp90。

(徐英辉)

参 考 文 献

1. Ding X, Xu Y H, Wang Y Z, et al. Essential role of TRPC6 channels in G2/M phase transition and development of human glioma. *J Natl Cancer Inst*, 2010, 102 (14): 1052~1068

2. Yao Y Q, Wang Y Z, Xu Y H, et al. Antitumor effect of beta-elemene in glioblastoma cells depends on P38 MAPK activation. *Cancer Lett*, 2008, 264(1): 127~134

3. Zhu T Z, Zhao Y S, Xu Y H, et al. β-Elemene inhibits proliferation of human glioblastoma cells and causes cell-cycle G0/G1 arrest via mutually compensatory activation of MKK3 and MKK6. *Int J Oncol*, 2011, 38(2): 419~426

4. Zhao Y S, Zhu T Z, Xu Y H, et al. β-elemene inhibits Hsp90/Raf-1 molecular complex inducing apoptosis of glioblastoma cells. *J Neurooncol*, 2012, 107(2): 307~314

5. Zhu T, Xu Y, Dong B, et al. β-elemene inhibits proliferation of human glioblastoma cells through the activation of glia maturation factor β and induces sensitization to cisplatin. *Oncol Rep*, 2011, 26(2): 405~413

6. 姚轶群, 王以政, 徐英辉,等. ERK 在榄香烯抑制大鼠 C6 胶质瘤细胞增殖中的作用. 肿瘤, 2007, 27,(10): 777~779

7. 姚轶群, 卢军, 徐英辉,等. P38 在榄香烯致鼠胶质瘤 C6 细胞周期阻滞中的作用. 中华医学杂志, 2008, 88(1): 56~58

8. 徐英辉, 董斌, 周洪语,等. 颈动脉持续灌注榄香烯治疗老年多发脑转移癌的临床探讨. 中国肿瘤临床, 2004, 24(31): 1423~1424

9. 徐英辉, 董斌, 罗其中,等. 榄香烯对大鼠胶质瘤 C6 细胞 *Bcl*-2 家族基因及蛋白表达的影响.中华医学杂志, 2005, 24(85): 1700~1703

10. 周洪语, 侯菊生, 王勇,等. 榄香烯诱导神经胶质瘤细胞凋亡作用的剂量和时间依赖性研究. 中华肿瘤杂志, 2006, 4(8): 270~271

老年人颅内脑膜瘤的临床和手术特点

世界卫生组织在1980年12月召开的亚太医学会老年医学学会上建议把60岁以上的人定义为老年人(中华医学会老年学会规定我国亦为此标准)。近期世界卫生组织提出新的年龄分段:60~74岁为年轻老年人,75~89岁为老年人,90岁以上为长寿老年人。我国正在步入老龄化社会,据不完全统计,目前全国老龄化比例为11.6%,上海老龄化已经超过20%。随着人们生活水平的提高,平均寿命的延长,老龄化比例会愈来愈高,伴随而来的是各种老年疾病的高发和多发。

人体中最容易老化的是神经系统,随着神经内分泌系统的改变,老年脑循环缓慢,氧和葡萄糖代谢率下降,从而出现视力、听力、味觉和嗅觉减退,言语含糊,思想保守,记忆力减退,情绪忧郁,动作迟缓。在临床实践中,罹患各种神经外科系统疾病的老年患者亦愈来愈多。

进入老年阶段后,人体各器官、各系统的功能都有不同程度的退变,即一般所谓生理性老化现象。因此,老年人在罹患神经系统疾病的同时,往往伴有高血压病、糖尿病、泌尿系统和呼吸系统等疾病。同时,当今社会的老年人较以往要求有更高的生活质量和生活水平,这就给神经外科医师的手术和治疗带来了严峻的挑战。

一、老年人脑膜瘤的临床分析

医学的进步、影像学的发展和人类寿命的延长使得脑膜瘤的发生率呈上升趋势。脑膜瘤占颅内肿瘤发生率的21%,如果结合尸检结果,那么这个比例将达到40%。也就是说许多脑膜瘤在临床上是"静止的",以至于没有引起患者不适的症状。对于老年性脑膜瘤的认识,临床上知之甚少,导致在治疗老年性脑膜瘤的问题上存在很大的分歧。目前主要的争议是,在手术技术快速发展的今天,手术本身可以完全切除肿瘤的情况下,那些脑膜瘤老年患者到底能从手术中获益多少。换句话说,手术干预对他们的生理功能和总体健康水平的影响是否大于切除肿瘤所带来的好处,这是不得而知的。因此,在过去数年里,不同的临床研究小组对此进行了许多临床研究,试图建立起关于老年性脑膜瘤的临床治疗指南。然而,最后他们得出结论彼此不一致,有的甚至是对立的。

Godfrey和Caird对111例老年性脑膜瘤患者进行临床分析,发现神经系统缺失和认知障碍等临床表现方面在老年患者和青年患者中无明显差别。在手术治疗上,大部分老年患者症状相对于青年患者均得到了明显改善,致残率和病死率较低。另外有一报道发现各个年龄段之间脑膜瘤切除后患者生存时间无明显差别。而Roser等认为既然脑膜瘤在不同的年龄段其细胞增殖情况、血管生成情况和肿瘤细胞间激素分泌情况是不同的,那么相对其他年龄段的脑膜瘤患者,老年性脑膜瘤在临床上应该是一种相对独立的疾病类别。

许多学者认为老年性脑膜瘤具有"惰性",即生长缓慢且很少发生侵袭现象。Pompili和Cacciani分析43例年龄大于65岁的老年脑膜瘤患者,发现症状主要包括局部神经功能缺损、脑局部病灶综合征和癫痫发作。症状平均持续时间为15个月,涉及的全身慢性疾病主要有缺血性心脏病、糖尿病、高血压、病态肥胖症以及老年男性患者的良性前列腺增生等。作者认为通过手术肿瘤全切率可达75.5%,手术本身并不是术后并发症的危险因素。危险因素主要包括肿瘤组织在脑脊液中的种植、肿瘤周围组织水肿、对大脑皮质静脉系统的破坏和术前主要神经功能的缺损等等。Caroli和Locateli于2005年在研究分析了90名年龄超过70岁的老年性脑膜瘤患者临床资料的基础上,制定了临床放射学评分系统(Clinico-radiological Scoring System,CRGS)。CRGS主要包括六个表现参数,每个参数数值从1~3。他们发现评分小于10分的患者无论是否接受神经外科治疗,其预后均较差,而分值在10~12的患者通过手术治疗往往效果满意,但是该评分标准也存在某些缺陷,如样本量较少、参数的引入过于简单以及缺少对所有患者的长期随访评估。

Cohen-Inbar等分析了250例脑膜瘤患者的临床表现、慢性疾病、围手术期和术后长期随访情况等资料,发现在单因素参数分析中,年龄因素对预后有显著的影响,且合并有缺血性心脏病、糖尿病和高血压的患者预后往往更差。该作者在CRGS基础上结合他们所作的单因素和多因素分析,加入了判断预后的指数,制定了新的评分标准即老年医学评分系统(Geriatric Scoring System,GSS)用于脑膜瘤患者的术前评估。GSS一共有八项临床-放射诊断指标,即:肿瘤大小、肿瘤位置、肿瘤周围水肿情况、神经功能缺失情况、Karnofsky分值、糖尿病、高血压和肺部疾病。通过该项评分标准,作者指出如果老年性脑膜瘤患者术前评估分值大于15,手术是有利的,肿瘤甚至可以被全部切除。

任何手术对于患者来讲,都存在一定的风险。老年患者相对于年轻患者手术的风险明显增高。在脑膜瘤患者中,颅底脑膜瘤手术风险明显高于凸面脑膜瘤,在老年患者中尤其如此。目前对颅底脑膜瘤的术前评估体系尚不完善,有关文献报道较少。Black报道了27例年龄大于65岁的老年人颅底脑膜瘤;Mastrinardi报道了4例年龄大于80岁的颅底脑膜瘤;Award和Cornu分别报道了7例和17例年龄超过70岁的颅底脑膜瘤病例。以上这些研究中的患者临床情况不一,如有的患者有临床症状,有的患者没有,而有的患者存在多种神经功能缺失;有的患者为凸面脑膜瘤,而有的为颅底脑膜瘤。因此,在分析不同样本的病例时往往会引起研究结果的偏倚。

Nakamura等研究发现尽管老年颅底脑膜瘤生长速度小于年轻患者,但在随后的影像学随访过程中发现肿瘤一直处于增长状态;Havenbergh 等对颅底脑膜瘤发生发展进行研究并作了详细描述,认为体积较小的肿瘤其生长速度往往较快,这就表明手术对老年性颅底脑膜瘤患者有时是必须的。Roser 等通过比较老年组和年轻组颅底脑膜瘤患者若干参数发现,颅底脑膜瘤手术治疗疗效和患者年龄无关,而且在老年组患者中,放射治疗对减少手术并发症并无明显作用。Award 等观察到手术效果与年龄和肿瘤生长部位无明显关系。保守治疗对于那些术前临床症状不明显的老年患者,是一种不错的选择,但是这类患者行手术治疗往往能取得更好的疗效。Umansky 等也发现大多数的术后死亡病例均和年龄无关,而与手术操作相关,这往往反映在术后颅内血肿、癫痫发作以及进行性脑水肿。Arienta 等针对手术治疗老年性脑膜瘤的不良预后提出了几个判断因素,并指出小型脑膜瘤应当进行保守治疗。然而该作者在后来的随访中发现, 手术组患者一般情况较术前有明显改善,Karnofsky 评分也有明显提高,而大多数保守治疗患者均在确诊后 2 年内死亡。

虽然手术治疗颅底脑膜瘤效果确切,但是近来放射外科治疗颅底脑膜瘤的优势也逐渐凸显,尤其是立体定向手术已被认为在治疗复发性、体积中等的脑膜瘤上效果显著。老年脑膜瘤患者由于其自身脑组织萎缩等原因,就诊往往较晚,肿瘤体积也偏大, 从而使得放射外科治疗和微创神经外科手术在降低其病死率上并无明显差异。1996 年,Vuorinen 等通过采用组织内放射治疗老年性颅底脑膜瘤,随访 14 个月后, 发现 33%的患者临床病情出现恶化,与肿瘤相关的生存率只占 78%。由于组织内放疗无法减轻肿瘤占位效应及脑水肿,临床病程较漫长复杂,因此该作者建议组织内放射疗法并不适合于体积较大的老年性脑膜瘤患者。

二、老年人脑膜瘤的手术治疗及注意事项

老年人常有不同程度的生理性脑萎缩,颅腔代偿空间相对增大,为肿瘤蛰居较晚才出现占位效应提供了条件。如果脑膜瘤位于非功能区,因远离脑脊液通路,常缺乏颅内压增高表现及神经系统定位体征,肿瘤体积常表现巨大。与其他年龄阶段的脑膜瘤不同,老年人的脑膜瘤多为良性,且以纤维型多见,其次是内皮型。老年人脑膜瘤生长缓慢,病程长,多无症状,即使有症状,肿瘤体积亦不大。术中可见肿瘤周围穿通引流静脉较多,侧裂区血管多参与肿瘤的血供,其中 Labbé 静脉、Trolard 静脉、Sylvian 静脉均参与肿瘤血供的引流。老年患者侵袭性脑膜瘤生长时间长,瘤脑界面不清晰,重要引流静脉可能与肿瘤有关,手术勿求全切,术后防止脑水肿和脑梗死等并发症是关键。

(一) 完善术前相关准备

采用 GSS 评分用于脑膜瘤患者的术前评估:肿瘤大小、肿瘤位置、肿瘤周围水肿情况、神经功能缺失情况、Karnofsky 分值、全身营养状况、糖尿病、高血压和肺部疾病。备血充足,并与麻醉师进行充分的术前沟通,评估术中用药,术后尽早促醒以防肺部并发症的发生。

（二）与手术相关的影像学检查

术前影像学检查可见瘤周组织结构侵袭:颅骨骨质改变,侵及海绵窦,明显瘤周水肿,肿瘤卒中。颅外结构受侵袭:包括颞肌受侵袭,颞下窝沟通等。其他较典型的影像学特征有:肿瘤是否呈结节状,肿瘤内是否有囊变坏死区以及肿瘤边界是否清晰等。

（三）手术

颅高压患者术前均给予脱水治疗,癫痫患者予以抗癫痫治疗,患者均采用全麻下气管插管。术前充分备血,手术入路选择恰当,缩短开颅时间,显微镜下予以分块或囊内切除,手术切除范围按改良 Simpson 分级评定。部分预估血运丰富的病例可在术前 5d 内行颈外动脉超选择栓塞供血动脉,以减少肿瘤血供,缩短手术时间。术后早期拔除气管插管,常规加强心肺以及呼吸道管理。

（四）肿瘤部位和病理类型所见

老年患者脑膜瘤肿瘤以额颞部较为多见,且发现时肿瘤较为巨大,往往呈巨大脑膜瘤生长,其次是运动区域附近和颅底脑膜瘤,包括凸面和大脑镰旁脑膜瘤。组织病理学检查结果以纤维型常见,其次为内皮细胞型、血管瘤型、沙砾型,非典型脑膜瘤亦不在少数,恶性脑膜瘤较少。

三、手术体会

老年性脑膜瘤手术治疗的适应证应根据患者具体情况来定。巨大脑膜瘤血运丰富,而老年人脑血管自动调节功能较差,脑血管及脑实质出现了老年性的改变(如淀粉样变),开颅时脑组织易出血;脑灌注压骤然下降,加之肿瘤穿通支较多,术后极易引起大面积脑水肿。另外,老年患者术后易引起心肺疾病等并发症。因此,老年患者围手术期的处理非常关键,多种因素会显著增加手术的风险。

Sonodal 等在研究老年性脑膜瘤患者的治疗方案时,指出老年性脑膜瘤可采用多种方案治疗,其中包括手术、放疗、保守治疗等,只要采用合适的方法,都能很好地控制肿瘤的生长。对于年龄较大、一般身体状况较差、脑膜瘤较小、无症状或症状较轻微的患者,可予观察。术前 Karnofsky 评分小于 70 分、瘤周水肿明显、肿瘤直径>4.5cm 的患者,应尽早手术治疗,并应注意减少术后并发症的发生。Mastronard 等回顾性研究 17 例 90 岁以上老年性脑膜瘤患者, 发现如患者术前 Karnofsky 评分小于 70 分,则其病死率、术后并发症率显著上升($P<0.05$);如肿瘤直径>5cm,手术后并发症率也明显提高($P<0.05$)。Andrea 等研究 37 例 80 岁以上脑膜瘤患者的治疗,发现当术前 Karnofsky 评分为 70 分以上时,手术切除老年人脑膜瘤是较为安全的。当肿瘤直径、瘤周水肿、Karnofsky 评分等多种危险因素都予充分考虑及相关处理后, 年龄似乎不再是手术的主要危险因素。

老年性脑膜瘤患者术后的并发症较高,可有脑出血或脑缺血、心肺功能的改变、心律失常、心力衰竭、肺部感染等,因此老年性脑膜瘤患者术前要做好充分检查,包括头颅 CT、磁共振成像的检查,以便分析各种可能的危险因素。一旦决定手术,则要做好术前准备,包括充分备血、鞍区肿瘤术前就需给予激素补充等。麻醉药物使用时要注意考虑老年患者的肝、肾功能,同时术中要密切观察生命体征的变化,及时对症处理。手术操作要果断、轻柔,尽量缩短手术时间,以减轻老年患者的身体负担。

老年人巨大侵袭性脑膜瘤在 CT 或磁共振成像上通常表现为密度或信号较均匀,边界清,基底附着在硬脑膜上的球形、扁平状或分叶状的肿块,基底部以呈扁平状为主,绝大多数可见瘤周水肿,还可伴有出血、坏死或囊变、钙化,增强后多有明显强化,磁共振成像示瘤周常见大血管的"流空效应"。磁共振成像上还可以观察到肿瘤的边界、瘤脑界面、血供、对血管窦的侵袭以及对颈内动脉、大脑中动脉、基底动脉等的包绕侵袭情况。术前影像学检查观察到颅骨骨质改变主要有肿瘤的浸润、压迫侵蚀或骨质反应引起。脑浸润在影像学检查上较难辨别肿瘤是否浸润脑组织。WHO 2000 年分类认为脑浸润在组织学上可为良性、非典型性或间变性脑膜瘤。笔者认为,对影像学检查表现为结节状、瘤内坏死囊变、瘤周水肿明显的患者在术中应取瘤脑交界处组织行病理检查以判断有无肿瘤细胞浸润。

脑膜瘤的治疗以外科手术切除为主,因肿瘤生长位置的解剖关系,有 17%~50% 的脑膜瘤不能做到全切,而手术切除程度是影响脑膜瘤术后复发的主要因素。侵袭性脑膜瘤常因其对瘤周重要组织结构的侵犯导致手术全切困难,加之老年患者全身状态较差,全切率明显下降。

老年脑膜瘤另一特点是肿瘤往往呈广基底生长,肿瘤质地较软,血运极为丰富,侵犯硬脑膜严重,瘤脑间无界限,中央沟静脉、侧裂静脉、Labbé 静脉、Trolard 静脉等均参与肿瘤血供,部分患者由于肿瘤侵犯甚至长入鞍旁海绵窦内,肿瘤组织多难以彻底切除。老年患者术后易出现迟发性颅内血肿,加之术中、术后易出现心律失常和心力衰竭等并发症,均需紧急对症处理。

病例 1:患者系 75 岁老年女性,肿瘤巨大,约 8cm×7cm×6cm,主体位于侧裂区。因患者经济条件所限,术前未行颈外动脉血管栓塞,开颅时出血汹涌,术中血压下降迅速,经快速输血、补液后血压恢复。术中见肿瘤与周围静脉无界限,且压迫 Labbé 静脉,术中为追求肿瘤全切,侧裂区血管有不同程度的损害,术后引起颞叶灌注压突破,出现颞叶大面积水肿,患者最终因肺部感染死亡(图 2-8)。

病例 2:患者系 78 岁男性,肿瘤巨大,位于颞部,术前仅表现为头晕,术中发现患者的脑组织极其脆弱,瘤脑无界面,牵拉部位的脑组织极易出血,肿瘤压迫外侧裂静脉和 Trolard 静脉,镜下难以分离,残留部分肿瘤包膜。手术关闭前已仔细止血,但术后 3d 仍出现迟发性额叶血肿,及时清除血肿,最后患者痊愈出院(图 2-9)。

病例 3:患者系 79 岁女性,肿瘤巨大,主体位于左侧运动域附近,术前症状表现为头痛头晕,右侧肢体活动较差。术中发现肿瘤骑跨中央沟静脉,并与中央沟前、后静脉粘连;显微镜下全切除肿瘤,术后因脑萎缩致硬脑膜下积液,予以对症治疗后痊愈出院(图 2-10)。

老年性巨大脑膜瘤患者术前要做好充分的检查,包括头颅 CT 和磁共振成像的

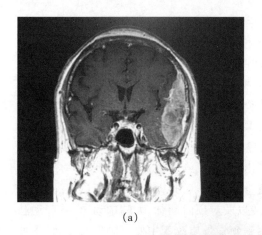
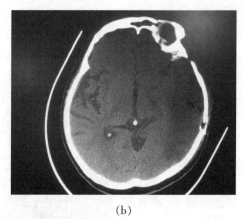

(a)　　　　　　　　　　　　　(b)

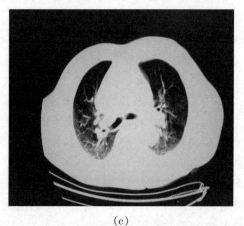

(c)

图2-8　75岁女性脑膜瘤患者的影像学资料

(a)术前磁共振成像冠扫,巨大肿瘤主体位于侧裂中央;(b)全切术后CT见颞叶大片低密度区,颞叶水肿明显;(c)术后肺部CT见双下肺浸润,呈肺炎改变

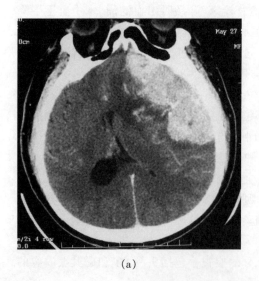
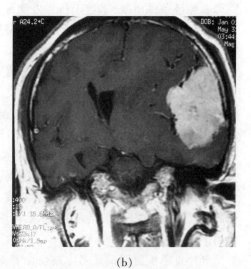

(a)　　　　　　　　　　　　　(b)

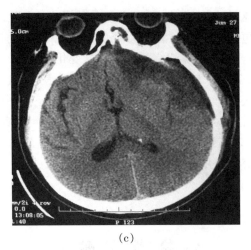

(c)

图 2-9 78岁男性脑膜瘤患者

(a) 术前CT示巨大肿瘤主体位于侧裂区、额颞部;(b) 术前磁共振成像冠扫,肿瘤-脑组织交界处穿通静脉较多;(c) 术后CT示肿瘤全切除

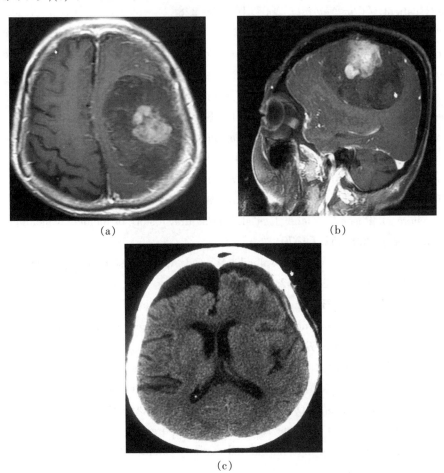

(a)　　　　　　　　　(b)

(c)

图 2-10 79岁女性患者

(a) 术前磁共振成像示巨大肿瘤主体位于左侧运动域;(b) 术前磁共振成像矢状位扫描示肿瘤骑跨中央沟静脉,并与中央沟前、后静脉粘连;(c) 术后CT示肿瘤全切除,少量硬脑膜下积液,随访后吸收

检查、心肺功能评估、Karnofsky 评分,以便分析各种可能的危险因素。一旦决定手术,则要做好手术准备,包括充分备血、心肺功能监测,麻醉药物的使用要充分考虑老年人的肝、肾功能,术中要密切观察患者生命体征的变化,以便及时对症处理。手术操作要果断、轻柔,勿求全切。术中要仔细辨认穿通支血管,尤其是静脉的保护非常重要,肿瘤易侵袭外侧裂区静脉、Labbé 静脉、Trolard 静脉等,术中宁可残留部分肿瘤,不要轻易损伤这些血管。尽量缩短手术时间,以免加重老年患者的负担。老年性脑膜瘤患者的术后并发症是其致死的主要原因,包括脑梗死、颅内出血、脑水肿、心肺疾病等,术后需积极防治各种并发症。

（董 斌）

参 考 文 献

1. Roser F, Ebner F H, Ritz R, et al. Management of skull based meningiomas in the elderly patient. *J Clin Neurosci*, 2007, 14: 224~228

2. D'Andrea G, Roperto R, Caroli E, et al. Thirty-seven cases of intracranial meningiomas in the ninth decade of life:our experience and review of the literature. *Neurosurgery*, 2005, 56: 956~961

3. Drummond K J, Zhu J J, Black P M. Meningiomas:updating basic science, management, and outcome. *Neurologist*, 2001, 10: 113~130

4. Roser F, Ebner F H, Ritz R, et al. Management of skull based meningiomas in the elderly patient. *J Clin Neurosci*, 2007, 14: 224~228

5. Cohen-Inbar O, Soustiel J F, Zaaroor M. Meningiomas in the elderly, the surgical benefit and a new scoring system. *Acta Neurochir*, 2010, 152(1): 87~97

6. Nakamura M, Roser F, Michel J, et al. The natural history of incidental meningiomas. *Neurosurgery*, 2003, 53: 62~70

7. Van Havenbergh T, Carvalho G, Tatagiba M, et al. Natural history of petroclival meningiomas. *Neurosurgery*, 2003, 52: 55~62

8. Pirzkall A, Debus J, Haering P, et al. Intensity modulated radiotherapy (IMRT) for recurrent, residual, or untreated skull-base meningiomas:preliminary clinical experience. *Int J Radiat Oncol Biol Phys*, 2003, 55: 362~372

9. Pollock B E, Stafford S L, Utter A, et al. Stereotactic radiosurgery provides equivalent tumor control to Simpson Grade 1 resection for patients with small-to medium-size meningiomas. *Int J Radiat Oncol Biol Phys*, 2003, 55: 1000~1005

10. Pollock B E, Link M J, Foote R L, et al. Radiosurgery as primary management for meningiomas extending into the internal auditory canal. *Stereotact Funct Neurosurg*, 2004, 82: 98~103

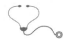

经迷路入路切除听神经瘤

  20 世纪 60 年代以前,由神经外科医师 Krause 首创的枕下径路一直是听神经瘤手术的唯一径路, 这与神经外科两位大师 Cushing 和 Dandy 一直以来的大力推崇及广泛推广密切相关。然而,枕下径路居高不下的手术并发症及病死率(>10%)等缺点也一直困扰着临床神经外科医师。正因如此,著名的耳科医师 Panse 于 1904 年首创了听神经瘤手术的迷路径路, 尽管其相对于 Krause 提出的枕下径路晚了仅仅 1 年,但迷路径路的发展却经历了艰难曲折的历程。

  Panse 作为一名具有丰富化脓性迷路炎手术经验的耳科医师, 第一个认识到经迷路可以达到小脑脑桥角,他认为可以通过切除乳突、耳蜗和迷路直至小脑脑桥角,切除鸡蛋大小的肿瘤。他还提出可以通过面神经移位增加手术视野,这正是日后颞下窝入路的关键点。遗憾的是,Panse 仅仅在理论上提出迷路径路,他本人并没有具体实施过听神经瘤的手术操作。同期的 Elsberg 也独立得出迷路径路是到达小脑脑桥角最短径路的结论, 他认为该径路只需轻微压迫小脑就可以完全暴露颅后窝,并能够减少脑桥和延髓损伤,虽然这一结论完全正确,但他也仅报道了一例手术,术后患者死于急性肾衰竭。

  1905 年,极具偶然性地出现了迷路、枕下联合径路。当时,柏林的 Borchardt 医师为一位听神经瘤患者做手术,第一次选择常规枕下径路,因术中大出血而被迫中止手术。4d 后选择迷路径路,再次大出血而中止手术。3d 后行第三次手术,仍采用迷路径路,顺利全切除肿瘤,虽然患者于术后 26h 死于颅内出血,但他发现联合径路的手术视野要明显好于单纯枕下径路。1907 年,von Eiselsberg 也尝试 1 例枕下、迷路联合径路手术,仅能切除部分肿瘤,患者于术后 2d 死亡。1900 年代,Guldenarm,Stieglitz,Gerster 和 Lilienthal 等先后做过零星手术尝试,遗憾的是,所有患者均以死亡告终。由此,迷路、枕下联合径路被束之高阁。

  第 1 例真正成功的迷路径路听神经瘤手术由荷兰耳科医师兼病理科医师 Quix 于 1911 年完成。初次手术经迷路径路行乳突切除并牺牲面神经,暴露颅中窝和颅后窝硬脑膜,填塞岩上窦止血,但在打开内听道前壁时出现大出血,遂中止手术。4d 后再次手术,在扩大的内听道处摘除肿瘤,顺利完成手术。术后病理证实为听神经瘤,并且在肿瘤两端均可见到正常脑神经组织,Quix 认为这是全切肿瘤的标记,并由此认为 Panse 提出的迷路径路适合于以内听道为中心的较小型听神经瘤,而大型肿瘤则需要联合枕下径路。术后患者安全出院,Quix 自豪地成为第一个成功实施迷路径路切除听神经瘤的医师,而且自认为是全切肿瘤。这是耳科医师第一次成功介入听神经瘤治疗,迷路径路似乎显示了在听神经瘤治疗中的优势。遗憾的是,该患者于术后 6 个月死亡,尸检时发现颅后窝鸡蛋大小肿瘤残留。这次尸检结果无疑成为了迷路径路发展历程中的绊脚石,极大地阻碍了其发展。以后支持枕下径路的神经外科医师每每批判迷路径路都以此次尸检结果为依据,认为迷路径路并不能切除真正致命的位于颅后窝和小脑脑桥角的肿瘤,从而断定迷路径路不适用于听神经瘤手术。同期的其他耳科医师也进行了迷路径路的探索。Kümme 和 Schmiegelow 分别在 1911 年和 1915 年各自开展了 1 例和 2 例迷路径路听神经瘤手术,前例患者术后出院 1 年死于复发再手术过程中,而后 2 例患者均在安全出院后失访。

迷路径路的提出使耳科医师能够介入听神经瘤手术,作为一个距离最近、损伤最小的手术径路,迷路径路全程都在耳科范畴,这些情况令耳科医师异常兴奋。Quix 曾说:"耳科医师可以自行完成听神经瘤手术而不再将患者转给神经外科医师,神经外科的手术病死率很高,耳科医师的介入完全可以取得更佳的手术效果。"

虽然迷路径路可以直接暴露小脑脑桥角,对小脑和脑干的损伤也小,但在具体手术实践中,这一径路潜在的优势并未体现出来,而所有手术医师在尝试一两例迷路径路手术后就迅速放弃了这一径路。如果当时有医师坚持,迷路径路很有可能成为当时听神经瘤手术的主流径路:这是因为当时困扰枕下径路的诸多障碍,如颅高压、大出血、脑干损伤仍没有解决办法,而迷路径路的范围和手术方法与 50 年后 William House 介绍的方法基本一致,理论上说,当时迷路径路应比枕下径路更加先进和安全,但接下来的几十年,迷路径路经历了争议、反对、抛弃和遗忘。究其原因,这与当时的学术氛围有关。神经外科医师在 19 世纪末 20 世纪初已经形成一个相当强势的学术团体,而耳科医师在神经外科医师眼中属于没有经过正规训练,不属于外科医师范畴的一个团体 ("Otologists were not considered real surgeons",Cushing 语)。伟大的 Cushing 和其杰出的弟子 Dandy 虽然在听神经瘤是否需要全切除上存在很大的争论和矛盾,但这并不妨碍他们在反对迷路径路上保持着惊人的一致。Cushing 对迷路径路的攻击不遗余力,由于 Cushing 巨大的名威,这场原本势均力敌的争论变成了一边倒的结果。耳科医师并没有提出明显的反对声音,于是 Cushing 成为舞台上的独舞者。他认为迷路径路仅能提供一个很深的创面和狭小的术野 (a deep wound with a narrow field of action),由于颈内动脉、乙状窦和岩上窦的限制,任何内听道以外的肿瘤经迷路径路切除都是不现实的,即便是部分切除肿瘤,暴露不够充分也使颅内减压、减轻脑水肿变得不可能。另外,出血难以控制,经岩骨的脑脊液漏和脑膜炎更是迷路径路难以克服的障碍。Cushing 警告说最危险的手术操作莫过于一个耳科医师试图采用迷路径路摘除听神经瘤。他还建议没有接受外科训练的耳科医师不应该有资格进行手术。该建议连同他的警告刊登在耳鼻咽喉科专业杂志上

(*Laryngoscope*, 1921)。Dandy 也认为迷路径路暴露不佳,术后不可避免地会出现致命性的脑脊液漏。他对迷路径路的评价是"完全不切实际的建议"(a wholly impractical suggestion)。Dandy 的评价可以说是对迷路径路的盖棺定论,直至 20 世纪 60 年代,迷路径路都被认为是"无用的手术步骤"(consideraions of the procedure is useless)乃至人们已经忘记了有这样一种听神经瘤手术径路。Jackler 将这一时期称为迷路径路被"笼罩在巨人的阴影中"(under the shadow of giants)。

回顾早期迷路径路的艰难历程,迷路径路之所以被否定,原因如下:首先是耳科医师手术经验匮乏,早期耳科医师,无论 Quix 还是 Schmiegelow 都只有一两例手术经验,并且之后毫无例外地放弃了这一手术径路,使得迷路径路缺乏大宗病例研究的支持;其次是耳科整体水平低下,耳科医师缺乏地位,更缺少类似 Cushing 和 Dandy 这样的学术权威,使得当神经外科医师反对迷路径路时,耳科医师集体失语;再次,迷路径路在当时技术条件下,的确有难以克服的障碍,尤其是经乳突术腔的脑脊液漏以及伴随的脑膜炎在当时是无法治疗的。

然而,迷路径路回归却引发了更大的争议。William House 于 20 世纪 60 年代开始进行听神经瘤手术,并于 1964 年发表了 50 例听神经瘤手术报告。作为一名耳科医师,他最初接受的是齿科医师的训练,以 Cushing 的看法,他绝对不适合进行耳科手术,但正是他首先将齿科电钻和手术显微镜引入耳科和听神经瘤手术,使听神经瘤手术进入显微外科时代,使小脑脑桥角的显微组织可以被清晰辨认,对听神经瘤手术治疗史作出划时代贡献。进入 House 时代以后,全切除肿瘤并保留面神经成为真正可行的手术操作,手术病死率也进一步下降。House 早期听神经瘤手术的病死率接近 10%,随后迅速下降至 0.8%~5%。他的迷路径路手术与 Panse 的方法有所不同:通过耳后切口,切除乳突及迷路能良好显露小脑脑桥角病变,并能较好保全面神经,适用于不保留听力的小脑脑桥角肿瘤。1963 年 House 报道了 10 例迷路径路手术,在神经外科界引发广泛争论,大多数神经外科医师认为不可行。这时 House 才发现 50 年前迷路径路就已被神经外科否定,但与之前被否定不同,此时的迷路径路在争议中逐渐被耳科医师和神经外科医师所接受。其原因在于,Panse 和 Quix 当时使用的是骨凿和锤子,而 House 有双目显微镜、高速电钻和冲洗吸引系统以及抗生素、输血技术的辅助,迷路径路的诸多局限在 House 时代已经不再困扰手术。House 本人在阅读了 Panse 和 Quix 的文献后,认为"迷路径路的先驱者拥有足够的设想和愿望,他们不成功的原因在于没有足够的技术工具作支持"(There was a time when the ideas and desire were there, but not the technical tools)。

随着耳神经外科近年来的发展,迷路径路已逐渐成为经岩骨进入小脑脑桥角切除听神经瘤的主要手术径路,适用于所有大小听神经瘤,包括局限于内听道的听神经瘤和突入小脑脑桥角 3cm 以上大型听神经瘤。听神经瘤显微手术的目的,也从最初单纯减少手术病死率、提高肿瘤全切率和安全性,逐渐向保留术后面、听神经功能、提高术后患者生活质量方面转变。

一、经迷路径路手术特点

现代意义上的迷路径路,是指在乙状窦前、颅中窝硬脑膜下方、颈静脉球上方以及面神经垂直段后方的范围内,通过充分磨除颞骨骨质到达内听道及小脑脑桥角,暴露肿瘤,进行肿瘤摘除。其主要优点在于:①可在岩骨内、切除肿瘤前即暴露和保护面神经;②暴露小脑脑桥角和内听道外侧,在很大程度上减轻听神经瘤摘除过程中的并发症;③针对压迫脑干的大听神经瘤,可分块切除以逐步减少对中枢神经结构的压力,而无须牵拉任何重要结构,特别是对小脑的牵拉;④在切除迷路后,可暴露内听道硬脑膜和岩骨后面、颅后窝的硬脑膜。其主要缺点则是牺牲患侧残余听力,术后患侧全聋。当然,近年来也有报道在迷路径路中保留蜗神经,一期或二期植入人工耳蜗以获得听力。

(一) 手术解剖范围

迷路径路手术解剖前界为内听道和面神经垂直段;上界为颅中窝底的硬脑膜,其内有岩上窦通过;后界为乙状窦,术中应磨除乙状窦前后骨质,以利于推移乙状窦获得更佳手术视野;下界为颈静脉球,其与内听道之间的距离变异很大,为0~14mm,在高位颈静脉球手术中须推压颈静脉球向下,通过充分磨除颞骨骨质到达内听道及小脑脑桥角,暴露肿瘤,进行肿瘤摘除。

(1) 颈静脉孔位置 颈静脉孔位于内听道底壁之下,颈内静脉通过其后方,前方为后组脑神经。耳蜗导水管在耳蜗底周自鼓阶发出,在舌咽神经出颅处水平进入颈静脉孔前上端,在硬脑膜内形成一平行于内听道,位于内听道和颈静脉孔之间的细沟。手术中打开颅后窝硬脑膜前可以先行开放耳蜗导水管,释放脑脊液,并将其作为迷路径路下界。

(2) 内听道底定位 开放前庭后,显示蓝色外观的前庭下神经。开放上半规管壶腹,可见前庭上神经。此两根神经即为内听道底的定位标记。在内听道底垂直内听道长轴作剖面,前上方为面神经,后上方为前庭上神经,前下方为蜗神经,前庭下神经位于蜗神经的后方。

(3) 小脑脑桥角区神经 迷路径路时,打开颅后窝硬脑膜,可以看见后面为小脑,在深部,小脑前方为脑桥和延髓。内听道前缘深部可见白色的脑干,此区域构成小脑脑桥角,其中由后向前,从上到下依次为三叉神经、面听神经束和后组脑神经,在更前内侧可见展神经。三叉神经发源于中脑脚和脑桥的结合部,向前外上方沿脑干行进。在小脑脑桥角,三叉神经位于面听神经束上方,外侧常被岩静脉遮盖。面听神经束自延髓外侧沟、脑桥的下缘部发出。面神经在听神经的前下部出延髓,经前方跨过听神经,到达内听道。面神经颅内段没有鞘膜,在出脑桥处,仅一根动脉供血,常为小脑前下动脉的分支。近内听道的面神经由小脑前下动脉和(或)迷路动脉供血,通常有细小分支伴行面听神经束,是蜗神经和前庭神经分界标志。后组脑神经源发于延髓外侧沟,依次向下为舌咽神经、迷走神经和副神经。舌咽神经最高,迷走神经由8~10个分支构成,呈扇形发出,副神经则有两个根。

（4）小脑脑桥角区血管　小脑前下动脉是小脑脑桥角区域手术最重要的血管。小脑前下动脉形成襻结构通过面神经和蜗神经之间（56%）或面听神经之下（38%），通常会深入内听道内（60%）。它源于基底动脉干供应脑桥下部和延髓上 1/3，小脑前下动脉损伤会导致低位脑干功能障碍，即所谓 Atkinson 综合征，因此手术中必须注意保护肿瘤外的血管，避免烧灼血管近心端。小脑后下动脉通常穿行于后组脑神经之间，而小脑上动脉则与三叉神经伴行。岩静脉（Dandy 静脉）位于三叉神经后下方，收集小脑半球前部、延髓外侧及脑干的静脉汇入岩上窦，术中损伤该血管，常会导致脑干水肿。

（5）肿瘤周围蛛网膜结构　听神经瘤通常从前庭神经 Obersteiner-Redlich 区发生，在这一区域前庭神经被反折入内听道的蛛网膜所包裹。肿瘤生长过程中，在肿瘤表面形成两层蛛网膜覆盖，神经血管位于两层蛛网膜之间。在肿瘤分离过程中，应在肿瘤表面蛛网膜和脑组织表面蛛网膜间分离，如果分离时遇到较多粘连，犹如肿瘤侵入脑组织，往往提示分界面错误。

（二）手术器械

听神经瘤手术器械不仅包括常用的耳科手术器械，还包括神经外科手术器械。术者应当熟练掌握相关器械的使用。常用手术器械和设备包括：

（1）直筒目镜式双目手术显微镜，至少能放大 12 倍，焦距 250~400mm。手术显微镜应包含助手镜，并可外接显像系统及照相机，手术时使用消毒的透明显微镜罩包被。

（2）双极电凝器，应配备各类型电凝镊，尖端粗细不等，最好使用带冲洗装置的电凝器，以避免电凝镊尖端与血管黏结。

（3）耳神经外科专用器械，与耳科器械相似，但柄较长，以适应深且狭窄的手术野。

（4）配备不同直径锥形和圆形的切削钻头和金刚钻头的骨钻，气动和电动均可，但最高转速应在 60 000r/min 以上，钻头变钝后应立即更换，推荐使用带循环冷却及冲洗装置的电钻。

（5）不同口径的冲洗-吸引管，必须包括尖端侧壁开口的吸引管，以避免直接吸引损伤重要器官。

（6）超声乳化外科吸引器（cavition ultrasonic surgical aspiration，CUSA）能在低温下乳化并吸除肿瘤，可以在不损伤神经的基础上加快手术速度。

（7）骨蜡和可吸收止血纱布是手术中止血和填塞时常用的，带线脑棉亦为术中所必需。

（8）由于面神经被肿瘤压迫移位，且常被压迫呈片状或分散状，因此面神经监护仪是听神经瘤手术所必须，可以在术中协助辨认保护面神经。听觉监护装置如术中直接蜗神经动作电位、耳蜗电图和听神经脑干反应（ABR）等可应用于保留听力的听神经瘤手术中，但其不应被用于识别蜗神经，而是应用在听觉动态监测过程中。

(三) 手术适应证

理论上,迷路径路适用于任何大小、不考虑保存听力的肿瘤,手术创伤小、安全性高、肿瘤完全切除、面神经容易保存,若术中发生面神经中断,行面神经吻合也非常方便。以往认为迷路径路仅适合中小型听神经瘤,多年的临床实践证实此观点并不正确,肿瘤愈大,愈应采用迷路径路切除,对于小型肿瘤伴实用听力者,则应考虑其他径路(如乙状窦后径路或颅中窝径路)。

(四) 术前准备

术前准备包括三方面:明确诊断、选择手术径路、麻醉前评估。

术前常规行纯音测听、言语测听、脑干听觉诱发电位、前庭功能测定(变温试验)。

内听道磁共振(钆增强)可明确诊断,并根据肿瘤大小进行分期。

手术径路可根据 CT 骨窗的冠状位和矢状位影像进行选择,需要注意的信息包括岩骨的大小、乳突的气化情况、颈静脉球顶和内听道相互关系以及内听道是否扩大等。

术前的麻醉评估可确定有无手术反指征。

(五) 手术要点及步骤

(1) 采用静吸复合麻醉,对呼吸、血压、脉搏实施连续监测,同时术中需行控制性降低血压。

(2) 在放置并调试面神经监测仪后,患者取仰卧位,头偏向健侧,但不能过度扭曲以免椎动脉受压缺血。消毒(包括患侧耳后切口和腹部取脂肪切口),铺巾。

(3) 耳后沟后方弧形切口,切口最宽处距耳后沟两三厘米,上达耳郭上游离缘,下达乳突尖,深至皮下。将皮瓣向前分离至耳后沟一线,再沿皮肤切口线内侧切开肌骨膜瓣,向前分离,瓣蒂位于前侧(图 2-11)。暴露乳突范围向上超过天盖,向前达耳

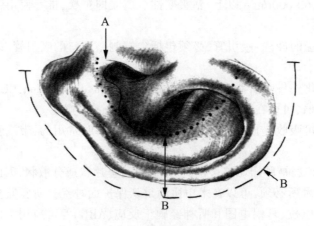

图 2-11　经迷路径路手术切口

A——耳后沟;B——切口;切口距耳后沟 2cm

道上嵴平外耳道后缘,向下达乳突尖下方,向后达乙状窦后缘1~1.5cm。

(4)充分切除乳突气房,前方以鼓窦入口和面神经垂直段为界,向后暴露乙状窦后方硬脑膜1cm以上,乙状窦表面保留"岛状"骨片,以使乙状窦能上下浮动、充分移位(图2-12)。

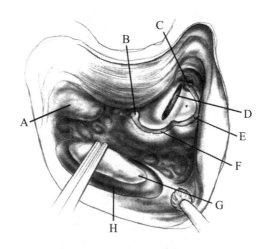

图2-12 切除乳突及半规管,浮动乙状窦,暴露颈静脉球

A——颈静脉球;B——后半规管壶腹;C——上半规管壶腹;D——水平半规管;E——上半规管;
F——后半规管;G——骨岛;H——乙状窦

(5)开放鼓窦,暴露砧骨短脚,在外半规管下方磨薄外耳道后壁,定位面神经垂直段,将面神经骨管轮廓化直至透过面神经管隐约可见面神经,此为迷路径路的前界。

(6)将乳突天盖、颅中窝底的骨质和窦脑膜角骨质全部去除,充分暴露颅中窝硬脑膜、窦脑膜角、暴露岩上窦,常规暴露颈静脉球,颈静脉球高位的比例约为25%,在轮廓化内听道时,应小心处理。在暴露颈静脉球顶部后,一般先用剥离子将颈静脉球自周围的骨壁上剥离,充分剥离后,用氧化纤维素止血纱布(surgicel)与骨蜡混合后将颈静脉球向下轻压,充分暴露内听道下方与颈静脉球之间的骨质并将其磨除。

(7)依次切除外、后、上半规管,开放前庭池,在前庭池前方可显露面神经迷路段和内听道入口。内耳道底部垂直嵴(Bill嵴)为前庭上神经与面神经的分界,术中注意识别以确保面神经不受损伤。在内听道与颈静脉球之间开放耳蜗导水管,放出脑脊液;内听道周围骨质应作270°切除。将内听道口与乙状窦之间的骨质全部去除,暴露小脑脑桥角硬脑膜,将小脑脑桥角硬脑膜呈"一"字形剪开,并在内听道口处折向内听道,首先显露小脑脑桥角内的肿瘤(图2-13,图2-14)。

(8)颅后窝减压。打开脑膜暴露肿瘤后,若肿瘤较小,可用钩针挑破蛛网膜开放小脑延髓池,立即有脑脊液涌出,小脑塌陷,能使手术视野扩大。在肿瘤较大时,须沿肿瘤下极向深部钩开蛛网膜,有时要囊内切除肿瘤下极后才能打开蛛网膜,排出脑

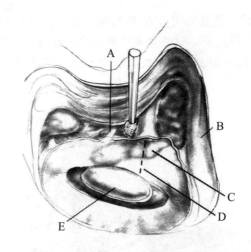

图 2-13　暴露内听道,打开耳蜗导水管,切开脑膜

A——耳蜗导水管;B——颅中窝脑膜;C——肿瘤;D——脑膜切口;E——骨岛

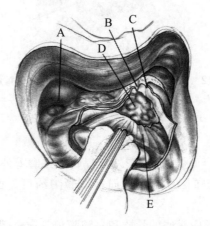

图 2-14　暴露内听道及小脑脑桥角处肿瘤

A——颈动脉球;B——横嵴;C——Bill嵴;D——肿瘤;E——小脑

脊液,降低颅压。

(9) 囊内切除。将肿瘤与周围血管及蛛网膜略加分离后,将肿瘤先行囊内切除(可用刮匙或用超声刀吸除),使其体积缩小后再将肿瘤分块切除。整个切除过程中应避免损伤脑干、小脑和神经。

(10) 定位面神经。先行囊内切除,肿瘤体积缩小后首先在内听道和小脑脑桥角处定位面神经。肿瘤在内听道中将面神经压向一侧,呈扁平状,尚容易分离,而在小脑脑桥角往往与肿瘤粘连紧密呈丝状,分离时极易断离。面神经与肿瘤的位置关系常见如下四种类型:A 型,最常见,占70%,自肿瘤前方绕至脑干表面;B 型,其次,占13%,自肿瘤上方或前上方绕至脑干表面;C 型,少见,占 10%,自肿瘤下方绕至脑干表面;D 型,极少见,占 7%,自肿瘤后方绕至脑干表面。面神经在入内听道处常被肿瘤压迫向前呈弧形,由于面神经被压迫在骨缘上,且常与蛛网膜或肿瘤包膜粘连,因此此处是手术中最易损伤面神经的所在。肿瘤增大内听道骨质破坏时,内听道口的骨缘变得更薄而锐利,在此处分离面神经必须十分谨慎。熟悉面神经在内听道和小脑脑桥角中的走行和各种变异,加强术中的面神经监测,是保留面神经解剖上完整,进而术后保存面神经功能的基本保证。

(11) 关闭术腔。关闭术腔前,需反复用温生理盐水冲洗,直至清澈,以确认无出血。将硬脑膜拉拢缝合数针以缩小缺口,若缝合时硬脑膜张力过高,不能严密缝合,则在脑膜间隙填塞脂肪。鼓窦入口用肌肉或骨蜡封闭,取腹部脂肪一大块,腹部皮下放置负压引流管一根,皮肤分层缝合。将腹部脂肪裁剪成条索状,逐条填塞入脑膜缺损处,并充填整个术腔。将耳后肌骨膜瓣复位后拉拢缝合,皮瓣复位后分两层缝合(图 2-15),局部不需放置引流,需加压包扎。

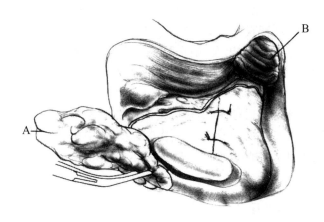

图 2-15 关闭术腔
A——脂肪;B——脂肪

(六) 手术难点

手术难点包括乳突硬化、术野窄小、面神经走行于内听道内听神经瘤后方(即面神经走行 D 型)等几种情况。

乳突硬化并不鲜见,术前可通过 CT 诊断。在开始研磨乳突时必须小心谨慎,因为乙状窦此时在骨皮质下非常浅表。有时,乙状窦前置,甚至可与面神经管乳突段相触。此时,应在乙状窦后方扩大研磨范围以暴露更大面积的颅后窝硬脑膜并电凝乳突导静脉。沿乙状窦全长去除其表面骨质,双极电凝轻轻烧灼乙状窦壁及颅后窝硬脑膜,电凝后乙状窦向后皱缩并暴露出其前方的硬脑膜。然后用同样方法电凝颅中窝硬脑膜以暴露颅中窝和岩上窦硬脑膜。此时,窦脑膜角自行暴露,术野扩大暴露迷路,可进一步手术。当鼓室天盖位置过低时也应采用此方法。

颈静脉球顶疝出于内听道后方和下方,会影响手术视野、增加解剖难度。此时,需用金刚钻研磨(无需大量冲洗),暴露乙状窦直至颈静脉球顶,注意尽量保留静脉壁的菲薄骨片以保护静脉。如果此时静脉壁破损出血,需用止血纱布在破裂口处作表面填塞。如果仍不能止血,则需行管腔内填塞,但有静脉堵塞或静脉血栓的危险。局部填塞止血物,将对随后的研磨操作产生影响,所以应尽量避免填塞过厚的止血物,同时,研磨时应避免钻头卷走止血物。

瘤体与内耳门粘连处较易出血,沿面神经解剖通常较为困难。所以在解剖分离该处时,需在持续冲洗下沿面神经侧缘由内向外剥离。

当面神经走行于内听道内听神经瘤后方,面神经走行呈 D 型时,应持续用面神经监护能有效定位面神经。当术者在研磨内听道后壁骨质时监护仪已开始报警,表明面神经紧贴内听道后壁,此时在打开后壁硬脑膜时须提高警惕。

(七) 经迷路径路切除听神经瘤的术后处理

1. 术后处理　按一般病重患者处理,可带气管插管入重症监护病房(ICU)观察12~24h,也可术后待患者清醒后拔除插管入普通重病病房,但都需 24~48h 内对生命体征进行连续监测。严密观察意识、瞳孔、血压、呼吸及肢体活动变化情况,及时发现可能出现的致命并发症:颅内出血、脑水肿、颅高压、脑疝及窒息。

2. 术后护理　24~48h 平稳度过后,嘱患者绝对卧床 4~5d。防止过分用力。半流质饮食 2d 后可普食。

3. 术后用药　选择易通过血-脑屏障的广谱抗生素,以防止术后颅内感染。使用甘露醇 3~5d(甘露醇 125ml,静脉滴注,1 次/8h,共 3d;甘露醇 125ml,静脉滴注,1 次/12h,共 2d),以降颅压预防脑脊液漏。常规使用激素 4d,酌情使用白蛋白以缓解因肿瘤压迫、术中牵拉引起的脑水肿。

(八) 并发症及其处理

1. 术中并发症　出血和神经损伤是迷路径路听神经瘤手术的常见术中并发症。

(1) 出血　术中静脉窦出血可用氧化纤维素止血纱布(surgicel)和骨蜡混合物阻塞出血处。脑干或小脑出血切忌盲目电凝,必须在高倍显微镜下用尖头双极电凝准确凝固出血血管。如视野不清楚,可先用氧化纤维素止血纱布和脑棉压迫,将肿瘤切除后再仔细寻找出血点。

(2) 神经损伤　手术的重点是避免损伤面神经。在磨开内听道底时,易损伤面神经;分离内听道口肿瘤与组织的粘连时,由于面神经受压成片状,极易损伤面神经;在对神经周围小动脉电凝烧灼时,也易损伤面神经,可以是直接损伤,但更常见的是热传递损伤。在磨除耳蜗导水管周围骨质时,应注意保护舌咽神经。

2. 术后并发症　迷路径路术后最严重的并发症是出血和感染,而最常见的术后并发症则为脑脊液漏。

(1) 脑脊液漏　发生率可达 20%。最常见为切口漏,通常通过加压包扎 3~7d 后治愈。当鼓窦入口或岩骨气房未封闭时,会出现脑脊液耳鼻漏。与切口漏不同,脑脊液耳鼻漏难以通过加压包扎治愈,且细菌易经鼻部逆行感染致脑膜炎。这时应使患者保持坐位或高枕卧位,口服醋氮酰胺减少脑脊液产生,每日经腰椎穿刺或腰椎穿刺留置引流管以降低脑脊液压力。如经以上保守治疗短期内仍无效,应及早打开伤口,封闭脑脊液漏口以避免颅内感染。

(2)感染 颅内感染是听神经瘤术后危险的并发症,术后必须密切观察体温和神志情绪。通常有低热但神志清晰、意识正常代表无菌性脑膜反应,这是术后常见的反应,不需积极处理就可自然缓解。化脓性脑膜炎则是致命的并发症,临床表现为嗜睡或躁动、颈项强直、高热或低热,因此对于有全身不适和意识异常者无论体温多少,都应作腰椎穿刺脑脊液检查。

二、经迷路径路切除听神经瘤术后结果

(一)肿瘤全切率

经迷路径路切除听神经瘤,术野暴露彻底,能够切除下极累及后组脑神经和上极伸入小脑幕上的肿瘤,全切率高。根据不同报道,可高达85%~96%,近全切和次全切则仅占4%~15%,而非全切的原因并非不能完全暴露肿瘤,而是因为内耳门或小脑脑桥角内肿瘤与面神经粘连严重,为保全术后面神经功能而采取的必要措施。

(二)术后面神经功能

现代听神经瘤手术的目标是全切肿瘤的基础上尽可能减少手术并发症,包括术后保留完整的面神经功能和可实用的听力,前者对于术后患者生活质量显得更为重要,而后者大多仅在中、小肿瘤存在可能。

听神经瘤术中保留面神经的功能性手术最早在1931年由Cairn报道,而术后面神经功能主要影响因素包括肿瘤直径、患者年龄、瘤体是否囊性变、与周围组织粘连程度、肿瘤组织学类型、既往是否有相关治疗(包括放疗史)、术中面神经监护的应用、所选手术径路、术者经验、面神经与肿瘤空间位置关系、术后面神经水肿、潜伏的疱疹病毒(单纯疱疹病毒或带状疱疹病毒)感染、术后康复技术等。总体而言,听神经瘤术后面神经功能良好率(HB Ⅰ级或Ⅱ级)一般为60%~90%,不良率(HB Ⅴ~Ⅵ级)为1.6%~2.6%,且与肿瘤直径的大小密切相关,直径<15mm的小肿瘤术后面神经功能良好率可达81%~95%,而>30mm的大肿瘤则仅为35%~53%。

研究发现,术后面神经传导性阻滞在术后即可出现,但在1周才达到高峰,之后逐渐恢复。而术后48h内出现的面瘫,其恢复时间相对较短。另外,术后1周后极少再发生迟发性面瘫,而有11%的轻度面瘫在术后1周至1个月内可恢复。

虽然术后面神经功能保留受到诸多因素的影响,但都是建立在术中面神经解剖完整的基础上,如术中面神经离断,无论用何种方法行面神经移植、桥接,术后面神经功能均很难达到HB Ⅲ级。术中面神经监护仪的使用,是保证面神经解剖完整的一项重要保障。

术中脑神经监护最早始于19世纪晚期,由Krauss第一次在1例难治性眩晕症蜗神经切断术中使用。而术中面神经监护仪,则由Delgado在1979年第一次使用,其初始目的即在术中辨别面神经,提高面神经完整保留率;在小脑脑桥角手术,特别是

听神经瘤手术中,术中面神经监护,可作为保障面神经保留率的关键,是现代听神经瘤术中的标准监护措施。其原理是将同侧面肌肌电图活动放大后记录下来,转换成波形和声音信号,并通过监视器和扬声器显示出来。当手术医师的手和眼用于手术时,可通过听觉监测面神经功能。面神经受到单个机械的或电刺激时,显示的面神经肌电活动反馈是确定面神经解剖走向的依据,能快速限制解剖范围,从而缩短了手术时间,并可评估面神经的完整性。面神经一旦受损,神经的兴奋性就发生改变,产生的肌电活动峰值很小或没有。轻度神经损伤,刺激近心端面神经有肌电活动说明神经功能还连续,刺激阈提高或刺激近心端不同于远心端,表示术后功能将减弱;中、重度面神经损伤,如神经连续性中断,则神经传导会停止,刺激近心端不出现肌电活动。

凭借长期临床应用经验,国内外学者扩大和提高了面神经监护的功能和价值,认为可通过术中面肌电图(代谢或机械刺激引起神经放电)或者电刺激法(电刺激引起神经放电)评估预测术后面神经功能。Nissen 回顾分析 116 例听神经手术患者,术后面神经功能 I 级或 II 级组,术中在肿瘤切除后于面神经出脑干处的刺激阈值为 0.100V,III 级到 VI 级一组的刺激阈值为 0.7250V,具有统计学意义,认为术中面神经刺激阈值可作为预测术后面神经功能的指标。Bernat 等认为在电刺激法评估术后面神经功能时,仅凭刺激部分面神经纤维无法评估整条面神经功能,而通过阈上刺激,可使面神经所有纤维去极化,从而广泛应用于对面神经功能的整体评估。而最新研究发现,包含降口角肌、降下唇肌、颏肌的颏部肌群,其受电刺激后的反应振幅可涵盖几乎所有的面部肌群反应振幅,所以能比较全面地反映术后面神经功能。

而术中面神经监护本身也在进行技术革新,由二导联(眼轮匝肌、口轮匝肌)向四导联(额肌、颈阔肌)发展。Bozorg 发现使用四导联面神经监护时,27%的患者于近脑干处电刺激面神经可在额肌和颈阔肌导联获得最大反应波形,提示术中四导联面神经监护效果更好,可克服二导联所带来的假阴性结果。

就手术径路而言,无疑迷路径路是所有径路中保留面神经最佳者,可在暴露肿瘤前即显露面神经。近 10 年来,相继有经迷路径路切除听神经瘤手术的结果报道。Bulent 认为迷路径路听神经瘤切除术后 1 年的面神经功能仍要优于其他径路(中型肿瘤,迷路径路:乙状窦后径路术后即刻面神经良好率 53%:45%,术后 1 年 68%:59%)。

(三) 术后听觉及其康复

经迷路径路听神经瘤摘除术,是以牺牲患侧听力为代价的术式,其术后听觉康复策略取决于对侧听力情况。

对于双侧听神经瘤(神经纤维瘤病 II 型)的患者,在一侧肿瘤切除同期或二期,可行人工耳蜗植入或听觉脑干植入,在一定程度上恢复患者单侧听力。如术中保留蜗神经和耳蜗,则可行人工耳蜗植入,植入后几乎所有患者均有一定程度的听力改善,表明即使是有限的电刺激,也能使耳聋患者受益。植入初期由于部分患者对侧听力尚可,可对人工耳蜗声音产生一定排斥。对于术中蜗神经断离或耳蜗受损的双侧听神经瘤患者,目前可能的听力康复仅为听觉脑干植入(auditory brainstem implants, ABI),全球范围内已有超过 500 例听觉脑干植入。研究认为,听觉脑干植入可增强听神经瘤术后患者的交流能力,相比人工耳蜗植入,听觉脑干植入更适用于大型听神经瘤切除术中无法完整保留蜗神经者。植入患者术后大多可在结合唇读情况下获得听觉改善,少数甚至不依赖唇读即可进行交流。

随着技术发展,近年来不少研究者开始尝试使用骨锚式助听器(bone-anchored hearing aid, BAHA)康复迷路径路听神经瘤术后所致的单侧耳聋,改善患者在嘈杂环境中的听力水平和声音定位能力。

虽然骨锚式助听器刚进入中国市场,但在国外使用已较广泛,主要用于治疗单侧耳聋。不少国外听神经瘤治疗中心建议患者一期行骨锚式助听器植入,原因在于听神经瘤患者经过大手术后,心理上很难在短期内接受另一次手术,哪怕是一次很小的手术。矛盾的是,半数以上患者认为耳聋影响他们的生活质量,特别是在嘈杂环境中,但其中仅不足 20% 的患者觉得这是个大问题。所以前者通常会选择传统助听器寻求听力上的提高,但结果通常较差。而佩戴骨锚式助听器后,60%~70% 的患者在嘈杂环境中听力提高明显,言语识别率可提高 15%。

(四) 肿瘤复发

听神经瘤复发的定义为,术中全切肿瘤,术后影像学证实无残留肿瘤,而在随访影像学发现术野内新生肿瘤影。此定义排除不全切除后的肿瘤再生和神经纤维瘤病 Ⅱ 型(NF2)所致在同一神经上的多发性肿瘤。根据不同的报道,迷路径路听神经瘤切除术后复发率高低相差悬殊,House 报道在 1668 例听神经瘤随访中复发率仅为 0.3%,且复发时间在术后 10 年,Schmerber 甚至报道零复发率,而 Roche 则报道高达 9.2% 的复发率。尽管迷路径路可彻底暴露内听道底,但因其适应证包括大和巨大肿瘤,可能在手术过程中于脑干、三叉神经根、后组脑神经处残留小块肿瘤碎块,造成复发。

因此,听神经瘤术后应定期行影像学随访。经迷路径路切除听神经瘤,术毕用脂肪、肌肉或筋膜术腔内填塞,所以在术后内耳 MRI 上可见一尖端向内、底向外的三角形影(图 2-16):T_1 加权像上,脂肪呈高信号,而肌肉、筋膜成等信号,可见上鼓室与前庭区均被脂肪填塞,有时甚至可见整个中耳腔均被脂肪填塞,而耳蜗则仍在原位。术腔中所填塞脂肪的体积和数量随年份的增加或受皮肤向内的压力而缩小,但质地均匀。

术后内耳 MRI 上,可鉴别肿瘤复发病灶、肿瘤周围瘢痕组织以及术腔所填脂肪。虽然术中所填脂肪组织与术后复发病灶在 T_1 和 T_1 增强上均呈高信号影,但在脂肪抑制像上,脂肪影因被抑制而呈低信号,而复发病灶则仍为高信号影,如此即可鉴别术后脂肪影和复发病灶。

随访中,应该特别注意术后小脑脑桥角、内听道内结节状增强影(图 2-17),而非线性增强影,因为线性增强影更可能是脑膜水肿影。

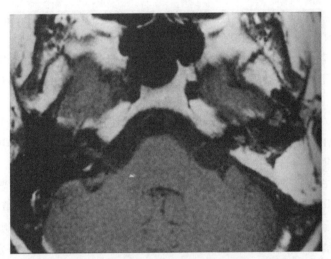

图 2-16　左侧孤立性听神经瘤经迷路径路切除术后磁共振成像 T_1 加权像

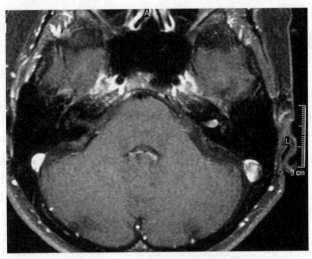

图 2-17　听神经瘤切除术后随访

内耳磁共振成像 T_1 增强像上发现内听道底直径 4mm 结节影,为复发病灶

(五) 手术病死率

随着手术显微镜的使用和手术技术的不断提高,手术病死率早已不再困扰听神经瘤的手术医师,目前已普遍低于 1%~2%,甚至报道零病死率。

三、经迷路径路的延伸——经耳囊径路切除听神经瘤

另一种耳科医师常用的切除小脑脑桥角和岩骨肿瘤的径路是耳囊径路,此径路由 Ugo Fisch 在 20 世纪 80 年代初期提出,即在迷路径路基础上向前扩大手术范围,打开耳蜗、牺牲骨性外耳道、听骨链和鼓膜。轮廓化面神经管鼓室段和乳突段,使其

骨管呈桥形跨于术腔。磨除耳蜗后,可暴露术腔前界:前方为颈内动脉管,下方为颈静脉球。内听道和小脑脑桥角的暴露同迷路径路。

该手术径路的优点为适用于大型听神经瘤,可良好暴露肿瘤前极和伸入耳蜗内的瘤体,且镜下术野暴露好。

(一) 主要解剖范围

在乙状窦后暴露颅后窝硬脑膜、乙状窦前、颅中窝脑板、颈静脉球上方以及面神经垂直段后方,面神经垂直段前方达颈内动脉的范围内,通过充分磨除颞骨岩部骨质到达耳蜗、内听道及小脑脑桥角,暴露肿瘤,进行肿瘤摘除。

(二) 手术适应证

这一径路适用于任何大小、不考虑保存听力的听神经瘤病变累及耳蜗或前庭患者。术前面神经功能正常。

(三) 手术步骤

(1) 麻醉。全麻,气管插管下进行,对呼吸、血压、脉搏实施连续监测,同时术中需行控制性降压。

(2) 体位。在放置并调试面神经监测仪后,患者取仰卧位,头偏向健侧,消毒(包括患侧耳后切口和腹部取脂肪切口),铺巾(同迷路径路)。

(3) 切口。同迷路径路,耳后沟后方弧形切口,切口最宽处距耳后沟三四厘米,上达耳郭上游离缘,下达乳突尖,深至皮下。将皮瓣向前分离至耳后沟一线;再沿皮肤切口线内侧切开肌骨膜瓣,向前分离,瓣蒂位于后下方。暴露乳突范围向上超过天盖,向前达耳道上嵴平外耳道后缘,向下达乳突尖下方,向后达乙状窦后缘 1~1.5cm,暴露颅后窝硬脑膜。

(4) 断离、关闭外耳道。沿外耳道后缘向前,切除骨性外耳道皮肤、鼓膜和听骨链,外耳道外侧断端外翻缝合,内侧肌瓣加固。

(5) 充分切除乳突气房,前方以鼓窦入口和面神经垂直段为界,向后暴露乙状窦后方硬脑膜 1cm 以上,乙状窦表面保留"岛状"骨片,以使乙状窦能上下浮动、充分移位。乙状窦出血的处理同迷路径路。

(6) 开放鼓窦,暴露砧骨短脚,定位面神经垂直段,将面神经骨管轮廓化,表面保留薄骨片。注意:在磨除面神经前方的骨质时,不要让高速转动的钻杆过长时间接触,以免造成面神经的热损伤。面神经骨管内侧的骨质供给面神经血运。不能过多磨除,被轮廓化的面神经像"桥"一样位于术腔中央。

(7) 将乳突天盖、颅中窝底的骨质和窦脑膜角骨质全部去除,充分暴露颅中窝硬脑膜、窦脑膜角,暴露岩上窦;常规暴露颈静脉球,高位颈静脉球的处理同迷路径路。

(8) 依次切除水平、后、上半规管,开放前庭池,在前庭池前方可显露面神经迷路段和内听道入口。Bill嵴为前庭上神经与面神经的分界,术中注意识别以确保面神经不受损伤。在内听道与颈静脉球之间开放耳蜗导水管,放出脑脊液;内听道周围骨质应作 270°切除。将内听道口与乙状窦之间的骨质全部去除,暴露小脑脑桥角硬脑膜。

（9）切除耳蜗。首先需定位颈内动脉的位置,可通过咽鼓管,咽鼓管位于颈内动脉上外侧方,颈内动脉位于耳蜗前方。先用切削钻切除耳蜗,颈内动脉与咽鼓管之间的骨质有时缺如,所以在处理该部分骨质时则应用大号金刚钻,以防止损伤颈内动脉。

（10）暴露内听道、切除肿瘤,同迷路径路。

（11）关闭术腔,同迷路径路。

（四）手术难点

耳囊径路在向下向前解剖面神经时比较危险。任何对面神经骨管的损伤,均可能造成面神经的损伤。

同时因其打开范围较迷路径路大,增加了硬脑膜关闭困难,尤其是在鼓室前部缝合硬脑膜时,关闭不够严密可出现脑脊液鼻漏。由于已用肌骨膜瓣加强关闭外耳道,所以缝合后部时可能出现组织不够的情况,也会增加脑脊液漏的可能。

（吴　皓）

参 考 文 献

1. Nguyen-Huynh A T, Jackler R K, Pfister M, et al. The aborted early history of the translabyrinthine approach: A victim of suppression or technical prematurity? *Otol Neurotol*, 2007, 28: 269~279

2. Devèze A, Roche P H, Facon F, et al. Functional outcomes after translabyrinthine approach for vestibular schwannomas. *Neurochirurgie*, 2004, 50(2~3 Pt 2): 244~252

3. Anderson D E, Leonetti J, Wind J J, et al. Resection of large vestibular schwannomas: Facial nerve preservation in the context of surgical approach and patient-assessed outcome. *J Neurosurg*, 2005, 102: 643~649

4. Roche P H, Moriyama T, Thomassin J M, et al. High jugular bulb in the translabyrinthine approach to the cerebellopontine angle:anatomical considerations and surgical management. *Acta Neurochir*, 2006, 148(4): 415~420

5. Sampath P, Rini D, Long D M. Microanatomical variations in the cerebellopontine angle associated with vestibular schwannomas(acoustic neuromas): a retrospective study of 1006 consecutive cases. *J Neurosurg*, 2000, 92: 70~78

6. Sluyter S, Graamans K, Tulleken C A F, et al. Analysis of the results obtained in 120 patients with large acoustic neuromas surgically treated via the translabyrinthine-transtentorial approach. *J Neurosurg*, 2001, 94: 61~66

7. Roche P H, Pellet W, Moriyama T, et al. Translabyrinthine approach for vestibular schwannoma: operative technique. *Prog Neurol Surg*, 2008, 21: 73~78

8. Esquia-Medina G N, Grayeli A B, Ferrary E, et al. Do facial nerve displacement pattern and tumor adhesion influence the facial nerve outcome in vestibular schwannoma surgery? *Otol Neurotol*, 2009, 30: 392~397

9. Magliulo G, D'Amico R, Celebrini A, et al. Postoperative Ramsay-Hunt syndrome after acoustic neuroma resection.Viral reactivation. *An Otorrinolaringol Ibero Am*, 2005, 32 (3): 253~259

10. Piccirillo E, Wiet M R, Flanagan S, et al. Cystic vestibular schwannoma:classification,management, and facial nerve outcomes. *Otol Neurotol*, 2009, 30(6): 826~834

11. Ohata K, Tsuyuguchi N, Morino M, et al. A hypothesis of epiarachnoidal growth of vestibular schwannoma at the cerebello-pontine angle:surgical importance. *J Postgrad Med*, 2002, 48: 253~258

12. Shuto T, Inomori S, Matsunaga S, et al. Microsurgery for vestibular schwannoma after gamma knife radiosurgery. *Acta Neurochir (Wien)*, 2008, 150: 229~234

13. Ho S Y, Hudgens S, Wiet R J. Comparison of postoperative facial nerve outcomes between translabyrinthine and retrosigmoid approaches in matched-pairs patients. *Laryngoscope*, 2003, 113: 2014~2020

14. 张治华, 吴皓, 黄琦, 等. 面神经与前庭神经鞘膜瘤的空间位置对术后面神经功能恢复的影响. 听力学与言语疾病杂志, 2009, 23(7): 292~295

15. Mangham C A Jr. Retrosigmoid versus middle fossa surgery for small vestibular schwannoma. *Laryngoscope*, 2004, 114: 1455~1461

16. Anderson D E, Leonetti J, Wind J J, et al. Resection of large vestibular schwannoma: facial nerve preservation in the context of surgical approach and patient-assessed outcome. *J Neurosurg*, 2005, 102: 643~649

17. Wiet R J, Mamikoglu B, Odom L, et al. Long-term results of the first 500 cases of acoustic neuroma surgery. *Otolaryngol Head Neck Surg*, 2001, 124: 645~651.

18. Bozorg Grayeli A, Guindi S, Kalamarides M, et al. Four-channel electromyography of the facial nerve in vestibular schwannoma surgery:sensitivity and prognostic value for short-term facial function outcome. *Otol neurotol*, 2005, 26: 114~120

19. Romstock J, Strauss C, Fahlbusch R. Continuous electromyography monitoring of motor cranial nerves during cerebellopontine angle surgery. *J Neurosurg*, 2000, 93: 586~593

20. Issacson B, Kileny P R, EL-Kashlan H, et al. Intraoperative monitoring and facial nerve outcome after vestbibular schwannoma resection. *Otol Neurotol*, 2003, 24: 812~817

21. Bernat I, Grayeli A B, Esquia G, et al. Intraoperative electromyography and surgical observations as predictive factors of facial nerve outcome in vestibular schwannoma surgery. *Otol Neurotol*, 2010, 31(2): 306~312

22. Lin V Y W, Houlden D, Bethune A, et al. A novel method in predicting immediate

postoperative facial nerve function post acoustic neuroma excision. *Otol Neurotol,* 2006, 27: 1017~1022

23. Fenton J E, Chin R Y, Fagan P A, et al. Predictive factors of longterm facial nerve function after vestibular schwannoma surgery. *Otol Neuroto,* 2002, 23: 388~392

24. Mamikoglu B, Esquivel C R, Wiet R J. Comparison of facial nerve function results after translabyrinthine and retrosigmoid approach in medium-sized tumors. *Arch Otolaryngol Head Neck Surg,* 2003, 129(4): 429~431

25. Lustig L R, Yeagle J, Driscoll C L, et al. Cochlear implantation in patients with neurofibromatosis type 2 and bilateral vestibular schwannoma. *Otol Neurotol,* 2006, 27(4): 512~518

26. Grayeli A B, Kalamarides M, Bouccara D, et al. Auditory brainstem implant in neurofibromatosis type 2 and non-neurofibromatosis type 2 patients. *Otol Neurotol,* 2008, 29(8): 1140~1146

27. Colletti V. Auditory outcomes in tumor vs. nontumor patients fitted with auditory brainstem implants. *Adv Otorhinolaryngol,* 2006, 64: 167~185

28. Ramsden R, Khwaja S, Green K, et al. Vestibular schwannoma in the only hearing ear: cochlear implant or auditory brainstem implant? *Otol Neurotol,* 2005, 26(2): 261~264

29. 吴皓, Sterkers O. 多导听觉脑干植入的临床应用. 中华耳鼻咽喉科杂志, 2000, 35(2): 123~125

30. Wu Hao, Kalamarides M, Bouccara D, et al. Nucleus 21-channel auditory brainstem implant in patients with previous tumour removal. *Audiology,* 2000, 39: 247~252

31. Wu H, Sterkers O, Rey A, et al. Auditory brainstem implant. *Adv Otorhinolaryngol,* 2000, 57, 236~239

32. Tringali S, Marzin A, Dubreuil C, et al. Bone-anchored hearing aid in unilateral inner ear deafness: electrophysiological results in patients following vestibular schwannoma removal. *Acta Otolaryngol,* 2008, 128(11): 1203~1210

33. Schmerber S, Palombi O, Boubagra K, et al. Long-term control of vestibular schwannoma after a translabyrinthine complete removal. *Neurosurgery,* 2005, 57: 693~698

34. Roche P H, Ribeiro T, Khalil M, et al. Recurrence of vestibular schwannoma after surgery. *Prog Neurol Surg,* 2008, 21: 89~92

35. Schmerber S, Palombi O, Boubagra K, et al. Long term control of vestibular schwannoma after a translabyrinthine complete removal. *Neurosurgery,* 2005, 57 (4): 693~698

库欣病的诊断和治疗

库欣病(Cushing disease,CD)占库欣综合征(Cushing syndrome,CS)的 70% 左右，库欣综合征是指长期受到过度皮质醇(主要是肾上腺皮质激素)或相关皮质类固醇刺激引起的一系列临床综合征，病死率较高，约 40% 死于心血管并发症。1912 年 Harvey Cushing 首先报道了由于肾上腺皮质长期过度分泌皮质醇而造成的一系列临床综合征，随后 1932 年 Cushing 又报告了一组 12 个患者以内分泌代谢障碍而引起的肥胖、高血压及糖尿病为特征的综合征，这类患者还存在垂体腺瘤。同年，Bisop 和 Close 首次在他们的论文中提出了库欣综合征这一概念。许多学者经过多年研究、分析库欣综合征的多种起病原因，终于在 1972 年提出将垂体依赖 ACTH 过多分泌所致的皮质醇增多症称为库欣病。与库欣综合征一样，库欣病女性多见，男女比例为 1:3~1:8,可发生在任何年龄段，一般以 25~45 岁多见。

一、病因及病理生理

可分为内源性和外源性库欣综合征,前者又分为 ACTH 依赖和非 ACTH 依赖性库欣综合征。ACTH 依赖性库欣综合征包括:下丘脑-垂体功能紊乱导致 ACTH 分泌过多,即双侧肾上腺皮质增生,又称库欣病,最为多见;各种肿瘤所致的异位 ACTH 分泌综合征。非 ACTH 依赖性库欣综合征指良性或恶性肾上腺肿瘤,包括肾上腺皮质腺瘤、肾上腺皮质癌、原发性色素结节性肾上腺病、大结节性巨大肾上腺病等。外源性库欣综合征指长期服用较大剂量的糖皮质激素所致的医源性库欣综合征,停药后症状可缓解。

正常生理条件下,下丘脑在中枢神经系统的调节下释放促肾上腺皮质激素释放激素 (corticotropin releasing hormone,CRH),CRH 和下丘脑其他因子可刺激垂体 ACTH 和 POMC,ACTH 可刺激肾上腺分泌皮质醇和雄激素, 血皮质醇浓度上升可反馈抑制 CRH 的合成与分泌,抑制 CRH 对腺垂体 ACTH 细胞的刺激作用(图 2-18)。

ACTH 与皮质醇的分泌在生理条件下有一定的昼夜规律,且呈脉冲方式。皮质醇分泌的周期恰好是 24h 节律变化,凌晨 2 时有一个高峰呈持续上升分泌,在上午 6~8

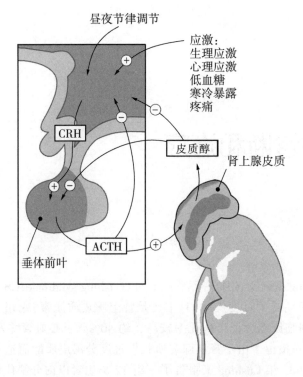

图 2-18　垂体-肾上腺轴对 ACTH 的调节

时出现最高浓度峰值,然后呈下降趋势,从午夜 10 时到凌晨 2 时至最低。

库欣病患者中垂体虽对负反馈调节有部分拮抗,但 ACTH 分泌却影响不大,这是因为腺瘤的存在导致皮质醇负反馈调节的阈值升高,改变了皮质醇的负反馈作用。有些患者肾上腺增生,ACTH 分泌水平增高,皮质醇浓度上升,另一些患者与之相反,保留部分负反馈作用,使得腺瘤 ACTH 分泌减少,ACTH 浓度下降,这部分患者出现双侧肾上腺增生。

二、临床表现

(一) 脂代谢紊乱

动员脂肪,使三酰甘油分解为甘油和脂肪酸,同时阻碍葡萄糖进入脂肪细胞合成脂肪;促进糖异生,兴奋胰岛素分泌而合成脂肪,脂肪的合成和动员都受促进,使脂肪重新分布,从而形成向心性肥胖。

初发患者可表现为均匀肥胖,但随着病程进展,由于糖皮质激素引起血糖升高继发高胰岛素血症,使胰岛素敏感区脂肪堆积,肥胖多呈向心性分布,头面部、颈后部、锁骨上窝及腹部等有大量脂肪堆积,可呈现特征性的"满月脸"、"水牛背"及"鲤鱼嘴",四肢相对瘦小。

(二) 蛋白质代谢紊乱

皮质醇促进肝外蛋白质分解,抑制蛋白质合成,可表现为面部红润、皮肤菲薄,呈多血质面容。典型的紫纹对库欣综合征的诊断有一定的价值,紫纹多见于腹部、大腿内外侧、臀部等处,表现为宽大、梭形、表皮变薄的紫色裂纹,与皮肤张力增加、蛋白过度分解有关。紫纹颜色越深、越亮,则诊断价值越大。

(三) 糖代谢紊乱

肝糖原异生增加,拮抗胰岛素的作用,外周组织对葡萄糖的利用降低,肝糖输出增加,引起糖耐量减低及糖尿病。糖尿病的发病率较正常人群高,多为隐性糖尿病,糖耐量异常,胰岛素相对不足。部分患者可出现多饮、多尿、多食。

(四) 高血压

约 80%库欣综合征患者有高血压症状。高血压通常为持续性,收缩压和舒张压均有中度升高。

(五) 性功能改变

女性可有月经稀少、不规则或闭经、不育、痤疮、多毛,男性可有阳痿、性欲减退、睾丸缩小变软等。

(六) 肌肉骨骼

四肢肌肉可有萎缩。晚期多见骨质疏松,患者可有明显的骨痛,X 线平片可见脊椎压缩性骨折,多发性肋骨骨折等,是由于糖皮质激素抑制骨基质蛋白形成,增加胶原蛋白分解,抑制维生素 D 的作用,减少肠道钙吸收,增加尿钙排泄等有关。

(七) 造血系统改变

刺激骨髓,使红系增生白细胞总数及中性粒细胞增多,促使淋巴组织萎缩,淋巴细胞和嗜酸性粒细胞减少。表现为:红细胞计数和血红蛋白含量偏高、皮肤变薄、面容呈多血质、淋巴细胞和嗜酸性粒细胞减少、中性粒细胞增多。

(八) 电解质及酸碱平衡紊乱

少见。肾上腺癌或异位 ACTH 综合征可有严重低血钾、碱中毒、尿钙增多等。

(九) 对感染抵抗力的减弱

免疫功能减弱,到达炎症区病灶的单核细胞减少,巨噬细胞对抗原的吞噬和杀伤能力减弱;中性粒细胞向血管外炎症区域的移行减少,其运动能力、吞噬作用减弱;抗体的形成受到阻抑。表现为:对感染抵抗力减弱:皮肤真菌感染多见,且较严重;化脓性细菌感染不容易局限化,可发展成蜂窝织炎、菌血症、败血症;感染后炎症反应往往不显著,发热不高,易于漏诊而造成严重后果。

(十) 其他

可有神经精神障碍、皮肤色素沉着等。

上述症状发生的频率以向心性肥胖、满月脸、水牛背、紫纹为最常见,回顾 122 例库欣病患者,其发生的比例见表 2-1。

表 2-1　122 例库欣病患者的临床表现

临床特点	百分率(%)
体重增加	95
肥胖	93
满月脸	66
紫纹	58
水牛背	67
高血压	81
糖尿病	37
性功能障碍	32
神经、精神障碍	7

2001.1~2009.12 男性:47 例,女性:75 例;年龄:14~58 岁;平均:(35 ± 14)岁。

三、实验室检查

(一) 血浆皮质醇测定

正常人血浆皮质醇具有明显的昼夜周期波动,以早晨 6~8 时为最高。平均值为 $(10 ± 2.1)\mu g/dl(276~580nmol/L)$,下午 4 时平均值为 $(4.7 ± 1.9)\mu g/dl(138~520nmol/L)$,至午夜 12 时最低,平均值为 $(3.5 ± 1.2)\mu g/dl(97~330nmol/L)$。库欣综合征患者则昼夜节律消失,即清晨 8 时高于正常,而下午 4 时或晚 12 时不明显低于清晨值。

(二) 尿游离皮质醇(F)测定

正常成人尿游离皮质醇排出量为 $47~110\mu g/24h$($130~304nmol/24h$),平均值为 $(75 ± 16)\mu g/24h(207~440nmol/24h)$。库欣综合征患者大多明显高于正常,肥胖者仅是轻度增加:小于 $150\mu g/24h$(小于 $414nmol/24h$)。

(三) 尿 17-羟皮质类固醇(17-OHCS)测定

正常成人男性平均值为 $31\mu mol/24h$,成人女性平均值为 $25\mu mol/24h$。库欣综合征患者尿 17-OHCS 排泄量往往大于 $69\mu mol/24h$,具有一定的诊断价值。

(四) 血浆促肾上腺皮质激素(ACTH)测定

对库欣综合征的病因诊断有重要价值,肾上腺增生患者血浆 ACTH 多轻度高于正常,肿瘤在正常低值,异位 ACTH 综合征则明显升高,可达 66pmol/L(300pg/ml)。

(五) 血电解质及血气分析

明显的低血钾性碱中毒,常见于肾上腺腺癌和异位 ACTH 综合征患者。

(六) 小剂量地塞米松抑制试验

图 2-19 示地塞米松抑制试验的机制。

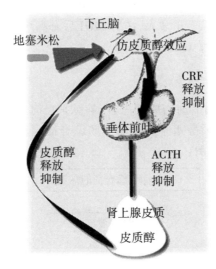

图 2-19　地塞米松抑制试验的机制

区别垂体腺瘤和异位 ACTH 肿瘤引起的 ACTH 增多

(1) 1mg 地塞米松抑制试验:午夜一次口服地塞米松 1mg,次晨 8 时测血皮质醇,正常人血抑制率超过 50%,当 1mg 地塞米松不能抑制到对照值 50% 以上时提示有库欣综合征的可能。

(2) 2mg 地塞米松抑制试验:口服地塞米松 0.5mg/次,4 次/d,或 0.75mg/次,3 次/d,连服 2d,分别测定服药后的血皮质醇和 24h 尿皮质醇,正常人抑制率可超过 50%,不能抑制到 50% 提示库欣综合征可能。

(七) 大剂量地塞米松(8mg)抑制试验

服用地塞米松 2mg/次,4 次/d,连续 2d,测定服药后血皮质醇及 24h 尿皮质醇,多数增生患者在服药后可抑制到对照值 50% 以上,肾上腺肿瘤或异位 ACTH 分泌综合征则多不能达到满意的抑制。

瑞金医院的 122 例库欣病患者中符合小剂量地塞米松不抑制、大剂量抑制的 102 例(83.6%)。

(八) 极大剂量地塞米松抑制试验

第一天上午 8 时采血测 ACTH 和皮质醇,午夜口服地塞米松 8mg,次日上午 8

时、下午 4 时、午夜 12 时各服 8mg,第二、第三日上午 8 时采血测 ACTH 和皮质醇,第二日上午 7 时至第三日上午 7 时留尿测游离皮质醇。阳性率明显高于 8mg 地塞米松抑制试验。

(九) 促肾上腺素皮质激素释放激素(CRH)兴奋试验

静脉推注促肾上腺素皮质激素释放激素 1μg/kg,然后分别于注射前后 0,15,30,60min 采血, 测定 ACTH 和皮质醇值。肾上腺增生患者基础 ACTH 值较高, 且能被 CRH 兴奋,注射 CRH 后 ACTH 升高超过 50%。腺瘤患者自主分泌大量血皮质醇,反馈抑制垂体,ACTH 基础值低于正常人,注射 CRH 后升高小于 50%。异位 ACTH 综合征 ACTH 基础值较高,但不受 CRH 影响。

(十) 唾液皮质醇测定

在测定血 0 点皮质醇时有时需叫醒患者,静脉采血时患者疼痛等因素会影响结果, 近来有人采用唾液皮质醇水平来诊断库欣综合征, 其敏感性和特异性均达到 90%~95%。图 2-20 为流程图:

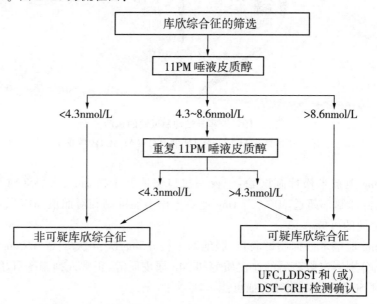

图 2-20　库欣综合征的筛选,测定半夜唾液皮质醇水平

四、定位检查

(一) 肾上腺 B 超

可发现肾上腺增生或肿瘤。

(二) 垂体和肾上腺 CT 或磁共振成像检查

较大的垂体肿瘤可使蝶鞍扩大及破坏,CT 扫描对垂体微腺瘤的定位诊断有较大

价值,可发现绝大多数的微腺瘤,高分辨力的 CT 能查出直径为 3~5mm 的微腺瘤。肾上腺 CT 扫描可显示其大小和形态,增生患者为双侧肾上腺增大,肿瘤患者则显示一侧的占位病变。

在实验室生化检查高度怀疑库欣病后,对患者的鞍区 CT、磁共振成像检查可视为定位诊断。目前螺旋状高分辨率 CT 对库欣病微腺瘤的检出率可达 50% 左右。MRI 明显优于 CT,对库欣病的诊断率可达 70%,应用动态增强磁共振成像可提高检出率。对怀疑异位 ACTH 腺瘤应做胸部 X 线摄片、CT 甚至磁共振成像检查,因位于胸部的异位 ACTH 腺瘤占异位 ACTH 综合征的 60% 以上,必要时可行 PET-CT 检查。

MRI 诊断微腺瘤的直接征象为:T_1 低信号或冠状位上双侧不对称上缘膨隆的等信号。垂体上缘轻度膨隆以及垂体柄倾斜是垂体微腺瘤的间接征象。此外,单纯垂体柄倾斜患者还应排除其他原因如解剖变异等,仅有垂体柄偏斜而垂体腺大小正常且鞍内为等信号者不能确定是微腺瘤。研究表明,与普通鞍区增强扫描相比,动态 MRI 能提高垂体微腺瘤的发现率。Batista 等发现 SPGR 技术可进一步提高诊断率。单从影像学诊断微腺瘤,有时有假阳性的情况,所以临床医生的经验,特别是结合患者临床和内分泌检查,对于提高 ACTH 分泌腺瘤的诊断更为重要(表 2-2 比较文献报道的库欣病患者术前 MRI 发现肿瘤的阳性率)。

(三) 放射性核素碘化胆固醇肾上腺扫描

诊断准确率可达 80% 以上,胆固醇呈两侧浓集者提示肾上腺皮质增生,浓集仅局限于一侧提示肾上腺腺瘤,腺癌患者两侧均不显影或病变侧不显影而正常侧显影。

(四) 双侧岩下窦采血

ACTH 依赖性库欣综合征血浆中 ACTH 含量增高,其中约 80% 来自垂体促肾上腺皮质腺瘤,10% 源于肾上腺病变,10% 继发于异位 ACTH 肿瘤。临床上采用较多的鉴别方法是地塞米松抑制试验与促肾上腺皮质激素释放激素刺激实验,但两类病变之间有部分重叠。在解剖上,垂体的静脉血液回流至双侧海绵窦后向后下进入岩下窦,然后直接进入颈静脉回流。因为岩下窦是直接接受从垂体进入海绵窦的血,故此

表 2-2　库欣病患者术前 MRI 检查发现微腺瘤的阳性率

作者	研究中心	时间(年)	阳性率
Buchfelder et al.	Erlangen, FRG	1993	21/41(52%)
Ram et al.	Bethesda, USA	1995	8/18(44%)
Watson et al.	Bethesda, USA	1998	39/107(36%)
Graham et al.	Portland, USA	1999	29/58(55%)
Kurosaki et al.	Hamburg, FRG	2000	19/51(37%)
Salenave et al.	Paris, FRA	2004	26/54(48%)
Testa	Italy	2007	16/31(52%)
卞留贯	瑞金医院,中国	2009	98/122(80%)

处的血样中垂体分泌的激素含量最高，是监测垂体激素浓度变化最理想的取样本处，所以岩下窦血液中的激素水平在很大程度上显示垂体前叶激素的分泌状态。在神经介入的帮助下，将导管插入垂体引流静脉——双侧岩下静脉分段取血测 ACTH，用来鉴别垂体和异位 ACTH 的产生，甚至可通过岩下窦采血对 ACTH 微腺瘤进行定位。若岩下窦与外周血 ACTH 比值≥2 提示垂体源性，此方法有 95% 的敏感性和 100% 的特异性，若比值超过 3，则可以肯定垂体源性，几乎没有假阳性。目前对这一方法仍存在争议，一方面价格较高，另一方面技术要求较高，还有一定的并发症，不是所有医院都能开展这项检查，一般用于无创性检查仍未能明确诊断者。

瑞金医院报道双侧岩下窦采血(BIPSS)在对库欣综合征的定性诊断中，灵敏度、特异度、阳性预测值和阴性预测值均较高，曲线下面积达 0.97，是鉴别库欣病和异位 ACTH 综合征的可靠方法。

BIPSS 对库欣病患者垂体腺瘤的定位诊断价值由于一侧垂体前叶静脉血汇入同侧海绵窦而至岩下窦，所以一侧的 ACTH 浓度正常并不能完全表示无垂体 ACTH 瘤的存在，必须双侧同时采血。同时如果 ACTH 肿瘤偏于垂体前叶的一侧，该侧的 ACTH 浓度将比对侧高，由此 BIPSS 可以确定肿瘤的部位。BIPSS 的诊断效能高于垂体 MRI 检查，其定位结果能为外科医师提供有价值的参考意见，有助于提高手术治愈率，尤其对垂体 MRI 检查阴性者，BIPSS 具有更高的定性、定位价值(表 2-3)。

BIPSS 技术：BIPSS 是一种有创检查方法，操作需仔细、轻柔。插管成功率较高，在导丝的引导下，多数患者可以用 Cobra 2 导管插管成功，插管到位的标记为一侧手推注入对比剂后双侧岩下窦区同时显影，其机制为双侧岩下窦通过基底静脉丛及海绵间窦相交通(图 2-21)。对于少数岩下窦开口细小，特别是垂体术后患者，Cobra 2 导管有时难以插管到位，可使用同轴微导管进一步进入岩下窦内。由于垂体对激素的分泌呈脉冲式，为了避免假阴性结果，国外部分学者采用 BIPSS 联合促肾上腺素皮质激素释放激素或去氨加压素激发对库欣综合征进行病因诊断及肿瘤定位，提高了诊断的灵敏度，但促肾上腺素皮质激素释放激素价格昂贵，国内尚无生产，为了减轻患

表 2-3　库欣病-肿瘤定位：IPSS/CSS

作者	研究中心	年	方法	数量	阳性率
Oldfield et al.	Bethesda	1985	BIPSS	10	100%
Lüdecke	Hamburg	1989	BIPSS	19	49%
Oldfield et al.	Bethesda	1991	BIPSS	105	71%
Teramoto et al.	Tokyo	1993	CSS	7	100%
Magiakou et al.	Bethesda	1994	BIPSS	50	76%
Teramoto et al.	Tokyo	1998	CSS	35	91%
Colao et al.	Napoli	2001	BIPSS	74	65%
Flitsch et al.	Hamburg	2002	CSS	11	91%
Lüdecke n p	Hamburg	2006	CSS	49	88%
卞留贯等	瑞金医院	2009	BIPSS	24	100%

注：BIPSS/CSS———双侧岩下窦采血或海绵窦采血。

者负担,瑞金医院采用两侧同时采血,并间隔5min后重复采集一次血样的方法,提高了结果的准确性,完全达到了临床的诊断要求。

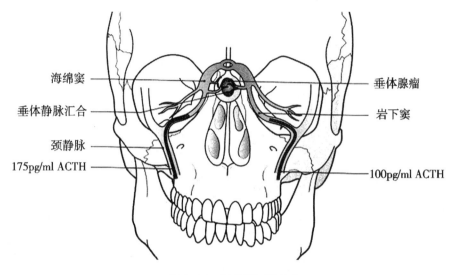

图2-21　双侧岩下窦采血

另外,还有报道通过海绵窦采血可进一步提高准确率,有的通过术中采血来判断肿瘤切除的程度。

总之,BIPSS 对 ACTH 依赖性库欣综合征有较高的定性诊断价值,对库欣病患者肿瘤定位优于垂体 MRI,插管成功率高,术后并发症少,是诊断 ACTH 依赖性库欣综合征的可靠方法。以下情况 BIPSS 不作为常规检查:ACTH 依赖性库欣综合征、大剂量地塞米松抑制试验被抑制、MRI 上可见腺瘤。尽管 BIPSS 具有较高的准确性,但它是有创且费用较高,不易广泛应用,且有潜在的严重并发症(表 2-3)。

因此库欣病的诊断需通过临床表现、内分泌学检查、影像学检查等综合判断,其诊断流程如图 2-22:

五、治疗

该病的合理治疗取决于其病因。垂体性 ACTH 依赖的皮质醇增多症首选经蝶行微腺瘤摘除术,不能手术或手术失败可行垂体放疗、双侧肾上腺切除或药物治疗。

(一) 手术治疗

虽然最早开展经额切除垂体瘤是库欣病,但由于当时的条件和技术设备限制,风险很大未能推广。相反肾上腺切除在 20 世纪 70 年代之前成为库欣病的经典治疗方法。早期双侧肾上腺切除可迅速减轻高皮质醇血症引起的临床症状,但术后出现肾上腺皮质功能减退,患者需终身补充肾上腺皮质激素,且 8%~40% 的患者术后出现 Nelson 综合征,此方法并未从根本上解除垂体瘤分泌高 ACTH 的问题。经蝶选择性垂体瘤切除是库欣病的首选治疗方法。20 世纪 70 年代 Gerard Guiot 和 Jules Hardy

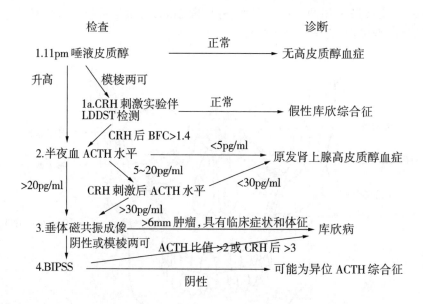

图 2-22　库欣病的诊断流程

CRH——促肾上腺皮质激素释放激素；LDDST——小剂量地塞米松抑制试验；BFC——血清皮质醇

将手术显微镜引入经蝶手术中取得了手术治疗库欣病的满意效果，这一方法很快得到推广。经蝶手术治疗库欣病的有效率达 80% 以上，术后复发率在 10% 左右。

在经蝶手术中有部分患者找不到肿瘤，因为库欣病患者 80% 以上是微腺瘤，术中发现的 ACTH 腺瘤平均直径 4mm。术中未能发现肿瘤的原因可能有：误诊（异位 ACTH 腺瘤）、术者缺乏经验和技术、肿瘤较小或仅为垂体增生、肿瘤位于垂体窝外、肿瘤被吸引器吸走等。

手术技巧和策略：根据术前诊断，若垂体磁共振成像发现肿瘤，则行选择性肿瘤切除；若垂体磁共振成像未能发现肿瘤，根据 IPSS 结果，如 BIPSS 符合垂体源性库欣病，则在 ACTH 高的一侧旁中线切开，若还没有肿瘤，则行对侧旁中线以及中线切开；若垂体磁共振成像未见肿瘤、BIPSS 亦不符合垂体性库欣综合征，则广泛探查，先两侧旁中线后中线，若未发现肿瘤，则在 BIPSS 检查中 ACTH 高的一侧作半垂体切除。

（二）放射治疗

垂体放射治疗对于库欣病是一种重要的辅助治疗，其主要适应证：经蝶手术未能缓解者；肿瘤较大手术不能全切者；侵袭性肿瘤；全身情况差，不能耐受手术者等。放射线剂量约为 45Gy，有效率可达 57% 左右，由于大部分库欣病患者为微腺瘤，通过经蝶手术切除，疗效显著，故放射治疗不作为首选治疗。

（三）药物治疗

药物或者手术治疗库欣病的最终目的都是降低血液中皮质醇的浓度。药物治疗目前主要分为两个方向：一种是以抑制皮质醇合成为主，以抑制肾上腺合成皮质醇为目的的肾上腺靶向药物治疗,代表药物是美替拉酮(Metyrapone)和酮康唑(Keto-conazole)。另一种是以抑制 ACTH 分泌为主,以抑制垂体腺瘤生长为目的的垂体腺瘤靶向的药物治疗,代表药物有维 A 酸(Tretinoin)、帕瑞肽(Pasireotide,SOM230)、卡麦角林(Cabergoline)等。

(1) 肾上腺靶向的药物 皮质醇合成抑制剂可以有效地降低血液中皮质醇的浓度,但是不能抑制肿瘤,不能恢复皮质醇分泌的昼夜节律。现在使用最广泛的药物是美替拉酮和酮康唑。美替拉酮和酮康唑为 11β-羟化酶抑制药,能抑制糖皮质激素、氢化可的松的合成以及醛固酮的 11β-羟化酶的作用。从而抑制皮质醇的合成和累积,但是服用后 ACTH 会反馈性分泌增多,后者会使肾上腺皮质中皮质醇前体 11-去氧皮质醇的合成和释放增加,使尿中 17-生酮类固醇排泄增加,11-去氧皮质酮和脱氢异雄酮也增多。11-去氧皮质醇的增多可以引起高血压和低钾性碱中毒。另一个不良反应是暂时性的肝功能异常,在停药后可以恢复。米托坦(Mitotan)为杀虫剂 DDT 一类化合物。它能选择性地使肾上腺皮质束状带及网状带细胞萎缩、坏死,但不影响球状带,故醛固酮分泌不受影响。用药后血尿中皮质醇及其代谢产物迅速减少,但是起效慢(需几周或者几个月),需要监测药物浓度,现已很少应用。

在患者不能进食、不能经胃肠道给药或者需要达到快速降低血皮质醇浓度的情况下,也可以静脉应用依托米酯(Etomidate)来控制血皮质醇浓度,但一般用于异位 ACTH 综合征患者,库欣病患者应用较少(表 2-4)。

在服药后应当进行有效的随访和评估。随访评估的标准包括临床症状缓解,24h 尿游离皮质醇(24hUFC)水平的正常,以及血皮质醇昼夜节律的恢复。有的中心测量 12h 血清皮质醇波动曲线来监测评估,其目标是保持血清皮质醇的平均水平在正常范围。分别在 09 时,12 时,15 时,18 时和 21 时采取血样,然后计算平均的皮质醇浓度。

肾上腺靶向药物治疗是有效的,但大多数患者都是剂量依赖性的。这些药物的适应证包括术前准备,迅速纠正由高皮质醇引起的严重并发症,以及手术无效患者的血清皮质醇的控制。在 ACTH 腺瘤术前应用皮质醇抑制药应当注意术后发生垂体功能减退的可能。采用药物控制血皮质醇浓度也适用于放疗后的等待期,或者与其他姑息性治疗同时应用。对大多数患者来说,手术或放射治疗才是彻底的治疗方案,很少单独长期应用药物治疗。

表 2-4 库欣病患者皮质醇合成抑制剂的剂量

药名	初始剂量	最大剂量	每日总剂量
酮康唑	200mg, bid	400mg, tid	1200 mg
美替拉酮	250mg, qid	1500mg, qid	6000 mg
米托坦	500mg, tid	3000mg, tid	9000 mg
依托咪酯	0.1mg/(kg·h), iv	0.3mg/(kg·h)	

注:1. 这些建议剂量来自于国际共识小组。具体的用量应根据药品监管部门的批准来执行。

2. bid——2 次/d,tid——3 次/d,qid——4 次/d,iv——静脉注射。

（2）垂体腺瘤靶向的药物治疗　垂体腺瘤靶向的药物治疗直接指向疾病的根本原因,虽然目前以垂体 ACTH 腺瘤为靶点的药物治疗未获得普遍的成功,但是直接针对肿瘤以降低 ACTH 分泌和抑制肿瘤生长的药物治疗方案,代表了库欣病未来非手术治疗的发展趋势。

Labeur 等报道了维 A 酸对垂体 ACTH 腺瘤的抑制作用。维 A 酸能抑制 ACTH 的编码基因 *POMC* 的转录因子 AP1 和 Nur 的转录活性,从而减少 ACTH 的生成。虽然维 A 酸在库欣病动物模型中能有效降低 ACTH 浓度,但是它的有效剂量很高,而且目前它的临床试验结果仍然不明确,故仍未得到广泛应用。

Batista 等用多聚酶链式反应(PCR)证明了垂体 ACTH 腺瘤细胞上生长抑素受体亚型 5(somatostatin receptor subtype 5,sst5)的高表达。为使用生长抑素类似物来治疗 ACTH 腺瘤提供了理论依据, 但是现在商业化生产的生长抑素类似物奥曲肽和兰瑞肽都是 sst2 的选择性配体并不能特异地与 sst5 结合,故这些药物对于库欣病的治疗是无效的。能与生长抑素受体亚型广泛结合的生长抑素类似物,或者 sst5 高亲和力的生长抑素类似物会有更好的疗效。帕瑞肽是一种与 sst5 有高亲和力的生长抑素类似物,在已经完成的Ⅱ期临床试验中,帕瑞肽对近 50% 的库欣病患者有效且耐受良好,主要的不良反应是胃肠道反应、血糖增高和对生长激素(GH)和 DNA 合成抑制因子 1(IDF-1)的抑制。该药物还需要进一步的临床试验来验证其安全性和有效性。

Pivonello 等研究了 20 例人垂体 ACTH 腺瘤上多巴胺受体的表达情况。通过 RT-PCR 和免疫组化发现有 80% 的 ACTH 腺瘤高表达多巴胺 D_2 受体。以此为依据,采用多巴胺受体拮抗剂来抑制垂体 ACTH 腺瘤的生长,治疗库欣病就成了另一个发展方向。常用的多巴胺受体拮抗剂有溴隐亭和卡麦角林,与溴隐亭相比,卡麦角林能更特异的与多巴胺 D_2 受体结合,而且药物代谢周期长,患者耐受良好、安全。长期的临床研究也显示溴隐亭仅对极小部分的患者有效。而卡麦角林的临床研究显示 3%~40% 的患者能够完全缓解,20%~38% 的患者能够部分缓解。总的有效率在 60%~76%。表 2-5 是近年关于卡麦角林治疗库欣病的临床研究。垂体肿瘤靶向的药物治疗是药物治疗库欣病的趋势,但仍不能替代手术和放疗。适用于那些手术失败的病例,而且目前有应用前景的仅帕瑞肽和卡麦角林,维 A 酸的应用还需要进一步的研究。当前研究中其他的药物都没有确切的效果。

垂体 ACTH 腺瘤引起的库欣病目前仍以经蝶手术治疗为主,但是对于手术失败的患者,药物治疗仍然是重要的选择。目前的药物治疗主要分为两种,即肾上腺靶向的药物治疗和垂体腺瘤靶向的药物治疗。前者主要以应用皮质醇合成抑制剂来抑制

表 2-5　卡麦角林治疗库欣病的应用的文献回顾

年份	作者	例数	剂量(mg/周)	时间(月)	结果
2004	Pivonello[11]	20	1~3	3	40%患者 UFC 完全缓解,20% UFC 部分缓解
2006	Illouz[14]	3	1~3	1~9	2 例 UFC 恢复正常
2009	Pivonello[12]	20	1~7	6~24	10 例获得长期缓解

肾上腺合成皮质醇,疗效虽然确切,但不是对因治疗,垂体 ACTH 腺瘤仍然存在,血压中 ACTH 浓度仍然是增高的。而垂体靶向的药物治疗能够直指病因,抑制垂体 ACTH 腺瘤的生长,降低血清 ACTH,皮质醇及 24h-UFC 的浓度。是以后药物治疗库欣病的发展趋势。目前研究显示与 sst5 有特异性亲和力的生长抑素类似物帕瑞肽,多巴胺 D_2 受体拮抗药卡麦角林都对垂体 ACTH 腺瘤引起的库欣病有良好的效果。由于目前单用一种药物均不能取得很高的缓解率,联合用药就成了当前库欣病药物治疗的新趋势,包括联合应用两种垂体肿瘤靶向的药物,如生长抑素类似物和多巴胺 D2 受体拮抗药。

六、影响库欣病手术后疗效的相关因素

文献报道库欣病缓解率的差异很大(64%~98%)(表 2-6 示瑞金医院的缓解率与文献报道的比较),除手术技巧、术前准确定位尤其定侧诊断外,还与采用缓解率的标准不同有关。已有多种方法用于术后早期评估促肾上腺皮质激素细胞抑制作为库欣病长期缓解的预测因子。激发实验包括过夜低剂量地塞米松抑制试验和 CRH 刺激试验;非激发实验包括早期检测 24h 尿游离皮质醇浓度、血清皮质醇和 ACTH 水平,但目前倾向于应用早晨血清皮质醇水平用于早期评估。

库欣病的治疗目标包括临床症状和体征的改善、生化指标恢复至正常和远期无复发。"临床缓解"定义为术后至少 6 个月内需要补充外源性糖皮质激素;或不需要外源性糖皮质激素但同时无高皮质醇血症的临床或生化依据;"生化缓解"指小剂量地塞米松抑制试验被抑制,24 h 尿游离皮质醇下降至正常范围;未达到以上任何一条者均被认为"手术失败";"复发"定义为缓解 6 个月以上,临床及生化检查再次出现库欣综合征的证据。术后如何判断病情缓解以及预后,目前仍然存在争议。

1. 非生化指标与预后的关系

(1) 影像学表现与肿瘤的大小及分级　肿瘤大小与预后有关,垂体微腺瘤的缓解率可达 91%,而大腺瘤为 50%~60%,侵犯硬膜、骨质和海绵窦者为 50%。根据 1973 年 Hardy 等对垂体腺瘤的影像学表现分级,Hammer 等观察到肿瘤 I 级与 II 级的患者术后缓解率分别为 86% 与 83%。一旦肿瘤穿破鞍底,术后缓解率仅为 63%。近年来多数研究者认为影像学表现阴性并不影响预后。70%影像学表现阴性的患者在术中都能成功发现腺瘤并切除,术后缓解率不受影响。有经验的神经外科医师能在术中发现非常小的微腺瘤,因此大多数影像学表现阴性的患者在术后均可以达到缓解。

(2) 术中发现与术后病理　术中能发现肿瘤的患者其缓解率明显高于术中无阳性发现的患者。一旦患者达到术后缓解,肿瘤免疫组化 ACTH 染色是否阳性对判断患者远期的复发风险价值不大,但是如术前影像学与免疫组化染色同时为阴性,则预示患者手术失败或复发风险大。

2. 生化指标与预后的关系

(1) 术后血清皮质醇　传统观念认为,由于肿瘤组织 ACTH 的高分泌导致了正常垂体组织分泌 ACTH 的功能受到抑制,切除肿瘤后,正常垂体组织功能无法立即恢复,可能会造成肾上腺皮质危象,故经蝶垂体瘤切除术后应立即给予外源性糖皮

质激素。近年来更多证据表明,术后第 48 小时或在有明确的肾上腺皮质功能不足的临床证据后,再给予糖皮质激素替代治疗是安全可靠的。术后血清皮质醇是最常用的判断术后病情是否缓解的指标,还被作为进行再次经蝶窦手术的依据。有些研究者认为术后 24~48h 血清皮质醇水平低于 55.2nmol/L 提示缓解,而另一些研究者将这一切点定为低于 138nmol/L。Rollin 等认为术后皮质醇仍大于 276nmol/L,则预示着手术失败。其研究表明,以术后 10~12d 内皮质醇水平能否下降至 207nmol/L 作为切点,能很好地判断手术成功与否,特异性与敏感性都达到 100%,但亦有学者认为,部分患者术后皮质醇水平并不能够迅速下降,需要 3 个月甚至更长的时间才逐渐降至正常水平,尤其是垂体大腺瘤或肿瘤体积相对较大者。因此,术后必须定期随访才能作出正确评估。另外,术后血清皮质醇同样被用于预测患者是否能够达到长期缓解。Patil 等对 184 例垂体微腺瘤术后获得缓解的患者进行平均 45 个月的随访,发现术后 72 h 内皮质醇水平持续高于 55.2 nmol/L 的患者第 1、2、3 和 5 年的复发率分别为 1.1%、10.4%、14.1% 和 28.5%。而术后 72h 内皮质醇水平可下降至 55.2 nmol/L 甚至更低者其第 1、2、3 和 5 年的复发率分别为 0、3.0%、7.0% 和 20.6%(P=0.022)。

(2)术后 ACTH 与术后血清皮质醇相比,对术后 ACTH 的研究较少。术后 24 h 内血浆 ACTH 水平在一定程度上反映了手术成功与否。在对 44 例库欣病患者的研究中,Acebes 等将术后第 2 天血浆 ACTH 水平低于 7.55 pmol/L 作为切点,发现其能够较好预测患者是否达到缓解,敏感性为 80%,特异性为 97.4%。术后血浆 ACTH 水平对患者的远期复发风险也有一定的预测价值。ACTH 水平越高,预示着远期复发风险越大。Flitsch 等认为术后 7 d 内 ACTH 水平低于正常水平(<4.4pmol/L),预示着 ACTH 腺瘤被完整切除及长期预后良好。

(3)术后尿皮质醇 24 h 尿游离皮质醇常被用于库欣病术后评估,术后缓解患者的尿游离皮质醇水平明显低于手术失败患者;并常在术后随访过程中用于判断病情是否处于缓解,但其用于预测远期复发风险的价值较小。

(4)唾液皮质醇 近年来,唾液皮质醇的测定逐渐用于库欣综合征的筛查,但有关其对于经蝶术后的疗效判定的研究很少。Carasco 等 141 进行的回顾性研究中,测定库欣病患者经蝶术后 6~12 个月的午夜唾液皮质醇,术后缓解组午夜唾液皮质醇水平明显低于未缓解组。测定库欣病患者经蝶术后 6~12 个月时的午夜唾液皮质醇,以 2ng/ml 作为切点,判断库欣病是否缓解,敏感性为 100%,特异性为 98%。

3. 术后动态试验与预后的关系

(1)小剂量地塞米松抑制试验 术后几天或几周内行小剂量地塞米松抑制试验可预示患者是否能达到长期缓解。Chen 等在术后第 3 天行 1mg 地塞米松抑制试验,次日血清皮质醇低于 82.8nmol/L 的患者中,5 年缓解率为 93%;而次日血清皮质醇高于此水平的患者,均未能达到 5 年缓解。服用 1mg 地塞米松后次日血清皮质醇水平<82.8 nmol,<138nmol/L,<100nmol/L,分别被不同研究者作为病情缓解的标准。

(2)去氨加压素(DDAVP)兴奋试验 垂体肿瘤表面高度表达血管加压素的受体,DDAVP 作为血管加压素的长效类似物,可刺激垂体肿瘤释放 ACTH,故 DDAVP 兴奋试验多被用于库欣病的诊断。同时,其也被用于库欣病手术后的随访,以预测患者的复发风险。术前对 DDAVP 为阳性反应的库欣病患者，如在术后随访中恢复对 DDAVP 的反应，则提示患者存在远期复发的可能性。Valero 等对 22 例经蝶术后患者术后 3~6 个月行 DDAVP 兴奋试验，而后进行至少 2 年的随访（平均 55 个月，最长 141 个月）。血清皮质醇浓度的绝对增加值大于基础值的 20% 为对 DDAVP 有反应，其预测复发的特异性为 85%，敏感性为 75%，阳性预测值（预测复发的价值）为 80%，阴性预测值（预测缓解的价值）为 92%。以 ACTH 浓度的绝对增加值大于基础值的 35% 作为判断标准，特异性为 80%，敏感性为 75%，阳性预测值为 57%，阴性预测值为 90%。DDAVP 兴奋试验对库欣病患者术后复发预测有重要的临床意义。

（3）DDAVP 兴奋联合小剂量地塞米松抑制试验　理论上，垂体手术成功后肿瘤无残余，则应对 DDAVP 无反应，但近年来的 DDAVP 兴奋试验的准确性提示，部分正常的垂体细胞可能也对 DDAVP 有一定的反应性，使得试验结果难以解释。Castinetti 等提出了 CDDT，认为血清皮质醇浓度绝对增加值大于基础值的 50% 为试验阳性，高度提示患者远期易复发，敏感性与特异性分别为 100% 与 80%。如同时结合血浆 ACTH 浓度绝对增加值大于基础值 50%，则敏感性和特异性分别为 100% 与 89%，阳性预测值为 77%，阴性预测值为 100%。

因此，经蝶窦显微外科垂体腺瘤切除术是治疗库欣病的首选方法，术前影像学提示为微腺瘤、术中有阳性发现、术后病理证实及术后患者血清皮质醇水平及 ACTH 水平低下，均与术后患者预后良好相关。术后随访血清皮质醇、ACTH 水平、小剂量地塞米松抑制试验、DDAVP 兴奋试验、CDDT 等均能帮助预测患者是否能达到长期缓解。此外，唾液皮质醇测定的开展更便于随访术后患者。库欣病术后存在着一定的复发率，需要对患者的下丘脑—垂体—肾上腺轴功能进行长期随访，同时寻找有效的预测指标对于库欣病的术后恢复和及时干预有着重要的意义。

表 2-6　Cushing 病经蝶手术的结果

作者	研究中心	时间（年）	数量	缓解率
Fahlbusch	Erlangen	1990	178	131/75%
Laws	Rochester	1990	224	171/76%
Lüdecke	Hamburg	1991	223	195/93%
Ram	Bethesda	1994	222	193/87%
Bochicchio	European study	1995	668	510/76%
Imaki	Tokyo	2001	49	39/80%
Flitsch/Lüdecke	Hamburg	2003	147	137/93%
Patil/Laws	Charlottteville	2006	215	184/86%
卞留贯等	瑞金医院	2009	122	107/85%

七、库欣病术后管理

库欣病术后管理在其治疗中具有十分重要的意义，需密切随访。围手术期可能发生脑脊液漏、电解质紊乱、垂体功能减低、尿崩等。脑脊液漏的处理包括平卧、腰池引流,甚至行修补,应循序渐进,瑞金医院的一组病例中 4 例行修补术。电解质紊乱的处理主要是术后密切监测,术后每天查 2 次,注意鉴别抗利尿激素分泌异常综合征(SIADHS)、脑盐耗综合征。尿崩大多数为暂时性,通过弥凝或长效尿崩停控制,剂量严格根据尿量选择。对于术后激素的补充,我们主张早期严密监测生命体征的情况下不补充,根据图 2-23 的流程进行。

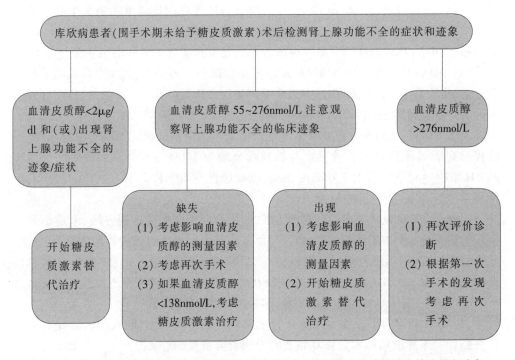

图 2-23　库欣病患者(围手术期未给予糖皮质激素)术后检测肾上腺功能不全的症状和迹象

1. ACTH-肾上腺轴替代治疗　目前较普遍地误选地塞米松作为首选药物,危害至巨。地塞米松既制约 ACTH 的分泌(负反馈),又抑制肾上腺皮质醇的产生。一旦停用,有引起肾上腺皮质功能衰竭之虞,不可不慎。另有选用泼尼松(Prednisone)作为替代治疗者,亦欠妥当。按理,内分泌激素替代治疗应遵循缺者补其不足之原则,始符合生理要求。故最佳选择应常规采用氢化可的松(Hydrocortisone)或可的松(可的松摄入后在肝内转化成氢化可的松)。氢化可的松用量推荐如下:术后第 1 ~ 3 天 100 mg 静脉滴注。恢复进食后可改用口服氢化可的松(20 mg/片),1 片/次,3 次/d。在 1 周内递减用量至停药。复查血 ACTH、皮质醇和尿游离皮质醇/24 h。如证实腺垂体功能不足,则需考虑较长期氢化可的松替代治疗,继以递减至维持量 20 mg/d 或 10 mg/d。遇夹杂病如发热、感冒、腹泻等时应酌情增加用量。

2. 甲状腺替代治疗　ACTH 腺瘤术后腺垂体功能不足时,甲状腺有充足的甲状腺素储量,一般可维持正常功能 3 个月,毋需早期替代治疗。术后第 4 个月初复查血三碘甲腺原氨酸(T₃)、甲状腺素(T₄)、促甲状腺素(TSH)。如测定值偏低,可口服甲状腺素片(40 mg/片),40 mg/d。维持量 20 mg/d。甲状腺替代治疗中勿滥用过量,以防药源性甲状腺功能亢进症。

3. 性腺替代治疗 在失去垂体促性腺激素(gonadotropic hormone, GnH)、促卵泡激素(folliculin, FSH)、黄体生成素(luteinizing hormone, LH)的调控后,其周围靶腺激素睾酮(testosterone, T)、雌激素(estrogen, E)的替代治疗一般难以奏效。性功能的缺失往往成为术后患者生活上的难言之隐,每易被医师忽视。男性患者可给予人绒毛膜促性腺激素 (Human chorionic gonadotropin, HCG)2 000 U 和丙酸睾酮(Testosterone propionate)25 mg,2 次/周,肌内注射。奏效后可适量递减,改为 1 次/周或 1 次/2 周。女性患者除进行人工周期外,同时在月经后半周期给予 HCG 2 000 U 2 次/周或 1 次/周, 肌内注射。不育、不孕患者可考虑用人绝经期促性腺激素(Human menopausal gonadotropin, HMG),连续 3~6 个月,但用量宜慎重选择。

八、几种特殊类型的库欣病

(一)垂体磁共振成像未见异常的库欣病

库欣病中垂体磁共振成像发现微腺瘤的约占 86%,本组为 83.3%,也就是磁共振成像所显示的微腺瘤比例低于实际存在的肿瘤数目,对于临床和内分泌学典型而磁共振成像平扫未见肿瘤的库欣病患者应当行增强薄层磁共振成像,上述检查仍未发现微腺瘤者,建议行动态增强磁共振成像(DMRI)。研究表明,与普通鞍区增强扫描相比,DMRI 能提高垂体微腺瘤的发现率。

对于磁共振成像检查(包括上述检查)仍不能准确定侧时,选择性静脉采血:岩下窦或海绵窦采血,其在库欣病患者中定侧的准确性优于 MRI,本组有 22 例。

对于库欣综合征症状明显的患者,如果 MRI 未见异常,应强调内分泌检查的重要性。若内分泌典型患者即使 MRI 未见异常也应及早行经蝶窦垂体探查。本组 24 例 MRI 未见异常的库欣病,16 例病理证实为垂体 ACTH 腺瘤, 腺瘤平均直径 4.8mm (4~8mm)。对于内分泌检查不典型患者,包括皮质醇基础值不高或小剂量地塞米松抑制试验能抑制,应重复内分泌检查。如果多次检查仍不支持库欣病,可以先出院观察,但应定期复查激素和鞍区 MRI。对于经蝶窦手术后复发者,复查 MRI 多表现为术后改变或合并部分空泡蝶鞍,少有微腺瘤的直接征象发现,只要内分泌学和临床符合库欣病,可以再次经蝶窦探查,术中瘢痕组织和瘤组织难以区别,可以用激光电灼该组织,但必须避免损伤海绵窦内的血管神经组织。临床上一些库欣综合征患者在 MRI 未见异常,又没能发现肾上腺腺瘤的情况下,针对靶腺行双侧肾上腺切除,往往术后发展成为 Nelson 综合征,治疗起来更加困难。所以,强调对于 MRI 未能证实垂体微腺瘤的库欣病患者,在严格掌握手术适应证和手术技术的前提下,经蝶窦垂体探查手术是安全、可靠、有效的首选方法。

(二)垂体 ACTH 细胞增生与库欣病

过去认为库欣病为垂体 ACTH 腺瘤所致,而现代病理学研究发现垂体 ACTH 细胞增生也可导致皮质醇增多症。垂体细胞增生指一种或多种类型垂体前叶细胞增生,可分为弥漫性和结节性增生,弥漫性增生指腺垂体分泌细胞数量增多,而细胞形态和垂体结构不改变,常为垂体对生理刺激的正常和急性反应,例如妊娠、哺乳、性腺激素水平降低等。结节性增生指垂体腺泡显著增大,分泌细胞增生,垂体结构明显改变,增生细胞的超微结构和正常垂体细胞明显不同。所有类型细胞都可增生,但其发生频率、增生范围和临床意义不同。

若在术中能明确和怀疑是 ACTH 细胞增生,本组资料显示 ACTH 增生型库欣病的术后缓解率低,因此在切除病变组织的同时可行垂体部分、大部分或次全切除,多数可获得较好的疗效。

垂体 ACTH 细胞增生的原因有待进一步研究,可能与下丘脑促肾上腺皮质激素释放激素分泌异常或垂体 ACTH 细胞对促上腺皮质激素释放激素反应异常有关,而不像 ACTH 腺瘤是垂体前叶 ACTH 细胞的单克隆起源。故垂体 ACTH 细胞增生引起的内分泌功能紊乱,手术疗效较垂体 ACTH 腺瘤差,易复发。对病理为 ACTH 细胞增生的库欣病患者,术后应密切随诊,行内分泌和影像学检查。必要时,可辅以垂体放疗或肾上腺切除。

(三) 儿童 ACTH 腺瘤

在儿童与青春期垂体腺瘤中占 16.7%~50%,在库欣病中占 13.9%~14.9%。体重增加多为首发症状,肥胖为向心性,满月脸,水牛背。另有库欣综合征的表现如多血质、紫纹、痤疮、高血压以及精神情绪的改变。由于 ACTH 抑制 GH 的作用及对性腺的直接抑制等,伴有发育迟缓、身材矮小、闭经。

大约 64.8% 的肿瘤直径<4mm,故在磁共振上的发现率为 38%~70%,许多 ACTH 腺瘤在 MRI 上未能确定。内分泌检查血皮质醇升高,昼夜节律消失。 24h 尿游离皮质醇升高,ACTH 正常或升高,升高的皮质醇小剂量地塞米松不能抑制,大剂量地塞米松能抑制,符合率约为 90%。临床症状典型,即便 MRI 尚未见肿瘤,内分泌检查支持应手术治疗。相同地,当影像学检查发现垂体腺瘤,即使内分泌学检查不完全符合库欣病也应手术探查。由于儿童异位的 ACTH 腺瘤少见,在排除了肾上腺肿瘤后,临床症状典型,MRI 及内分泌学检查有怀疑,也可经蝶手术治疗。有报道术中抽取海绵窦静脉血,检查 ACTH 梯度,有助于肿瘤的诊断。较多的学者认为应行广泛的垂体探查,可以在术中发现 MRI 上未发现的肿瘤;有部分术后病理未发现肿瘤,但临床症状缓解,可能是病理组织在术中吸除之故。术中垂体探查并未增加术后腺垂体功能减退的发生率。

术后第 1 天至 1 周后,皮质醇降低在正常范围以下或正常范围的下限,是手术成功的标志。为缓解临床症状,可切除瘤周垂体组织,有报道认为垂体组织需切除至 80%~90%,才会发生垂体功能减退。对术中探查未见明显肿瘤及术后复发患者,可切除大部分垂体组织,这是基于部分微腺瘤难于发现,还有部分库欣病是由腺垂体增生引起而提出的。

库欣病的治愈缓解率可达 90% 以上。因绝大多数是微腺瘤,故经蝶手术是首选。所报道的最小手术年龄是 4 岁,蝶窦气化不良,需术中磨除或凿开鞍底骨质,并在 C

型臂监护下进行。经治愈的库欣病患儿,1 年后逐渐长高。对复发再次手术后皮质醇不降者可考虑垂体放疗,但全垂体功能减退者达 2/3。部分可行双侧肾上腺切除。

(四) Nelson 综合征

自 Nelson 等报道了一例库欣病行双侧肾上腺切除术后 3 年,发现垂体腺瘤的病例之后,Salassa 等又发表了一篇 12 例病例的报道,以后人们称这种独特的病症为 Nelson 综合征或 Nelson-Salassa 综合征。Nelson 综合征是垂体依赖性库欣综合征(库欣病)行双侧肾上腺切除后,由于缺乏皮质醇对下丘脑促肾上腺皮质激素调节因子(CRF)的负反馈作用,导致 CRF 分泌过多,长期刺激原来存在的垂体 ACTH 腺瘤所致的综合征。Nelson 综合征的发生率:各家报告差异很大,为 5%~80%,一般从两方面研究。一是库欣病行双侧肾上腺切除后随诊观察:Moore 等报道 8%(9/120 例,随诊 2~20 年)。Wislawski 等为 30%(15/50 例,随诊 2~23 年)。库欣病行肾上腺切除后 20% 未发现垂体腺瘤,50% 发现微腺瘤,30% 发展成大腺瘤;二是库欣病行垂体手术病例中的 Nelson 综合征。Fukushima 总结了 34 例经蝶切除垂体 ACTH 腺瘤中有 10 例是 Nelson 综合征,发生率为 29.4%。瑞金医院一组病例中仅 3 例发生 Nelson 综合征。本组发病率低与医院同期收治的垂体 ACTH 腺瘤患者较多有关。为何有如此大的差异,目前尚无满意解释,可能与下列因素有关:确诊库欣病的方法提高,可以早期发现微腺瘤,但多数仍首先行肾上腺切除而不是针对病因行垂体腺瘤手术;双侧肾上腺切除后随访时间长短不同;临床医师对该病认识不足,未能及时确诊或正确治疗。有人还认为与双侧肾上腺切除后未辅以垂体放疗或药物治疗有关。根据瑞金医院的经验,即使肾上腺切除后辅助垂体放疗仍不能避免该病的发生。

1. 病因及诊断标准　Nelson 综合征的病因涉及发病前甚至肾上腺切除前是否存在垂体 ACTH 腺瘤。最初据 Nelson 等的描述库欣病经双侧肾上腺切除后,进行性皮肤、黏膜黑素沉着,闭经和视力视野障碍以及高 ACTH 分泌的垂体腺瘤伴蝶鞍扩大。又因为在垂体 ACTH 微腺瘤阶段,大多呈现明显的皮质醇增多的症状和体征,在蝶鞍 X 线检查中往往正常,即使 CT、MRI 亦难以发现垂体微腺瘤的征象而首先行肾上腺切除。随着现代影像学技术的发展,放射免疫法测定微量激素,显微外科技术的发展,免疫组化等病理学方法的临床应用,临床经验的积累和其他综合研究,以及作者们对诊断标准提出的一些论述,证明了 Nelson 综合征的病因是垂体本身存在 ACTH 腺瘤。Ludecke 等认为,色素沉着和蝶鞍扩大是发现此病的首要依据。血 ACTH 高于 220pmol/L 有明确的诊断价值,但在有残留的内源性皮质醇分泌或肿瘤坏死的患者中,ACTH 仅中度增高或正常。Fukushima 强调血 ACTH 升高和皮肤色素逐渐加深对确诊的重要性。而在早期病例,蝶鞍可既无扩大,亦无破坏。该作者和 Salassa,Jordan 等认为肾上腺切除前已存在垂体腺瘤。根据文献及本组资料,认为诊断应包括垂体依赖库欣综合征经双侧肾上腺切除后皮肤黏膜色素加深,蝶鞍、CT 或 MRI 既可有垂体肿瘤征象,亦可正常,因为目前影像诊断的分辨率尚不足以发现存在的更微小腺瘤,ACTH 升高亦可正常;手术和病理证实垂体 ACTH 腺瘤。

2. 治疗　和其他功能性垂体腺瘤较高的治愈率相比,Nelson 综合征行垂体手术前后,无论有无辅助性垂体放疗或药物治疗,内分泌治愈率均低于首选经蝶入路垂体腺瘤切除。垂体放疗能一定程度上控制皮肤色素沉着和肿瘤继续增大,但对有 ACTH 高度分泌的大腺瘤效果不好,而且预防性放疗并不能阻止该病的病程。作用于下丘脑的药物如赛庚啶、溴隐亭、丙戊酸钠能降低部分患者的 ACTH 水平,但不能治愈,且停药后症状往往加重,因此,应首选垂体腺瘤切除治疗。Nelson 综合征患者肿瘤有其进行性发展和侵蚀性的特点影响了它的疗效不理想和预后不良,值得进一步研究。根据我们的经验,对于库欣病诊断成立并排除异位 ACTH 肿瘤者,应首先选择经蝶入路,对于蝶窦气化不好,肿瘤明显向鞍上发展或侵入海绵窦等邻近组织的患者,视具体情况可经颅入路或先经蝶后经颅入路,对肿瘤不能全切除者,术后可辅以放疗。对于微腺瘤,我们主张行腺瘤切除加瘤周垂体组织切除,这样可以保留部分垂体功能。由于经蝶显微外科治疗库欣病显然优于肾上腺切除术,它不但治愈缓解率高达 80%~90%,较安全,并发症低,不仅切除肿瘤,又能恢复垂体功能,防止 Nelson 综合征发生,避免因大腺瘤造成的视功能障碍及双侧肾上腺切除造成的较高的病残率和病死率,不需要长期糖皮质激素和盐皮质激素的替代治疗。因此,强调库欣病一旦诊断成立,应及早首选经蝶窦垂体探查,肿瘤切除,而不是行肾上腺切除,这样可以预防 Nelson 综合征的发生。对少数首次垂体手术失败或治愈后复发而且出现血皮质醇水平持续增高的患者,可再次行复发的垂体瘤切除(也可考虑行垂体全切除)或肾上腺切除并辅以垂体放疗。对于手术难以彻底根治的复发性垂体腺瘤,如果肿瘤距视交叉或视神经 3~5mm,也可以行 γ 刀治疗。由于 Nelson 综合征的垂体腺瘤有侵袭性生长的特点,手术、放疗和药物治疗均难以根治,术后应长期随访,定期复查血 ACTH 及蝶鞍区 MRI,密切注意有无肿瘤复发。腺瘤造成的视功能障碍及双侧肾上腺切除造成的较高的病残率和病死率,不需要长期糖皮质激素和盐皮质激素的替代治疗。

(卞留贯)

参 考 文 献

1. Newell-Price J, Bertagna X, Grossman AB, et al. Cushing's syndrome. *Lanct*, 2006, 367(9522): 1605~1617

2. Vance M L. Pituitary radiotherapy. *Endocrinol Metab Clin North Am*, 2005, 34(2): 479~487

3. Rosales C, Fierrard H, Bertagna X, et al. Management of hypercortisolism. *Rev Med Interne*, 2008, 29(4): 337~346

4. Castinetti F, Morange I, Jaquet P, et al. Ketoconazole revisited: a preoperative or postoperative treatment in Cushing's disease. *Eur J Endocrinol*, 2008, 158(1): 91~99

5. Dabbagh A, Sa'adat N, Heidari Z, et al.Etomidate infusion in the critical care setting for suppressing the acute phase of Cushing's syndrome. *Anesth Analg*, 2009, 108(1): 238~239

6. Biller B M, Grossman A B, Stewart P M, et al. Treatment of adrenocorticotrophin-dependent Cushing's syndrome:a consensus statement. *Clin Endocrinol Metab*, 2008, 93(7): 2454~2462

7. Batista D L, Batista D L, Zhang X, et al. The effects of SOM230 on cell proliferation and adrenocorticotropin secretion in human corticotroph pituitary adenomas. *Clin Endocrinol Metab*, 2006, 91(11): 4482~4488

8. Pivonello R, De Martino M C, Cappabianca P, et al. The medical treatment of Cushing's disease:effectiveness of chronic treatment with the dopamine agonist cabergoline in patients unsuccessfully treated by surgery. *Clin Endocrinol Metab*, 2009, 94(1): 223~230

9. Alexandraki K I, Grossman A B. Pituitary-targeted medical therapy of Cushing's disease. *Expert Opin Investig Drugs*, 2008, 17(5): 669~677

10. Illouz F, Dubois-Ginouves S, Laboureau S, et al. Use of cabergoline in persisting Cushing's disease. *Ann Endocrinol(Paris)*, 2006, 67(4): 353~356

11. Fomekong E, Maiter D, Grandin C, et al. Outcome of transsphenoidal surgery for Cushing's disease:a high remission rate in ACTH secreting macroadenoma. *Clin Neurol Neurosurg*, 2009, 111: 442~449

12. Santore A, Minniti G.Rugged A, et al.Biochemical remission and recurrence rate of secreting pituitary adenomas after transsphenoidal adenomectomy: long-term endocrinologic follow-up results. *Surg Neurol*, 2007, 68: 513~518

13. Chen J C, Amar A P, Choi S, et al. Transsphenoidal mierosurgical treatment of Cushing's disease:postoperative assessment of surgical efficacy by application of an overnight low dose dexamethasone suppression test. *J Neurosurg*, 2003, 98: 967~973

14. Hammer G D, Tyrrell J B, Lamborn K R, et al. Transsphenoidal microsurgery for Cushing's disease:initial outcome and long-term results. *J Clin Endocrinol Metab*, 2004, 89: 6348~6357

15. Salenave S, Gatta B, Pecheur S, et al. Pituitary magnetic resonance imaging findings do not influence surgical outcome in adrenecorticotropin–secreting microadenomas. *J Clin Endocrinol Metab*, 2004, 89: 3371~3376

16. Patil C G, Prevedello D M, Iad S P, et al. Late recurrences of Cushing's disease after initial successful transsphenoidal surgery. *J Clin Endocrinol Metab*, 2008, 93: 358~362

17. Rollin G A, Ferreira N P, Junges M, et al. Dynamics of serum cortisol levels after transsphenoidal surgery in a cohort of patients with Cushing's disease. *J Clin Endocrinol Metab*, 2004, 89: 1113~1139

18. Locatelli M, Vance M L, Laws E R. Clinical review: the strategy of immediate reoperation for transsphenoidal surgery for Cushin's disease. *J Clin Endocrinnl Metab*, 2005, 90: 5478~5482

19. Acebes J J, Martino J, Masuet C, et al. Early postoperative ACTH and cortisol as predictors of remission in Cushing's disease. *Acta Neurochir (Wien)*, 2007, 149: 471~477

20. Flitsch J, Knappe U J, Luedecke D K, et al. The use of postoperative ACTH levels as a marker for successful transsphenoidal microsurgery in Cushing's disease. *Zentralbl Neurochir*, 2003, 64: 6~11

21. Batista D L, Oldfield E H, Keil M F, et al. Postoperative testing to predict recurrent Cushing's disease in children. *J Clin Endocrinol Metab*, 2009, 94: 2757~2765

22. Carasco C A, Come J, Guignat L, et al. Midnight salivary cortisol determination for assessing the outcome of transsphenoidal surgery in Cushing's disease. *J Clin Endocrinol Metab*, 2008, 93: 4728~4734

23. Valero R, Vallette-Kasic S, Conte-Devolx B, et al. The desmopressin test as a predictive factor of outcome after pituitary surgery for Cushing's disease. *Eur J Endocrinol*, 2004, 151: 727~733

24. Romanholi D J, Machado M C, Pereira C C, et al. Role for postoperative cortisol response to desmopressin in predicting the risk for recurrent Cushing's disease. *Clin Endocrinol(Oxf)*, 2008, 69: 117~122

25. Losa M, Bianehi R, Barzaghi R, et al. Persistent adrenocorticotropin response to desmopressin in the early postoperative period predicts recurrence of Cushing's disease. *J Clin Endocrinel Metab*, 2009, 94: 3322~3328

26. Castinetti F, Martinie M, Morange I, et al. A combined dexamethasone desmopressin test as an early marker of postsurgical recurrence in Cushing's Disease. *J Clin Endocrinol Metah*, 2009, 94: 1873~1903

27. 王毅峰, 王卫庆. 库欣病术后预后相关因素. 国际内分泌代谢杂志, 2010, 30: 26~28

28. 吴志远, 张华, 吴达明, 等. 双侧岩下窦采样诊断 ACTH 依赖性库欣综合征的应用研究. 介入放射学杂志, 2010, 19: 361~364

29. 卞留贯, 孙青芳, 沈建康, 等. 垂体 Cushing 病的经蝶手术治疗(附 54 例报告). 中国神经精神疾病杂志, 2008, 34: 393~396

30. 赵建祥, 贺华, 赵开军, 等. 儿童和青春期垂体促肾上腺皮质激素微腺瘤的诊断和治疗. 上海交通大学学报(医学版), 2010, 30: 88~90

31. 卞留贯, 孙青芳, 沈建康, 等. 经鼻蝶手术治疗垂体磁共振扫描阴性的 Cushing 病. 中华神经外科杂志, 2009, 25(10): 889~892

32. 赵建祥, 卞留贯. Cushing 病药物治疗现状及趋势. 中国微侵袭神经外科杂志, 2010, 15(2): 94~96

颅内脂肪瘤的诊断及治疗

颅内脂肪瘤相对少见,是中枢神经组织胚胎发育异常所致的先天性肿瘤之一。1856 年 von Rokitansky 报道了首例胼胝体脂肪瘤尸检病例,1975 年 New 和 Scott 首次描述了胼胝体脂肪瘤的 CT 表现,此后随着影像学的发展,相关的报告逐渐增多,文献报告颅内脂肪瘤占颅内肿瘤的 0.34%~0.46%。多数学者认为颅内脂肪瘤为类似于错构瘤的先天性肿瘤,系胚胎发育过程中组织异位畸形,随人体生长发育而形成的。该病可见于任何年龄,以青少年多发,无性别差异。

一、发病部位和病理特点

颅内脂肪瘤可发生在颅内的任何部位,好发于神经系统不同部位相连处及含有丰富蛛网膜的部位,多见于中线或中线旁部位。其中以胼胝体部位(图 2-24)最多见,其次为四叠体区(图 2-25)、环池、小脑脑桥角(图 2-26)、鞍区视交叉池或漏斗部,少

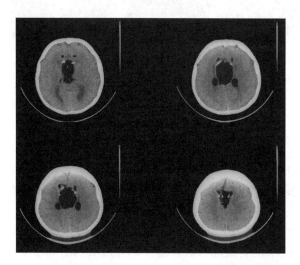

图 2-24 胼胝体脂肪瘤的头颅 CT 扫描所见,病灶为低密度伴高密度钙化

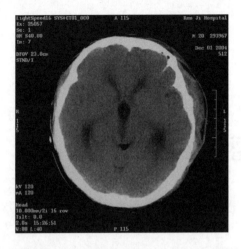

图 2-25　四叠体脂肪瘤的头颅 CT 扫描所见,病灶为低密度,伴脑积水

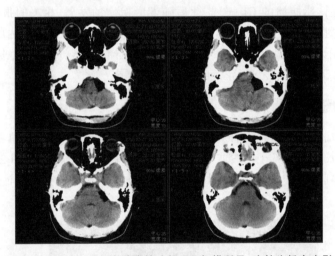

图 2-26　左侧 CPA 脂肪瘤的头颅 CT 扫描所见,病灶为低密度影

见于大脑凸面的侧裂或岛叶,个别者可为多发性脂肪瘤。病理上脂肪瘤多呈黄色或黄白色,实性、质软且无包膜。镜下为成熟的脂肪组织,内含丰富的纤维结缔组织和结构紊乱的血管。脂肪与周围脑组织交错混杂,界限不清,交界处脑组织无破坏,神经元也无特殊的形态学改变,部分区域可见胶质细胞增生,少部分脂肪细胞内可见钙化。

颅内脂肪瘤常合并颅内、外的先天性发育异常,文献报道 48%~50% 的胼胝体脂肪瘤可合并有胼胝体发育不良或缺如,其他异常有透明隔缺如、小脑蚓部发育不全、颅骨发育不全或缺损、脑及脊膜膨出、灰质异位、脊柱裂及骨缺损等。

二、临床表现

颅内脂肪瘤生长缓慢,病程较长,临床上缺乏特征性症状和体征。有近半数患者无症状,在意外受伤行头部 CT 扫描检查时偶然发现,而引起的症状主要是病灶对局部神经及血管刺激、压迫所致。非特异性症状和体征有:

(一) 癫痫

为该病最常见的首发症状,多为癫痫大发作,50%的胼胝体脂肪瘤有癫痫发作。

(二) 病灶定位症状

不同部位的颅内脂肪瘤可有相应的定位症状。胼胝体脂肪瘤压迫丘脑下部结构可出现间脑功能损害表现,如有低钠血症、肥胖性生殖器退化等;小脑脑桥角脂肪瘤可有耳鸣、听力丧失、面部抽搐及眩晕等;鞍区脂肪瘤可有内分泌紊乱及视力、视野改变等;侧裂池或岛叶脂肪瘤可出现钩回发作表现。

(三) 颅内压增高症状

多由脂肪瘤的生长导致梗阻性脑积水所致, 可表现出颅内高压症状和体征,如头痛、呕吐、精神症状、视力下降、眼底水肿等。颅内脂肪瘤本身常不会形成致命性颅内高压。

(四) 其他

部分患者可有精神症状、头痛、轻偏瘫及精神发育迟滞等。

三、影像学特点

(一) 头颅 CT 扫描

颅内脂肪瘤的典型 CT 表现为:边界清楚的低密度病灶,CT 值为-40~-100Hu,病灶边缘或病灶内可有曲线状或点状钙化,增强扫描后病灶的密度无改变。当脂肪瘤较小时,部分容积效应可使病灶 CT 值略高。病灶周围无水肿表现。

(二) 头颅 MRI 检查

颅内脂肪瘤的 T_1 弛豫时间短、T_2 弛豫时间长, 在 MRI 上形成其特征性表现:T_1 加权及 T_2 加权均为高信号,T_2 加权成像上,随回波时间的延长,病灶的信号强度略下降,其信号变化与皮下脂肪同步。此外,颅内脂肪瘤在病灶边缘可显示棘状突起或锯齿样改变,大部分伸入邻近的脑池、脑沟中。由于能三维成像,MRI 能更直观显示胼胝体发育不全等伴随病变,确定其范围及与周围结构的关系(图 2-27~图 2-30)。

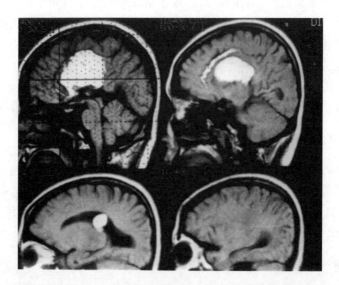

图 2-27　胼胝体脂肪瘤的头颅 MRI 所见,病灶在 T_1 加权上为高信号影,胼胝体发育不全

与图 2-24 同为一病例

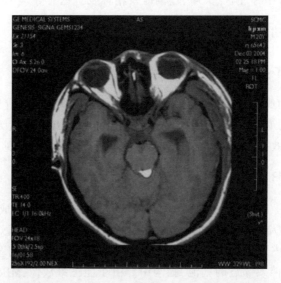

图 2-28　四叠体脂肪瘤的头颅 MRI 所见,病灶在 T_1 加权上为高信号影,双侧颞角扩大

与图 2-25 为同一病例

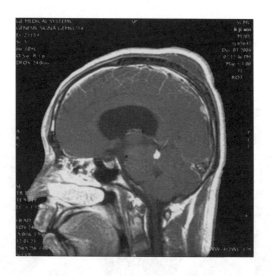

图 2-29 四叠体脂肪瘤的头颅磁共振成像所见,病灶在 T_1 加权上为高信号影,导水管梗阻致脑积水

与图 2-25 为同一病例

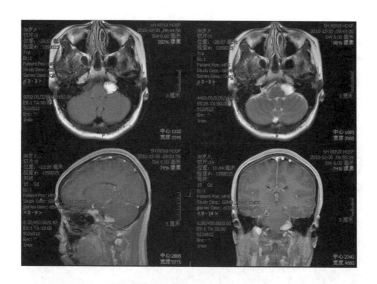

图 2-30 左 CPA 脂肪瘤的头颅磁共振成像所见,病灶在 T_1 和 T_2 加权上均为高信号影

与图 2-26 为同一病例

四、鉴别诊断

(一) 蛛网膜囊肿

圆形脑外病灶,CT 扫描上为低密度(图 2-31),但 MRI 上 T_1 加权为低信号,T_2 加权为高信号(图 2-32)。

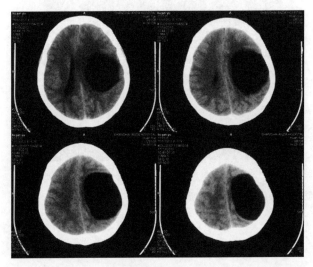

图 2-31　左颞顶巨大蛛网膜囊肿的头颅 CT 所见,病灶为均一低密度

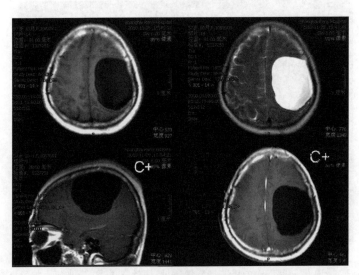

图 2-32　左颞顶巨大蛛网膜囊肿的头颅磁共振成像所见,病灶在 T_1 加权上为低信号影,在 T_2 加权上为高信号影,增强扫描后病灶无强化改变

与图 2-31 为同一病例

(二) 上皮样囊肿及皮样囊肿

大多发生于小脑脑桥角,其次为鞍区、颅中窝、脑室内、大脑纵裂、侧裂、四叠体周围和颅骨板障。表皮样囊肿、皮样囊肿由于含有脱屑的上皮组织以及其他成分,CT扫描密度不均匀,且其 CT 值为 2~20Hu,高于脂肪组织。病灶形状不规则,周围无脑水肿。增强扫描病灶多无强化或囊壁有强化。MRI 典型表现为 T_1 加权图像上呈低信号,信号强度低于脑脊液的信号,在 T_2 加权图像上呈高信号,信号强度不均匀,周围脑组织无水肿。静脉注射造影剂后,病灶内无异常对比增强(图 2-33)。少数上皮样囊肿,在 CT 扫描上表现为高低混合密度灶。

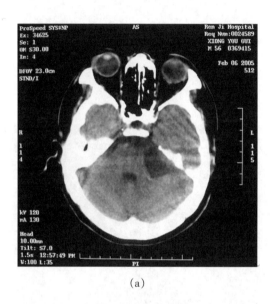

(a)

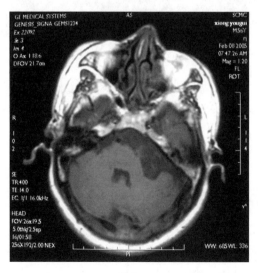

(b)

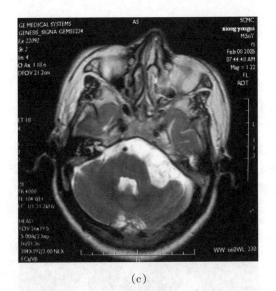

(c)

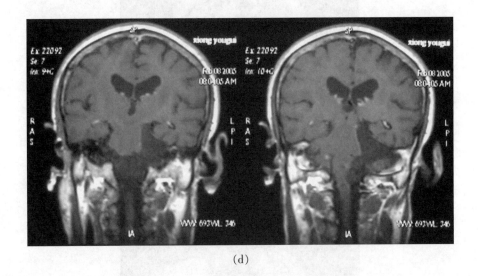

(d)

图 2-33　左 CPA 表皮样囊肿

(a) 头颅 CT 平扫,病灶为低等密度;(b) 头颅磁共振成像平扫,病灶在 T_1 加权为低等信号;(c) 头颅磁共振成像平扫,病灶在 T_2 加权为高信号;(d) 头颅磁共振成像增强,病灶无强化

(三) 亚急性及慢性血肿

MRI 上表现类似于脂肪瘤,T_1 及 T_2 加权均为高信号,但前者的 T_2 弛豫时间更长,在 T_2 加权成像上随回波时间的延长,病灶的信号强度增高(图 2-34)。血肿患者常有相应的头部外伤病史,血肿的密度和 CT 值远高于脂肪瘤,且位于大脑的表面。

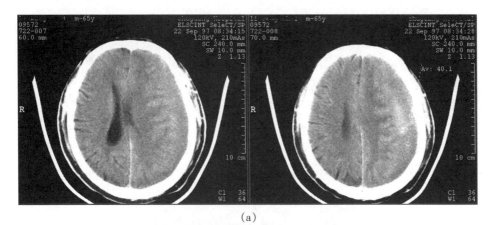

(a)

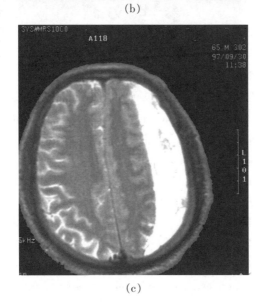

(b)

(c)

图 2-34　左侧额颞顶慢性硬脑膜下血肿

(a) 头颅 CT 平扫血肿为低等混合密度;(b) 头颅 MRI 平扫血肿在 T_1 加权上为均一高信号;(c) 头颅 MRI 平扫血肿在 T_2 加权上也为均一高信号

五、治疗原则和预后

颅内脂肪瘤属良性肿瘤,生长缓慢,文献尚无肿块迅速生长及恶变的报告。目前颅内脂肪瘤多数不主张手术,其理由在于:

(一) 手术摘除困难

脂肪瘤常与毗邻神经组织粘连紧密,包裹周围神经和血管,且肿瘤内富含纤维结缔组织,手术摘除困难,勉强全切除肿瘤可能会造成严重的神经功能损害。

(二) 肿瘤性质

肿瘤为良性,且生长缓慢,很少引起致命性的颅内压增高。

(三) 肿瘤表现

肿瘤所表现出的非特异性症状、体征,并不全是由脂肪瘤本身引起,可能为伴发的其他先天性畸形所致,手术切除后并不能明显改善症状和体征。因此,对于无临床症状的患者,宜密切随访。对临床症状与脂肪瘤密切相关者,应积极手术,手术应以减轻病灶对邻近结构的压迫为主要目的,不主张勉强全切,部分或大部切除即可达到症状缓解;对于临床症状明确系伴发的颅内其他异常所致者,如伴有脑积水的可行分流术以缓解症状,脂肪瘤本身可不作处理。

(梁玉敏)

参 考 文 献

1. 杨朋范,卢亦成,梁玉敏,等. 颅内脂肪瘤的诊断与治疗. 中国神经精神疾病杂志,2000, 26(3): 161

2. Jabot G, Stoquart-Elsankari S, Saliou G,et al.Intracranial lipomas: clinical appearances on neuroimaging and clinical significance. *J Neurol*, 2009, 256(6): 851~855

3. Cherian A, Baheti N N, Menon R, et al. Hemispheric intracranial lipoma with seizure: Look under the carpet. *Neurol India*, 2011, 59(1): 128~130

4. Sethi P K, Sethi N K, Torgovnick J, et al. Neuroimage: giant intracranial lipoma with extracranial extension. *Eur Neurol*, 2008, 60(1): 49~50

5. Tubbs R S, Louis R G Jr, Loukas M, et al. Giant intracranial lipoma. *Folia Neuropathol*, 2007, 45(4): 247~249

6. Ichikawa T, Kumazaki T, Mizumura S, et al. Intracranial lipomas: demonstration by computed tomography and magnetic resonance imaging. *J Nippon Med Sch*, 2000, 67(5): 388~391

7. Spallone A, Pitskhelauri D I. Lipomas of the pineal region. *Surg Neurol*, 2004, 62(1): 52~58

8. Yilmazlar S, Kocaeli H, Aksoy K. Quadrigeminal cistern lipoma. *J Clin Neurosci*, 2005, 12(5): 596~599

9. West B J, Moskowitz H. Nonmidline intracranial lipoma misdiagnosed as meningioma: case report. *Conn Med*, 2007, 71(5): 285~289

10. Chao S C, Shen C C, Cheng W Y. Microsurgical removal of sylvian fissure lipoma with pterion keyhole approach-case report and review of the literature. *Surg Neurol*, 2008, 70(S1): 85~90

11. Feldman R P, Marcovici A, LaSala P A. Intracranial lipoma of the sylvian fissure. Case report and review of the literature. *J Neurosurg*, 2001, 94(3): 515~519

12. Yilmaz N, Unal O, Kiymaz N, et al. Intracranial lipomas-a clinical study. *Clin Neurol Neurosurg*, 2006, 108(4): 363~368

13. Iplikcioglu C, Bikmaz K, Gokduman C A, et al. Cerebellopontine angle lipoma with extracranial extension. *J Clin Neurosci*, 2006, 13(10): 1045~1047

14. Tankéré F, Vitte E, Martin-Duverneuil N, et al. Cerebellopontine angle lipomas: report of four cases and review of the literature. *Neurosurgery*, 2002, 50(3): 626~631

15. Yildiz H, Hakyemez B, Koroglu M, et al. Intracranial lipomas: importance of localization. *Neuroradiology*, 2006, 48(1): 1~7

16. Saatci I, Aslan C, Renda Y, et al. Parietal lipoma associated with cortical dysplasia and abnormal vasculature: case report and review of the literature. *AJNR Am J Neuroradiol*, 2000, 21(9): 1718~1721

17. MacFarlane M R, Soule S S, Hunt P J. Intraosseous lipoma of the body of the sphenoid bone. *J Clin Neurosci*, 2005, 12(1): 105~108

18. Baker L B, Conroy J, Donoghue V, et al. Agenesis of the corpus callosum with midline lipoma associated with an Xp22.31–Xp22.12 deletion. *Clin Dysmorphol*, 2011, 20(1): 21~25.

19. Kiymaz N, Cirak B. Central nervous system lipomas. *Tohoku J Exp Med*, 2002, 198(3): 203~206

20. Van de Velde K, Helsen G. Lipoma of the corpus callosum presenting with an epileptic seizure in an adult. *Acta Neurol Belg*, 2010, 110(1): 122~123

21. Sommet J, Schiff M, Evrard P, et al. Pericallosal lipoma and middle cerebral artery aneurysm:a coincidence? *Pediatr Radiol*, 2010, 40(8): 1417~1420

22. Eskandary H, Sabba M, Khajehpour F, et al. Incidental findings in brain computed tomography scans of 3000 head trauma patients. *Surg Neurol*, 2005, 63(6): 550~553

23. Puget S, Garnett M R, Leclercq D, et al. Hypothalamic lipoma associated with severe obesity. Report of 2 cases. *J Neurosurg Pediatr*, 2009, 4(2): 147~150

24. Chu A Y, Rorke L B, Hood I C. Lipoma of the tuber cinereum. *Arch Pathol Lab Med*, 2005, 129(5): 708~709

25. Cherian A, Baheti N N, Menon R, et al. Hemispheric intracranial lipoma with seizure: Look under the carpet. *Neurol India*, 2011, 59(1): 128~130

神经内镜技术
在经鼻垂体腺瘤切除术中的应用

　　垂体腺瘤起源于垂体前叶腺细胞,是一种常见的良性神经内分泌性肿瘤,其发病率仅次于脑胶质瘤和脑膜瘤,约占颅内肿瘤的10%,近来有不断增多的趋势。垂体腺瘤与周围神经、血管、下丘脑等脑实质之间的关系复杂,而保护这些组织结构是手术成功的基础和关键。垂体腺瘤的手术方法主要分为三大类:①经蝶窦入路;②传统经颅入路;③各种联合颅底手术入路(表2-6)。在每一种手术入路中,可根据术中的具体情况有各种改良的手术方式。目前95%的垂体腺瘤均可通过经蝶窦入路的不同方式得以手术切除,尤其神经内镜技术的应用更丰富了该手术入路的内容。手术方法的选择取决于以下因素:①蝶鞍的大小;②蝶窦的气化程度;③颈内动脉的位置;④肿瘤生长的方向;⑤肿瘤性质的不确定性;⑥既往是否接受过治疗;⑦医师的经验。因此,垂体腺瘤的手术治疗总的指导原则是经蝶窦入路进行垂体腺瘤切除术。除非出现以下情况:①肿瘤显著增大,向颅前窝、颅中窝或颅后窝方向生长;②肿瘤向鞍上生

表 2-7　垂体腺瘤外科手术方法

手术入路	各种改良
标准经蝶入路	经口–黏膜下–鼻中隔蝶窦入路
	经鼻–黏膜下–鼻中隔蝶窦入路
	内镜下经蝶窦入路
标准经颅入路	经翼点入路
	经额下入路
	经颞下入路
联合性经颅底入路	经颅—眼眶—颧骨入路
	经蝶窦扩大入路
	经鼻外/鼻侧壁入路
	经唇下鼻侧上颌骨切开鼻中隔入路
	经筛骨和扩大经筛骨入路
	经唇下上颌窦入路

长呈沙漏状;③肿瘤向鞍上生长并有证据显示肿瘤组织坚韧;④肿瘤性质的不确定性。如果存在以上四点中的任何一点的话,建议行经颅手术,但是随着内镜经蝶入路的开展,已经丰富了经蝶入路的手术范围,其手术适应证正在扩大。

对于垂体腺瘤外科手术的方法,总结如下,以供对照(表2-7):

一、内镜经鼻入路的解剖

在神经内镜伸入右侧鼻腔后首先鼻前庭和鼻阈(图2-35),内镜伸入见到的是鼻腔底部、下鼻道、下鼻甲及鼻中隔(图2-36),沿着鼻中隔的内侧和下鼻甲的外侧继续

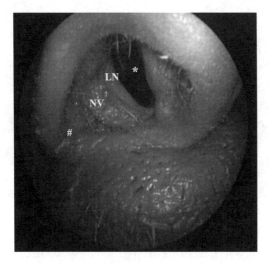

图 2-35　内镜经鼻入路解剖图 1

#——前鼻孔;*——后鼻孔;NV——鼻前庭;LN——鼻阈

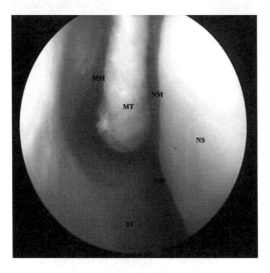

图 2-36　内镜经鼻入路解剖图 2

IT——下鼻甲;MT——中鼻甲;NM——总鼻道;NS——鼻中隔;MM——中鼻道

伸入,可到达后鼻孔,此时在下鼻甲上方可见到中鼻甲的头部(图 2-37)。在后鼻孔的内侧缘是犁骨,它是此阶段重要的中线解剖标记,其顶部形成了蝶窦前壁的下部。将内镜沿着后鼻孔向上移动到达蝶筛隐窝,并可见蝶窦的自然开口位于其中(图 2-37、图 2-38),为了进一步暴露前颅底的解剖结构,用高速磨钻沿着蝶窦开口处向对侧开口的方向,分别磨除蝶窦前壁、鼻中隔的后部和筛骨垂直板,打开蝶窦腔(图 2-39、图

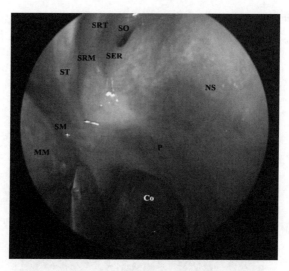

图 2-37 内镜经鼻入路解剖图 3

SO——蝶窦开口;SRT——最上鼻甲;SRM——最上鼻道;ST——上鼻甲;SM——上鼻道;MT——中鼻甲;P——犁骨;NS——鼻中隔;Co——后鼻腔;MM——中鼻甲;SER——蝶筛隐窝

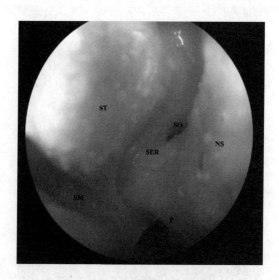

图 2-38 内镜经鼻入路解剖图 4

Co——后鼻腔;P——犁骨;SO——蝶窦开口;SER——蝶筛隐窝;SM——上鼻道;ST——上鼻甲;NS——鼻中隔

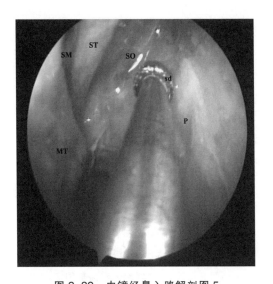

图 2-39 内镜经鼻入路解剖图 5

SO——蝶窦开口;ST——上鼻甲;SM——上鼻道;MT——中鼻甲;P——犁骨;sd——磨钻

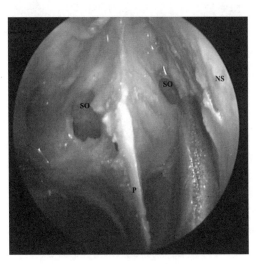

图 2-40 内镜经鼻入路解剖图 6

SO——蝶窦开口;P——犁骨;NS——鼻中隔

2-40)。此阶段在蝶窦外侧有时可见蝶腭动脉经蝶腭孔进入鼻腔。蝶窦腔在大小、形状和蝶窦分隔方面各不相同(图 2-41)。在完全去处蝶窦分隔后可见蝶窦后壁和外侧壁的各个解剖标记,其中鞍底位于中央,蝶骨平台和鞍结节位于上方,斜坡区位于下方,在鞍底的外侧可见颈内动脉隆起和视神经隆起以及位于两者之间由前床突的视柱气化成的颈内动脉视神经隐窝(图 2-42)。在进行扩大蝶窦入路时,常向颅前底扩

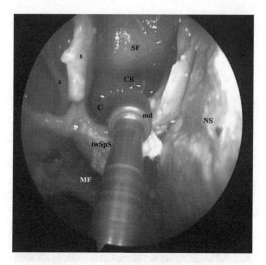

图 2-41　内镜经鼻入路解剖图 7

s——蝶窦腔内分隔；SF——鞍底；CR——斜坡切迹；C——斜坡；NS——鼻中隔；MF——黏膜瓣；md——微型磨钻；iwSpS——蝶窦的下壁

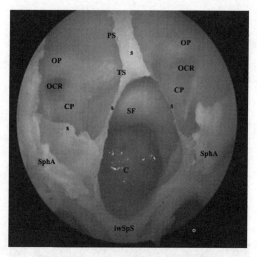

图 2-42　内镜经鼻入路解剖图 8

s——蝶窦腔内分隔；SF——鞍底；C——斜坡；OCR——颈内动脉视神经隐窝；TS——鞍结节；CP——颈内动脉管隆起；PS——蝶骨平台；OP——视神经管隆起；SphA——蝶腭动脉；iwSpS——蝶窦的下壁

展,可见后筛动脉等结构(图 2-43)。在磨除鞍区和鞍上区骨质时由于两侧视神经内侧的限制,见上方两侧到眶纸板,下方至蝶鞍的前上方,磨除的骨质范围呈"鸭舌帽"状(图 2-44、图 2-45)。在剪开鞍上区硬膜时应首先从中间开始以避免损伤视神经,打开硬膜后可见颅内的解剖结构,以假想的两个连线将鞍上区分为四个部分:以视交叉后部和鞍背作一连线,另一个以乳头体和视交叉的下缘作一直线,将鞍上区分

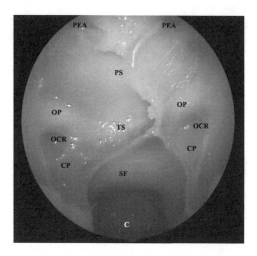

图 2-43 内镜经鼻入路解剖图 9

SF——鞍底;C——斜坡;OCR——颈内动脉视神经隐窝;TS——鞍结节;CP——颈内动脉管隆起;PS——蝶骨平台;OP——视神经管隆起;PEA——后筛动脉

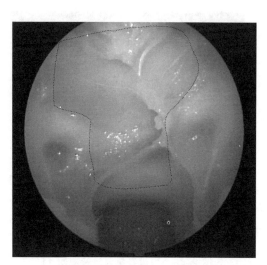

图 2-44 虚线内代表鞍上区磨除骨质的范围

为四个部分,分别为视交叉上部、视交叉下部、鞍背后部和脑室部。打开硬膜后首先看到的是视交叉下部,视交叉位于视野中间,垂体柄位于下方,垂体柄通过鞍隔孔与垂体相连,在视交叉下部的外侧可见斜形向外的视神经,颈内动脉床突段位于视神经外侧,从颈内动脉的内侧发出垂体上动脉,一部分至垂体和垂体柄,一部分供应视神经和视交叉的下内侧部(图 2-46)。在视交叉上部可见额叶直回、前纵裂,两侧的大

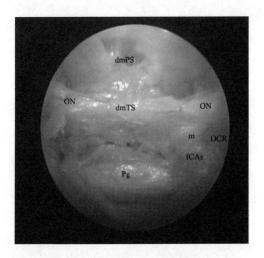

图 2-45　内镜经鼻入路解剖图 10

m——颈内动脉视神经隐窝内侧壁；dmPS——鞍结节的硬膜；dmTS——蝶骨平台的硬膜；ON——视神经；ICAs——颈内动脉鞍旁段；Pg——垂体腺

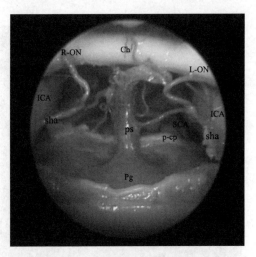

图 2-46　内镜经鼻入路解剖图 11

R-ON——右侧视神经；L-ON——左侧视神经；Pg——垂体腺；ICA——颈内动脉；ps——垂体柄；p-cp——后床突；SCA——小脑上动脉；sha——垂体上动脉；Ch——视交叉

脑前动脉 A1 段从颈内动脉发出后于视交叉上方通过前交通动脉相连，两侧的 A2 段分别向上方行走(图 2-47)。回返动脉向后方走行，其位置变异较大。将内镜从垂体柄和颈内动脉之间，后床突的上方深入，此时可见鞍背后部结构：从上至下依次为三脑室底部、双侧乳头体、两侧大脑后动脉 P1 段、部分后交通动脉、小脑上动脉、动眼神经、基底动脉的上 1/3 部分和位于其后方的脑桥(图 2-48，图 2-49)。将内镜从乳头体

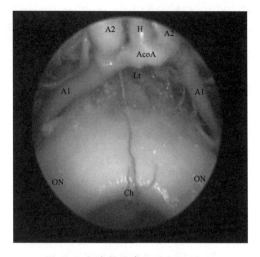

图 2-47 内镜经鼻入路解剖图 12

ON——视神经;Ch——视交叉;Lt——终板;H——回返动脉;AcoA——前交通动脉;A1——大脑前动脉 A1 段;A2——大脑前动脉 A2 段

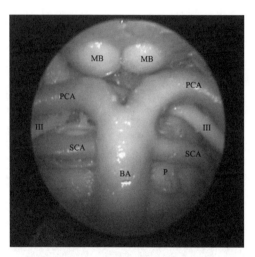

图 2-48 内镜经鼻入路解剖图 13

MB——乳头体;BA——基底动脉;SCA——小脑上动脉;PCA——大脑后动脉;P——脑桥;Ⅲ——动眼神经

前方的三脑室底部穿过,与内镜三脑室底造瘘相反,进入三脑室内部后首先可见两侧由丘脑组成的三脑室侧壁、丘脑间联合、两侧 Monro 孔和位于其中的脉络丛、大脑内静脉(图 2-50)。将内镜从丘脑间联合的下方深入可见三脑室后壁的结构:松果体和松果体上隐窝、两侧的髓纹、缰三角、后联合和导水管上部(图 2-51)。

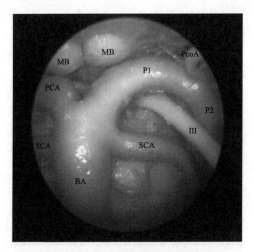

图 2-49   内镜经鼻入路解剖图 14

MB——乳头体;BA——基底动脉;SCA——小脑上动脉;PCA——大脑后动脉;P——脑桥;Ⅲ——
动眼神经;P1——大脑后动脉 P1 段;P2——大脑后动脉 P2 段;PcoA——后交通动脉

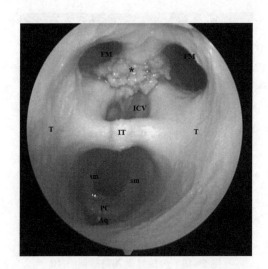

图 2-50   内镜经鼻入路解剖图 15

Aq——导水管;FM——Monro 孔;IT——丘脑间联合;PC——后联合;sm——髓纹;*——脉络丛;
T——丘脑;ICV——大脑内静脉

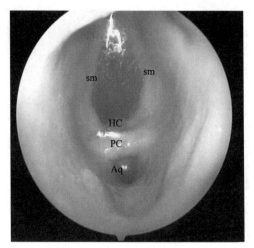

图 2-51　内镜经鼻入路解剖图 16

HC——缰联合;PC——后联合;sm——髓纹;Aq——导水管

二、手术步骤

(一)鼻腔阶段

经内镜伸入选定的鼻孔,用浸有肾上腺素稀释液(1:100 000)的脑棉填塞在中鼻甲根部和鼻中隔之间(图 2-52)。这些可充分收缩鼻腔黏膜,扩大鼻腔的手术空间。取出脑棉后可见下鼻甲、中鼻甲与鼻中隔的间隙明显扩大(图 2-53、图 2-54)。将内镜沿鼻中隔和中鼻甲之间的总鼻道进入可见上鼻甲及蝶筛隐窝,同时也可发现蝶窦开口(图 2-55、图 2-56)。确定蝶窦开口是此手术的关键解剖位点(key point),类似与翼点入路中关键孔。因为它是进入蝶窦的入口。它在形态、大小和位置上都有很大的变

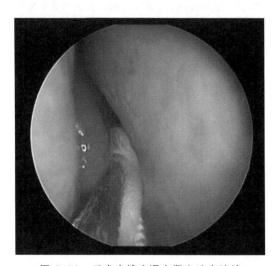

图 2-52　手术中填塞浸有肾上腺素脑棉

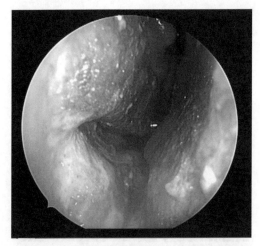

图 2-53　取出脑棉后可见下鼻甲及下鼻道

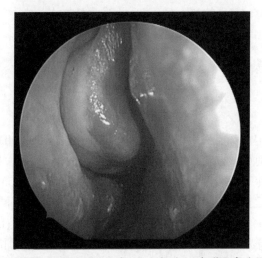

图 2-54　取出脑棉后中鼻甲、中鼻道、总鼻道和鼻中隔

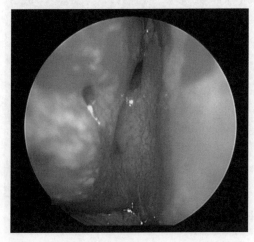

图 2-55　内镜伸入后可见上鼻甲、上鼻道及蝶筛隐窝

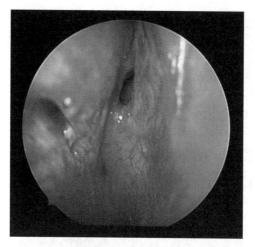

图 2-56 内镜下可见蝶窦开口

异。确定蝶窦开口可以依据以下几点：①在后鼻孔的上缘，让内镜沿着鼻中隔向蝶筛隐窝前行 1.5cm；②在中鼻甲的尾端的根部向上 1cm。

（二）蝶窦阶段

蝶窦开口一旦确认，此时沿着蝶窦开口在鼻中隔的筛骨垂直板上作一弧形的切口，将黏膜瓣翻向后鼻孔（图 2-57），并将垂直板在梨骨处骨折推向对侧，显露对侧黏膜和蝶窦开口（图 2-58）。用显微钻头沿着向下的方向磨除蝶窦前壁骨质（图 2-59）。在后鼻孔上缘处应电凝黏膜，此时可能会有蝶腭动脉分支的出血。

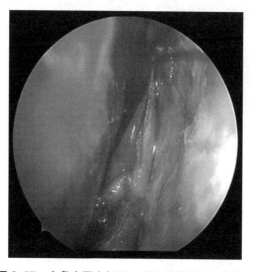

图 2-57 在鼻中隔上切开一弧形黏膜瓣翻向后鼻孔

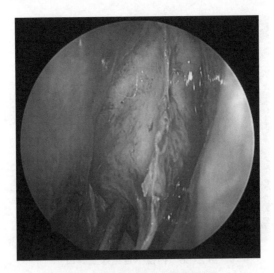

图 2-58　显露犁骨和蝶窦前壁

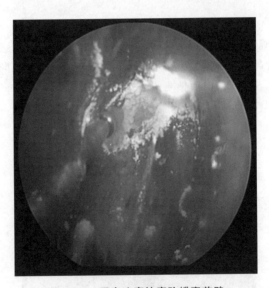

图 2-59　用高速磨钻磨除蝶窦前壁

(三) 蝶鞍部分

　　进入蝶窦腔后通常可见蝶窦腔内的各种分隔(图 2-60)。鞍底通常呈锅底状突出(图 2-61)。鞍底覆盖有黏膜,但在肿瘤突破鞍底并侵犯黏膜时,鞍底硬膜往往有破口。对于鞍底的骨质可用磨钻磨除,也可用 Kerrison 咬骨钳直接打开(图 2-62)。充分

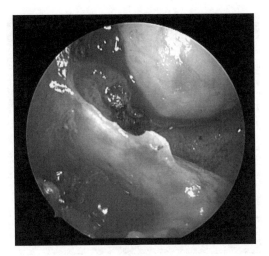

图 2-60 蝶窦内斜形分隔

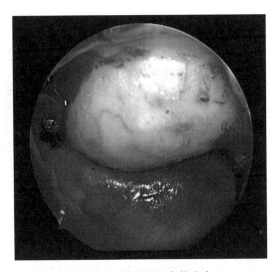

图 2-61 鞍底呈锅底状突出

显露鞍底的解剖结构,在蝶窦气化良好的情况下,可见鞍底周围的解剖结构(图 2-63)。打开鞍底必须要充分,有时需上方至蝶骨平台,下方至斜坡及两侧达到颈内动脉隆起,切开硬膜后首先用刮匙和吸引器缓慢切除下方肿瘤(图 2-64),然后再切除两侧肿瘤,将内镜伸入肿瘤腔以清除上方残余肿瘤,对于鞍隔下降过早而仍有肿瘤残余时,可用脑棉将鞍隔缓慢推向上方,再切除肿瘤(图 2-65)。对向海绵窦侵犯的肿

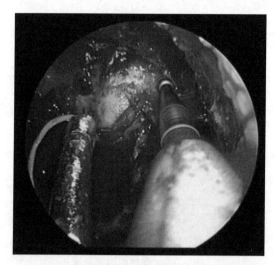

图 2-62　用高速磨钻磨除鞍底骨质

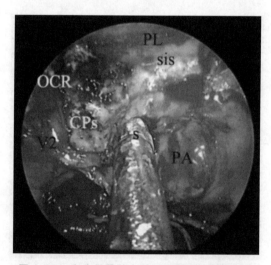

图 2-63　充分显露鞍底后可见周围的解剖结构

PL——蝶骨平台；sis——前海绵间窦；OCR——颈内动脉视神经隐窝；CPs——鞍旁颈内动脉管隆起；s——吸引器；PA——垂体腺瘤；V2——上颌神经

瘤,在内镜下调整内镜角度,缓慢切除肿瘤,在充分切除肿瘤后常可见显露的颈内动脉并可见其搏动(图 2-66)。对于向鞍上生长的肿瘤,可调整内镜方向将残余肿瘤置入手术视野中分块切除,此时常能看见下降的鞍隔(图 2-67)。在切除肿瘤后,如有脑脊液漏或脑脊液瘘,则需要用人工脑膜、脂肪和纤维蛋白胶水进行重建(图 2-68)。这样就在蝶鞍与蝶窦间建立了一个屏障,减少了蝶鞍内空腔的体积,防止术后视交叉

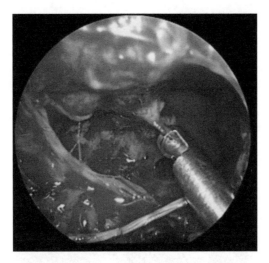

图 2-64　在内镜下先切除鞍内下方肿瘤

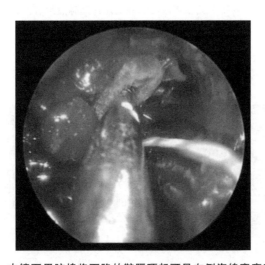

图 2-65　内镜下用脑棉将下降的鞍隔顶起可见左侧海绵窦旁残余肿瘤

下降到蝶鞍内。附上术前、术后 1d 和术后半年 MRI 检查对比显示经蝶内镜下腺瘤切除术的效果图(图 2-69~图 2-71)。

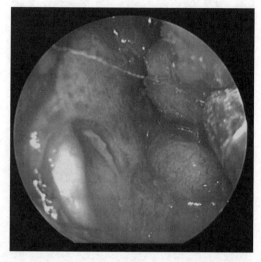

图 2-66　内镜下完全切除右侧侵及海绵窦肿瘤后可见颈内动脉

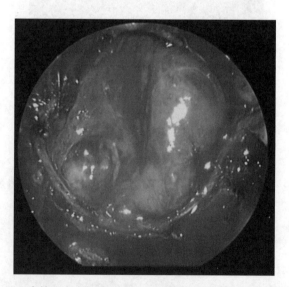

图 2-67　内镜下完全切除肿瘤后可见鞍隔下降明显,完全降至鞍内

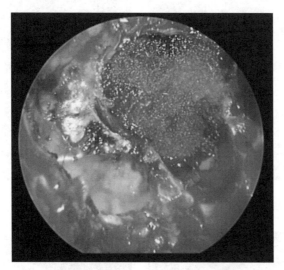

图 2-68 鞍内填塞和鞍底修补、颅底重建

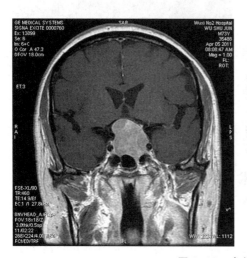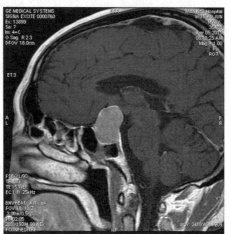

图 2-69 术前磁共振成像

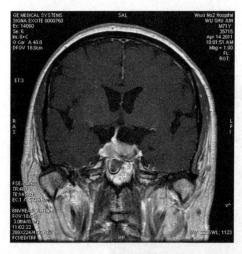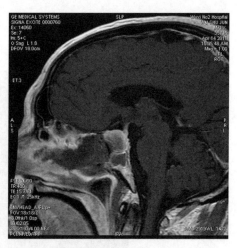

图 2-70　术后 1d 磁共振成像,未见肿瘤残留影

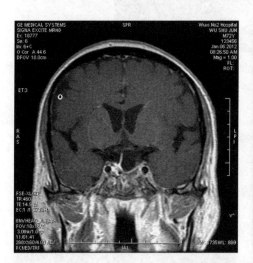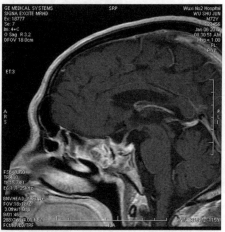

图 2-71　术后半年磁共振成像提示,肿瘤全切除

三、临床经验、手术优点及手术相关问题

(一) 临床经验

(1) 手术前要有充分的准备,包括患者影像资料的分析以及内镜和其他手术设备完好率的检查等。

(2) 鼻腔肾上腺素棉条填塞要仔细,避免粗暴操作导致鼻腔黏膜损伤出血。可以在麻醉后消毒铺巾前进行填塞,增加填塞的时间,提高效果。

(3) 严格根据蝶窦开口或者后鼻孔的位置来判断蝶窦前壁的位置,可避免迷路。

(4) 应仔细观察判断鞍底位置,不能确定的,可以进行手术中 X 线定位,或者导航辅助手术。

(5) 手术中根据操作的难度选择单鼻孔还是双鼻孔入路及采用"双人三手"技术。

(6) 鞍底应该充分打开,以利内镜进入瘤腔直接观察下进行操作。鞍底的磨除应该采用较大头的金刚钻,不易损伤海绵间窦。

(7) 鞍内肿瘤切除的顺序与显微手术相同,最后鞍上部分可以使用 Valsalva 动作将鞍上肿瘤挤压到鞍内切除。尽量在内镜直视下进行肿瘤切除,多使用前部有角度的侧吸引器,减少抓取肿瘤,避免引起无法处理的出血。

(8) 重视鞍底修补,即使手术中没有发生脑脊液漏也要进行修补。

(二) 手术优点

(1) 无需扩鼻器,减少鼻腔黏膜的损伤,免除了鼻面部的肿胀和疼痛,减轻术后呼吸困难。

(2) 扩大了手术视野,提高了手术的安全性,更重要的是提高了肿瘤的彻底切除率。

(3) 内镜的鱼眼效应可以放大手术视野的中央部分,这样有助于辨别肿瘤及其周围结构,因而可以更完整、更安全地切除肿瘤。

(三) 手术相关问题

(1) 内镜手术的学习曲线较长,需要经过严格的内镜训练。

(2) 内镜图像缺少三维立体效应,但经过长期的实践,手术中手术者可以通过图像的不同放大倍数和镜子的移动,在脑中产生虚拟的立体画面。

(3) 内镜颅底外科相关的专业器械仍然不足,需要开发和创新。

(4) 术中出血是神经内镜手术面临的严重的问题,今后新的器械和止血材料可以解决。

(鲁晓杰)

参 考 文 献

1. 王忠诚. 颅脑外科临床解剖学. 济南:山东科学技术出版社, 2001

2. 张亚卓. 质量是神经内镜技术发展的保证. 中华神经外科杂志, 2007, 23: 161~162

3. 赵继宗. 我国显微神经外科的现状与进展. 中华显微外科杂志, 2005, 28: 97~98

4. 王任直, 任祖渊, 苏长保, 等. 巨大垂体腺瘤的治疗策略. 中华显微外科杂志, 2005, 28: 106~107

5. 刘丕楠, 张亚卓, 艾林, 等. 内镜下经鼻腔–蝶窦入路切除垂体腺瘤的解剖学研究. 中华神经外科杂志, 2000, 16: 16~18

6. 鲁晓杰, 王清, 季卫阳, 等. 内镜下经鼻内–扩大蝶窦入路切除鞍结节脑膜瘤. 中华神经医学杂志, 2004, 4(10): 1045~1048

7. 鲁晓杰, 陈开来, 王清, 等. 神经内镜下经鼻蝶窦入路鞍区肿瘤的手术治疗. 中华神

经外科杂志, 2007, 23: 175~178

8. 陈革, 凌锋, 杜建新, 等. 内镜下经鼻蝶入路治疗鞍区病变的解剖学研究. 中国微侵袭神经外科杂志, 2005, 10: 214~217

9. 赵澎, 宋明, 裴傲, 等. 神经内镜在颅底中线区域手术中的应用. 中华神经外科杂志, 2006, 22: 579~580

10. Al-Mefty O, Pravdenkova S, Gragnaniello C. A technical note on endonasal combined microscopic endoscopic with free head navigation technique of removal of pituitary adenomas. *Neurosurg Rev*, 2010, 33(2): 243~249

11. Berker M, Hazer D B, Yücel T, et al. Complications of endoscopic surgery of the pituitary adenomas:analysis of 570 patients and review of the literature. *Pituitary*, 2012, 15(3): 288~300

12. Ceylan S, Koc K, Anik I. Endoscopic endonasal transsphenoidal approach for pituitary adenomas invading the cavernous sinus. *J Neurosurg*, 2010, 112(1): 99~107

13. Cook S W, Smith Z,Kelly D F, et al Endonasal transsphenoidal removal of tuberculum sellae meningiomas:technical note. *Neurosurgery*, 2004, 55(1): 239~246

14. de Divitiis E, Cappabianca P, Cavallo L M. Endoscopic transsphenoidal approach: adaptability of the procedure to different sellar lesions. *Neurosurgery*, 2002, 51: 699~707

15. De Paiva Neto M A, Vandergrift A, Fatemi N, et al. Endonasal transsphenoidal surgery and multimodality treatment for giant pituitary adenomas. *Clin Endocrinol* (*Oxf*), 2010, 72(4): 512~519

16. Dusick J R, Esposito F, Kelly D F, et al. The extended direct endonasal transsphenoidal approach for nonadenomatous suprasellar tumors. *J Neurosurg*, 2005, 102(5): 825~828

17. Fabiano A J, Rigual N R, Belber C S, et al. Endoscopic sellar floor reconstruction with concha bullosa bone autograft and nasal septal flap: technical case report. *Minim Invasive Neurosurg*, 2009, 52(2): 86~88

18. Gondim J A, Schops M, de Almeida J P, et al. Barroso F A. Endoscopic endonasal transsphenoidal surgery: surgical results of 228 pituitary adenomas treated in a pituitary center. *Pituitary*, 2010, 13(1): 68~77

19. Gondim J A, Almeida J P, Albuquerque L A, et al. Endoscopic endonasal approach for pituitary adenoma:surgical complications in 301 patients. *Pituitary*, 2011, 14(2): 174~183

20. Hofstetter C P, Mannaa R H, Mubita L, et al. Endoscopic endonasal transsphenoidal surgery for growth hormone-secreting pituitary adenomas. *Neurosurg Focus*, 2010, 29(4): E6

21. Hofstetter C P, Shin B J, Mubita L, et al. Endoscopic endonasal transsphenoidal surgery for functional pituitary adenomas. *Neurosurg Focus*, 2011, 30(4): E10

22. Kassam A, Snyderman C H, Mintz A, et al. Expanded endonasal approach:the rostro-caudal axis. Part I. Crista galli to the sella turcica. *Neurosurg Focus*, 2005, 19（1）: 1~12.

23. Kassam A, Snyderman C H, Mintz A, et al. Expanded endonasal approach: the rostrocaudal axis. Part II. Posterior clinoids to the foramen magnum. *Neurosurg Focus*, 2005, 19（1）: 13~25

24. Komotar R J, Starke R M, Raper D M, et al. Compared with microscopic transsphenoidal and open transcranial resection of giant pituitary adenomas. *Pituitary*, 2012, 15(2): 150~159

25. Rhoton A L. The Orbit. *Neurosurgery*, 2002, 51(Supp1): S317~S321

26. Rhoton A L Jr. The sellar region. *Neurosurgery*, 2002, 51(4 Supp1): S335~S374

27. Saeki N, Horiguchi K, Murai H, et al. Endoscopic endonasal pituitary and skull base surgery. *Neurol Med Chir（Tokyo）*, 2010, 50(9): 756~764

28. Sand M S, Gendeh B S, Husain S. Endonasal endoscopic transsphenoidal pituitary surgery for pituitary adenoma: a retrospective analysis of surgical outcome. *Med J Malaysia*, 2011, 66(5): 443~446

29. Wang Q, Lu X J, Ji W Y, et al. Visual outcome after extended endoscopic endonasal transsphenoidal surgery for tuberculum sellae meningiomas. *World Neurosurg*, 2010, 73(6): 694~700

30. Wang Q, Lan Q, Lu X J. Extended endoscopic endonasal transsphenoidal approach to the suprasellar region:anatomic study and clinical considerations. *J Clin Neurosci*, 2010, 17(3): 342~346

31. Wongsirisuwan M. What is the better minimally invasive surgery in pituitary surgery: endoscopic endonasal transsphenoidal approach or keyhole supraorbital approach? *J Med Assoc Thai*, 2011, 94(7): 888~895

32. Yang J Y, De Ruiter I, Parker A, et al. Endoscopic endonasal transsphenoidal surgery: a mentoring surgical model. *ANZ J Surg*, 2012, 82(6): 452~456

神经导航辅助下
经鼻-蝶窦入路手术治疗垂体腺瘤

垂体腺瘤是神经外科常见的良性肿瘤,随着显微技术和设备、内镜技术和设备、神经导航技术和设备的不断完善,经蝶窦入路微创手术切除垂体腺瘤已经成为临床的主要方向。为了更准确定位、避免经验性手术的误差、减少手术并发症和提高肿瘤的全切除率,神经导航辅助技术已经成为经蝶窦入路手术治疗垂体腺瘤的重要手段之一。本书复习文献,对神经导航辅助经蝶窦入路手术治疗垂体腺瘤的有关进展介绍如下。

一、概述

神经导航(neuro-navigation)技术是多领域高技术的结合产物,它以计算机技术和图像处理软件为核心,利用卫星定位技术的理论,通过红外线遥感技术获取术中患者的位置信息,对比术前采集的 CT 或磁共振成像高清晰度的影像资料,计算并显示手术部位的准确位置,为术者提供直观、实时的影像导向指引。神经导航是微创神经外科学的重要组成部分,是现代神经外科的基本技术之一。神经导航是现代高科技技术在神经外科领域的具体体现,是微侵袭神经外科的重要里程碑。

1986 年美国的 Roberts 研制出神经导航系统以来,神经导航神经外科得到迅猛的发展。神经导航是将患者的术前影像资料与术中病变的实际位置,通过高性能计算机紧密地联系在一起,医师可以通过监视屏观察到手术过程中实时显示的手术部位三维图像、手术器械到达的部位与病灶和周围组织结构的位置关系。通过使用神经导航,可以在术前设计手术方案,选择最便捷、安全的手术入路;手术时可以设计更小的头皮切口;术中实时准确指出手术部位和病灶的三维空间位置,并显示术野周围结构,及时调整手术方向,引导术者直接准确切除病灶。尤其对于重要功能区以及深部小病灶,更加显示其优越性。由于具备术中实时导航定位功能,提高了病灶的切除率,将损伤降低到最低限度,降低手术并发症的发生,目前已经被广泛应用于神经外科手术之中。

垂体腺瘤是颅内常见肿瘤之一,绝大多数为良性肿瘤,目前手术切除肿瘤是治疗垂体腺瘤的主要手段之一。手术方式可分为两大类。

（一）传统的开颅肿瘤切除术

包括经额下入路、经翼点入路和联合入路等。

（二）是经蝶窦入路肿瘤切除术

包括经口–蝶窦入路、经鼻–蝶窦入路等。随着神经影像技术和显微外科器械和技术的发展，更多的学者主张经鼻/口–蝶窦入路切除肿瘤，但是由于个体差异、术者经验等诸多因素的影响，与手术直接或间接相关的并发症依然存在，如血管系统损伤（包括颈内动脉损伤、海绵窦损伤等）、脑神经损伤（包括视神经损伤、动眼神经损伤等）、颅前底或者斜坡骨质的误伤导致蛛网膜下隙出血、脑脊液漏、气颅、脑膜炎、垂体以及垂体柄损伤导致性功能下降、尿崩症等。上述并发症的发生，均可影响患者的预后，严重时可能危及生命。文献报告颈内动脉损伤发生率为 0.4%~1.4%，脑神经损伤的发生率为 0.4%~1.9%。虽然引起上述并发症的原因很多，但其中部分并发症的发生，明显与手术入路的偏差有关。

在经蝶手术切除垂体腺瘤手术中，应用神经导航技术，可以精确定位两侧海绵窦、颈内动脉等重要的结构位置，消除了手术入路的偏差，有助于防止上述结构的损伤，能够避免传统手术方式带来的并发症的发生。同时结合应用高速磨钻，使得传统经蝶手术方式中相对困难的甲介型蝶窦患者，也可以安全、可靠、较短时间内完成经蝶手术切除肿瘤的手术治疗。神经导航辅助下经鼻–蝶窦入路切除垂体腺瘤，不仅提高了手术的安全性，并且扩大了手术的适应证，成为垂体腺瘤微创手术治疗的发展方向。

二、神经导航的基本原理

按照导航设备的物理学原理，可将其分为红外线导航和电磁导航两类。目前以红外线导航系统应用较为普遍，本章以其为对象进行介绍。

神经导航主要由三部分组成：手术计划工作站、主机系统和导航工具系统。

（一）手术计划工作站

将术前采集的患者影像数据通过光盘或者磁盘输入手术计划工作站，根据这些资料进行三维重建。三维图像可以进行任意旋转，表面结构变成透明或者半透明，而显示内部感兴趣结构。也可以对病灶进行染色处理，突出显示病灶范围。同时图像可以静止或者连续活动，并且利用配有的标尺，准确测量任何两点之间的距离。VectorVision 手术导航系统（BrainLAB 公司制），有独立的手术室外手术计划工作站，使得医师在手术室外就能够完成所有的术前计划，只需要携带一个 U 盘进入手术室，就可以轻松进行术中导航。

近年来，导航系统的进步，不少的设备已经将手术计划工作站置于主机系统内，使其成为一体机。只需将扫描的数据刻录入 U 盘后，再输入系统内就可以根据系统提示的步骤,完成手术计划。

(二) 主机系统

主要包括定位系统(主动和被动)和图形工作站系统。

1. 定位系统　它的工作原理为红外线跟踪定位主动定位系统包括定位工具(如探头、标准手术器械等)、发射红外线的二极管 (infrared lighting-emitting diode, ILED),以及位置感觉装置(position sensor unit,PSU)。无线被动定位系统,采用被动的光学跟踪技术,避免了主动技术使用光发射二极管(LED)和电缆线的诸多不便,解决了对手术器械的限制,导航定位精确度大大提高。为了避免标记物注册的烦琐和脱落导致导航无法进行的弊端,已把激光注册技术用于临床,根据体表和影像学的解剖定位,在很短时间内完成患者的注册。由于激光注册方法无需标记物注册技术,避免了标记物脱落导致导航失败,或者安置头架时,头皮牵拉移位影响导航精确性的弊端;同时无须剃发,更适合经蝶入路的垂体腺瘤手术。

2. 图形工作站系统　主要由计划软件系统组成,用于导航注册以及术中实时导航显示。通过自动导航图,能够精确显示手术入路、实时指导医师进行术中操作、连续显示操作轨迹,并且可以提示病灶切除的程度。同时可以拍照记录图像。

(三) 导航工具系统

包括扫描标记球、导航球棒、手术器械测量架、导航工具适配器、Mayfield 头架和导航参考架等。用于导航的扫描、注册、术中实时显示和测量等。

三、术前准备

迄今为止,导航注册有两种方法:皮肤标记物注册和激光注册。

(一) 皮肤标记物注册

术前一天患者头部粘贴 5 个皮肤标记物,然后行 CT 或者磁共振成像横断面、连续、无间隙扫描。采用此种方法,术前需要头部粘贴皮肤标记物。这种方法要求标记物粘贴部位的空间,包括病灶的所在区域。一般为眉间、双侧颧弓的前端和后端 5 个部位。扫描的范围,包括标记物的范围即行,因此扫描的层面相对要少,而且定位的准确性高,术中偏差小,但是存在相对复杂、耗时多、可能因为标记物脱落而失去导航机会。目前除颅后窝手术以外,很少使用。

(二) 激光注册

激光注册是利用颅骨固有的骨性结构作为参考标记,进行定位判定的方法。省略粘贴标记物的步骤,既省时间又避免了贴标记物的弊病。因为需要面颅作为解剖定位的标记,因此扫描需要包括面颅和颅盖部分,通常情况下扫描要求的范围至少是鼻尖至颅顶范围。

定位的准确性来看,激光注册法相对于标记物注册方法,其偏差略大,但随着导航技术的进步,标准误差问题已由计算机自行处理,只告知临床医师注册成功与否。

(三) 扫描要求

影像资料可以采用 CT 扫描,要求:512×512 的矩阵,层厚 1~3mm,连续性扫描,图像不能重叠;磁共振成像要求为:256×256 的 1~3 层矩阵,层厚 1~3mm,连续性扫描,图像不能重叠。

为了清楚显示病灶,最好采用增强扫描。影像资料通过 U 盘或者光盘输入导航系统,进行三维重建。

无论采用 CT 扫描还是磁共振成像扫描方法, 检查过程中切记要求患者保持体位的稳定,扫描中略微的移动都会引起导航的偏差或者失败。

数字减影血管造影(DSA)和超声图像也逐步成为导航的数据采集,特别是新一代神经导航仪,已自带超声探头,术中随时可纠正脑移位的问题。

四、术中技术要点

(一) 麻醉

采用经口插管、全身麻醉。为了避免术中鼻腔出血流入咽部及上呼吸道,可在口内咽部填塞纱条。

(二) 患者体位

患者麻醉后头部后仰 15°~20°,头架固定。再将参考架固定于头架上,使得两者的位置保持固定不变。

(三) 导航注册

患者体位固定后,将参考架固定于 Mayfield 头架上,进行导航注册。注册成功后,用导航棒依次置于鼻尖、内眦、耳屏前等体表解剖部位,确认导航的准确性。

(四) 手术入路及术中要点

根据术者的习惯和经验, 可以采用经唇下-鼻中隔-蝶窦入路和经鼻中隔-蝶窦入路。笔者的经验认为,后者的手术入路短,创伤相对较小,切口不需要缝合是理想的手术方法。如果肿瘤的主体偏向一侧时,选择肿瘤偏向的对侧鼻孔入路。

为了确保手术入路的准确,术中应该随时利用导航探头分别定位中线、蝶窦前壁、鞍底,保证手术的快捷和准确无误。也可以将适配器固定于吸引器上,经过校正和确认后,将吸引器作为定位工具,将其三维位置在显示器上同步显示,便于手术方向的精确定位。

蝶窦前壁的骨质,可以用高速磨钻磨除,蝶窦内黏膜以双极电凝烧灼后推开,显露鞍底前下壁。先用磨钻磨开鞍底后,扩大鞍底骨窗至 5~10mm。双极电凝电灼后,十字切开鞍底硬脑膜进入鞍内,开始分块切除肿瘤。肿瘤的切除方法同传统的垂体腺瘤经蝶切除术。

对于甲介型蝶窦患者,传统的方法经蝶手术常常认为是困难的。在导航导引下,用高速磨钻磨除蝶窦骨质,可以快速、准确、安全地到达鞍内。

为了保证手术入路的准确性,可在术中不同的阶段进行导航确认,确保手术操作不偏离中线,并随时了解所到达的解剖部位,肿瘤切除的程度,保护海绵窦、颈内动脉等重要结构。

(五) 鞍底的重建和术后鼻腔的填塞压迫

同常规经蝶手术入路方法。经鼻中隔–蝶窦入路手术时,术后无需面部压迫止血。

五、临床应用结果

(一) 适应证

蝶窦发育不良患者,由于解剖标记不清、定位及蝶鞍显露困难,过去曾经被认为是经蝶入路的禁忌证。使用导航技术辅助,不仅能准确定位中线、蝶窦前壁和鞍底,而且费时非常短,并且可以在手术中实时了解三维位置,保证手术入路的准确性和安全性。同时结合应用高速磨钻,快速磨除蝶窦骨质,进入鞍内。

导航辅助下经蝶入路垂体腺瘤的微创手术切除方法, 在结合应用高速磨钻后,使得其适应证扩大于全部垂体腺瘤患者。尤其对于蝶窦发育不良患者、经蝶术后复发患者,更显示出其优越性。

(二) 导航的准确性

影响导航准确性的主要因素包括:导航系统本身的误差、影像采集过程中的误差、注册时的误差、术中脑组织移位等。术者能够努力减少的误差则是后三种。

(1) 在影像采集过程中,要尽可能保持患者安静、制动;行 MRI 检查时,尽量将患者的头部放置于扫描磁场的中心部。扫描范围应包括颜面部,而不是常规的眼眶线(OML)。

(2) 注册时,尽可能获取包括病灶范围的左右对称的信息。

(3) 鞍底相对固定,术中脑组织移位的影响相对较少,但对于突入鞍上的肿瘤,术中要根据术中所见的实际情况,判断肿瘤的切除程度。

(三) 术中导航的应用

1995年 Erlangen 和 Heidelberg 大学神经外科, 与西门子公司合作研制了世界上第一台术中磁共振成像系统后,多个神经外科中心相继将术中磁共振成像导航技术应用于经蝶垂体瘤切除术中。2006 年 Nimsky 等报告了一组 106 例采用术中磁共振成像导航辅助经蝶垂体瘤切除术的结果。术前计划全切除的 85 例中,术中磁共振成像导航扫描提示肿瘤残留或可疑残留 36 例(42%),经过对术野的仔细检查,29 例做了进一步切除,其中 21 例达到全切除。在术中磁共振成像导航的辅助下,肿瘤的全切除率从 58%提高到 82%。国内华山医院和解放军总医院也开始了术中磁共振成像辅助切除颅内病变的临床研究工作。庄冬晓等报告的一组 42 例病例中,肿瘤的全切除率从 69.0%提高到 83.3%,且无与术中磁共振成像导航相关的并发症发生。

(四) 手术治疗结果

迄今为止,虽然还没较大宗的导航辅助下垂体腺瘤微创手术治疗的前瞻性随机对照研究的结果报告,但是不同学者有了相关的初步报道,刘卫东等报道 30 例导航辅助下经鼻蝶垂体瘤手术结果肿瘤全切除 21 例(70%);次全切除 9 例(30%)。9 例次全切除中,有 4 例随访期间出现复发。一般而言对于微腺瘤都能做到全切除;在大腺瘤中催乳素型腺瘤、瘤内有出血或囊变的易全切除;肿瘤组织纤维化或术前长期服用溴隐亭的、肿瘤组织向周边侵袭性生长的难以做到全切除。与传统的常规经蝶入路手术相比较,采用神经导航辅助的经蝶垂体腺瘤切除方法,手术相关的术后并发症的发生率明显降低。常见的并发症有术后脑脊液漏,约占 10%;一过性尿崩,约占 40%。偶见长期尿崩和颅内感染。

【典型病例介绍】

患者女性 39 岁,停经半年、双眼视力下降 1 个月就诊。体检:神志清楚,双眼远视力 0.7,双颞侧视野缩小,无泌乳,其余神经系统检查未见阳性发现。头颅 CT 平扫,见鞍区类圆形略高密度影(图 2-72)。头颅磁共振成像检查:T_1 加权病灶为略高信号、T_2 加权病灶为高信号,增强扫描后病灶有强化,大小约 3cm × 2.2cm × 2.1cm(图 2-73)。诊断为垂体大腺瘤,术前薄层 CT 扫描后,采用经右侧鼻孔-蝶窦入路、导航辅助下显微手术切除肿瘤(图 2-74)。术后病程平稳,视力和视野麻醉清醒后即明显改善。术后 2 个月,视力恢复至 1.5,视野恢复至正常。复查头颅磁共振成像,病灶基本消失(图 2-75)。

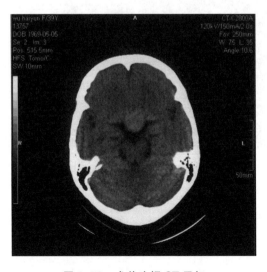

图 2-72 术前头颅 CT 平扫

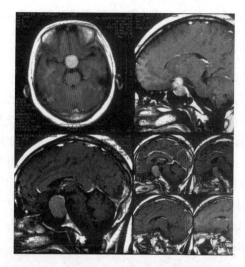

图 2-73　术前磁共振成像平扫和增强图像

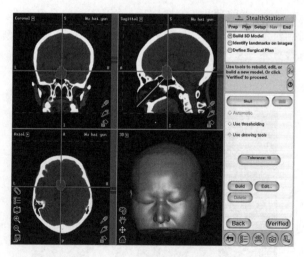

图 2-74　术中 CT 图像导航

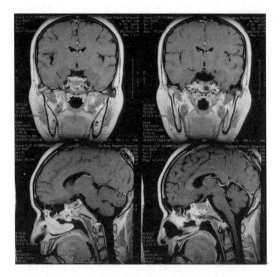

图 2-75　术后 2 个月磁共振成像平扫

六、展望

利用神经导航技术不仅可以准确定位中线、蝶窦前壁和鞍底,而且非常迅速,每次仅需要数秒,还可以随时定位了解手术当时的三维位置,指导手术的下一步操作方向。术中脑移位是影响导航精确性的主要因素,而颅底病灶如垂体腺瘤等术中脑移位轻微,因此导航准确性高。利用高速磨钻,可以容易地磨除蝶窦内的骨质,在导航的指引下,安全到达、显露鞍底。两者的结合应用,使得甲介型蝶窦患者的经蝶手术不仅成为可能,而且安全、可靠、费时较短。

在经蝶入路中,术中保持正确的方向非常重要。在矢状位上前后方向偏离会误入颅前窝底或者斜坡,向侧方偏离容易损伤颈内动脉、海绵窦、视神经等。因此经蝶入路手术仍然有相当的并发症。应用神经导航技术,消除了手术入路的偏差,精确定位两侧海绵窦、颈内动脉等重要的结构位置,有助于防止上述结构的损伤,减少经验误差所致手术并发症的发生。

神经导航并不能取代常规的神经外科手术,它是通过术前的手术设计、术中准确的病灶定位,帮助医师以最小的损伤,准确地手术治疗提高手术的效果,减少手术的并发症,拓展手术的范围。应该指出的是,神经导航仅仅是神经外科医师的助手和良好的工具,在神经外科微创治疗中会发挥越来越大的作用。但是,由于存在系统和认识误差,以及经验的积累过程,实际手术过程中还是需要术者的经验判断,过分依赖神经导航有时也可能出现偏差。

术中 CT 或磁共振成像的应用,为颅脑肿瘤的显微手术切除提供了更加便利、准确的影像学保证。2011 年 Eboli 等报告一组 208 例垂体腺瘤,采用术中 CT 扫描注册和无框架神经导航结合、经蝶窦入路手术治疗的结果,认为可以缩短手术时间、降低手术费用、安全而且有良好的疗效。术中磁共振成像的应用,可以对神经导航数据进行实时更新,避免部分肿瘤切除后残余肿瘤发生位置变化而导致的导航偏差,从而实现了真正意义上的实时导航。但是迄今为止,文献上只有临床病例的回顾性总结报告,尚缺乏前瞻性的随机对照研究结果;同时因为术中需要进行磁共振成像扫描,术中使用的部分器械、麻醉机和监护设备,需要是磁兼容性的;而术中磁共振成像扫描和导航相关操作,都会延长手术操作时间;此外,低场强的磁共振成像,可能影响对肿瘤边界的确定。上述存在的问题,限制了术中磁共振成像辅助进行垂体腺瘤经蝶入路的广泛应用,并且术中磁共振成像的应用是否能改善经蝶入路切除垂体腺瘤的预后,还需要进一步的随机对照研究证实。笔者认为术中超声是发展方向,具有费时少、投资小,简便易行的特点,但目前市面上的神经导航仪所带的超声探头只适合半球手术,应进一步开发腔内探头,才能适合垂体瘤手术。

另一方面,神经内镜的发展和进步,也为微创神经外科提供了新的手术工具。也有学者采用内镜方法手术切除垂体腺瘤取得良好效果的报告。今后,神经导航、内镜以及相关手术器件、术中影像学技术的进步,会推动该技术领域的发展,造福于垂体瘤患者。

(梁玉敏)

参 考 文 献

1. Abe M, Udono H, Tabuchi K, et al. Transsphenoidal surgery assisted by navigation system. *No Shinkei Geka*, 2001, 29(1): 31~38

2. 杜固宏, 毛颖, 周良辅, 等. 神经导航在垂体腺瘤显微手术中的应用. 中国微侵袭神经外科杂志, 2001, 6(2): 65~68

3. Ohhashi G, Kamio M, Abe T, et al. Endoscopic transnasal approach to the pituitary lesions using navigation system(Insta Trak™ System). *Acta Neurochir(Wien)*, 2001, 143(5): 501~503

4. Onizuka M, Tokunaga Y, Shibayama A, et al. Computed-assisted neurosurgical navigational system for transsphenoidal surgery. *Neurol Med Chir(Tokyo)*, 2001, 41(5): 565~569

5. 宋冬雷, 杜固宏, 鲍伟民. 神经导航辅助下甲介型蝶窦垂体微腺瘤的经蝶入路手术. 中国临床神经外科杂志, 2001, 6(4): 204~206

6. Sure U, Alberti O, Petermeyer M, et al. Advanced image-guided skull base surgery. *Surg Neurol*, 2000, 53(6): 563~572

7. 周良辅, 杜固宏, 毛颖. 神经导航在颅底肿瘤手术中的应用. 中国临床神经外科杂志, 2001, 6(4): 193~195

8. 刘卫东, 钱忠心, 梁玉敏, 等. 神经导航中一些应用技术的比较研究. 上海医学, 2003, 26(10): 732~733

9. 王拓, 王茂德, 陈伟, 等. 神经导航在显微经鼻蝶垂体腺瘤切除术中的应用价值. 中

国微侵袭神经外科杂志, 2009, 14(5): 203~205

10. 罗昱, 肖绍文, 张超元, 等. 神经导航在经鼻蝶垂体腺瘤手术中的应用(附 22 例分析). 中国微侵袭神经外科杂志, 2007, 12(8): 376~377

11. Carvi Y Nievas M N, Höllerhage H G. Reliability of neuronavigation-assisted transsphenoidal tumor resections. *Neurol Res*, 2007, 29(6):557~562

12. 高寒, 王伟民, 蒋晓星, 等. CT 神经导航在经鼻蝶内镜下垂体腺瘤切除术的应用. 广东医学, 2006, 27(12): 1874~1875

13. 贾丕丰, 吴劲松, 李士其, 等. 导航下经蝶显微手术切除垂体腺瘤. 中华神经外科疾病杂志, 2004, 3(6): 501~503

14. Zhao Yuanli, Yu Shutong, Wang R, et al. Clinical appilication of a neuronavigation system in transsphenoidal surgery of pituitary macroadenoma. *Neurosurg Rev*, 2006, 29(4): 306~312

15. Jagannathan J, Prevenello D M, Ayer V S, et al. Computer-assisted frameless stereotaxy in transsphenoidal surgery at a single institution:review of 176 cases. *Neurosurg Focus*, 2006, 20(2): E9

16. Onizuka M, Tokunaga Y, Shibayama A, et al. Computer-assited neurosurgical navigational system for transsphenoidal surgery: technical note. *Neurol Med Chir (Tokyo)*, 2001, 41(11): 565~569

17. Nimsky C, von Keller B, Ganslandt O, et al. Intraoperative high-field magnetic resonance imaging in transsphenoidal surgery of hormonally inactive pituitary macroadenomas. *Neurosurgery*, 2006, 59(1): 105~114

18. 庄冬晓, 李士其, 王镛斐, 等. 术中磁共振影像神经导航辅助经鼻–蝶垂体腺瘤切除术(附 42 例分析). 中国微侵袭神经外科杂志, 2007, 12(3): 110~113

19. Schwartz T H, Stieg P E, Anand V K. Endoscopic transsphenoidal pituitary surgery with intreoperative magnetic resonance imaging. *Neurosurgery*, 2006, 58(S1): 44~51

20. 刘卫东, 钱忠心, 毛青, 等. 神经导航辅助显微镜下经鼻蝶垂体瘤切除的临床研究–附 30 例报道.中国神经肿瘤杂志, 2007, 5(2): 94~98

21. 王先祥, 冯春国, 程宏伟, 等. 神经导航内镜下经单鼻孔蝶窦入路切除垂体腺瘤(附 18 例分析).中国微侵袭神经外科杂志, 2008, 13(9): 390~392

22. Al-Mefty O, Pravdenkova S, Gragnaniello C. A technical note on endonasal combined microscopic endoscopic with free head navigation technique of removal of pituitary adenomas. *Neurosurg Rev*, 2010, 33(2): 243~248

23. Eboli P, Shafa B, Mayberg M. Intraoperative computed tomography registration and electromagnetic neuronavigation for transsphenoidal pituitary surgery: accuracy and time effectiveness. *J Neurosurg*, 2011, 114(2): 329~335

胶质母细胞瘤的 Micro RNA 研究

　　胶质母细胞瘤(GBM)这种最常见也是最具侵袭性的原发性脑瘤的预后依然非常可悲,其原因主要包括:胶质母细胞瘤生长快速、高度侵袭,使手术全切几无可能;胶质母细胞瘤异质性强使其高度耐受现有的诸多治疗手段;胶质母细胞瘤所处位置药物不易达到;最后也是最重要的,人们对胶质母细胞瘤的分子生物学、基因学和细胞起源方面的认识不足,限制了其治疗手段的发展。然而,随着基因组学/转录组学序型分析等新技术,以及像癌症基因组图谱(The Cancer Genome Atlas,TCGA)这样的大型测序研究计划的出现,使相关学者的目光逐渐从以往主要研究单个基因的致癌或抑癌机制转向在全基因组的水平上全面探索癌症发生、发展过程中的不同基因协同作用的基因景观(genetic landscape),这些进展为寻找胶质母细胞瘤治疗的新途径带来了曙光。近年来涌现出的另外一项非常重要的基础性的发现就是microRNA(miRNA),miRNA,它们是一些正在被研究者逐步认识的高度保守的基因表达调节物质,在许多生物学过程中扮演着十分关键的角色,越来越多的文献证实了 miRNA 在包括胶质母细胞瘤在内的癌肿中的重要性。鉴于其分子质量较小,它们除了可以直接用作治疗制剂之外,也可以作为辅助成分与其他分子联合应用以加强传统治疗手段对癌症的疗效。

　　miRNA 是一类由 21~23 个碱基组成的内源性的单链非编码小分子 RNA, 它们由具有发夹结构的单链 RNA 前体经过 Dicer 酶加工后生成, 不同于小干扰 RNA 分子(siRNA),但是与后者密切相关,miRNA 参与了基因表达的调控,但其机制有别于 siRNA 介导的信使 RNA(mRNA)降解。前者主要通过阻遏翻译,促 mRNA 裂解以及 miRNA 介导的快速脱腺苷化所启动的 mRNA 降解来调节基因的表达。最新的一些研究显示,一些 miRNA 调节细胞的增殖和凋亡过程,这对癌肿的形成非常重要。通过使用包括 RNA 印迹分析法,逆转录聚合酶链式反应(RT-PCR),miRNA 微芯片,以及特定 miRNA 的上调或下调实验等多种分子学技术获得的证据显示,miRNA 的表达异常在多种人类癌症,包括肺癌、乳癌、脑瘤、肝癌、结肠癌和白血病等中都很常见。超过 50% 的 miRNA 基因位于癌症相关的基因组区域或脆性位点,提示 miRNA 在一些癌症的发病机制中起着至关重要的作用。miRNA 既可以是致癌的也可以是抑癌的,有些 miRNA 在癌症中的高度表达,比如 mir-17-92,由于它们阴性调控抑癌基因和(或)主导细胞分化或凋亡的基因,因此类似于致癌基因或具有促进癌症生长的作用,而另外一些 miRNA 在癌症中表达较低,它们阴性调控致癌基因和(或)主导细胞分化或凋亡的基因来发挥抑制癌症的作用,因此起着抑癌基因的作用。在胶质母细胞瘤中存在着一些独特的 miRNA 表达方式,其功能意义逐渐被人们了解。越来越多的证据显示,miRNA 对 GBM 细胞增殖、侵袭、胶质瘤干细胞自我更新以及血管生成等标志性的生物学行为都具有重要的作用,因此该领域的研究也迅速得到人们的重视。显著的技术进步使得对 miRNA 在正常组织和癌症组织中的表达方式的序型分析变得较为容易。研究发现,作为癌症分型的依据,miRNA 的表达特征比单独的蛋白编码基因表达特征更为可靠,同时 miRNA 在预测癌症患者临床状况演变以及预后评估方面的价值也已经得到大量研究的证明。毫无疑问,识别 miRNA 及其相关靶点基因有助于探寻潜在的肿瘤诊断和预后的生物标记并开辟新的肿瘤治疗途径。

迄今的一些序型分析研究显示,胶质母细胞瘤具有较为稳定的 miRNA 表达方式,不仅与周围的正常脑组织不同,而且在Ⅲ级和Ⅳ级胶质瘤之间也存在 miRNA 表达方式的差异。因此,研究者们开始关注一些热点 miRNA 在胶质瘤细胞中的功能。比如多项序型分析的结果一致显示,与正常脑组织相比,$miR-21$ 在胶质母细胞瘤中的表达水平差异最大,而另外一些 miRNA,包括 $miR-124$,$miR-137$,$miR-7$ and $miR-128$ 则在胶质母细胞瘤中仅有微弱表达。在大多数情况下,miRNA 在胶质母细胞瘤中表达改变的机制还不清楚,但是所有常见的基因组学调控系统(甲基化、突变、基因缺失和扩增等),以及 miRNA 特有的调控机制如处理改变和降级等都在发挥作用,如我们在后面将提到的,miRNA 通过各种机制对胶质母细胞瘤细胞的生长发挥作用,与其相关的靶点基因正在被不断地识别出来。这些研究非常重要,首先,因为它们强调通过调控 miRNA 表达来直接以胶质瘤细胞为靶向进行治疗的策略;其次,它们揭示了一些对胶质母细胞瘤至关重要的信号通道,这些通道本身也可能成为胶质母细胞瘤治疗的靶点。

一、Micro RNA:合成、加工和作用机制

人类基因组中只有一小部分是蛋白编码基因,这使得人们认为其余大量的基因只是起支持和辅助的作用,现在看来这是一种误解,那些所谓的"垃圾 DNA"虽然不编码蛋白质,但能制造出大量各种大小的 RNA,因此也有人将基因组称作"RNA 机器"。这些最近才为人们所认识的 RNA 产物中被研究得最多的就是 miRNA。最早被识别的 miRNA 是 20 世纪 90 年代在线虫中发现的 lin-4,lin-4 能编码一种 miRNA,它与靶基因的 3′-非编码区(3′-UTR)结合,阻遏了 lin-14 基因 mRNA 的翻译。从那以后,人们越来越认识到这是一种至关重要的和保守性的基因调节机制。所谓基因的保守性是指其在复制时,子代能准确地得到亲代的碱基排序,保守性很强的基因,在自然变异中就不易突变。根据计算预测,约有数百种特异性的 miRNA,其中大部分存在于人类的基因组中。对 miRNA 的寻找主要可通过互补 DNA(cDNA)克隆测序和

计算发现两条途径来实现。计算发现的方法包括同源片段搜索法、基于比较基因组学的预测法、基于序列和结构特征打分的预测法、结合作用靶标的预测法和基于机器学习的预测法，由于可以弥补 cDNA 克隆测序法易受 miRNA 表达的时间和组织特异性以及表达水平影响的不足，因此当前对 miRNA 的寻找主要采用计算发现的方法。新发现的 miRNA 信息经过审核和过滤后存入数据库，研究者可在 miRBase（www.microrna.sanger.ac.uk）中进行搜索。

接近一半的已知的人类 miRNA 基因位于蛋白编码基因的内含子中，其他的则位于基因间区或外含子。它们涉及广泛的生物学过程，在不同的组织、不同的发育阶段以及机体受到不同刺激的情况下都有其独特的表达方式，证明它们在基因表达调节中起着基本作用。miRNA 由基因组誊写而来，这些基因组嵌有分子质量较大、结构和大小不等的所谓原始 miRNA（pri-miRs）。pri-miRs 中的成熟 miRNA 序列形成了一个不完整的发夹样结构，有些 pri-miRs 副本含有多个 miRNA 构成的簇，之后演变为成熟的 miRNA 都是来自于这一单一的 pri-miRs，也有一些 pri-miRs 则只含有单一的 miRNA。pri-miRs 副本的表达一般受 RNA 聚合酶Ⅱ控制，并受启动子和转录因子的联合调控，这种调控方式与蛋白编码基因中的方式是相似的。

pri-miRs 通过保守机制处理后形成成熟的单链 miRNA，为了控制细胞内具有活性的 miRNA 的数量，这一过程受到高度调节。起初，Ⅲ型核糖核酸酶，以及其他一些蛋白构成的核蛋白复合体，将 pri-miRs 上的发夹样结构切割下来，形成 60~80 个碱基对大小的 miRNA 前体（pre-miR），pre-miR 在转运蛋白 Exportin-5 的作用下由胞核内进入胞质，在那里经 Dicer 酶进一步切割产生成熟的 miRNA。经过这些处理之后，成熟的 miRNA 与 RNA 诱导沉默复合物（RNA-induced silencing complex, RISC）结合，通过与靶 mRNA 的特定序列结合，诱导靶 mRNA 剪切或者阻遏其翻译。miRNA 主要通过识别靶点基因 3′-UTR 区的部分互补序列来与靶基因结合，miRNA 的 5′端，或者所谓的种子区（第 2~9 碱基对）似乎是靶点识别的最重要区域，但 miRNA 3′端的碱基配对也与靶点结合有关，与 siRNA 和其靶 mRNA 3′-UTR 区完全互补配对不同，miRNA 与其靶点基因 3′-UTR 区非完全匹配的碱基配对方式意味着 miRNA 在所有已知基因的 3′-UTR 上都可能有着至少上百个潜在的结合位点。正是这一特性使 miRNA 能同时调节多个通道和生物学过程，或调控相似生物学过程中的多个基因，这是理解 miRNA 功能的一个关键概念。另外，许多基因在它们的 3′-UTR 都有与多个（有时可多至 10 个以上）不同的 miRNA 结合的靶点，有时也会有与同一个 miRNA 结合的多个位点。根据文献报道，miRNA 遏制翻译的机制包括干预识别 mRNA 的 5′帽结构以阻止翻译启动，或者通过使多聚腺苷酸尾脱腺苷化和募集核酸糖小体抑制蛋白 eIF6 使 mRNA 失去稳定性。虽然原先认为 miRNA 并不会使 mRNA 失稳定，但现在看来这是一个重要的机制。miRNA 活性的许多细节方面，包括必需的成分和 miRNA 处理的调节还有待阐明，一些突破性的发现值得期待。

预测出的靶点位置还需要经过报道基因构建实验证实，因为即使根据序列同源性预测出较高的匹配互补，这个结合位点也必须处于 RNA 结构不阻止 miRNA 结合的区域。在人类基因组中，至少 1/3 的蛋白编码基因部分地受 miRNA 调节，但大多数情况下,这些预测尚未得到完全验证。不过我们仍然可以勾勒出一幅 miRNA 网络调控下,多个基因达成精细的平衡以调节蛋白合成的复杂景象。仍不清楚的是,多个 miRNA 是如何同时结合至同一个基因的 3′-UTR 从而共同影响蛋白表达的。

二、MicroRNA:与癌症生物学的关系

有关 miRNA 与癌症关系的研究有两个关键词首先需要注意, 一个是序型分析 (profiling),另一个则是功能检验。前者主要通过比较肿瘤和正常组织中某种 miRNA 表达水平来发现肿瘤组织中某些 miRNA 表达的异常,而后者则具体研究 miRNA 与其所对应的靶点基因的调控关系,从而揭示某种 miRNA 在癌症发生、发展过程中的作用及其在癌症治疗和预后评判中的意义。研究者通过序型分析已经在多种癌症中发现了一些特征性的 miRNA 表达方式,随之进行的功能研究也证实 miRNA 在肿瘤的细胞行为学方面起着重大的作用。 虽然研究还处于起步阶段,但初步的结果明确显示,就肿瘤的诊断、分类和预后而言,miRNA 序型分析较转录概括分析更有意义。

有些 miRNA 具有致癌基因的作用,当它们在癌症中表达水平较高时就成为了一种表型,这些"致癌性 miRNA"起着抑制抑癌基因的作用。而另外一些 miRNA,则起着肿瘤抑制物的作用,它们在肿瘤组织中微弱表达甚至不表达,结果使致癌基因得以表达。例如:人类的 Let-7 miRNA 在许多癌症中都只有微弱表达,结果使其靶基因——致癌的 RAS 得以高度表达。尽管这些例子都很好地体现了 miRNA 与其靶基因间的关系, 但我们必须认识到,miRNA 调控所显示出来的效果其实是多个基因和信号通道作用累积和综合的结果,而且 miRNA 的影响还要取决于肿瘤的类型。

miRNA 与许多肿瘤的标记性特征包括细胞增殖、侵袭和迁徙,血管增生与干细胞生物学等有关,因其独特的作用机制,为寻找新的治疗手段提供了独特的机会和挑战。通过非完全互补的靶点结合方式,miRNA 可同时调控多个 mRNA 靶点,这意味着 miRNA 表达变化所诱导的显型可能是多个蛋白表达变化的总和。基于此,研究者对 miRNA 在癌症治疗中的应用前景寄予厚望,认为其可取代高选择性的信号通道抑制剂或者 siRNA,通过同时作用于信号通道的多个基因甚至整合多个基因网络发挥更大疗效。一些基础性的研究已经得出部分令人鼓舞的结果,例如:在大鼠模型中经鼻摄入设想中的肿瘤抑制因子 let-7 后,肺癌的生长得到了抑制,反之,使用反义序列(反义 miRNA)可以阻滞那些致癌性的 miRNA 的高度表达,继而缓解其对潜在的内源性抑癌基因的抑制。

三、MicroRNA:与胶质母细胞瘤的关系

近来,有关 miRNA 在胶质母细胞瘤中作用的报道越来越多,研究的重点主要集中于重要的显型、靶点和潜在的诊断价值。这些研究主要采用了以下一些方法:①通过基因芯片或基于 PCR 的筛选方法;②定量 RT-PCR 技术或原位杂交法;③用适当的离体和(或)在体分析检测 miRNA 调控对胶质瘤细胞显型的作用;④使用免费的网络工具如 targetscan (www. targetscan.org),在计算机辅助下识别相关靶点;⑤实验 (RT-PCR 和蛋白质印迹法)证实 miRNA 与靶点 mRNA 的组合。以下介绍几个据报

道与胶质母细胞瘤关系较密切的 miRNA。

(一) miR-21

miR-21 在多种癌症中一致表现为高表达,并伴有较差的预后(例如在乳癌中),越来越多的与癌症相关的 miR-21 靶基因已经被识别出来。在胶质瘤细胞系中应用锁核酸(locked nucleic acid, LNA)或经过修饰的 2'O-Me-miR-21 反义 RNA 可导致依赖于 caspase-3 的凋亡增加,这意味着 miR-21 在胶质母细胞瘤中是通过抑制凋亡来起到致癌作用的。通过对计算机所预测的一组 miR-21 的靶基因进行通道分析后发现,miR-21 在胶质母细胞瘤中是以 p53,TGF-β 以及线粒体凋亡因子等基因网络为靶点的。这种研究方法非常有助于预测和界定 miRNA 调控的功能结果,也说明在探索同时以多个癌症通道为靶点的新型治疗方法的研究中,miRNA 很具潜在的应用价值。对经 miR-21 反义 RNA 处理的细胞进行芯片序型分析后发现,包括预测的 miR-21 靶点在内的许多基因的表达发生了大范围的改变,这说明除了调节凋亡以外,miR-21 还通过直接靶向下调金属蛋白酶抑制物如 TIMP3 和 RECK 等来促进肿瘤细胞的侵袭性。越来越多的证据显示,以 miR-21 为靶点的干预措施将会是很有希望的胶质母细胞瘤和其他癌症的治疗手段。

(二) miR-7

除了序型分析法之外,另外一种识别 miRNA 的功能重要性的方法是检验那些根据预测将以关键性的致癌基因的 3'-非编码区(3'-UTR)为靶点的 miRNA。表皮生长因子受体(EGFR)基因在成胶质细胞瘤中通常是扩增和高表达的。一般认为,采用小分子抑制物以 EGFR 细胞内酪氨酸激酶结构域为靶点的靶向治疗,对于那些 EGFR 信号水平较高的胶质母细胞瘤和其他肿瘤来说是一种有效的治疗策略。EGFR 的 3'-UTR 有超过 80 个保守性的 miRNA 预测结合位点(www.targetscan.org),其中最具代表性的是 miR-7,它预计可在 3 个特定的位点与 EGFR 的 3'-UTR 结合。Kefas 等确认 miR-7 通过这些结合位点直接靶向 EGFR,在胶质瘤细胞系中,通过转染 miR-7 短发夹寡核苷酸前体能有效敲弱 EGFR,从而减少肿瘤细胞的增殖,降低其侵袭力。检测发现,与正常组织相比,胶质母细胞瘤组织中的 miR-7 大幅下调。相应的,EGFR 的表达则保持在较高水平,这就证明了在胶质母细胞瘤发生、发展中起关键性作用的一个基因在肿瘤细胞中受到了 miRNA 的调控。有意思的是,该项研究还发现,miR-7 还可下调 AKT 激活的磷酸化,而能有效对抗 EGFR 的 siRNA 却没有这样的效应。进一步研究潜在的靶点之后发现,miR-7 还以 IRS2 为靶点,后者是一种衔接蛋白,可以调控 PI3K 通道下游的酪氨酸激酶的受体。这样,miR-7 对 AKT 催化作用的调控可以通过其对 IRS2 的作用得到解释。这也证明了详细研究 miRNA 的作用机制和方式,以及它们是如何参与细胞学过程是很有意义的。

(三) miR-124 或 miR-137

在胶质母细胞瘤中,相比正常脑组织下调最显著的 miRNA 是 miR-124 和 miR-

137。当这些 miRNA 在胶质瘤细胞系中过度表达时,就会因为直接靶向 *CDK*6 而导致 G_1 细胞周期的停滞。更令人感兴趣的是,有研究者发现,*miR*-137 和 *miR*-124 的水平随包含神经球的胶质瘤干细胞样细胞的分化而升高。*miR*-124 在离体和在体条件下都伴随有神经发生现象,这可能部分是因为 *miR*-124 抑制了选择性 mRNA 剪接调节子 *PTBP*1 的表达。*miR*-124 在胶质瘤和正常神经干细胞中的低表达可能防止了干细胞维护蛋白无限表达导致的神经元分化。相应的,*miR*-124 或 *miR*-137 在包括胶质母细胞瘤干细胞在内的各种干细胞中的过度表达导致了标记神经元分化的标记物的表达,这表明了在胶质母细胞瘤中观察到的 *miR*-124 和 *miR*-137 的低表达反映了肿瘤细胞分化程度的低下,而且可能正是因为这些 miRNA 的相对缺乏使肿瘤细胞处于增殖性更强的未分化状态。因此,应用这些 miRNA 直接以胶质瘤干细胞为靶点来治疗胶质母细胞瘤的设想具有相当大的吸引力。不过,如何找到一种方式使这些 miRNA 特异性地作用于癌肿干细胞却不损害正常干细胞是试图采用这种方式治疗癌症首先要面临的一大挑战。

(四) *miR*-128

序型分析证明在胶质母细胞瘤中 *miR*-128 的水平较正常脑组织中是降低的。上调 *miR*-128 的表达在胶质瘤细胞系和在体实验中都被证明是能够减少细胞增殖的。对一些预测靶点基因的筛选结果显示 *mi*-128 直接以 *Bmi*-1 为靶点,后者在包括胶质母细胞瘤在内的许多癌肿中都被认为是一个致癌基因,*Bmi*-1 在正常发育过程中的主要功能是通过作为多梳蛋白复合体的一部分起到促进干细胞自我更新的作用,多梳蛋白复合体能改变染色质结构并使一些涉及分化和老化的基因表达沉默,这些基因如 *CDKN*2A 和 *p*21*WAF*1 都是一些已知的抑癌基因,在包括胶质母细胞瘤在内的许多癌肿中起重要作用。进一步研究 *miR*-128 转导的胶质瘤细胞显示出了与 *Bmi*-1 敲弱包括 *p*21*WAF*-1 上调相应的效应。当 *miR*-128 表达于胶质母细胞瘤干细胞的培养基时,神经球的数量和大小都受到明显抑制,与胶质瘤干细胞自我更新能力受到抑制后的结果一致。这些结果提示 *miR*-128 的表达下调可增加 Bmi-1 的表达,后者由于有利于未分化的自我更新状态,从而有利于胶质瘤细胞的生长。*miR*-128 在神经元中有较高的表达,但它在脑组织中的作用尚不清楚。不过现有的资料提示,*miR*-128 可通过防止干细胞的自我更新来促进神经元的分化。由此可见,*miR*-124,*miR*-128 和 *miR*-137 这样一些 miRNA 对胶质瘤发生的作用似乎是通过影响胶质瘤中的干细胞样的生物学行为来实现的。与其他的 miRNA 一样,*miR*-128 的效应也是其对多个基因作用的总和,*miR*-128 与其另外一些靶点基因如 *EGFR* 的关系已经在肺癌中被发现,而在胶质母细胞瘤中,E2F3a 也被证实受到了 *miR*-128 的调控。

(五) *miR*-296

血管增生是胶质瘤的特征之一,因此也是一个重要的治疗靶标,使用抗血管生成药物阿伐斯汀(Avastin)或贝伐珠单抗(Bevacizumab)来中和 *VEGF* 活性的临床试验获得了令人振奋的结果并激起了研究者的浓厚兴趣。一种能中和 *miR*-296 的反义

miRNA在移植瘤中被证明能减少血管增生,有人认为 *miR*-296 直接作用于肝细胞生长因子调控的酪氨酸激酶底物，降低其水平，因此具有使促血管生成的生长因子 VEGFR2 和 PDGFRB 表达增加的作用。

　　不断涌现出来的有关 miRNA 表达及其功能的研究结果揭示了它们在胶质母细胞瘤中的作用，越来越多的 miRNA 被发现以一些在胶质母细胞瘤和其他肿瘤中起主导作用的信号通道为靶点。可以预期，在不久的将来，还会有更多、更关键的 miRNA——靶点基因组合被实验证实。识别这些 miRNA 为研究新的治疗策略提供了机会。广泛的基于病毒或非病毒载体的投送系统已经被研制出，使 miRNA 或反义 miRNA 在活体条件下得以被投送至胶质瘤。miRNA 也可成为增强其他治疗方法效果的工具，比如 miRNA 在一些肿瘤细胞系中被证明可影响肿瘤细胞的化疗耐受性，还有一些相当特异性的应用，比如加强溶瘤病毒的效应和影响放疗敏感性(表 2-8)。

　　有关 miRNA 作为胶质母细胞瘤预后指标方面的作用尚不清楚，但不同级别的肿瘤中 miRNA 的表达方式是存在着差异的，序型分析获得的可靠数据表明 miRNA 可以成为潜在的诊断和疗效监测标记。这些神奇的蛋白合成调节物具有很大的潜力帮助完善对胶质母细胞瘤的认识并以其为一种新型的胶质母细胞瘤治疗途径，未来的数年内在这一领域必将出现重大进展，人们会对其有更深刻的理解，甚至取得更加令人鼓舞的进展，而如何尽快将这些研究成果转化为能使患者改善预后的手段是我们所面临的挑战。

表 2-8　迄今文献报道的在胶质母细胞瘤中经证实的 miRNA 及其功能意义

miRNA ID	表达水平	表现型	靶点基因	参考文献
miR-21	高	减缓生长(离体和活体) 诱导凋亡 降低侵袭性	*PTEN*, *TIMP*3 *RECK*, *PDCD*4 TMP1	[17-19]
miR-7	低	减缓生长(离体) 降低侵袭性	*EGFR*, *IRS*2 PAK1, SPATA2	[20]
miR-124	低	减缓生长(离体) 神经元分化	SCP1, *CDK*6 PTBP1, ITGB1 LAMC1	[22, 25]
miR-137	高	减缓生长(离体) 神经元分化	*CDK*6, MITF	[22]
miR-128	低	减缓生长(离体和活体) 抑制干细胞自我更新	EGFR, *Bmi*1 E2F3a	[23, 28,29]

黑体代表在胶质瘤中已经证实的基因。

　　　　　　　　　　　　　　　　　　　　　　　　　　(毛　青)

参 考 文 献

1. Wen P Y, Kesari S.Malignant gliomas in adults. *N Engl J Med*, 2008, 359: 492~507

2. Furnari F B, Fenton T, Bachoo R M, et al. Malignant astrocytic glioma:genetics, biology, and paths to treatment. *Genes Dev*, 2007, 21: 2683~2710

3. Wen P Y. New developments in targeted molecular therapies for glioblastoma. *Expert Rev Anticancer Ther*, 2009, 9: 7~10

4. Cancer Genome Atlas Research Network. Comprehensive genomic characterization defines human glioblastoma genes and core pathways. *Nature*, 2008, 455: 1061~1068

5. Rodriguez A, Griffiths-Jones S, Ashurst J L, et al. Identification of mammalian microRNA host genes and transcription units. *Genome Res*, 2004, 14: 1902~1910

6. Lee Y, Kim M, Han J, et al. MicroRNA genes are transcribed by RNA polymerase II. *EMBO J*, 2004, 23: 4051~4060

7. Griffiths-Jones S. miRBase: the microRNA sequence database. *Methods Mol Biol*, 2006, 342: 129~138

8. Volinia S, Calin G A, Liu C G, et al. A microRNA expression signature of human solid tumors defines cancer gene targets. *Proc Natl Acad Sci USA*, 2006, 103: 2257~2261

9. Calin G A, Ferracin M, Cimmino A, et al. A microRNA signature associated with prognosis and progression in chronic lymphocytic leukemia. *N Engl J Med*, 2005, 353: 1793~1801

10. Esquela-Kerscher A, Slack FJ. Oncomirs-microRNAs with a role in cancer. *Nat Rev Cancer*, 2006, 6: 259~269

11. Johnson S M, Grosshans H, Shingara J, et al. RAS is regulated by the let-7 microRNA family. *Cell*, 2005, 120: 635~647

12. Esquela-Kerscher A, Trang P, Wiggins J F, et al. The let-7 microRNA reduces tumor growth in mouse models of lung cancer. *Cell Cycle*, 2008, 7: 759~764

13. Weiler J, Hunziker J, Hall J. Anti-miRNA oligonucleotides (AMOs): ammunition to target miRNAs implicated in human disease? *Gene Ther*, 2006, 13: 496~502

14. Chan J A, Krichevsky A M, Kosik K S. MicroRNA-21 is an antiapoptotic factor in human glioblastoma cells. *Cancer Res*, 2005, 65: 6029~6033

15. Meng F, Henson R, Wehbe-Janek H, et al. MicroRNA-21 regulates expression of the PTEN tumor suppressor gene in human hepatocellular cancer. *Gastroenterology*, 2007, 133: 647~658

16. Gabriely G, Wurdinger T, Kesari S, et al. MicroRNA 21 promotes glioma invasion by targeting matrix metalloproteinase regulators. *Mol Cell Biol*, 2008, 28: 5369~5380

17. Kefas B, Godlewski J, Comeau L, et al. microRNA-7 Inhibits the epidermal growth

factor receptor and the Akt pathway and is down-regulated in glioblastoma. *Cancer Res*, 2008, 68: 3566~3572

18. Ciafrè S A, Galardi S, Mangiola A, et al. Extensive modulation of a set of microR-NAs in primary glioblastoma. *Biochem Biophys Res Commun*, 2005, 334: 1351~1358

19. Silber J, Lim D A, Petritsch C, et al. miR-124 and miR-137 inhibit proliferation of glioblastoma multiforme cells and induce differentiation of brain tumor stem cells. *BMC Med*, 2008, 6: 14

20. Godlewski J, Nowicki M O, Bronisz A, et al. Targeting of the Bmi-1 oncogene/stem cell renewal factor by microRNA-128 inhibits glioma proliferation and self-renewal. *Cancer Res*, 2008, 68: 9125~9130

21. Krichevsky A M, King K S, Donahue C P, et al. A microRNA array reveals extensive regulation of microRNAs during brain development. *RNA*, 2003, 9: 1274~1281

22. Visvanathan J, Lee S, Lee B, et al. The microRNA miR-124 antagonizes the anti-neural REST/SCP1 pathway during embryonic CNS development. *Genes Dev*, 2007, 21: 744~749

23. Bruggeman S W, Hulsman D, Tanger E, et al. Bmi1 controls tumor development in an Ink4a/Arf-independent manner in a mouse model for glioma. *Cancer Cell*, 2007, 12: 328~341

24. Molofsky A V, Pardal R, Iwashita T, et al. Bmi-1 dependence distinguishes neural stem cell self-renewal from progenitor proliferation. *Nature*, 2003, 425: 962~967

25. Weiss G J, Bemis L T, Nakajima E, et al. EGFR regulation by microRNA in lung cancer: correlation with clinical response and survival to gefitinib and EGFR expression in cell lines. *Ann Oncol*, 2008, 19: 1053~1059

26. Zhang Y, Chao T, Li R, et al. MicroRNA-128 inhibits glioma cells proliferation by targeting transcription factor E2F3a. *J Mol Med*, 2008, 87(1): 43~51

27. Würdinger T, Tannous B A, Saydam O, et al. miR-296 Regulates growth factor receptor overexpression in angiogenic endothelial cells. *Cancer Cell*, 2008, 14: 382~393

28. Lawler S E, Peruzzi P P, Chiocca E A. Genetic strategies for brain tumor therapy. *Cancer Gene Ther*, 2006, 13: 225~233

DNA 损伤修复通路
与脑肿瘤发生、个体化治疗

脑肿瘤是神经系统常见的疾病之一,对人类神经系统的功能危害极大。常见的原发脑肿瘤有:脑胶质瘤、脑膜瘤、脑垂体腺瘤和神经鞘瘤。脑肿瘤中胶质瘤发病率最高,约占 40.49%;其中,胶质母细胞瘤恶性程度高,局部浸润性强,手术难以彻底切除;术后复发率高,患者中位生存期不足 1 年。近年来,脑肿瘤的分子生物学,尤其在肿瘤发生及相关通路的研究取得了重要进展。2011 年,Douglas Hanahan (University of California, San Francisco)和 Robert A Weinberg(Whitehead Institute for Biomedical Research)提出,细胞的十大标记性改变最终推动正常细胞发生恶性癌变。其中,因固有的 DNA 修复缺陷造成的遗传不稳定性被认为是诱导其他改变的"启动性特征"。不仅如此,DNA 修复通路亦是调控放、化疗耐受的重要通路。放疗和化疗是目前主要的两种治疗手段,其毒性原理均为损伤 DNA。然而,DNA 修复通路会修补这些损伤,阻断其细胞毒性,干扰治疗效果。本文总结了 DNA 修复通路在脑肿瘤发生及治疗过程中的功能,望能加深对脑肿瘤发生机制和放、化疗耐受的理解,并为将来的治疗提供有益的参考。

一、DNA 修复方式

自发或化疗药物与辐射诱导的 DNA 损伤或加合物的水平是不同的, 他们的修复反应表明细胞中存在多种 DNA 修复通路。这些途径包括加合物的直接修复、碱基切除修复(BER)、核苷酸切除修复(NER)、同源重组(HR)、非同源末端连接(NHEJ)、DNA 链间交联修复和错配修复(MMR)。关于每种修复方式介绍如下。

(一) 直接修复

直接修复 DNA 损伤包括多种机制。细胞中最直接的修复是纠错酶 DNA 聚合酶 δ,具有 3′端到 5′端的核酸外切酶活性。另一种常见的机制是通过甲基鸟苷酸–DNA 甲基转移酶(MGMT)直接移除鸟苷酸 O^6 位的烷基。表观沉默 MGMT 是胶质瘤患者接受替莫唑胺化疗的一个良性预后指标。

(二) 切除修复

切除修复又称切补修复,包括一系列复杂的酶促 DNA 修补复制过程,主要有以下几个阶段:核酸内切酶识别 DNA 损伤部位,并在 5′端作一切口;随后在外切酶的作用下从 5′端到 3′端方向切除损伤;然后在 DNA 多聚酶的作用下以损伤处相对应的互补链为模板合成新的 DNA 单链片段以填补切除后留下的空隙;最后再在连接酶的作用下将新合成的单链片段与原有的单链以磷酸二酯链相接而完成修复过程。切除修复功能广泛存在于原核生物和真核生物中,也是人类的主要修复方式。

切除修复并不限于修复嘧啶二聚体,也可以修复化学物等引起的其他类型的损伤。从切除的对象来看,切除修复又可以分为碱基切除修复和核苷酸切除修复两类。碱基切除修复是先由糖基转移酶 (glycosyl-transferase) 识别并去除损伤的碱基,在 DNA 单链上形成无嘌呤或无嘧啶的空位,这种空缺的碱基位置可以通过两个途径来填补:一是在插入酶的作用下以正确的碱基插入到空缺的位置上;二是在核酸内切酶的催化下在空位的 5′端切开 DNA 链,从而触发上述一系列切除修复过程。对于各种不同类型的碱基损伤都有特异的转糖基酶加以识别;不同的核酸内切酶对于不同类型损伤的识别也具有相对的特异性。

核酸切除修复是最多变的通路,参与修复一系列螺旋扭曲损伤,包括化疗试剂诱导的加合物。核酸切除修复分为两种亚通路:全基因组修复(GGR),非特异的搜寻整个基因组和转录偶联修复(TCR),特异的识别干扰 RNA 聚合酶 II 的损伤。着色性干皮病基因(*XPA–XPG*)参与了这两条通路,其先天缺陷的患者对紫外线易感,诱发癌症。核酸切除修复由 XPC 识别损伤位点并形成稳定复合物 hHRAD23B (R23)起始,随后 XPA,RPA,TFIIH,XPG 等蛋白结合到 XPC–R23 异二聚体,并招募 ERCC1–XPF 复合体。XPG 和 ERCC1–XPF 有核酸内切酶活性;27~30 个核苷酸片段被切除后,DNA 聚合酶 δ 或 ω 在 PCNA,RPA,RFC 的帮助下合成新的片段。最后, 缺口由 DNA 连接酶连接。

(三) 重组修复

重组修复(recombinational repair,RR)从 DNA 分子的半保留复制开始,在嘧啶二聚体相对应的位置上因复制不能正常进行而出现空缺,在大肠埃希菌中已经证实这一 DNA 损伤诱导产生重组蛋白,在重组蛋白的作用下母链和子链发生重组,重组后原来母链中的缺口可以通过 DNA 多聚酶的作用, 以对侧子链为模板合成单链 DNA 片段来填补,最后也同样地在连接酶的作用下以磷酸二酯键连接新旧链而完成修复过程。重组修复也是啮齿动物主要的修复方式。重组修复与切除修复的最大区别在于前者不须立即从亲代的 DNA 分子中去除受损伤的部分,却能保证 DNA 复制继续进行。原母链中遗留的损伤部分可以在下一个细胞周期中再以切除修复方式去完成修复。

重组修复的主要步骤有:

1. 复制 含有 TT 或其他结构损伤的 DNA 仍然可以正常地进行复制,但当复制到损伤部位时,子代 DNA 链中与损伤部位相对应的位置出现切口,新合成的子链比未损伤的 DNA 链要短。

2. 重组　完整的母链与有缺口的子链重组,缺口由母链来的核苷酸片段弥补。

3. 再合成　重组后母链中的缺口通过 DNA 多聚酶的作用合成核酸片段,然后由连接酶使新片段与旧链连接,至此重组修复完成。

重组修复并没有从亲代 DNA 中去除二聚体。当第二次复制时,留在母链中的二聚体仍使复制不能正常进行,复制经过损伤部位时所产生的切口,仍旧要用同样的重组过程来弥补,随着 DNA 复制的继续,若干代以后,虽然二聚体始终没有除去,但损伤的 DNA 链被逐渐"稀释",最后无损于正常生理功能,损伤也就得到了修复。

(四) 非同源末端连接

包括 DNA 分子的单链断裂修复、双链断裂修复和染色体的断裂重接修复。在连接酶的参与下这些断裂能够迅速地以重接的方式修复。

非同源末端连接由 DNA 蛋白激酶(DNA-PK)驱动。DNA 蛋白激酶包括一个调控亚基(KU80/KU70)和一个催化亚基(DNA-PK$_{CS}$)。KU80/KU70 异二聚体结合到双链末端并招募激活 DNA-PK$_{CS}$ 结合并稳定末端后,核酸内切酶 Artemis 加工或修剪末端使之适于连接。最后,XRCC4/DNA 连接酶 IV 复合体将非互补末端粘连在一起。这种修复有两个特点:一是不稳定性,重接后又可以再度离解;二是低保真性,经常发生随机的重接错误。

(五) 链交联修复

起始步骤是在糖基酶的催化下解开交联的一条臂,通过碱基切除的方式先修复合成其中一条单链,然后再在内切酶的催化下,以核苷酸切除修复的方式从相反的方向修复对侧的单链片段。

(六) 错配修复

错配修复(MMR)系统负责修正由 DNA 聚合酶造成的碱基错配以及复制或重组过程中聚合酶滑动造成的插入或缺失现象。它与核酸切除修复有相互作用,参与识别修复 DNA 加合物。错配修复通路起始于 MutSa (MSH2/MSH6 二聚体) 或 MutSb (MSH2/MSH3 二聚体)对错配位点的识别;随后通过与 MutLa(MLH1/PMS2 二聚体)或 MutLb(MLH1/MLH3 二聚体)结合并招募的 EXO1 核酸外切酶切除错配碱基。复制蛋白 A(RPA)维持稳定由此产生的单链缺口。最后,这种切口被 DNA 聚合酶 δ(Ploδ)和增殖细胞核抗原(PCNA)填补并由 DNA 连接酶 I 密封。

微卫星不稳定性被认为是多种癌症"突变表型"的标记之一,错配修复缺陷也会导致这种不稳定性。癌症基因组图谱(TCGA)中发现在 7 例高度突变的恶性胶质瘤样本中,有 6 例都含有至少一种 *MMR* 基因的突变,而在 84 例非高度突变样本中只有 1 例含有此类突变。编码这一途径相关蛋白的基因发生种系突变会引起遗传性非息肉性大肠癌以及神经胶质瘤–息肉病综合征(Turcot 综合征)。其他修复途径缺陷可能会增强 DNA 损伤剂的敏感性,而错配修复缺陷会使细胞感应 DNA 损伤的能力降低,抑制细胞凋亡途径,从而造成机体对 DNA 损伤化疗药物产生抗性。例如,替莫唑胺(Temozolomide,TMZ)毒性也需要完整的错配修复系统将会在后面的文章中深入探讨这个问题。

二、DNA 修复通路与脑瘤发生

DNA 修复通路的一大特征为功能冗余性。例如,DNA 双链断裂可以被非同源末端连接修复,也可被同源重组等修复。肿瘤巧妙地利用了该特征,选择性"开关"一些修复通路。已有研究证据表明,突变是制约肿瘤发展过程中的关键限速步骤;且需要4~6 种随机限速突变事件发生在同一种细胞谱系中。因此,较之正常细胞,肿瘤细胞本身就存在 DNA 修复通路缺陷。肿瘤细胞仅依赖于特异的简化的 DNA 修复方式。有证据表明在胶质瘤等恶性肿瘤中,药物抑制这些 DNA 修复通路可有效抑制肿瘤。

大量研究已证实 DNA 修复通路中的关键基因如 *CHAF*1,*LIG*4,*XRCC*4,*XRCC*5,*XRCC*6,*XRCC*7,*MGMT*,*XRCC*1,*XRCC*3,*ERCC*1,*ERCC*2 和 *GLTSCR*1 等的单核苷酸多态性(SNPs)极大地影响脑胶质肿瘤的风险。又如,*PARP*-1 在晚期肿瘤中高表达,且 PARP-1 在恶性胶质瘤中的表达远远高于星形细胞瘤。这些基因在脑肿瘤的发生起源中可能起着十分重要的作用,包括脑膜瘤和听神经瘤。因此,深入研究 DNA 修复通路及其调控机制,寻找癌症特有的修复缺陷,不仅对理解癌症的发生、发展极为重要,更有利于癌症的有效治疗。

(一) 与 PI3K-AKT 信号通路的关系

由于 PTEN 缺陷小鼠胚胎细胞呈现 RAD51 介导的 DNA 双链损伤修复相关的基因组不稳定和细胞周期检查缺陷,PI3K-AKT 信号通路被认为与 DNA 修复有着密切的联系。然而,DNA 修复通路与 EGFR/PI₃K/AKT 之间的相互作用是极其复杂的,受到多种信号通路的调节。例如,尽管 PTEN 缺失细胞中同源重组缺陷,且相应的修复能力下降;PI₃K 信号通路的激活仍是临床上胶质瘤的一个恶化的预后指标。且胶质瘤中常见的 PTEN 或 EGFR 突变引起的 PI₃K-AKT 信号通路变化和放疗抗性耐受相关。PTEN 缺陷的胶质瘤细胞系具有过度激活的 AKT,并呈现放疗耐受。当在 PTEN 缺陷的胶质瘤细胞系中重新激活 PTEN 或直接抑制活化的 PI₃K,放疗敏感性由于 DNA 修复的延迟而有所改善。EGFRvⅢ作为胶质瘤中一个常见的突变,因其细胞外结构域大范围的缺失,信号通路持续的激活。在胶质瘤细胞系中高表达 EGFRvⅢ导致辐射介导的 DNA 双链损伤修复能力增强;而抑制 DNAPKcs,可以消除 EGFRvⅢ突变细胞系的放疗耐受。因此,EGFRvⅢ可能通过 NHEJ 信号通路产生耐药性。这些结果都提示靶向 PI3K-AKT 信号通路或者 NHEJ 通路极可能有效缓解耐药性。迄今为止,厄洛替尼(Erlotinib)、吉非替尼(Gefitinib)与放疗、TMZ 等联用的临床试验治疗胶质瘤结果都不尽人意,这可能是因为未针对特异突变的胶质瘤患者使用该疗法而导致的。为此,下一节中会重点讨论脑肿瘤治疗(靶向和个体化治疗)等抗癌策略。

（二）络氨酸激酶 c-Abl

RAD51 是同源重组修复通路的重要分子。现已证明辐射诱导的 RAD51 磷酸化修饰调控依赖于 c-Abl；且络氨酸激酶 BCR/ABL 的融合能诱导同源重组修复，从而引发抗药性。美国国立癌症研究所（NCI）的研究人员使用伊马替尼（Imatanib）诱导脑胶质瘤细胞系的放疗敏感性正是通过抑制 Abl 激酶的活性。Abl 的抑制使得肿瘤细胞中电离辐射形成 RAD51 微点灶减少。重要的是，在正常成纤维细胞中并未发现该现象。为此，这个发现提出，Abl 是一种潜在的新的靶点。在胶质母细胞瘤小鼠模型中，伊马替尼与放疗联用的方法被证明能有效延迟生长并提高生存率。虽然伊马替尼单一疗法在恶性胶质瘤患者中没有显示出临床优势，但与放疗的联合治疗已经进入临床 I／II 期研究。

（三）蛋白酶体降解

尽管蛋白酶体抑制药在细胞内有可能具有多重作用，Murakawa 等研究表明抑制蛋白酶体能干扰 RAD51 的形成并抑制同源重组途径，但不会对非同源末端连接造成影响。蛋白酶体抑制防止 MDC1 灶的解聚，导致对于 BRCA1 的无效召集。另外，FA 通路的激活也需要蛋白酶体的功能。蛋白酶体的抑制结果造成 FANCD2 单泛素化被抑制，防止放疗引起的 FANCD2、BRCA1 和 RAD51 灶的形成，导致持续的 DNA 损伤。硼替佐米，一种蛋白酶抑制药，用于治疗恶性血液病，已在 I 期临床试验中被证明与放疗、替莫唑胺联用时安全，目前正在针对恶性胶质瘤患者进行硼替佐米单独或与其他疗法联用的多个阶段的 I 和 II 期临床试验。

DNA 修复通路的改变诱发随后的细胞学变化包括成体细胞中细胞周期调节基因、血管新生和侵袭相关基因的突变，最终导致不同程度的肿瘤形成。因此，DNA 修复通路的异常时空调控对脑肿瘤的发生尤为重要。

三、DNA 修复通路与脑肿瘤治疗

DNA 修复通路是多靶点通路，主要包括两个方面。第一，现阶段应用于脑肿瘤的治疗方法如放疗和化疗（以替莫唑胺为主），多为毒性疗法；通过损伤 DNA 而取得疗效，这种方法的有效性与 DNA 修复能力密切相关。以 DNA 修复途径为靶点的新药可以增强肿瘤对这些治疗方法的敏感性。譬如，MGMT 的表达量与使用替莫唑胺辅助治疗的胶质瘤患者的反应效果及生存率呈负相关。其次，肿瘤依赖于少数几条 DNA 修复通路。正因如此，针对特异的 DNA 修复途径的疗法极可能对肿瘤细胞具有选择性毒性。譬如，针对 BER 通路的 PARP-1 抑制药的大量研究表明，PARP-1 抑制既是对现有疗法的扩充也可作为单一疗法，利用合成致死原理特异杀死部分敏感肿瘤。PARP-1 作为一种酶，在细胞中行使多种功能。其重要的一个功能就是作为 BER 通路的一个组成部分，感受单链断裂和无碱基位点。PARP-1 的活化引起多聚（ADP-核糖）支链连接到损伤的 DNA 上，导致染色质结构松弛并召集碱基切除修复通路中的其他蛋白。如果通过抑制 PARP-1 而抑制碱基切除修复通路，通常未被修复的小损伤将会持续下去,引起复制叉崩裂和双链断裂,而这些损伤需要同源重组通路进一步修复。因此,细胞如有先天性同源重组通路缺陷,无论是 BRCA 突变或其他缺失,都会对 PARP-1 抑制造成的碱基切除修复途径失效极其敏感。而若肿瘤没有呈现出如 BRCA1 和 BRCA2 等经典的 PARP-1 敏感基因的突变时,可利用任何同源重组可能受到影响的情况,联用 PARP-1 抑制造成合成致死。譬如,缺氧情况下同源重组蛋白表达下调,这部分细胞很可能对 PARP-1 抑制更敏感。针对这部分放疗耐受的细胞群,PARP-1 抑制可协同增强辐射疗效。另一个例子是利用胶质母细胞瘤中 PTEN 的高突变率。PTEN 缺陷的恶性胶质瘤已被证明是同源重组缺陷。为此,通过合成致死作用,PARP-1 抑制药单一疗法表现出极好的杀伤效果。EGFRvⅢ突变的胶质瘤细胞系虽然没有严格的合成致死现象,但是因为增强了 ROS 水平,而对 PARP-1 抑制敏感。同源重组缺陷是可以被诱发的。最近,研究人员发现同时调节碱基切除修复与同源重组通路可以造成合成致死现象。CDK1,除其在细胞周期中的作用外,亦能促进 BRCA1 与同源重组活性。已证实抑制 CDK1 可使细胞对于 PARP-1 抑制更加敏感。

抑制碱基切除修复不仅对化疗有影响,还对放疗有一定作用。放疗造成的单链断裂和基础损伤是双链断裂的 25 倍还多。将这种基础损伤转变为更致命的双链损伤将可能增强细胞毒性。PARP-1 参与双链断裂的修复,既可以通过影响同源重组和非同源末端连接的平衡,还能参与改变非同源末端连接通路。临床前研究表明 PARP-1 抑制能使细胞对于放疗与多种化疗试剂更加敏感,目前临床试验正在进行中。

PARP-1 抑制与放疗或替莫唑胺联用的治疗效果在胶质瘤细胞系研究广泛。在一项研究 PARP-1 抑制药 KU-0059436 在 4 种不同胶质瘤细胞系中的放疗敏感效果中,发现 PARP-1 活性的抑制与增强的放疗敏感性相关。KU-0059436 的增敏作用限于复制期的细胞,尤其是 S 期。这种特异性可能对临床应用提供治疗优势,因为正常脑细胞并不会活跃的复制。经 PARP-1 抑制剂处理的细胞在 DNA 复制过程中 DNA 双链断裂(DSB)增加。作者推测这种 DNA 双链断裂的现象与复制叉崩裂相关。鉴于在 S 期增敏作用显著,KU-0059436 的放疗敏感作用可通过分次放疗增强。在 Hela 细胞中也显示出 S 期的特异性。PARP-1 抑制也能使恶性胶质瘤细胞对于替莫唑胺的作用更敏感,并能逆转细胞系和异种移植小鼠的替莫唑胺耐受。在替莫唑胺敏感的细胞系中,联用 PARP-1 抑制剂 CEP-6800 能显著增加 DNA 损伤的程度,延长修复所需的时间并增加停滞在 G_2/M 期的细胞数量。在耐受的肿瘤中,PARP-1 抑制能够恢复替莫唑胺的敏感性。如前所述,错配修复缺陷的细胞系对替莫唑胺耐药。替莫唑胺毒性被认为与鸟嘌呤 O^6 位的甲基化相关,而大部分的烷基化作用发生在 N3 和 N7 位点。PARP-1 对于 N7 位的甲基化修复十分重要。在恶性胶质瘤动物模型中,错配修复缺陷使得替莫唑胺耐药,处理 PARP-1 抑制药 INO-1001 能使其再度敏感。Russo 等在 U251 接种的动物模型中将 PARP-1 抑制药 E7016 引入放疗和替莫唑胺联用中。研究人员将荷瘤小鼠随机分组,分别处理空载,E7016,TMZ,RT 或 E7016,TMZ,RT。E7016 单独处理组呈现出的绝对生长延迟为 6.6d,TMZ 或 RT 为 20.2d,E7016,TMZ 或 RT 为 31d,这表明在现有的标准联用疗法加入 PARP-1 抑制药能得到更好的成果。有趣的是在这项研究的体外实验部分,E7016 使放疗更为敏感,并没有伴随双链断裂(DSB)数量增加。相反,持续的 DNA 双链断裂使得作者推测潜在的机制可能与双链断裂修复抑制相关,而不是单链断裂(SSB)修复和复制叉的崩裂。目前正在恶性胶质瘤患者中针对 PARP-1 抑制药进行四项 Ⅰ/Ⅱ 期临床试验,包括初次诊断或复发性肿瘤,单与替莫唑胺联用或与替莫唑胺和放疗联用。

以 DNA 修复通路为治疗靶向的研究为未来发展新的疗法提供广阔的空间。肿瘤经常出现 DNA 修复途径缺陷,通过发掘潜在的弱点,设计通过针对合理的位点提高治疗优势,实现个体化治疗。此外,抑制关键的 DNA 修复途径能增加现有治疗方法造成的损伤,可实现治疗增益。临床前模型已显示出令人信服的效果,早期阶段的试验也在开展中,希望终能有所突破。

四、DNA 修复通路在其他神经系统疾病中的作用机制和应用前景

越来越多的人类遗传性疾病存在严重的发育缺陷和癌症的易感性等特征,它们都与 DNA 修复缺陷相关。神经退行性疾病和脑外伤等也都与 DNA 修复密切相关。如脑损伤后活性氧的产生可损伤 DNA 并加速疾病病程。此外,仍有多种 DNA 损伤的修复机制还未被探索,例如:由脂质过氧化引起的损伤修复。目前基因组学方法,如微阵列技术正在被用于确定环境中过表达或低表达的 DNA 修复基因、新基因的发现。未来一定会出现新的针对 DNA 修复基因的临床应用。

(林盈盈)

参 考 文 献

1. Sancar A, Lindsey-Boltz L A, Unsal-Kaçmaz K, et al. Molecular mechanisms of mammalian DNA repair and the DNA damage checkpoints. *Annu Rev Biochem*, 2004, 73: 39~85

2. Susan E B. DNA repair:A reinvigorated therapeutic target. *Clinical Cancer Res*, 2010, 16: 4510

3. Schofield, M J, Hsieh P. DNA mismatch repair: molecular mechanisms and biological function. *Annu Rev Microbiol*, 2003, 57: 579~608

4. Hefferin M L, Tomkinson A E. Mechanism of DNA double strand break repair by nonhomologous end joining. *DNA Repair (Amst)*, 2005, 4: 639~648

5. Dudas A, Chovanec M. DNA double-strand break repair by homologous recombination. *Mutat Res*, 2004, 566: 131~167

6. Jagtap P, Szabo C. Poly(ADP-ribose) polymerase and the therapeutic effects of its inhibitors. *Nat Rev Drug Discov*, 2005, 4: 421~440

7. Hoeijmakers, J H. Genome maintenance mechanisms for preventing cancer. *Nature*, 2001, 411: 366~374

8. Middleton M R, Margison G P. Improvement of chemotherapy efficacy by inactivation of a DNA–repair pathway. *Lancet Oncol*, 2003, 4: 37~44

9. Sabrina K, Thorsten R, Gabor R et al. Radiation-induced double-strand breaks require ATM but not Artemis for homologous recombination during S-phase. *Nucleic Acids Res*, 2012, 1~12

10. Yang E S, Wang H, Jiang G, et al. Lithium-mediated protection of hippocampal cells involves enhancement of DNA–PK–dependent repair in mice. *J Clin Invest*, 2009, 119: 1124~1135

11. Kim T M, Ko J H, Hu L, et al. RAD51 mutants cause replication defects and chromosomal instability. *Mol Cell Biol*, 2012, 32: 3663~3680

12. Parsons J L, Dianova I I, Dianov G L. APE1 is the major 30–phosphoglycolate activity in human cell extracts. *Nucleic Acids Re*, 2004, 32: 3531~3536

13. Taverna P, Hwang H, Schupp J E, et al. Inhibition of base excision repair potentiates iododeoxyuridine-induced cytotoxicity and radiosensitization. *Cancer Res*, 2003, 63: 838~846

14. Helleday T, Petermann E, Lundin C, et al. DNA repair pathways as targets for cancer therapy. *Nature Rev*, 2008, 3: 193~204

15. Madhusudan S, Smart F, Shrimpton P, et al. Isolation of a small molecule inhibitor of DNA base excision repair. *Nucleic Acids Res*, 2005, 33: 4711~4724

16. Hu H Y, Horton J K, Gryk M R, et al. Identification of small molecule synthetic inhibitors of DNA polymerase beta by NMR chemical shift mapping. *J Biol Chem*, 2004, 279: 39736~39744

17. Willmore E, Caux S de, Sunter N J, et al. A novel DNA–dependent protein kinase inhibitor, NU7026, potentiates the cytotoxicity of topoisomerase II poisons used in the treatment of leukemia. *Blood*, 2004, 103: 4659~4665

18. Mao Z, Tian X, Van Meter M, et al. Sirtuin 6 (SIRT6) rescues the decline of homologous recombination repair during replicative senescence. *PNAS*, 2012, 109(29): 11800~11805

19. Ortiz, T, Lopez S, Burguillos M A, et al. Radiosensitizer effect of wortmannin in radioresistant bladder tumoral cell lines. *Int J Oncol*, 2004, 24: 169~175

20. Hickson I, Zhao Y, Richardson C J, et al. Identification and characterization of a novel and specific inhibitor of the ataxia-telangiectasia mutated kinase ATM. *Cancer Res*, 2004, 64: 9152~9159

21. Siddik, Z H.Cisplatin:mode of cytotoxic action and molecular basis of resistance. *Oncogene*, 2003, 22: 7265~7279

22. Collis S J, Swartz M J, Nelson W G, et al. Enhanced radiation and chemotherapy mediated cell killing of human cancer cells by small inhibitory RNA silencing of DNA repair factors. *Cancer Res*, 2003, 63: 1550~1554

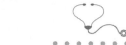

23. Kraus W L, Lis J T. PARP goes transcription. *Cell*, 2003, 113: 677~683

24. Veuger S J, Curtin N J, Richardson C J, et al. Radiosensitization and DNA repair inhibition by the combined use of novel inhibitors of DNA-dependent protein kinase and poly(ADP-ribose) polymerase-1. *Cancer Res*, 2003, 63: 6008~6015

25. Snyder A R, Morgan W F. Gene expression profiling after irradiation:clues to understanding acute and persistent responses? *Cancer Metastasis Rev*, 2004, 23: 259~268

26. Sareen A, Chaudhury I, Adams N, et al. Fanconi anemia proteins FANCD2 and FANC1 exhibit different DNA damage responses during S-phase. *Nucleic Acids Res*, 2012, 40: 8425~8439

27. Thoms J, Bristow R G. DNA repair targeting and radiotherapy: A focus on the therapeutic ratio. *Semin Radiat Oncol*, 2010, 20: 217~222

28. Chang S M, Prados M D, Yung W K, et al. Phase II study of neoadjuvant 1, 3-bis (2-chloroethyl)-1-nitrosourea and temozolomide for newly diagnosed anaplastic glioma: a North American Brain Tumor Consortium Trial. *Cancer*, 2004, 100: 1712~1716

29. Tserng K Y, Ingalls S T, Boczko E M, et al. Pharmacokinetics of O^6-benzylguanine (NSC637037) and its metabolite, 8-oxo-O^6-benzylguanine. *J Clin Pharmacol*, 2003, 43: 881~893

30. Liu L, Gerson S L. Therapeutic impact of methoxyamine:blocking repair of abasic sites in the base excision repair pathway. *Curr Opin Investig Drugs*, 2004, 5: 623~627

31. Liu L, Nakatsuru Y, Gerson S L. Base excision repair as a therapeutic target in colon cancer. *Clin Cancer Res*, 2002, 8: 2985~2991

32. Daugaard M, Baude A, Fugger K, et al. LEDGF(p75) promotes DNA-end resection and homologous recombination.Nature structural and molecular biology. *Nat Struct Mol Biol*, 2012, 19(8): 803~810

33. Bryant H E, Schultz N, Thomas H D, et al. Specific killing of BRCA2-deficient tumours with inhibitors of poly(ADP-ribose) polymerase. *Nature*, 2005, 434: 913~917

34. Gerson S L. MGMT: its role in cancer aetiology and cancer therapeutics. *Nat Rev Cancer*, 2004, 4: 296~307

35. Farmer H, McCabe N, Lord C J, et al.Targeting the DNA repair defect in BRCA mutant cells as a therapeutic strategy. *Nature*, 2005, 434: 917~921

36. Dutta C, Day T, Kopp N, et al. BCL2 suppresses PARP1 function and nonapoptotic cell death. *Cancer Research*, 2012, 72(16): 4193~4203

37. Alexander B M, Pinnell N, Wen P Y, et al. Targeting DNA repair and the cell cycle in glioblastoma. *J Neurooncol*, 2012, 107: 463~477

*ID*1 调控胶质母细胞瘤细胞放射敏感性的研究

脑胶质瘤是最常见的一种原发性脑肿瘤,其发病率接近颅内肿瘤的 50%,其中的胶质母细胞瘤(glioblastoma,GBM)恶性程度最高,预后最差。发病率占恶性胶质瘤的 60%~70%。它具有弥漫性生长、细胞增殖难以控制、容易坏死、血管增生丰富、抗凋亡能力强大、分化程度低、浸润性强、迁移性广泛等特点,这些特点导致胶质母细胞瘤治疗起来极为棘手。目前胶质母细胞瘤患者总体生存期为 14.6 个月,而无进展生存期(progression-free survival,PFS)只有 7.9 个月。在美国,每年新增约 10 000 例胶质母细胞瘤患者。尽管外科手术、放射疗法(放疗)、化学疗法(化疗)取得了很大进展,但当前多数胶质母细胞瘤患者确诊后生存仍不足 1 年。近年来,随着分子生物学和基因分析技术的发展,一些主导着胶质母细胞瘤标记性的病理生物学特征的基因和信号通道及其作用机制相继被发现和证实,寻找对其预后情况、有针对性的治疗以及放、化疗增敏性具有指导意义的分子标记是当前胶质母细胞瘤分子生物学研究的热点之一。

传统的脑胶质瘤治疗包括手术和术后放疗、化疗,其治疗路线图是:诊断→手术→辅助放疗、化疗→预后。而现代的治疗模式是:诊断→手术→获得分子标记或者靶标→辅助个体化放疗、化疗→更好的预后。其中放疗在胶质瘤患者的治疗中占有重要作用。放疗的敏感性直接决定了胶质母细胞瘤患者的生存期和生存质量。放射敏感性存在着明显的个体差异,但这种差异的理论基础和相关机制尚缺乏明确认识。因此,需要对胶质母细胞瘤患者的个体化化疗、放疗进行探究,其中个体化放疗的靶向基因更是目前研究的热点和难点。而放疗后细胞凋亡情况及 DNA 双链结构的变化是靶向基因放射敏感性的基础。

对肿瘤患者进行放疗就是用放射线杀伤恶性肿瘤,从而对患者进行治疗的一种方法,以期望用放射线消除病灶。它是利用放射性核素产生的 α、β、γ 射线以及各类治疗机或加速器产生的 X 线、电子线等放射线照射在癌组织上,依靠放射线的生物学作用去最大量的杀伤癌组织,对其造成破坏,使其缩小。作为治疗恶性肿瘤的一个重要手段,放射治疗对于许多癌症患者来说可以产生较好的效果。

用放射线的杀伤作用治疗恶性肿瘤已有极显著的发展,其在肿瘤治疗中的作用和地位日益突出。目前,放疗已经成为治疗恶性肿瘤患者的主要手段之一,几乎可用于所有的癌症患者的治疗,特别是在胶质母细胞瘤患者的治疗中,放射治疗是唯一必须采用的治疗方法。医师在患者手术前,可用放疗使肿瘤皱缩,这样肿瘤便会易于被切除。手术后,用放疗抑制残存癌细胞的生长。在放疗过程中,影响疗效的一个关键因素就是肿瘤细胞对放射线的敏感性。组织对一定量射线的反应程度,称为放射敏感性,不同组织器官以及各种肿瘤组织在受到照射后出现变化的反应程度各不相同,这可能与组织本身的特异性以及损伤之后的 DNA 修复能力、细胞周期等特点有关。处于不同细胞周期的细胞对放射线的敏感性也不同,在分裂期其敏感性最高,在 DNA 合成期其敏感性最低。肿瘤对放射线的敏感性亦与肿瘤细胞的增殖周期和病理分级有关,即增殖活跃的细胞比不增殖的细胞敏感。

　　在放射线照射过程中,肿瘤细胞群(瘤体)内会发生一系列的复杂变化,有的癌细胞死亡了,被消灭了;有的仅仅是暂时性的损伤,日后经过一系列修复,还会复活过来。科学家们经过研究,将这些变化归纳为放射线照射的四个部分:①放射损伤的修复,也就是说,受到致死性损伤的细胞将最终死亡,而放射线引起的所谓亚致死性损伤以及潜在致死性损伤的细胞,当给予足够时间、能量及营养的情况下,可以得到修复而又继续存活下来;②氧和再氧合作用,氧在受到放射线照射后产生自由基的过程中起到了重要的作用,细胞的含氧状态对放射线的杀伤作用有很大影响。放射线对乏氧细胞杀伤力减弱,对氧合细胞杀伤力明显增强。肿瘤组织常有供血不足及乏氧细胞比率相对较高的问题,部分癌细胞可避开放射线的杀伤作用,这是放射线照射后肿瘤再生长及复发的常见原因之一。在用放射线进行照射中,也有原来乏氧的细胞可能获得再次氧合的机会,从而对放射线的敏感性增加;③细胞周期的再分布,癌细胞群的细胞常处于不同的细胞增殖周期中,对放射线敏感程度也不一致。最敏感的是 M 期细胞,G_2 期细胞对放射线的敏感性与 M 期接近,S 期细胞对放射线敏感性最差。对于 G_1 期的细胞来讲,G_1 早期对放射线的敏感性差, 但 G_1 晚期则较敏感。当对放射线敏感的细胞被清除时,会引起癌细胞群中细胞周期的变动(再分布);④细胞再增生,经过放射线的照射后细胞分裂将加快,肿瘤组织生长也比较快。考虑细胞有再增生作用,放射线照射需要延长时间,增加总照射量或许可以达到更满意的治疗效果。了解了以上癌细胞在接受放射线照射后的一系列变化,有利于改进放疗技术,最大程度地杀伤癌细胞。

　　DNA 结合抑制因子(inhibitor of DNA binding,ID)蛋白属于螺旋-环-螺旋(helix-loop-helix,HLH)蛋白家族。它可以通过形成无活性的异二聚体,从而阻止碱性螺旋-环-螺旋(basic helix-loop-helix,bHLH)家族转录因子介导的细胞分化作用。自从 1990 年 ID 编码被复制克隆后,ID1 蛋白在功能上慢慢被认识, 包括参与调节细胞间信号传导、细胞生长、分化、凋亡与血管生成。目前已知的 ID 蛋白由 ID1~ID4 等四个蛋白成员构成。相关数据表明 ID1、ID3 与细胞的生长相关,ID1、ID4 与细胞的分化相关。而在中枢神经系统的发生、发展中,ID 蛋白家族一般在神经内皮细胞层中表达。当表达失调时,它们调控的细胞总体呈恶性转型,通常表现为分化降低,恶性潜质升高,临床预后较差。大量的研究分析了 ID 基因在各种癌症中的表达情况,并与它们在正常组织中的表达水平进行了比较,结果显示在包括起源于鳞状上皮、消化系统、生殖系统和神经组织的诸多原发肿瘤中,以 ID1 为主的 ID 家族的各成员都出现了显著异常的表达。ID1 可作为一个潜在的癌基因,在恶性肿瘤的发生、发展中发挥作用。有研究证实了当 ID1 基因的调节失衡,就会促使肿瘤的发生,参与肿瘤细胞的分化、增殖、调节细胞周期、促血管生成及参与肿瘤细胞的侵袭和迁移。

目前有研究表明,ID1 与乳腺癌、宫颈癌和前列腺癌的预后相关。Schindl M 等人的研究表明 ID1 在早期宫颈癌中是一个预示预后不良的因子。并且他在卵巢癌的免疫组化的多因素回归分析研究中显示,ID1 表达越高,患者的预后越差。在 Sebastiant F 等人的 cox 回归和 PFS 研究中发现,ID1 蛋白的表达在淋巴结转移阴性的乳腺癌中亦是标记预后不良的因素。Anido 于 2010 年利用 Rembrant 数据库的随访资料发现在胶质母细胞瘤中,ID1 的表达与胶质母细胞瘤患者的恶性预后有相关性。从上述的研究中发现,多数恶性肿瘤如宫颈癌、卵巢癌和乳腺癌,ID1 基因的表达均与预后不良相关。

有关 ID1 在胶质母细胞瘤中的作用的研究报道不多,Vandeputte 曾经报道了 ID1、ID2、ID3 蛋白在星形细胞来源的肿瘤中的表达及其与肿瘤恶性程度的相关性,而 Anido 等最近报道了 ID1 表达与胶质瘤干细胞的促肿瘤生成能力以及自我更新能力间的关系,并认为 ID1 表达较高的患者预后较差。在前期研究中发现,ID1 高表达的胶质母细胞瘤患者预后可以得到显著改善。进一步的研究结果显示,对放射线引起的损伤较为敏感的胶质母细胞瘤细胞的 ID1 表达水平明显较高,而 ID1 表达水平较高的胶质母细胞瘤的细胞对放射线引起的损伤较为敏感,ID1 对胶质母细胞瘤的细胞所起到的这种对放射线照射产生的增敏作用可能与 ID1 表达水平较高的细胞在遭受放射线的损伤时 DNA 修复能力相对低下,以及在对放射线损伤较为敏感的 G_2/M 期中 ID1 高表达细胞明显较多有关。

Geng 在一项研究中发现 ID1 能提高前列腺癌 LNCaP 细胞对化疗药物多西他赛(Docetaxel)的细胞毒性的敏感性,明显延长前列腺癌患者的无进展生存期,这可能与 ID1 抑制 DNA 结合蛋白的作用有关,使得 DNA 不容易与结合蛋白相互作用而变得稳定,从而更易遭受损伤。参与其中的作用因素有待于进一步阐明。胶质母细胞瘤发生、发展过程中至少涉及上百种基因的表达异常,其基因学特征的多样性和异质性是当前胶质母细胞瘤治疗无法取得突破的根本原因之一。人们已经认识到胶质母细胞瘤从发生到最后转归的轨迹并非决定于一个或几个基因的异常表达,可能是多因素作用的结果。所以在研究中,既要有针对性地找到作用靶点,又要探讨参与其中作用的其他因素,为更有效的治疗胶质母细胞瘤提供可靠的依据。

研究发现,ID1 能增强胶质母细胞瘤对放射线照射的敏感作用,其可能的机制是 ID1 的表达影响 PARP-1,从而影响肿瘤细胞的 DNA 修复。其相关研究领域,尚属国内外首创。

一、*ID*1 对胶质母细胞瘤患者生存期的影响

美国政府发起的癌症基因组图谱(The Cancer Genome Atlas,TCGA)计划,试图通过应用基因组分析技术,特别是采用大规模的基因组测序,将人类全部癌症(近期目标为包括亚型在内的 50 种肿瘤)的基因组变异图谱绘制出来,并进行系统分析,旨在找到所有致癌和抑癌基因的微小变异,了解癌细胞发生、发展的机制,在此基础上取得新的诊断和治疗方法,最后可以勾画出整个新型"预防癌症的策略"。

TCGA 计划在 3 年的探索初期,成功绘制出两三种类型的癌症基因组图谱。最开始进行研究之前,已经确定将先研究胶质母细胞瘤、肺癌和卵巢癌三种癌症的基因组图谱,从中可以了解整个 TCGA 项目的可行性,这项工作又称为 TCGA 试验项目。之所以选择这三种癌症,是因为它们可以获得严格满足 TCGA 要求的关于科学、技术以及伦理等方面的高质量的患者组织,而且这三种癌症的预后都比较差。TCGA 试验项目的实施,将使科学家进一步明白,要系统地找出并明确与癌症相关的基因的变异以及其他基因组变化这项工作所涉及的科学上的难度和技术基础,包括改进基因组的鉴定和 DNA 测序技术,制定样品处理的规范和质控标准,提高数据分析的精确性和评估数据的效用。在计划后期,预计可以完成目前所发现的 200 多种类型的癌症和肿瘤的基因图谱。

胶质母细胞瘤是神经系统中最常见的, 也是恶性度最高的原发性肿瘤。也是 TCGA 首先选入研究范围的肿瘤之一。最近,随着高通量基因测序技术和生物信息学的发展,美国国立癌症研究院(NCI)的美国 TCGA 工作组将胶质母细胞瘤在基因水平上认为是在 *EGFR*、*NF*1、*PDGFRA* 和 *IDH*1 等基因上发生异常的疾病。并且根据上述基因的异常将胶质母细胞瘤分成经典型、间质型、神经元型和原神经细胞型。

在对 TCGA 进行研究时发现,*ID*1 高表达的胶质母细胞瘤患者,其预后良好。这与大多数文献报道 *ID*1 的表达情况与肿瘤预后相关情况相反。推测:*ID*1 改善胶质母细胞瘤患者的预后作用可能通过改变胶质母细胞瘤对放射线照射的敏感性来实现。此观点国内外尚未见报道。

实验分为 *ID*1 mRNA 高表达患者组和非高表达患者组。提取出的 *ID*1mRNA 表达值均为取过 2 的对数的数据。与正常值(-1.961 11)相减,得到一组患者 *ID*1mRNA 表达值(此时可视为正常值为 0)。因为 0 为取过 2 的对数之后的值,所以此时的正常值实际为 1。我们视为当 *ID*1 的 mRNA 数值高于正常值的 3 倍,也就是"3"的时候,为 *ID*1 高表达。以 2 为底 3 的对数约为 1.585。则以 1.585 为界限,有 119 例为 *ID*1 高表达组的患者,有 327 例为非高表组的患者。进行 Kaplan–Meier 总体生存分析,得出结果:*ID*1 的 mRNA 高表达水平组与非高表达水平组相比,患者预后好,差异有统计学意义($P < 0.05$)(图 2–76)。

已知 *ID*1 在非脑肿瘤生长过程中发挥着促进肿瘤细胞的增殖、抑制肿瘤细胞的分化、增强肿瘤细胞的侵袭等作用,并且使肿瘤细胞产生治疗抵抗性,不利于患者的预后, 但是在胶质母细胞瘤患者中发现 *ID*1 mRNA 表达水平与患者的预后成正相关,这种现象的产生,可能与肿瘤的特异性有关系,也可能 *ID*1 增强胶质母细胞瘤患

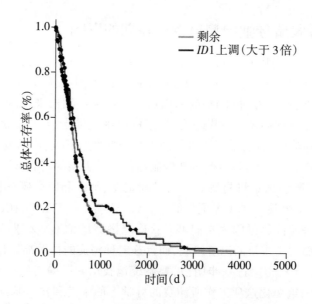

图 2-76　Kaplan-Meier(K-M)总体生存分析
*ID*1 的 mRNA 表达水平较高时,胶质母细胞瘤患者的预后较好($P < 0.05$)。

者的治疗效果。因为传统治疗胶质母细胞瘤患者的方式分为手术治疗加术后放疗、化疗。放疗和化疗均可引起胶质母细胞瘤患者接受治疗后的胶质母细胞瘤的细胞 DNA 损伤。因损伤后修复作用的差异性也会导致损伤后不同肿瘤细胞转归不同。而在肿瘤当中,DNA 修复因子又受多种因子的调控。那么 *ID*1 是否为众多调控因子中的一种,是一个非常值得进行探讨的问题。

当然,胶质母细胞瘤从发生到最后转归并非由一个或几个基因的异常表达决定的,一般地说都是多因素作用的结果。所以在研究中发现的 *ID*1 表达增高可以改善胶质母细胞瘤患者的预后情况,这或许可以说明,*ID*1 可能会成为治疗胶质母细胞瘤的一个靶点,但同时,也要探讨参与其中作用的其他因素,为更有效地治疗胶质母细胞瘤患者提供可靠的依据。

二、*ID*1 表达水平与胶质母细胞瘤细胞株放射敏感性的关系

如何增强胶质母细胞瘤患者的放射治疗效果是当前相关领域的研究热点之一。起先,人们主要从放射剂量的角度考虑,不断增加放射剂量。但是在研究中发现,当放射剂量从 50Gy 增加到 60Gy 的时候,治疗效果有明显提高。而从 60Gy 提高到 70Gy 的时候,放射治疗的效果无明显改善。所以,试图单纯从提高放射剂量这个角度,无法增强放射治疗的效果。

随着分子生物学的飞速发展,以及肿瘤基因学的不断进展,寻找肿瘤治疗靶点已经成为目前研究者关注的重点。放射治疗敏感性的因子也属于治疗靶点范畴,并且是近年来研究对肿瘤患者进行放射治疗的热点之一。

同一放射剂量对不同细胞造成的损伤有很大的不同。在相同剂量照射下,不同

的细胞所受的损伤会有所不同。同一种细胞、不同个体也会有不同反应,这是由于细胞对放射线的敏感性不同造成的,这被称为放射敏感性差异。因此,不同肿瘤患者,甚至患有同一种肿瘤的不同患者,其放疗效果也大不相同。如能在对患者进行放射治疗前预先知道他们对放疗敏感性的高低,则可大大改善放疗方案的制定和决策,从而有针对性地提高各个患者的疗效。

本研究团队刚发表在 *Cell Death & Disease* (2011)的一篇文章阐明,虽然三种胶质母细胞瘤的放射敏感性为:T98G < A172 < U251(图2-77),但经蛋白质印迹研究发现三种细胞株中 ID1 蛋白表达水平存在以下趋势,即 T98G < A172 < U251。用实时聚合酶链式反应(real-time PCR)手段检测到:三种脑胶质母细胞瘤细胞中的 *ID*1 mRNA 荧光均值等于本底参数,将其相对量定量为 1,则 U251 细胞中 ID1 mRNA 平均相对量最高,T98G 细胞中的 *ID*1 mRNA 相对量最低($P < 0.05$)。说明三种胶质母细胞瘤细胞中,*ID*1 mRNA 表达情况为 T98G < A172 < U251($P < 0.05$)。因而推测 *ID*1 可能与胶质母细胞瘤细胞的放射敏感性相关。

为证实 *ID*1 是否与胶质母细胞瘤细胞的放射敏感性有关系,构建 *ID*1-shRNA 和空载体对照的胶质母细胞瘤细胞株进行放射敏感性实验。应用 ^{137}Cs 作为放射源对胶质母细胞瘤进行照射,研究 *ID*1 正常表达和低表达的两种 U87 细胞对 γ 射线的敏感性。

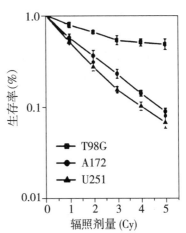

图 2-77　用克隆形成实验对三种细胞放射敏感性进行比较

T98G < A172 < U251,$P < 0.05$(引自 Cell death & disease.2011 Dec 8,2: e241)

克隆形成实验结果证实:分别用 0,1.0,2.0,4.0,8.0 Gy 共五个不同剂量的 ^{137}Cs 释放的 γ 射线照射细胞(空载体对照组的细胞和 *ID*1-shRNA 组的细胞),在辐照剂量为 2Gy 和 4Gy 时,*ID*1-shRNA 的 U87 细胞较空载对照组的 U87 细胞克隆数多,两者差异有统计学意义($P < 0.05$)(图 2-78)。

*ID*1 可能通过影响 DNA 单链的稳定性,来达到增强胶质母细胞瘤的细胞放射敏感性的作用。当然,DNA 损伤后的修

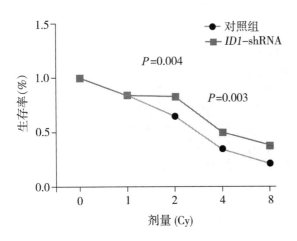

图 2-78　两组肿瘤细胞的剂量-生存曲线

剂量为 2Gy 和 4Gy 时,$P < 0.01$。

复，需要相关因子的参与，如 DNA 修复因子聚腺苷酸二磷酸核糖转移酶-1[poly
(ADP-ribose)polymerase-1，PARP-1]。PARP-1 在 DNA 修复和细胞凋亡中发挥着至
关重要的作用，它的缺失能使细胞对 DNA 损伤因子极为易感。

那么，*ID*1 是否会影响 DNA 修复因子的表达水平或者活性来进一步影响细胞的
放射敏感性，需要进一步的实验证实。细胞免疫荧光实验(图 2-79)和彗星实验(图
2-80) 结果提示：*ID*1-shRNA U87 细胞与空载体对照组的 U87 细胞相比较，辐照之
后，DNA 修复能力相对较好，进一步说明当 *ID*1 被沉默之后，细胞对放射线不敏感，
而 *ID*1 相对高表达的胶质母细胞瘤的细胞对放射线更敏感。蛋白质印迹实验证实，
*ID*1 对胶质母细胞瘤的细胞放射敏感性的影响可能是通过影响 PARP-1 蛋白的表达
水平来实现。

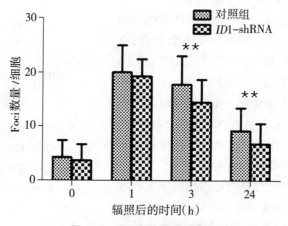

图 2-79　细胞免疫荧光实验

结果显示：*ID*1 沉默组的 U87 细胞与对照组的 U87 细胞相比，焦点少。其中辐照后 0h,1h，只有趋
势，但差异无统计学意义。辐照后 3h,24h，差异有统计学意义，$P < 0.01$

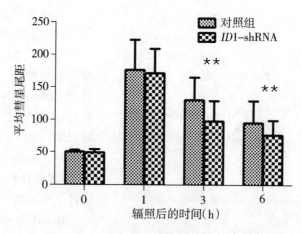

图 2-80　彗星实验

结果显示：*ID*1-shRNA 组与空载体对照组相比，"彗星尾"变短。辐照后 0h,1h，差异无统计学意义。
辐照后 3h,6h，差异有统计学意义，$P < 0.05$。取尾相(oliver tail moment,OTM)

（郭　品　郭沁华）

参 考 文 献

1. Wen P Y, Kesari S. Malignant gliomas in adults. *N Engl J Med*, 2008, 359(5): 492~507

2. Furnari F B, Fenton T, Bachoo R M, et al. Malignant astrocytic glioma: genetics, biology, and paths to treatment. *Genes Dev*, 2007, 21(21): 2683

3. Stupp R, Mason W P, van den Bent M J, et al. Radiotherapy plus concomitant and adjuvant temozolomide for glioblastoma. *N Engl J Med*, 2005, 352(10): 987~996

4. Wen P Y. New developments in targeted molecular therapies for glioblastoma. *Expert Rev Anticancer Ther*, 2009, 9(1): 7~10

5. Pasche B, Myers R M. One step forward toward identification of the genetic signature of glioblastomas. *JAMA*, 2009, 302(3): 325

6. Quigley M R, Post C, Ehrlich G. Some speculation on the origin of glioblastoma. *Neurosurgical review*, 2007, 30(1): 16~21

7. McLendon R, Friedman A, Bigner D, et al. Comprehensive genomic characterization defines human glioblastoma genes and core pathways. *Nature*, 2008, 455 (7216): 1061~1068

8. Verhaak R G W, Hoadley K A, Purdom E, et al. Integrated genomic analysis identifies clinically relevant subtypes of glioblastoma characterized by abnormalities in PDGFRA, IDH1, EGFR, and NF1. *Cancer cell*, 2010, 17(1): 98~110

9. Phillips H S, Kharbanda S, Chen R, et al. Molecular subclasses of high-grade glioma predict prognosis, delineate a pattern of disease progression, and resemble stages in neurogenesis. *Cancer cell*, 2006, 9(3): 157~173

10. Beier D, Hau P, Proescholdt M, et al. CD133+ and CD133- glioblastoma-derived cancer stem cells show differential growth characteristics and molecular profiles. *Cancer research*, 2007, 67(9): 4010

11. Jorgensen T J. Enhancing radiosensitivity: Targeting the DNA repair pathways. *Cancer Biol Ther*, 2009, 8(8): 665~670

12. Sikder H A, Devlin M K, Dunlap S, et al. Id proteins in cell growth and tumorigenesis. *Cancer Cell*, 2003, 3(6): 525~530

13. Asirvatham A J, Schmidt M A, Chaudhary J. Non-redundant inhibitor of differentiation (Id) gene expression and function in human prostate epithelial cells. *Prostate*, 2006, 66(9): 921~935

14. Schoppmann S F, Schindl M, Bayer G, et al. Overexpression of Id−1 is associated with poor clinical outcome in node negative breast cancer. *Int J Cancer*, 2003, 104 (6): 677~682

15. Fong S, Debs R J, Desprez P Y. Id genes and proteins as promising targets in cancer

therapy. *Trends in molecular medicine*, 2004, 10(8): 387~392

16. Iavarone A, Lasorella A. ID proteins as targets in cancer and tools in neurobiology. *Trends in molecular medicine*, 2006, 12(12): 588~594

17. Perk J, Iavarone A, Benezra R. Id family of helix-loop-helix proteins in cancer. *Nature Reviews Cancer*, 2005, 5(8): 603~614

18. Sikder H A, Devlin M K, Dunlap S, et al. Id proteins in cell growth and tumorigenesis. *Cancer cell*, 2003, 3(6): 525~530

19. Nishimine M, Nakamura M, Mishima K, et al. Id proteins are overexpressed in human oral squamous cell carcinomas. *Journal of oral pathology & medicine*, 2003, 32 (6): 350~307

20. Wilson J W, Deed R W, Inoue T, et al. Expression of Id helix-loop-helix proteins in colorectal adenocarcinoma correlates with p53 expression and mitotic index. *Cancer research*, 2001, 61(24): 8803

21. Kebebew E, Peng M, Treseler P A, et al. Id1 gene expression is up-regulated in hyperplastic and neoplastic thyroid tissue and regulates growth and differentiation in thyroid cancer cells. *Journal of Clinical Endocrinology & Metabolism*, 2004, 89(12): 6105

22. Schoppmann S F, Schindl M, Bayer G, et al. Overexpression of Id-1 is associated with poor clinical outcome in node negative breast cancer. *International journal of cancer*, 2003, 104(6): 677~682

23. Ouyang X, Wang X, Lee D, et al. Over expression of ID-1 in prostate cancer. *The Journal of urology*, 2002, 167(6): 2598~2602

24. Vandeputte D A A, Troost D, Leenstra S, et al. Expression and distribution of Id helix-loop-helix proteins in human astrocytic tumors. *Glia*, 2002, 38(4): 329~338

25. Lasorella A, Uo T, Iavarone A. Id proteins at the cross-road of development and cancer. *Oncogene*, 2001, 20(58): 8326~8333

26. Fong S, Debs R J, Desprez P Y. Id genes and proteins as promising targets in cancer therapy. *Trends Mol Med*, 2004, 10(8): 387~392

27. Norton J D. ID helix-loop-helix proteins in cell growth, differentiation and tumorigenesis. *J Cell Sci*, 2000, 113: 3897~3905

28. Ruzinova M B, Benezra R. Id proteins in development, cell cycle and cancer. *Trends Cell Biol*, 2003, 13(8): 410~418

29. Schindl M, Oberhuber G, Obermair A, et al. Overexpression of Id-1 protein is a marker for unfavorable prognosis in early-stage cervical cancer. *Cancer Res*, 2001, 61(15): 5703~5706

30. Schindl M, Schoppmann S F, Strobel T, et al. Level of Id-1 protein expression correlates with poor differentiation, enhanced malignant potential, and more aggressive clinical behavior of epithelial ovarian tumors. *Clin Cancer Res*, 2003, 9(2): 779~

785

31. Anido J, Saez-Borderias A, Gonzalez-Junca A, et al. TGF-beta receptor inhibitors target the CD44(high)/Id1(high) glioma-initiating cell population in human glioblastoma. *Cancer Cell*, 2010, 18(6): 655~668

32. Barrett L E, Granot Z, Coker C, et al. Self-Renewal does not predict tumor growth potential in mouse models of high-grade glioma. *Cancer cell*, 2012, 21(1): 11~24

33. Geng H, Rademacher B L, Pittsenbarger J, et al. ID1 enhances docetaxel cytotoxicity in prostate cancer cells through inhibition of p21. *Cancer research*, 2010, 70(8): 3239

34. Verhaak R G, Hoadley K A, Purdom E, et al. Integrated genomic analysis identifies clinically relevant subtypes of glioblastoma characterized by abnormalities in PDGFRA, IDH1, EGFR, and NF1. *Cancer Cell*, 2010, 17(1): 98~110

35. Shen Y, Wang Y, Sheng K, et al. Serine/threonine protein phosphatase 6 modulates the radiation sensitivity of glioblastoma. *Cell Death Dis*, 2011, e241

Notch1 促进神经胶质瘤细胞迁移和侵袭的研究

胶质瘤属于最常见的恶性脑瘤,发生于星形胶质细胞、少突胶质细胞或室管膜细胞。尽管临床治疗在不断的发展,胶质母细胞瘤患者的预后和生存仍然不乐观,其中胶质瘤的迁移和侵袭是阻碍胶质母细胞瘤患者治疗的最大障碍之一。在哺乳动物中,Notch 受体家族有四个高度同源蛋白组成。这四个成员 Notch1~Notch4 有独特和互补的功能。在与 Delta 和 Jagged 配体结合后,Notch 受体被剪切从而释放 Notch 细胞内结构域(NICD),然后入核与共同转录因子结合促进下游基因的转录。已知 Notch信号通路的紊乱在很多种类的肿瘤发生中起着重要作用,其中包括胶质瘤。有些研究表明 Notch 信号通路在某些肿瘤中能引起上皮向间质细胞转化(EMT)。Notch 信号能够影响 p53 调节 EGFR 表达促进胶质瘤细胞生存和增殖。在恶性肿瘤中经常检测到 PI3K 突变导致过度激活。肿瘤细胞的迁移和侵袭经常伴随着 EMT 促进分子如Snail 和波形蛋白(vimentin)的上调,以及细胞黏附分子如 E-钙黏着蛋白(E-cadherin)的下调。近来,很多研究表明 AKT 的活性与肿瘤迁移相关。AKT 活性的增强会通过减少 β 链蛋白(β-catenin)的降解或者其他机制促进 β-catenin 信号,β-catenin 入核的增加会促进肿瘤细胞的侵袭。另外也有报道表明 AKT 能够通过与核因子 κB 抑制物激酶(IKK)相互作用促进 IKK 激活从而促进核因子-κB(NF-κB)入核。有研究表明NF-κB 信号通路在转化生长因子 β(TGF-β)引起的肿瘤细胞迁移中起着重要作用。因为 AKT 和 Notch1 信号通路能够影响肿瘤细胞的侵袭能力,我们估计 Notch1 能够通过调节 AKT 信号通路从而促进胶质瘤的细胞迁移。本研究发现 AKT 与 Notch 信号通路间的相互作用在胶质瘤的细胞迁移和侵袭中发挥重要的作用。

一、研究方法

(一) 肿瘤样本及质粒

59 例多形性胶质母细胞瘤及瘤旁正常脑组织样本来源于上海交通大学医学院附属仁济医院神经外科手术患者。样本于手术时从患者肿瘤组织及瘤旁正常脑组织中切取,并立刻置于-80℃保存。本研究通过了上海交通大学医学院附属仁济医院伦理审查机构的审批(批准号:2010-AN-2),并且得到了患者及其监护人的知情同意。通过RT-PCR的方法从HEK293T细胞中克隆得到人的Notch1全长cDNA,并测序确认。将全长Notch1,DLL4,NICD的cDNA亚克隆入p3XFlag-CMV-10表达载体;将NICD cDNA亚克隆入pEGFP-C1载体(Clontech, Mountain View,CA,USA)构建出pEGFP-C1-NICD重组质粒。使用TCF/LEF报告试剂盒测定β-catenin的转录活性(SABiosciences,Frederick,MD,USA)。

(二) 试剂、细胞培养及转染

本研究所用试剂名称及品牌如下:AKT抑制剂VIII(Calbiochem,Gibbstown,NJ,USA)、EGFR抑制剂AG1478(Sigma,St Louis,MO,USA)、NF-κBp50(NLS)抑制肽(IMGENEX,San Diego,CA,USA)、β-Catenin/Tcf抑制剂FH535(Merck,Whitehouse Station,NJ,USA)、重组人DLL4(rDLL4)(R&D Systems,Minneapo-lis,MN,USA)。人上皮样星形胶质瘤细胞系U87MG及人胶质瘤细胞系U251购于ATCC(American Type Culture Collection,Manassas,VA,USA)。U87MG和U251培养于DMEM(含10%胎牛血清,Life Technol-ogies, Gaithersburg,MD,USA,100 U/ml青霉素,100μg/ml链霉素),并置于含5% CO_2 的37℃细胞培养箱。用Lipofectamine 2000(Invitrogen,Carls-bad,CA,USA)对U87MG细胞进行转染。

(三) 免疫荧光和免疫组织化学

1. 免疫荧光　细胞经预冷的磷酸盐缓冲溶液(PBS)洗涤后,置于含0.1%聚乙二醇辛基苯基醚(TritonX-100)的多聚甲醛中(4% in PBS, pH 7.4),室温固定10min.后经3% BSA封闭1h,加入一抗4℃过夜,荧光二抗室温孵育1h,封片,并用激光共聚焦显微镜(TCS SP5,Leica,Mannheim,Germany)观察拍照。

2. 免疫组织化学　组织样本经4%多聚甲醛固定后石蜡包埋,切片厚度3μm。石蜡切片经过一抗及二抗孵育,ABC试剂(Vector Labs,Burlingame,CA,USA. 3,3'-diaminobenzidine hydrochloride,Sigma)观察Notch1、磷酸化AKT及Snail的表达。

(四) 免疫共沉淀及蛋白质印迹

组织及细胞裂解液用蛋白A-琼脂糖(protein A-Sepharose)在4℃预洗1h。加入2μg相应抗体,于4℃慢摇过夜进行免疫沉淀。加入protein A-Sepharose,4℃孵育4h。beads经裂解液洗涤5次后收集免疫沉淀蛋白。蛋白质印迹使用十二烷基硫酸钠聚丙烯酰胺凝胶电泳(SDS-PAGE)蛋白分离胶,并将蛋白转移到PVDF膜(Millipore,Billerica,MA,USA)上,并通过化学发光法(ECL; Amersham Pharmacia Biotech,Buck-inghamshire,UK)显影。

(五) RNA干扰

P50 siRNA (sc-29407; Santa Cruz Biotech-nology)、Notch1 siRNA (sc-36095;

Santa Cruz Biotechnology)及 β-catenin siRNA(sc-29209; Santa Cruz Biotechnology)用于敲减 Notch1,P50 及 β-catenin 的表达。siRNA(sc-37007; Santa Cruz Biotechnology)作为对照。通过蛋白质印迹法检测细胞裂解液中上述相应蛋白的表达以确认上述 siRNA 的敲减效率。

(六) 实时荧光定量 PCR

用 TRIzol 试剂(Invitrogen)提取总 RNA 并用 M-MLV 逆转录酶(Promega,Madison,WI,USA)逆转录为 cDNA。使用 SYBR green 荧光染料法在 ABI 7500 仪器(Applied Biosystems,Carlsbad,CA,USA)上进行实时荧光定量 PCR 反应。所有样品均重复 3 个孔,扩增参数如下:95℃ 10min;95℃ 15s 循环 40 次,60℃ 1min,72℃ 30s。以人 b-actin 作为内参,引物序列如下:

人 Notch1 引物:
正向 5′-GAGGCGTGGCAGA-CTATGC-3′
反向 5′-CTTGTACTCCGTCAGCGTGA-3′

人 AKT 引物:
正向 5′-TGTAACCAGAGAGCGGG-ATGT-3′
反向 5′-TTTTGGCATAACTAAGGCCGAA-3′

人 Snail-1 引物:
正向 5′-AATCGGAAGCCTA-ACTACAGCG-3′
反向 5′-GTCCCAGATGAGCATTG-GCA-3′

人 Zeb1 引物:
正向 5′-GATGATGAATGCG-AGTCAGATGC-3′
反向 5′-ACAGCAGTGTCTTGTTG-TTGT-3′

人 β-actin 引物:
正向 5′-CACTCTTCCAGCCT-TCCTTC-3′
反向 5′-GGATGTCCACGTCACACTTC-3′

(七) 荧光素酶实验及迁移实验

1. 荧光素酶实验　将 U87MG 种于 24 孔板中并参照说明书(SABiosciences)转染相应质粒,每种处理重复 3 个复孔。用含 1 mM PMSF,0.1% Triton X-100 的裂解液裂解细胞。

2. 细胞迁移实验　将 U251 种于 DLL4 包被的 12 孔板中,用 200μl 移液枪头划开一道单层细胞并用 PBS 冲洗。后用置于倒置显微镜上的数码相机(OLYMPUS,Center Valley,PA,USA) 分别于划痕后 0h 和 36h 后进行拍照,使用 Image Pro Plus 软件进行图片分析。

(八) 体外迁移及侵袭实验

1. 迁移实验　用 Lipofectamine 2000 将 DLL4 and GFP 质粒对 U87MG 细胞进行

瞬时共转染。细胞计数后将每毫升 2×10⁵ 细胞种于 8μm 孔径迁移小室的上面（Millipore-Chemicon, Billerica, MA, USA）。转染效率通过观察绿色荧光蛋白（GFP）确定为 70%~80%。

2. 侵袭小室实验 将 1×10⁶ 细胞种于包被有薄层 ECMatrix（Millipore-Chemicon）的 8μm 孔径迁移小室的上面。迁移及侵袭实验均于铺入细胞后 24h 进行测定，通过读取 480 或 520 nm 荧光值测定 DNA 的相对值（Perkin Elmer Life and Analytical Science, Turku, Finland）。

二、研究结果

（一）Notch1 和 AKT 信号通路在胶质瘤中的激活

我们在 59 例胶质瘤患者样本中检测了 Notch1 蛋白水平，AKT 和 ERK 活化水平。免疫组织化学检测结果表明[图 2-81(a)]，Notch1 蛋白水平、AKT 和 ERK 活化水平在肿瘤组织中较癌旁中明显升高。此外，我们检测了在有较高 AKT 和 ERK 磷酸化水平的肿瘤组织中 Notch1 的表达水平（表 2-9）。在具有较高 AKT 磷酸化水平的 44 例样本中，有 36 例样本中有较高的 Notch1 表达水平。在 AKT 磷酸化水平较低的 15 例样本中，有 11 例样本 Notch1 表达水平较低。相比之下，在 39 例有较高 ERK 磷酸化水平的样本中，只有 23 例有较高 Notch1 表达水平。在 ERK 磷酸化水平较低的 20 例样本中，也只有 3 例样本 Notch1 表达水平较低。这些结果表明，Notch1 的表达水平与 AKT 的活化而不是信号调节激酶（ERK）的活化相关。一般地说，NICD 水平与 Notch1 信号的激活成正相关。如图 2-81(b)所示，利用免疫沉淀的方法，我们也发现 NICD 和 AKT 磷酸水平而不是 ERK 磷酸化水平的增加有相关性。肿瘤细胞的迁移和侵袭经常发生在高级别的胶质瘤中。因而，我们检测了 Snail 这种促进肿瘤侵袭能力的分子的表达水平。如图 2-81(b)所示，相对于正常组织，Snail 水平和 AKT 磷酸化水平共同在肿瘤组织中有上调。这些结果表明 Notch1 和（或）AKT 信号通路的激活促进了肿瘤细胞的侵袭能力。表皮生长因子受体（EGFR）信号通路的紊乱在胶质瘤发生中起着重要作用。如图 2-81(b)所示，EGFR 的表达水平和磷酸化水平在某些肿瘤组织中也都有上调。然而，EGFR 表达水平在这些肿瘤样本中的趋势不同于 Notch1 和（或）AKT 水平。此外，如图 2-81(c)所示，在肿瘤组织中也检测到上调的 Notch1 和

表 2-9 59 例胶质母细胞瘤患者组织标本中 Notch1 表达和 AkT 和 ERK 激酶激活之间的关系及统计分析

激酶激活程度		ERK 活力 *		AKT 活力 **	
		高	低	高	低
		39	20	44	15
Notch 1 表达	高	23(59%)	17(85%)	36(82%)	4(27%)
	低	16(41%)	3(15%)	8(18%)	11(73%)

*: $P > 0.05$；**: $P < 0.05$

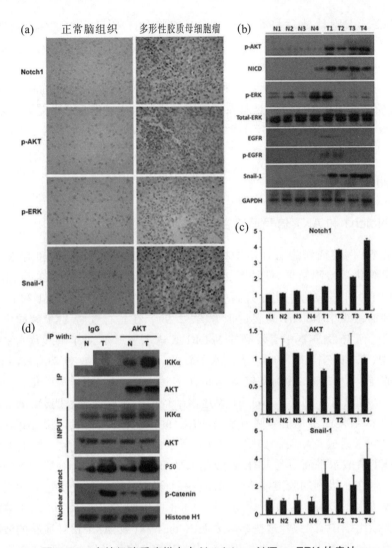

图 2-81 人神经胶质瘤样本中 Notch1,p-AKT,p-ERK 的表达

(a) 通过免疫组织化学的方法检测多形性胶质母细胞瘤中 Notch1、p-AKT and p-ERK 的表达。(b) 神经胶质瘤中 Notch 胞内域 NICD、p-AKT、p-ERK、Snail-1，表皮生长因子受体 EGFR, p-EGFR (Tyr1068)蛋白表达情况。组织样本 T1~T4 及 N1~N4 分别来源于同一患者的肿瘤及瘤旁正常脑组织,磷酸甘油醛脱氢酶(GAPDH)为内参。(c) 神经胶质瘤中 Notch1,AKT and Snail-1 在 mRNA 水平表达情况,组织样本 T1~T4 及 N1~N4 分别来源于同一患者的肿瘤及瘤旁正常脑组织。实验重复 3 个复孔,以平均值±标准差表示。* 和 ** 分别表示与正常脑组织相比 $P < 0.05$ 及 $P < 0.01$。β-actin mRNA 作为内参。(d) 神经胶质瘤细胞中胞核内 p50 和 β-catenin 的表达。全组织裂解液经 AKT 免疫共沉淀后用于 IKKa 和 AKT 的蛋白质印迹分析。胞核提取物用相应抗体进行蛋白质印迹分析,样本来源于同一患者的肿瘤及瘤旁正常脑组织

Snail-1 mRNA 水平。此外,AKT mRNA 水平在肿瘤组织中没有变化。这些结果暗示 Notch 信号通路与 AKT 信号通路可能协同作用促进了肿瘤细胞的迁移。由于 β-catenin 和 NF-κB 信号通路与肿瘤迁移相关,并且能够被 AKT 活化所增强,因此其核

内的水平我们也进行了检测。如图 2-81(d)所示,在肿瘤样本中我们也检测到了增强的 β-catenin 水平。我们也发现在肿瘤组织中 AKT 与 IKK 的相互作用也有增强。同时,P50 在胞核内的水平在肿瘤组织中也有明显增加。

(二) 胶质瘤中 Notch1 信号通路的激活能通过 AKT 增强 β-catenin 信号通路

我们进而在 U87MG 检测了这些信号通路的相互关系。在 U87MG 细胞中过表达 DLL4 较少程度的促进了 β-catenin 的入核,然而共表达 DLL4 和 Notch1 加强了这种效应。这些结果表明在 U87MG 细胞中 Notch1 表达水平比较低,因而过表达 Notch1 加强了这种效应[图 2-82(a)]。已知过表达 NICD 能激活 Notch 信号通路。如图 2-82 (a)所示过表达 NICD 明显地促进了 β-catenin 的入核。免疫荧光也得到了相似一致的结果[图 2-82(c)]。用 AKT Ⅷ抑制剂抑制了 NICD 引发的 β-catenin 入核[图 2-82

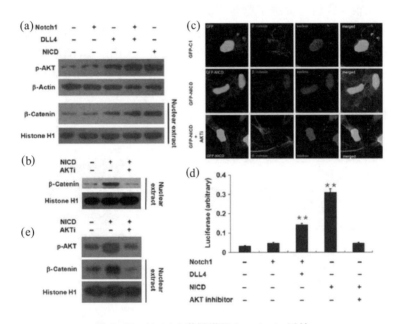

图 2-82 Notch1 激活增强 β-catenin 活性

(a) Notch1 激活增强了 U87MG 细胞中 β-catenin 的核内定位。U87MG 转染相应质粒后 72 h 收取全细胞裂解液或胞核提取物用于相应检测。(b) 由 Notch1 激活导致的 β-catenin 核内定位增加被 AKT 抑制剂Ⅷ所抑制。U87MG 转染/未转染 NICD 质粒后,加入 AKT 抑制剂Ⅷ(10μM),收取胞核提取物用于相应蛋白的表达的检测。(c) 免疫荧光实验验证 AKT 抑制剂Ⅷ抑制了 Notch1 引起的 β-catenin 胞核内定位增加。U87MG 细胞转染相应质粒后,加入(或不加)10μM AKT 抑制剂Ⅷ。所有转染细胞均显示 GFP 呈阳性,胞核由 hoechst 33342 染色显示。(d) Notch1 激活提高了 β-catenin 活性。U87MG 细胞转染入 *LEF* 和(或)*TCF* 报告基因,转染(或不转染)入 Notch1,DLL4 及 NICD 质粒后,加入(或不加)10μM AKT 抑制剂Ⅷ。细胞裂解液用于检测荧光素酶活性。每种处理 3 个复孔。结果以平均值±标准差表示。** 表示与对照组相比 $P < 0.01$。(e) Notch1 激活增加了 U251 细胞中 β-catenin 胞核内定位。U251 细胞转染相应质粒后 72h,收取全细胞裂解液或胞核提取物用于相应蛋白检测。+表示转染入特定质粒(或加入抑制剂)处理,-代表未转染入特定质粒(或未加入抑制剂)处理

(b)、图2-82(c)]，这也表明NICD促进β-catenin入核通过了AKT信号通路。进一步，我们用报道基因系统检测了NICD对β-catenin信号通路的影响。如图[图2-82(d)]所示，在NICD过表达的细胞中，β-catenin转录活性增加了将近12倍，这也与β-catenin入核水平相一致。进而，AKT Ⅷ抑制剂也抑制了NICD促进的β-catenin转录活性[图2-82(d)]。我们也在U251细胞中检测了这些效应。如[图2-82(e)]所示，过表达NICD促进了胞核内β-catenin的水平，这种效应被AKT抑制剂阻断。

(三) 胶质瘤中Notch1的激活通过AKT促进NF-κB信号通路

已知AKT在调节NF-κB信号通路中起着重要作用。我们进而在U87MG细胞中检测了Notch1对NF-κB信号的影响。我们发现过表达DLL4可能通过导致IκB降解以及胞核中P50的增加，尤其是在同时过表达Notch1的细胞中[图2-83(a)]。过表达NICD也很大程度地促进了胞核内P50的水平[图2-83(a)、图2-83(b)]。相反，AKT抑制剂阻断了这些效应[图2-83(b)]。为了阐明AKT怎样影响NF-κB信号通路，我们在胶质瘤的细胞中也检测了AKT和IKK相互作用。AKT/IKK复合物在NICD过表达后明显增加[图2-83(c)]。进而，过表达NICD也促进了胞核P50的水平[图2-83(c)]。我们也在U251细胞中检测了上述效应。在U251细胞中过表达NICD也促进了胞核P50的水平[图2-83(d)]。AKT抑制剂阻断了这些效应[图2-83(d)]。

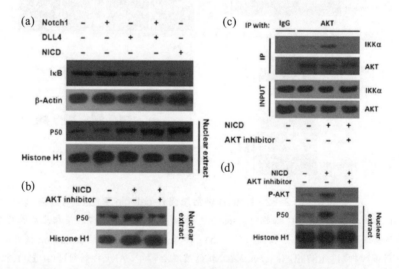

图2-83　Notch1激活增强了NF-κB信号通路

(a) Notch1激活增强了U87MG胞核内P50表达水平。U87MG细胞转染入相应质粒后72h，收取全细胞裂解液或胞核提取物用于相应蛋白检测。(b) AKT抑制剂Ⅷ(10μM)抑制了Notch1引起的P50核定位。U87MG细胞转染入(或未转染)NICD质粒。加入(或不加)10μM AKT抑制剂Ⅷ，收取胞核提取物用于相应检测。(c) Notch1激活促进AKT和IKKa相互作用。U87MG细胞转染入相应质粒，加入(或不加)10μM AKT抑制剂Ⅷ。收取全细胞裂解液用于免疫共沉淀和蛋白质印迹法检测。兔IgG用于免疫共沉淀实验的阴性对照。(d) Notch1激活增强了U251胞核内P50表达水平。U251细胞转染入相应质粒后72h，收取全细胞裂解液或胞核提取物用于相应蛋白检测。+表示转染入特定质粒(或加入抑制剂)处理，-代表未转染入特定质粒(或未加入抑制剂)处理

(四) EGFR 部分地介导了 Notch1 引发的 β-catenin 和 NF-κB 信号

有报道表明在胶质瘤中 Notch1 能上调 EGFR 表达。因此,本研究是否这些关系是不是依赖于 AKT 激活。检测到 DLL4 过表达促进了 EGFR 的表达,并且这种效应能被敲减 Notch1 抑制,而且伴随着 AKT 活性的降低[图 2-84(a)]。同时也检测了是否 Notch 信号通路的激活能否通过影响 EGFR 从而影响 β-catenin 和 NF-κB 信号通路。过表达 DLL4 引起的 IκB 降解以及 P50 入核被 EGFR 抑制剂 AG1478 部分抑制[图 2-84(a)]。过表达 DLL4 引起的 β-catenin 入核也被 AG1478 部分抑制[图 2-84(a)]。相比之下,DLL4 引起的 P50 和 β-catenin 入核被 Notch1 敲减完全抑制[图 2-84 (a)、图 2-84 (b)]。另外过表达 DLL4 促进的 β-catenin 转录活性也部分的被 AG1478 抑制,而被 Notch1 敲减完全抑制[图 2-84(c)]。最后我们发现 AG1478 也部分地抑制了 DLL4 引发的 AKT 和 IKKa 相互作用[图 2-84(d)],Notch1 敲减完全抑制了这些效应[图 2-84(d)]。

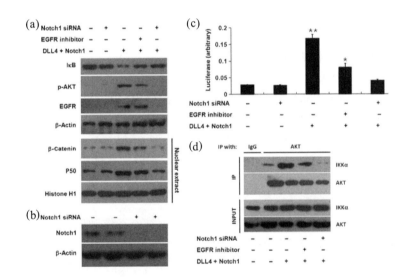

图 2-84　表皮生长因子受体(EGFR)部分调节了 Notch1 引起的 β-catenin 和 NF-κB 信号通路活化
(a) Notch1 激活引起的 β-catenin 胞核内定位增加部分地被 EGFR 抑制剂 AG1478 所抑制。U87MG 细胞转染入相应质粒后,加入(或不加)100 nM EGFR 抑制剂 AG1478,收取全细胞裂解液或胞核提取物用于相应蛋白检测。(b) Notch1 敲减效率。U87MG 转染入 Notch1 siRNA 或对照 siRNA 收取全细胞裂解液用于相应蛋白质印迹法检测。(c) Notch1 激活引起的 AKT/IKKa 复合物的形成部分的被 EGFR 抑制剂 AG1478 所抑制。U87MG 细胞转染入相应质粒后,加入 100 nM EGFR 抑制剂 AG1478,收取全细胞裂解液用于免疫共沉淀和蛋白质印迹法检测。兔 IgG 用于免疫共沉淀实验的阴性对照。实验重复 3 次,以平均值±标准差表示。* 和 ** 分别表示与对照组相比 $P < 0.05$ 及 $P < 0.01$。(d) Notch1 激活引起的 β-catenin 转录活性增加部分被 EGFR 抑制剂 AG1478 所抑制。U87MG 细胞转染入 LEF/TCF 报告基因,转染(或不转染)入 Notch1,DLL4 质粒后,加入 100 nM EGFR 抑制剂 AG1478。全细胞裂解液用于检测荧光素酶活性。每种处理 3 个复孔。结果以平均值±标准差表示。+表示转染入特定质粒(或加入抑制剂)处理,－代表未转染入特定质粒(或未加入抑制剂)处理

（五）Notch1 激活导致的 β-catenin 和 NF-κB 信号通路的共同作用促进了胶质瘤的细胞的迁移和侵袭能力

在肿瘤样本中 Notch1 信号通路的上调与 EMT 分子 Snail 的表达水平呈正相关，如图 2-81(a)~(c)所示。在 U87MG 细胞中 Notch1 激活导致 β-catenin 和 NF-κB 信号通路增强[图 2-82(a)，图 2-83(a)]，这使得肿瘤细胞的侵袭能力增强。这些结果表明，Notch1 激活的 β-catenin 和 NF-κB 信号可以促进介导 EMT 分子如 Snail 和 vimentin 的上调。如图 2-85(a)、图 2-85(b)所示，在 U87MG 细胞中敲减 β-catenin 或者 P50 都部分地抑制了 NICD 引发的 Snail-1 和 vimentin 表达的上调。然而，敲减 β-catenin 或者 P50 对于 AKT 磷酸化水平没有影响[图 2-85(a)，图 2-85(b)]。图 2-85(c)、图 2-85(d)表明敲减 β-catenin 或者 P50 对胶质瘤的细胞的影响。进一步，real-time PCR 和免疫荧光结果表明一系列分子如 Zeb1，vimentin 和 Snail-1 参与了细胞的迁移和侵袭。过表达 NICD 导致了 Zeb1，vimentin 和 Snail-1 表达水平上调[图 2-85(e)、图 2-85(f)]。而这种效应被敲减 β-catenin 或者 P50 部分地抑制。此外，这种效应被同时敲减 β-catenin 和 P50 或者 AKT 抑制剂完全阻断。接下来我们检测了 β-catenin 和 NF-κB 信号通路对于 Notch 激活引发的胶质瘤的细胞迁移和侵袭的影响。在 U251 和 U87MG 细胞中，阻断 AKT 激活完全抑制了 DLL4 引发的细胞迁移，而敲减 β-catenin 或者 P50 部分地抑制了其效应[图 2-86(a)~(c)]。我们也在 U251 和 U87MG 细胞中检测了 Notch 激活对胶质瘤的细胞侵袭能力的影响。如图 2-86(c)、图 2-86(d)、DLL4 增强了两种细胞的侵袭能力。与迁移相似，β-catenin 和 NF-κB 信号通路对侵袭能力有着各自的影响[图 2-86(d)、图 2-86(e)]。总的来说，增强的 Notch1 信号通过调节 AKT 信号通路增强了胶质瘤细胞的迁移和侵袭能力。

三、讨论

多形性胶质瘤为四级胶质瘤，是最恶性的中枢神经系统肿瘤。之前的研究结果表明 Notch1 信号通路的紊乱与胶质瘤发生相关。然而，Notch1 信号通路与胶质瘤的迁移和侵袭能力的关系仍然不是很清楚。这个研究中，我们发现 Notch1 信号通路促进了胶质瘤的细胞的迁移和侵袭能力，而这种效应是通过 AKT 介导的 β-catenin 和 NF-κB 信号通路增强而导致的[图 2-86(d)]。

Notch 信号通路在不同方面影响了 AKT 信号通路，包括胶质瘤的发生，这在肿瘤样本数据中可以反映出来。恶性肿瘤细胞往往有较强的迁移和侵袭能力，伴随着介导 EMT 分子如 Snail 表达的增强。越来越多的研究表明 AKT 的过度激活会促进肿瘤细胞的迁移和侵袭。在胶质瘤的细胞中 AKT 激活和 Snail 表达的关系暗示了这种可能性。此外，AKT 激活导致的 β-catenin 活性增强加速了肿瘤细胞迁移和侵袭能力。NF-κB 信号通路也发现与细胞迁移和侵袭相关，而 AKT 也能促进这条信号通路增强。如图 2-81(d)所示，细胞核内 P50 和 β-catenin 的水平在胶质肿瘤组织中明显上调，同时 IKKa 和 AKT 相互作用也有增强，这也暗示了增强的 NF-κB 信号通路可能是有过度的 AKT 活化导致的。

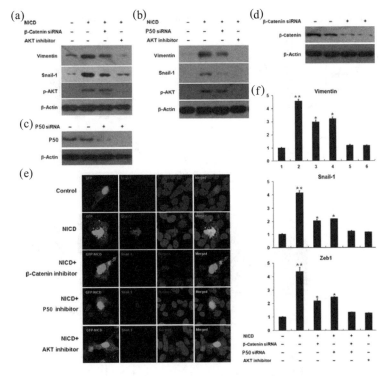

图 2-85　神经胶质瘤的细胞中 Notch1 导致的 β-catenin 和 NF-κB 信号通路增强引起的效应
(a) NICD 引起的 vimentin 和 Snail 蛋白水平表达增多部分被敲减 β-catenin 所抑制。U87MG 细胞转染入相应质粒后,收取全细胞裂解液用于相应蛋白质印迹检测。(b) NICD 引起的 vimentin 和 Snail 蛋白水平表达增多部分被敲减 P50 所抑制。U87MG 细胞转染入相应质粒后,收取全细胞裂解液用于相应蛋白质印迹检测。(c) P50 敲减效率。U87MG 转染入 P50 siRNA 或对照 siRNA。收取全细胞裂解液用于相应蛋白质印迹检测。(d) β-catenin 敲减效率。U87MG 转染入 β-catenin siRNA 或对照 siRNA。收取全细胞裂解液用于相应蛋白质印迹检测。(e) 免疫荧光实验显示抑制 β-catenin 和 NF-κB 信号通路部分阻止了 NICD 引起的 Snail-1 表达的上调。U87MG 细胞转染相应质粒后,加入(或不加)10μM AKT 抑制剂Ⅷ。所有转染细胞均显示 GFP 呈阳性,胞核由 hoechst 33342 染色显示。(f) NICD 引起的 vimentin,Snail-1,zeb1,N-cadherin 在 mRNA 水平表达的上调部分的被抑制 β-catenin 或 NF-κB 信号通路所消减。结果重复 3 次,结果以平均值±标准差表示。* 和 ** 分别表示与对照组相比 $P < 0.05$ 及 $P < 0.01$。β-actin mRNA 表达水平作为内参。+表示转染入特定质粒(或加入抑制剂)处理,−代表未转染入特定质粒(或未加入抑制剂)处理

　　发现 Notch 信号通路激活通过 AKT 促进了 β-catenin 和 NF-κB 信号通路(图 2-82、图 2-83)。AKT 抑制剂对 NICD 引发的 β-catenin 和 P50 的阻断表明 AKT 在这些过程中重要的作用。此外,AKT 抑制剂也阻断了过表达 NICD 促进的 IKK 和 AKT 的相互作用。与之前结果相一致,AKT 抑制剂对于 IKK/AKT 相互作用的阻断表明在胶质瘤中 AKT 通过直接调节 IKK 影响 NF-κB 信号通路。
　　此前的研究表明,Notch 信号在人脑胶质瘤中会导致 EGFR 表达上调,进而有助于 AKT 的激活。在 U87MG 细胞中,Notch1 激活促进了 EGFR 的上调[图 2-84(a)]。

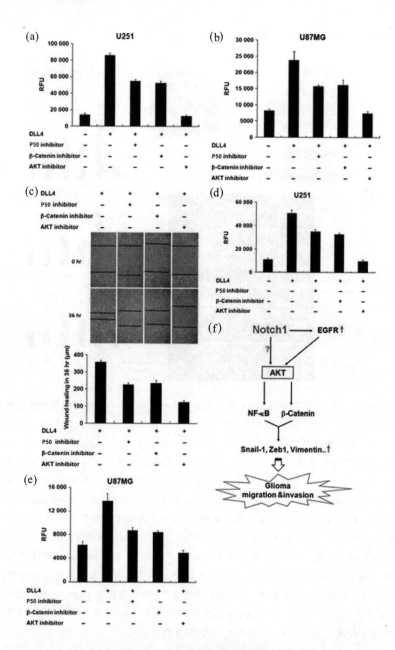

图 2-86　Notch1 信号通路通过 AKT 促进了神经胶质瘤的细胞迁移和侵袭

（a）U251 迁移实验。U251 转染入 DLL4 质粒后种入迁移小室，加入（或不加）P50 抑制剂（NF-κB
P50〔NLS〕 inhibitory peptide set 〔50μg/ml〕），β-catenin 抑制剂 〔β-catenin/TCF 抑制剂，FH535
(15μM)〕或 AKT 抑制剂Ⅷ(10μM)。24h 后，用胰酶将已经迁移的细胞从膜上消化下来，裂解，并用
DNA 染料定量分析。结果重复 3 次，结果以平均值±标准差表示。(b) U87MG 迁移实验。U87MG 转
染入 DLL4 质粒后种入迁移小室，加入（或不加）P50 抑制剂〔NF-κB P50 (NLS) inhibitory peptide set
(50μg/ml)〕，β-catenin 抑制剂〔β-catenin/TCF 抑制剂，FH535(15μM)〕或 AKT 抑制剂Ⅷ(10μM)。
24h 后，用胰酶将已经迁移的细胞从膜上消化下来，裂解，并用 DNA 染料定量分析。结果重复 3 次，
结果以平均值±标准差表示。(c) U251 划痕实验。重组人 DLL4 (rDLL4) 固定于细胞培养板上，铺入

U251 细胞,加入(或不加) p50 抑制剂[NF-κB P50 (NLS) inhibitory peptide set (50μg/ml)],β-catenin 抑制剂[β-catenin/TCF 抑制剂,FH535(15μM)]或 AKT 抑制剂Ⅷ(10μM)。图表显示与对照组相比的相对划痕闭合值。图片(放大 100 倍)分别拍摄于划痕后 0h 和 36h,虚线显示上述两个时间点的划痕宽度。(d) U251 细胞侵袭实验。U251 转染入 DLL4 质粒后种入已被包被的迁移小室,加入(或不加入)P50 抑制剂[NF-κB P50 (NLS) inhibitory peptide set (50μg/ml)],β-catenin 抑制剂[β-catenin/TCF 抑制剂, FH535(15μM)]或 AKT 抑制剂Ⅷ(10μM)。24h 后,用胰酶将已经迁移的细胞从膜上消化下来,裂解,并用 DNA 染料定量分析。结果重复 3 次,结果以平均值±标准差表示。(e) U87MG 细胞侵袭实验。U87MG 转染入 DLL4 质粒后种入已包被的迁移小室,加入(或不加)P50 抑制剂[NF-κB P50 (NLS) inhibitory peptide set (50μg/ml)],β-catenin 抑制剂[β-catenin/TCF 抑制剂, FH535(15μM)]或 AKT 抑制剂Ⅷ(10μM)。24h 后,用胰酶将已经迁移的细胞从膜上消化下来,裂解,并用 DNA 染料定量分析。结果重复 3 次,结果以平均值±标准差表示。(f) Notch1 引起的神经胶质瘤细胞迁移及侵袭模式图。在神经胶质瘤细胞中,Notch1 激活通过 AKT 引起的 NF-κB 及 β-catenin 信号通路增强。增强的 NF-κB 及 β-catenin 活性导致 Snail,Zeb1,vimentin 表达上调,促进了细胞迁移及侵袭。+表示转染入特定质粒(或加入抑制剂)处理,-代表未转染入特定质粒(或未加入抑制剂)处理。RFU,相对荧光单位

EGFR抑制剂部分地阻断了 Notch1 激活引发的 AKT 活化以及 β-catenin 和 NF-κB 信号通路的增强。这些发现也表明增强的 EGFR 表达以及其激活可能是 Notch1 介导的 AKT 激活中的一部分。然而,在胶质瘤中 EGFR 活性增强的因素有很多种。之前有研究表明增强的 Notch 信号通路可以通过下调 PTEN 从而激活 AKT。而 PTEN 是 PI3K 的抑制蛋白。因此,我们假设 Notch1 激活可能通过很多方式导致 AKT 激活,包括 p53/EGFR 和 HES1。在胶质瘤中其他激活 AKT 的方式有待于进一步研究。

肿瘤样本的研究表明 Notch1 激活与 Snail 表达的关系。在 U87MG 细胞中过表达 NICD 导致了 vi-mentin,Snail 和 zeb1 表达的上调, 这也表明 Notch 信号通路激活会促进胶质瘤细胞迁移和侵袭。此外,敲减 β-catenin 和 P50 表明 β-catenin 和 NF-κB 信号通路各自介导了 Notch1 引发的胶质瘤的细胞迁移和侵袭能力的增强。而值得注意的是,AKT 在 Notch1 对胶质瘤的细胞迁移和侵袭能力促进上非常关键,这反映在 AKT 抑制剂完全阻断了 Notch1 引发的这方面效应。此外,因为敲减 β-catenin 或者 P50 对于 NICD 引起的 AKT 激活都没有影响, 推断在胶质瘤细胞的迁移和侵袭中,β-catenin 和 NF-κB 信号通路是 AKT 信号通路的下游。

总之,Notch1 活化与 AKT 激活是相关的, 而这些信号通路在胶质瘤迁移和侵袭中增强也表明他们彼此之间的作用在胶质瘤发生中的作用[图 2-86(f)]。Notch1 活化通过影响 AKT 增强 β-catenin 和 NF-κB 信号通路促进了胶质瘤细胞的迁移和侵袭[图 2-86(f)]。这个研究可能对于治疗胶质瘤患者手段的发展有着重要的启发和指导作用。

(葛建伟)

参 考 文 献

1. Ohgaki H. Epidemiology of brain tumors. *Methods Mol Biol*, 2009, 472: 323~342

2. Ohgaki H, Kleihues P. Epidemiology and etiology of gliomas. *Acta Neuropathol*, 2005, 109(1): 93~108

3. Kanu O O, Hughes B, Di C, et al. Glioblastoma Multiforme Oncogenomics and signaling pathways. *Clin Med Oncol*, 2009, 3: 39~52

4. Stupp R, Mason W P, van den Bent M J, et al. Radiotherapy plus concomitant and adjuvant temozolomide for glioblastoma. *N Engl J Med*, 2005, 352(10): 987~996

5. Stylli S S, Kaye A H. Photodynamic therapy of cerebral glioma－a review. Part Ⅱ－clinical studies. *J Clin Neurosci*, 2006, 13(7): 709~717

6. Van Meir E G, Hadjipanayis C G, Norden A D et al. Exciting new advances in neuro-oncology:the avenue to a cure for malignant glioma. *CA Cancer J Clin*, 2010, 60(3): 166~193

7. Kopan R, Ilagan M X. The canonical Notch signaling pathway: unfolding the activation mechanism. *Cell*, 2009, 137(2): 216~233.

8. Fortini M E. Notch signaling: the core pathway and its posttranslational regulation. *Dev Cell*, 2009, 16(5): 633~647

9. Zhao N, Guo Y, Zhang M, et al. Akt-mTOR signaling is involved in Notch－1－mediated glioma cell survival and proliferation. *Oncol Rep*, 2010, 23(5): 1443~1447

10. Jiang L, Wu J, Chen Q, et al. Notch1 expression is upregulated in glioma and is associated with tumor progression. *J Clin Neurosci*, 2011, 18(3): 387~390

11. Chigurupati S, Venkataraman R, Barrera D, et al. Receptor channel TRPC6 is a key mediator of Notch-driven glioblastoma growth and invasiveness. *Cancer Res*, 2010, 70(1): 418~427

12. Xu P, Qiu M, Zhang Z, et al. The oncogenic roles of Notch1 in astrocytic gliomas in vitro and in vivo. *J Neurooncol*, 2010, 97(1): 41~51

13. Sahlgren C, Gustafsson M V, Jin S, et al. Notch signaling mediates hypoxia-induced tumor cell migration and invasion. *Proc Natl Acad Sci U S A*, 2008, 105 (17): 6392~6397

14. Leong K G, Niessen K, Kulic I, et al. Jagged1-mediated Notch activation induces epithelial-to-mesenchymal transition through Slug-induced repression of E-cadherin. *J Exp Med*, 2007, 204(12): 2935~2948

15. Purow B W, Sundaresan T K, Burdick M J, et al. Notch-1 regulates transcription of the epidermal growth factor receptor through p53. *Carcinogenesis*, 2008, 29 (5): 918~925

16. Hollander M C, Blumenthal G M, Dennis P A. PTEN loss in the continuum of common cancers, rare syndromes and mouse models. *Nat Rev Cancer*, 2011, 11(4): 289~301

17. Pao W, Girard N. New driver mutations in non-small-cell lung cancer. *Lancet Oncol*, 2011, 12(2): 175~180

18. Han S P, Kim J H, Han M E, et al. SNAI1 is involved in the proliferation and migration of glioblastoma cells. *Cell Mol Neurobiol*, 2011, 31(3): 489~496

19. Moreno-Bueno G, Portillo F, Cano A. Transcriptional regulation of cell polarity in EMT and cancer. *Oncogene*, 2008, 27(55): 6958~6969

20. Micalizzi D S, Farabaugh S M, Ford H L. Epithelial-mesenchymal transition in cancer: parallels between normal development and tumor progression. *J Mammary Gland Biol Neoplasia*, 2010, 15(2): 117~134

21. de Herreros A G, Peiro S, Nassour M, et al. Snail family regulation and epithelial mesenchymal transitions in breast cancer progression. *J Mammary Gland Biol Neoplasia*, 2010, 15(2): 135~147

22. Lamouille S, Derynck R. Emergence of the phosphoinositide 3-kinase-Akt-mammalian target of rapamycin axis in transforming growth factor-beta-induced epithelial-mesenchymal transition. *Cells Tissues Organs*, 2011, 193(1~2): 8~22

23. Larue L, Bellacosa A. Epithelial-mesenchymal transition in development and cancer: role of phosphatidylinositol 3′ kinase/AKT pathways. *Oncogene*, 2005, 24(50): 7443~7454

24. Fang D, Hawke D, Zheng Y, et al. Phosphorylation of beta-catenin by AKT promotes beta-catenin transcriptional activity. *J Biol Chem*, 2007, 282(15): 11221~11229

25. Katoh M, Katoh M. Cross-talk of WNT and FGF signaling pathways at GSK3beta to regulate beta-catenin and SNAIL signaling cascades. *Cancer Biol Ther*, 2006, 5(9): 1059~1064

26. Hu T, Li C. Convergence between Wnt-beta-catenin and EGFR signaling in cancer. *Mol Cancer*, 2010, 9: 236

27. Schmalhofer O, Brabletz S, Brabletz T. E-cadherin, beta-catenin, and ZEB1 in malignant progression of cancer. *Cancer Metastasis Rev*, 2009, 28(1~2): 151~166

28. van Zijl F, Zulehner G, Petz M, et al. Epithelial-mesenchymal transition in hepatocellular carcinoma. *Future Oncol*, 2009, 5(8): 1169~1179

29. Polette M, Mestdagt M, Bindels S, et al. Beta-catenin and ZO−1:shuttle molecules involved in tumor invasion −associated epithelial −mesenchymal transition processes. *Cells Tissues Organs*, 2007, 185(1~3): 61~65

30. Mongroo P S, Rustgi A K. The role of the miR−200 family in epithelial-mesenchymal transition. *Cancer Biol Ther*, 2010, 10(3): 219~222

31. Ozes O N, Mayo L D, Gustin J A, et al. NF-kappaB activation by tumour necrosis

factor requires the Akt serine-threonine kinase. *Nature*, 1999, 401:82~85

32. Romashkova J A, Makarov S S. NF-kappaB is a target of AKT in anti-apoptotic PDGF signalling. *Nature*, 1999, 401(6748): 86~90

33. Hsieh H L, Wang H H, Wu W B, et al. Transforming growth factor-beta1 induces matrix metalloproteinase−9 and cell migration in astrocytes: roles of ROS-dependent ERK-and JNK-NF-kappaB pathways. *J Neuroinflammation*, 2010, 7: 88

34. Maier H J, Schmidt-Strassburger U, Huber M A, et al. NF-kappaB promotes epithelial-mesenchymal transition, migration and invasion of pancreatic carcinoma cells. *Cancer Lett*, 2010, 295(2): 214~228

35. Bronte G, Terrasi M, Rizzo S, et al. EGFR genomic alterations in cancer: prognostic and predictive values. *Front Biosci (Elite Ed)*, 2011, 879~887

36. Bhola N E, Grandis J R. Crosstalk between G-protein-coupled receptors and epidermal growth factor receptor in cancer. *Front Biosci*, 2008, 13: 1857~1865

37. Palomero T, Sulis M L, Cortina M, et al. Mutational loss of PTEN induces resistance to NOTCH1 inhibition in T-cell leukemia. *Nat Med*, 2007, 13(10): 1203~1210

38. Gutierrez A, Look A T. NOTCH and PI3K-AKT pathways intertwined. *Cancer Cell*, 2007 Nov; 12(5): 411~413

第三部分　脑血管疾病

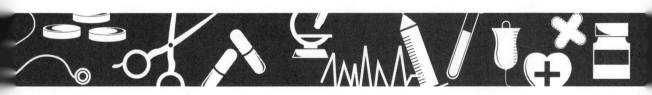

颅内复杂性动脉瘤的外科治疗

颅内动脉瘤(intracranial aneurysm)是由于局部血管异常改变产生的脑血管瘤样突起,为自发性蛛网膜下隙出血的最常见病因。颅内动脉瘤可见于任何年龄,以50~69岁多发,女性较男性多发。其发病急、症状重、无明显先兆、病死率和致残率均较高,首次出血的致死率接近40%,在生存者中仍有近50%患者遗留不可逆神经功能损害,严重危害了人类的生命安全。尤其是颅内复杂性动脉瘤,临床治疗更为棘手,其治疗策略尚无统一标准。本书介绍近年来颅内动脉瘤的病因及其发病机制和复杂性动脉瘤外科治疗的进展。

一、病因与发病机制研究进展

颅内动脉瘤的病因与发病机制尚不完全清楚,可能是一个多因素过程。血流应力是其中关键环节,在动脉分叉或弯曲部位,长期高血流应力的作用导致动脉壁发生细胞和细胞外基质的退变,抗张性能下降,形成动脉瘤。高血压、吸烟、嗜酒和绝经也是其发生的危险因素,可加重这一过程。炎性反应加重血管塑形,在部分患者中可能存在可导致血管细胞外基质结构异常的遗传性易感基因,从而促进动脉瘤的发生。

颅内动脉瘤形成后,血流从远侧壁流入瘤颈,从近侧壁流出,在瘤体内形成涡流,这种血流方式将产生两种生物效应:高切应力梯度和血流停滞。高切应力梯度可导致内皮细胞基因表达改变,导致血流停滞,血管呈低压力状态,促进动脉粥样硬化、血栓形成及炎性反应。这种炎性细胞浸润和炎性因子的分泌,将进一步加重血管塑形的过程,加重细胞外基质的降解,使动脉瘤体扩大。一般情况下,动脉壁受到的血流应力包括三种:压力、切应力和张应力。通过研究动脉不同部位的切应力发现:在动脉侧支分叉部位,最大切应力位于分支口的远侧壁;在动脉末端分叉部位,分叉尖端是最大切应力部位;在动脉弯曲部位,外侧壁是切应力最大部位;以上这些部位都是动脉瘤的常发部位。一般认为,切应力是动脉瘤形成的原动力。近年来,许多学者试图从血流应力角度来找到问题的答案。理论上讲,如果血管直径与分叉角度遵循最小功理论,那么管壁受到的切应力最小,但是对颅内动脉研究发现,大脑中动脉的分叉角度很接近按最小功理论计算而得的理论角度值,而颈内动脉末端分叉角度却远低于理论值。持续的血流应力,特别是持续高血流可以导致血管塑形,以降低管壁的切应力至生理水平。内皮细胞可以感应血流应力的作用,将之转化为细胞内电生理和生化反应,通过细胞内信号传导,引起基因表达的变化,进而导致管壁的生物学改变。目前研究已发现有内皮细胞的受损、平滑肌细胞凋亡、基质金属蛋白酶(MMP)的异常表达和细胞外基质的降解。随着基因芯片技术的兴起,动脉瘤壁与正常动脉的基因差异表达,以及在细胞外基质相关基因、组织免疫和炎性相关基因和信号传导相关基因等方面将得到更广泛全面的结果。

颅内动脉壁是一个活化器官,由内膜、中膜和外膜三层结构组成。内膜是由内皮细胞及其下的基底膜组成。内皮细胞膜上有Ⅳ型胶原蛋白的识别位点,并有可与非胶原糖蛋白相识别的整联蛋白受体,这样使内皮细胞和管壁结缔组织之间粘连固着。其基底膜是由Ⅳ型胶原蛋白和一些大分子的非胶原糖蛋白(包括层粘连蛋白、纤连蛋白和黏蛋白)构成。中膜主要由内弹力层、平滑肌细胞及其周围的胶原纤维组成。内弹力层主要是弹性纤维,其由弹性蛋白构成;而胶原纤维是由胶原蛋白的赖氨酸与羟赖氨酸残基之间在赖氨酸氧化酶作用下形成共价交联而构成的。动脉壁上的胶原蛋白有Ⅰ、Ⅲ、Ⅳ、Ⅴ和Ⅵ型,其中Ⅰ型和Ⅲ型占胶原蛋白总量的80%~90%,Ⅲ型胶原蛋白是形成动脉壁抗张性能的主要因素。外膜是由成纤维细胞和部分胶原纤维组成。在动脉瘤形成过程中,基质金属蛋白酶参与了动脉壁内膜的破坏,基质金属蛋白酶是一个锌和钙依赖性的内肽酶家族,是降解胶原蛋白、弹性蛋白和非胶原糖蛋白的主要蛋白酶,其活性受多种因素调节,与特异性的基质金属蛋白酶组织抑制因子(tissue inhibitor of matrix metalloproteinase,TIMP)形成非活性的复合物。在正常动脉壁上,MMP 和 TIMP 的共存,维持组织结构的代谢平衡,代谢的急性和慢性变化可以产生动态的塑形过程。

颅内动脉瘤病因与发病机制中可能存在遗传因素,与之相关的遗传性结缔组织疾病较多,常见的是常染色体显性遗传多囊肾病和 Ehlers-Danlos 综合征Ⅳ型。近年来,研究认为Ⅲ型胶原蛋白,MMP-9、TIMP-1、TIMP-2、TIMP-3 基因多态性也与之有关。尤其是单核苷酸多态性研究含有基因多态性的信息更多,更具说服力。研究已证实,中国人 APOA 基因多态性与动脉瘤发生有关,但未找到确切易感基因。

二、术前影像学检查

头颅 CT、CT 血管造影(CTA)、磁共振血管造影(MRA)和数字减影血管造影(DSA)等,有助于了解血管解剖及其与颅底结构的关系,可充分认识手术治疗的风险程度,以供选择适合手术的患者,充分预计术中遇到的困难及其相应对策。特别是颅内复杂性动脉瘤,常需要两种手段联合处理。

(一)头颅 CT

是蛛网膜下隙出血最直接的检查手段,阳性率达 95%,血液在蛛网膜下隙内呈高密度影,分布在脑底诸池和脑沟内,部分沿大脑镰和小脑幕扩展。血液分布的情况常有助于判断动脉瘤的部位,如大脑中动脉瘤破裂后血液常积聚在外侧裂,有的破入额叶或颞叶形成脑内血肿;前交通动脉瘤破裂,血液常积聚于终板池,并可进入透明隔或额叶的内侧形成血肿;基底动脉分叉部动脉瘤破裂后血液常积聚于大脑脚间池、环池、第三脑室或破入脑干中;小脑后下动脉瘤破裂后血液分布于小脑延髓池或进入第四脑室。根据 CT 上出血部位判断动脉瘤位置仅可作为一种参考。

(二) CT 血管造影

可以显示动脉瘤的形态与周围邻近结构,同时能够发现血管壁及瘤颈钙化,清晰显示动脉瘤处动脉分叉自瘤体发出情况,对动脉瘤的总检出率为 85%~98%。其诊断颅内动脉瘤的敏感性大于 95%,显示的最小动脉瘤的直径为 2mm。CTA 的优势在于:图像清晰,准确可靠,安全简便,适合于病情危重、Hunt 分级 Ⅲ 级以上的不宜早期行数字减影血管造影检查的患者。在临床工作中,CT 血管造影常用于颅内动脉瘤的诊断和随访及高危人群筛查。对于中、小型动脉瘤 CT 血管造影也比磁共振血管造影显示得更清楚,在某种程度上可替代数字减影血管造影或磁共振血管造影。禁忌证为:肾衰竭、碘对比剂过敏。并发症为:肾衰竭、大剂量辐射、静脉注射部位潜在刺激和(或)静脉炎等。

(三) 磁共振血管造影

可展示多根血管不同角度的影像,其敏感性为 69%~100%,特异性为 75%~100%。禁忌证为:体内有金属植入物、幽闭恐怖症、生命体征不稳定。无相关并发症。因此,较适合作为一种筛选工具,尤其是在动脉瘤患病率很高的患者人群中。

(四) 数字减影血管造影

数字减影血管造影包括 2D-DSA 和 3D-DSA,能清楚地显示动脉瘤的大小、形态、部位、数量及有否动脉痉挛及其部位,载瘤动脉与其他血管的关系,可同时观察是否伴有其他脑血管畸形。对微小脑动脉瘤亦能较好显示,明显优于 CT 血管造影和磁共振血管造影,是诊断颅内动脉瘤的"金标准"。对于颅内动脉瘤可疑者,CT 血管造影、磁共振血管造影检查阴性,可加做数字减影血管造影检查进一步明确。其禁忌证:造影剂过敏。并发症包括短暂性脑缺血发作(TIA)、缺血性脑梗死等,发生率约为 5%,总的神经疾病发生率约为 1%,永久神经功能缺损发生率约为 0.5%,因其有创性及风险性,难以作为筛查工具。

(五) 球囊闭塞试验

球囊闭塞试验(balloon occlusion test,BOT)是利用不可脱球囊试验性阻断颅内主要的供血动脉,常被用来判断动脉被阻断后的脑组织耐受性、颅内血流动力学的改变和是否可以耐受动脉闭塞治疗以及动脉临时阻断的时间限制,为治疗中选择合理方案提供依据。对于显示无法耐受或侧支代偿不良的患者,直接闭塞相应动脉可引起脑缺血的严重后果。适应证主要包括:①颅内动脉瘤行载瘤动脉闭塞术前的评估;

②巨大动脉瘤手术夹闭时需要暂时阻断载瘤动脉;③在介入治疗中可能引起颈内动脉或基底动脉破裂,需阻断动脉主干。

(六) 经颅多普勒超声

操作简单、方便,其检测动脉瘤的敏感性为 80%~87%,而特异性可高达 100%,无禁忌证和并发症。一般用于对于经颅多普勒超声(TCD)检查能很容易确定动脉瘤的已知动脉瘤患者。

三、颅内复杂性动脉瘤外科治疗

颅内复杂性动脉瘤是指由于位于某些特殊的解剖部位、动脉瘤外形不规则、瘤体巨大或极小、动脉瘤腔内存有血栓及钙化等因素而给外科手术治疗带来相当困难的动脉瘤,本文主要讨论以下三种情况:①床突旁动脉瘤;②巨大动脉瘤;③多发动脉瘤。治疗复杂性动脉瘤术前详尽周密的手术方案制定至关重要,术前应确定手术入路、术中暴露范围,针对特殊解剖部位的动脉瘤常需应用颅底外科技术显露,如颅内动脉(ICA)近端动脉瘤可采用前床突切除、基底动脉高位分叉顶端动脉瘤可采用扩大翼点入路、基底动脉低位分叉顶端动脉瘤可采用岩骨内侧切除、椎动脉交汇端动脉瘤则可应用远外侧经髁入路等,切除颅底骨质,为手术提供更直接、更短的手术入路并减少脑牵拉。术前需明确瘤体与载瘤血管、穿支血管的关系并评估侧支循环的功能。所有复杂性动脉瘤术中均需注意脑保护,术中 Doppler、术中置管和术后造影对检查动脉瘤是否夹闭完全、载瘤血管是否通畅,预防误夹或血管狭窄尤为重要。

(一) 床突旁动脉瘤外科治疗

床突旁动脉瘤是指位于颈内动脉近环(前床突下表面的硬脑膜内层向内环状围绕颈内动脉形成近环)至后交通动脉起始部之间的动脉瘤。这一区域解剖结构复杂,外科治疗对神经外科医师极具挑战。随着显微外科技术和血管内治疗技术的飞速发展,病死率已显著下降。近年来,临床上越来越倾向于由神经外科医师和介入医师联合治疗床突旁动脉瘤。按照 Al-Rodhan 分类标准:Ⅰa 型垂体上动脉瘤和Ⅱ型眼动脉瘤指向上方,适合手术夹闭;其余类型,尤其是Ⅲ型颈动脉窝动脉瘤适于血管内治疗。后来 Chen 等提出了新的分类方法并以此来制订治疗方案。将床突旁动脉瘤分为三类:①眼动脉上动脉瘤,其又分为两种:Ⅰa 指向上方、上内侧和上外侧;Ⅰb 指向后下侧;②起源于眼动脉和颈内动脉交界处,指向上方、上内侧和上外侧;③起源于眼动脉和近环之间。其中,第一、二类适合手术夹闭,第三类适合血管内治疗。

显微手术直接夹闭是治疗床突旁动脉瘤的重要方法,手术目的是消除发生或再发蛛网膜下隙出血的风险,并通过解除占位效应阻止视觉功能的进一步损害,改善受累的脑神经功能,同时保持颈内动脉及其分支通畅(图 3-1)。手术步骤包括入路选择、磨除前床突、分离动脉瘤、临时阻断载瘤动脉、夹闭动脉瘤等。

(1) 手术入路　同侧标准翼点或扩大翼点入路是最常用的手术入路。

(2) 磨除前床突　术中为降低视神经损伤风险,缩短操作时间,常采用硬脑膜外

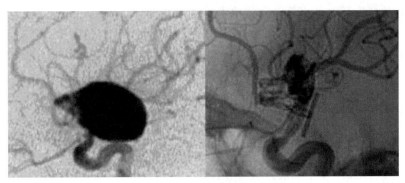

图 3-1 床突旁动脉瘤手术夹闭前后

磨除前床突,同时可减少骨屑对硬脑膜下的污染,但遇到下列情况时,应该选择硬脑膜内方法:①动脉瘤侵蚀前床突或大动脉瘤恰好位于其下方;②前、中床突骨性融合构成颈动脉床突孔,建议术前需行头部 CT 扫描以了解是否存在上述变异情况。

(3)动脉瘤的分离 通常需彻底分离床突旁动脉瘤,以免在动脉瘤夹闭过程中出现瘤颈残留。位于后壁的床突旁动脉瘤,常与海绵窦上壁粘连;位于内侧者,可能和视神经或鞍膈硬脑膜粘连;位于床突段颈内动脉内侧者,常与蝶骨内侧即海绵窦内侧壁以及视神经粘连。因此,在夹闭动脉瘤之前,通常需要分离眼动脉,以使颈内动脉和内侧床突旁动脉瘤移位。在动脉瘤顶侵入海绵窦时,必须打开远环,有时为了控制海绵窦出血还需打开近环。

(4)阻断载瘤动脉的方法 ①最早问世的也是最实用的方法是在颈部分离出颈内或颈总动脉,以备术中需要时给予阻断;②可在瘤颈近端放置一枚临时阻断夹,该方法适用于瘤颈不宽且近端容易暴露的较小动脉瘤;③对于较大或巨大的动脉瘤,瘤体不规则,对邻近骨质有侵蚀,可采用动脉瘤孤立加回吸收技术。阻断动脉瘤近端颈内动脉后,放置临时阻断夹夹闭动脉瘤远端,即可达到孤立动脉瘤的效果。

(5)动脉瘤的夹闭 一般情况下,动脉瘤壁较厚,常伴有动脉粥样硬化,而载瘤动脉壁相对较薄,为了防止动脉瘤夹在动脉压力下滑脱,需要放置 2 枚以上动脉瘤夹,当夹闭较大或巨大动脉瘤时,需使用穿通夹。

(6)近端阻断颈动脉联合颅内外血管旁路移植手术 临床常用近端阻断颈内动脉联合颅内外血管旁路移植术治疗无法直接夹闭或栓塞的动脉瘤。以下的动脉瘤在造影过程中应行球囊闭塞试验:经术前数字减影血管造影证实,部分瘤颈硬化、钙化,或由于颈内动脉成为动脉瘤的一部分而导致瘤颈难以确定的动脉瘤;宽颈动脉瘤;无瘤颈的动脉瘤,如梭形动脉瘤、囊梭形动脉瘤;从动脉瘤本身或瘤颈发出重要分支的动脉瘤;症状性夹层动脉瘤;难治性动脉瘤需要永久闭塞载瘤动脉,但侧支循环不良者;外科手术无法到达的动脉瘤,如巨大的海绵窦段动脉瘤等。BOT 需要系统性降低血压,并行单光子发射计算机断层摄影(SPECT)检查,以评价患者在颈动脉闭塞后的耐受能力以及是否需接受旁路移植手术。如果患者能够耐受 BOT 试验,并且单光子发射计算机断层摄影没有发现灌流缺损,则可永久性阻断动脉瘤近端颈动脉,否则即需行旁路移植术,可通过颞浅动脉-大脑中动脉吻合,也可选择大隐静脉或桡动脉移植行颅内外血管旁路移植术。

(7) 血管内治疗　随着血管内治疗技术的飞速发展,血管内治疗可明显降低床突旁动脉瘤致残率和致死率,是手术治疗之外的良好选择,是一种安全、有效的治疗方法并可缩短住院时间。血管内治疗技术与显微外科技术联合用以治疗复杂性颅内动脉瘤,尤其是那些采用单一方法治疗失败的动脉瘤,可降低手术风险并改善疗效。

目前,对床突旁动脉瘤的手术疗法已经趋向成熟。近年来,由于血管内治疗的技术进步很快,覆膜支架应用于颅内血管并取得良好治疗效果。总之,对于床突旁动脉瘤的治疗,应根据患者术前影像学资料进行充分评估,综合应用各种处理手段,制定个性化的治疗方案,并于术中根据情况及时调整策略,为患者提供最优化的治疗。

(二) 颅内巨大动脉瘤外科治疗

颅内巨大动脉瘤是指最大直径≥25mm 的动脉瘤, 占颅内动脉瘤的 3%~5%,好发于颈内动脉-眼动脉、颈内动脉-后交通动脉、颈内动脉海绵窦段、大脑中动脉主干、基底动脉和前交通动脉等处,是一种致残、致死率较高的脑血管疾病。临床上常以占位效应为首发症状,因其体积大、瘤颈宽、瘤腔内常有血栓形成和术中易破等特点,临床治疗较为棘手(图 3-2)。对于颅内巨大动脉瘤治疗策略,国内外尚无统一标准,最理想治疗策略是借助术前影像学资料,分析动脉瘤解剖位置、瘤颈尺寸及其载瘤动脉是否钙化或梭形扩张等因素, 结合术中可能出现的各种问题来综合考虑,为患者制定合理的个性化治疗方案。

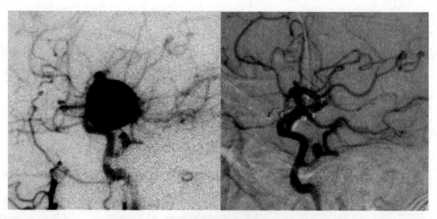

图 3-2　颈内动脉巨大动脉瘤手术前后

目前临床中治疗颅内巨大动脉瘤应用最多的是手术夹闭瘤颈和血管内介入技术(包括颅内支架重建载瘤动脉和应用具有生物活性的弹簧圈栓塞)。对于颅内巨大动脉瘤,因其体积大,遮掩周边重要结构,造成载瘤血管扭曲,且穿支动脉常直接从动脉瘤体发出等因素,均会导致手术夹闭困难,部分病例需重建载瘤动脉。有国外临床研究显示,血管内介入治疗颅内巨大动脉瘤,术后复发率高,完全闭合率较低。考虑到手术夹闭和血管内介入治疗颅内巨大动脉瘤时,常常难以获得满意疗效。因此在临床治疗中,常阻断载瘤动脉或孤立动脉瘤,为确保载瘤动脉远端脑组织血液供

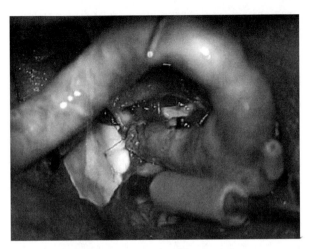

图 3-3　颅内外血管搭桥手术中

应,需行搭桥手术,重建脑血管循环,预防脑缺血发生(图 3-3)。

　　搭桥手术最早是由 Donaphy 和 Yasargil 采用颞浅动脉-大脑中动脉搭桥手术(superficial temporal artery-middle cerebral artery,STA-MCA bypass) 治疗颈动脉闭塞患者,此后该手术方式广泛应用于缺血性脑血管病的预防和治疗。到 1985 年,一项国际性随机研究结果显示,STA-MCA 搭桥手术并不能有效降低缺血及其相关并发症的发生。此后,搭桥手术在缺血性脑血管病方面的临床应用逐渐减少。由于搭桥手术可重建脑血管循环和预防缺血相关并发症,有学者将该术式应用于治疗大脑中动脉和部分颈内动脉动脉瘤,成为早期的分流手术。该术式的缺点是搭桥动脉管径较细,吻合后血供有限。随着动脉瘤手术方式不断完善,颅内外血管搭桥手术(extracranial-intracranial bypass,EC-IC bypass,) 即第二代搭桥手术被应用于颅内动脉瘤的治疗。该手术采用颅外口径较大的血管,如大隐静脉、桡动脉、足背动脉等作为移植血管,弥补了第一代搭桥手术的不足。这些颅外血管取材简单,对身体伤害小,与颅内动脉吻合后,血流量大,能够满足载瘤动脉血流供应,又被称为高流量血管搭桥手术。国外学者临床研究证实,EC-IC 搭桥手术治疗颅内动脉瘤(特别是巨大动脉瘤),临床疗效令人满意。目前 EC-IC 搭桥仍然是颈内动脉床突上段和海绵窦段动脉瘤的首选治疗方法。此后,有学者相继报道了颅内血管搭桥手术(intracranial-intracranial bypass,IC-IC bypass)治疗颅内动脉瘤的临床经验。该手术为第三代搭桥手术,实现了颅内血管相互搭桥,无需颅外移植血管,减少颅外切口,缩短搭桥距离。与颅内外血管搭桥手术相比,颅内血管手术操作相对复杂,例如,颅内外血管搭桥手术行端侧吻合,而颅内血管搭桥手术则需颅内血管在原位侧侧吻合, 在一定程度上增加了手术难度,但该术式更符合解剖学特点,能够较好孤立动脉瘤,保证搭桥血管通畅,手术疗效较好。有研究认为在治疗大脑前动脉、小脑后下动脉、基底动脉顶端和多数大脑中动脉瘤,颅内血管搭桥手术可代替颅内外血管。在颅内动脉瘤治疗中,与颅内外血管搭桥手术相比,颅内血管搭桥手术是否更具优势目前尚缺乏大样本临床资料比较。

　　搭桥手术是治疗颅内巨大动脉瘤的有效方法,可避免术后不可预测的脑缺血发生,手术适应证是术前慎重考虑的问题。术前球囊闭塞试验阳性,常规手术夹闭难以获得满意疗效,则考虑行搭桥手术。以往认为,球囊闭塞试验耐受良好者,闭塞载瘤动脉,可不行搭桥手术。考虑到脑血流代偿能力并不能准确判断术后缺血的发生,球囊闭塞试验耐受良好的患者同样存在缺血症状,因此临床上搭桥手术的指征较为宽松。目前国内学者趋向于在颅内动脉瘤治疗中,需永久闭塞载瘤动脉时,均应考虑搭桥手术。在手术夹闭或血管内介入治疗动脉瘤时,需长时间阻断颅内血管,也可行搭桥手术,预防脑缺血发生。

回顾过去,国内神经外科医师推荐采用高流量颅内外动脉搭桥手术治疗颅内巨大动脉瘤,其中因桡动脉内膜完整一致、易于缝合、流量适中等优点在搭桥手术中应用最多。在临床治疗中,搭桥手术常见的问题是搭桥血管阻塞,主要见于肝素化不足或吻合处狭窄及由此造成相应区域脑组织供血不足,故术后保持搭桥血管畅通是手术成功的关键。术后应严密观察病情变化,常规行血管超声或全脑血管造影检查,发现搭桥血管闭塞,应及时再次手术取栓,保证搭桥血管通畅。为避免肝素化不足,在围手术期常需定期检查患者出凝血时间,判断是否已有充分肝素化,并在搭桥术后至少继续抗凝治疗一年。为确保搭桥手术成功率,有学者提出"双保险"颅内外血管搭桥手术,即在高流量颈外动脉-桡动脉-大脑中动脉搭桥术前,以颞浅动脉-大脑中动脉搭桥术供给到大脑中动脉供血区血流。该手术指征为颈内动脉球囊闭塞试验不耐受,血管造影显示侧支循环差。随着血管吻合技术日趋成熟,产生了一些新的吻合技术, 如准分子激光辅助非闭塞性血管吻合术 (excimer laser-assisted non-occlusive anastomosis,ELANA)因无需临时阻断主要动脉,可减少吻合口狭窄、痉挛和术后脑缺血的发生。已有研究报道,该技术适用于颅内巨大动脉瘤的治疗,在随访期内临床效果满意。搭桥手术联合血管内介入技术是今后颅内巨大动脉瘤治疗的发展方向。

(三) 多发性动脉瘤外科治疗

颅内有 2 个或 2 个以上动脉瘤同时存在即为多发性动脉瘤(multiple intracranial aneurysms,MIA),其发生破裂的机会及其自然病死率明显高于单发动脉瘤,无论是手术还是血管内介入的单一治疗风险都很大。多发性动脉瘤病因可能有局部因素(即多处动脉壁发育性缺陷)和全身因素(即动脉性高压)两种,诸多研究认为遗传因素比动脉硬化危险因素更重要,绝大多数位于颈内动脉系统,少数位于椎-基底动脉系统,且女性多见(图3-4)。其好发部位依次为后交通动脉、大脑中动脉、前交通动脉和眼动脉。

对多发性动脉瘤中已经破裂的动脉瘤应尽早手术治疗,但对未破裂动脉瘤的处理目前尚有较大争议。有研究认为处理未破裂动脉瘤不应仅考虑它的大小,同时要考虑它的形态、位置和患者自身的情况。存在未破裂的动脉瘤,仍然需要对每个动脉瘤进行夹闭。多发性动脉瘤可一期手术或二期手术。有学者认为,破裂动脉瘤夹闭后会引起血流动力学改变,同时术后一些治疗方法(提高血压和扩充血容量等)增加了其他动脉瘤破裂的危险性,因此在病情允许条件下,首先处理破裂出血或有破裂出血倾向的动脉瘤,应尽可能一期手术夹闭所有的动脉瘤。原因为多期手术需多次开

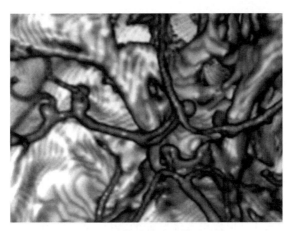

图 3-4 颈内动脉多发性动脉瘤

颅,对脑血管和脑组织的多次操作必然对大脑造成更多损伤,不利于患者预后,同时避免了残留动脉瘤破裂出血的风险。其他学者认为,一期手术处理多个动脉瘤,由于手术操作增多,术后并发症的发生率和手术病死率将会增加,因此主张一期手术夹闭破裂的动脉瘤,二期手术处理其他未破裂的动脉瘤。目前多数学者认为,如情况允许,对出血动脉瘤和所有未出血动脉瘤的处理应尽量一次手术完成;在多发性动脉瘤比较分散,一次手术处理困难的情况下,先处理破裂动脉瘤和力所能及的未破裂动脉瘤,二期手术再处理其他未破裂动脉瘤。至于首次手术的时间,类似单个动脉瘤破裂的处理,即争取在早期完成手术;二期手术原则上也要尽快进行。大多数手术治疗的结果显示,多发性动脉瘤患者的预后基本与单发性动脉瘤相同。GDC 早期血管内栓塞治疗以蛛网膜下隙出血为首发症状的颅内多发性动脉瘤是安全有效的,并应尽可能在一次治疗中将所有动脉瘤栓塞。

术前应根据患者临床症状和头颅影像学检查尽可能准确判断包括破裂动脉瘤在内的所有动脉瘤的部位,选择最合适的手术入路。一般认为,前交通动脉瘤可经同侧或对侧夹闭;部分眼动脉、后交通动脉、颈内动脉终末段也可经双侧夹闭;而大脑中动脉膝部动脉瘤最好选择同侧入路。当单侧前交通动脉瘤合并后交通动脉瘤的患者,可采用额颞扩大翼点入路;单侧前交通动脉瘤合并对侧动脉瘤,根据实际情况可行单侧入路。双侧颈内动脉-后交通动脉瘤患者,若瘤体向载瘤动脉(颈内动脉)内侧突出,可试行对侧入路夹闭。对那些难以同时暴露的双侧动脉瘤,则宜用双侧翼点入路,或冠状切口双侧翼点入路。一侧手术完成后,调整头架位置进行对侧手术。必要时辅以介入栓塞,手术夹闭和介入栓塞动脉瘤不是独立、对立的,应该是相辅相成、互相补充的。根据美国诊疗指南,手术夹闭的适应证为:①Hunt-Hess 分级 Ⅰ 级和 Ⅱ级;②动脉瘤位于前循环的,较表浅的(如位于大脑中动脉分叉部的);③患者年龄较轻,手术耐受性好;④介入失败或困难的,如肿瘤巨大或宽瘤颈等。介入栓塞的适应证为:①Hunt-Hess 分级较高的;②动脉瘤位置较深在的,如位于基底动脉的;③年龄大,手术耐受性较差;④有较合适的瘤颈比和微导管插入条件。对有些困难的实在没法一期手术夹闭的,不要勉强,可以二期处理。

　　手术操作中应按解剖间隙充分开放脑池释放脑脊液,减低脑组织的张力;应注意选择大小合适的动脉瘤夹,沿载瘤动脉缓慢完全夹闭瘤颈;如在分离过程中,遇动脉瘤破裂出血,可用明胶海绵或脑棉压迫,必要时在瘤体远、近端放置临时阻断夹;尽快清除视野中血液,分离出瘤颈放置动脉瘤夹,最后依次取下远端与近端的临时阻断夹。切记阻断时间不应太长,否则可能引起不可逆性脑损伤。手术时显微镜下存有死角,对某些部位的解剖结构没有把握,可导入内镜进行观察,辅助夹闭动脉瘤。神经内镜辅助的眶上锁孔入路(supraorbital keyhole approach,SKA)治疗前循环动脉瘤,创伤小、路径短,减轻了脑牵拉,与标准翼点入路及眶颞入路比较,显露范围及手术致残率并无明显差异,有些位于双侧颈内动脉系统的多发性动脉瘤可行双侧眶上锁孔入路。手术处理和栓塞治疗各有利弊,为了尽可能一期处理所有的多发性动脉瘤,应多种方法灵活运用,根据患者动脉瘤的数目、位置、大小和患者的具体情况,选择最适合的治疗方案。相信随着显微外科技术的日益成熟,血管内治疗技术和材料器械的完善,以及其他技术的发展,诊治颅内多发动脉瘤的水平会不断提高。

　　综上所述,在治疗颅内复杂性动脉瘤中,术前准确的影像学评估、制定个体化治疗方案、确定治疗方式至关重要,可使"复杂"动脉瘤变得相对简单。随着神经外科医师的不懈努力,必将进一步降低手术残死率,开创颅内复杂性动脉瘤治疗的新天地。

(王　勇)

参 考 文 献

1. Huynh-Le P, Natori Y, Sasaki T, et al. Surgical anatomy of the ophthalmic artery:its origin and proximal course. *Neurosurg*, 2005, 57(4 Suppl): 236~241

2. Iihara K, Murao K, Sakai N, et al. Unruptured paraclinoid aneurysms:a management strategy. *J Neurosurg*, 2003, 99(2): 241~247

3. Chen L, Kato Y, Karagiozov K L, et al. Usefulness of a simplified management scheme for paraclinoid aneurysms based on a modified classification. *Cerebrovaac Dis*, 2008, 26(4): 388~396

4. Andaluz N, Beretta F, Bernucci C, et al. Evidence for the improved exposure of the ophthalmic segment of the internal carotid artery after anterior clinoidectomy:morpho-metric analysis. *Acta Neurochir (Wien)*, 2006, 148(9): 971~976

5. Noguchi A, Balasingam V, Shiokawa Y, et al. Extradural anterior clinoidectomy. Technical note, *J Neurosurg*, 2005, 102(5): 945~950

6. Takahashi J A, Kawarazaki A, Hashimoto N. Intradural en-bloc removal of the anterior clinoid process. *Acta Neurochir (Wien)*, 2004, 146(5): 505~509

7. Takahashi T, Suzaki N, Tsugane S, et al. Suction decompression methods for giant internal carotid ophthalmic aneurysms by using revised double lumen balloon catheters. *Acts Neurochir*, 2008, 103(Suppl):9~10.

8. Murakami K, Shimizu H, Matsumoto Y, et al. Acute ischemic complications after therapeutic parent artery occlusion with revascularization for complex internal carotid artery aneurysms. *Surg Neurol*, 2009, 71(4): 434~441

9. Park E K, Ahn J S, Kwon do H, et al. Result of extracranial-intracranial bypass surgery in the treatment of complex intracranial aneurysms:outcomes in 15 cases. *J Korean Neurosurg Soc*, 2008, 44(4): 228~233

10. Jin S C, Kwon do H, Ahn J S, et al. Clinical and radiogical outcomes of endovascular detachable coil embolization in paraelinoid aneurysms: a 10-year experience. *J korean neurosurg Soc*, 2009, 45(1):5~10

11. Lawton M T, Quinones-Hinojosa A, Sanai N, et al. Cornbined microsurgical and endovascular management of complex intracranial aneurysms. *Neurosurg*, 2008, 62(6 Suppl 3): 1503~1515

12. Hongo K, Tanaka Y, Nagashima H, et al. Skull base techniques for multiple aneurysms in the internal carotid juxta-dural ring region. *J Clin Neurosci*, 2001, 8 (Suppl 1): 89~91

13. Ito K, Hongo K, Kakizawa Y, et al. Three-dimensional contrast medium-enhanced computed tomographic cisternography for preoperative evaluation of surgical anatomy of intradural paraclinoid aneurysms of the internal carotid artery: technical note. *Neurosurg*, 2002, 51(4): 1089~1093

14. Gonzalez L F, Walker M T, Zabramski J M, et al. Distinction between paraclinoid and cavernous sinus aneurysms with computed tomographic angiography. *Neurosurg*, 2003, 52(5): 1131~1139

15. Hashimoto K, Nozaki K, Hashimoto N. Optic strut as a radiographic landmark in evaluating neck location of a paraelinoid aneurysm. *Neurosurg*, 2006, 59(4): 880~897

16. Juvcla S. Risk factors for muhiple intracranial aneurysms. *Stroke*, 2000,31:392~397

17. 崔华,王勇,费智敏,等. 微血管多普勒在颅内动脉瘤术中的应用. 中华神经外科杂志, 2007, 23(5):387~388

18. 许百男,孙正辉,周定标,等. 海绵窦及床突旁大型和巨大型动脉瘤的手术治疗. 中华神经外科杂志, 2008, 24(8):563~566

19. 马驰原,吴伟,史继新,等. 床突旁动脉瘤术中吲哚菁绿脑血管造影的应用. 中国微侵袭神经外科杂志, 2007, 12(9):400~402

20. de Oliveira J G, Beck J, Seifert V, et al. Assessment of flow in perforating arteries during intracranial aneurysm surgery using intraoperative near-infrared indocyanine green videoangiography. *Neurosurg*, 2007, 61(3 Suppl): 63~73

21. Saatei I, Cekirge H S, Ozturk M H, et al. Treatment of internal carotid artery aneurysms with a covered stent:experience in 24 patients with mid-term follow-up results. *AJNR*, 2004, 25(10): 1742~1749

颈动脉狭窄的诊断和治疗

脑卒中是严重危害人类健康的主要疾病之一,为全世界第二大死亡原因。在我国,缺血性脑卒中已成为致死和致残的主要病因之一。脑卒中有很多独立的危险因素,如高血压、糖尿病等,这些大多与动脉粥样硬化有关。颈动脉粥样硬化不仅是全身动脉硬化的标志,而且是缺血性脑卒中最重要的病因及危险因素之一。

一、颈动脉狭窄定义和流行病学调查

正常颈总动脉的内径一般为 5~11 mm,颈内动脉的内径为 4~7 mm,颈外动脉略细于颈内动脉,颈动脉分叉常位于(或邻近甲状软骨)第 4 颈椎(C_4)水平,分叉部高可达 C_1 水平,低可至第 2 胸椎水平。

颈动脉狭窄是一种较常见的疾病,尤以动脉硬化性狭窄最为常见,颈动脉内膜增厚脂质堆积形成粥样硬化斑块,管壁进一步增厚突入管腔内最终导致动脉狭窄。颈动脉粥样硬化性狭窄好发于三个主要部位:颈动脉分叉部(BIF)、颈总动脉(CCA)、颈内动脉起始段。颈动脉分叉部是最常发病的部位之一,而颈外动脉(ECA)相对较为少见。颈动脉狭窄程度可以依据血管超声和动脉造影的结果来判断。不同研究部门采用不同的测量方法,国际上常用的测量方法有两种,即北美症状性颈动脉内膜切除术试验协作组(North American Symptomatic Carotid Endarterectomy Trail,NASCET)标准和欧洲颈动脉外科试验协作组(European Carotid Surgery Trail,ECST)标准。两种方法都将颈内动脉狭窄程度分为四级:①轻度狭窄,动脉内径缩小<50%;②中度狭窄,动脉内径缩小 50%~69%;③重度狭窄,动脉内径缩小 70%~99%;④完全闭塞。

心血管健康研究发现,65 岁以上人群中,75%的男性和 62%的女性可检测到颈动脉狭窄,但仅有 7%的男性和 5%的女性其狭窄程度>50%,其发生率和严重程度随年龄的增加而持续增加。柏林老龄化研究 (the Berlin aging study) 是一项以人群中 70~100 岁志愿者为对象的研究,结果显示男性和女性患者颈动脉狭窄≥75%的发病率达 4%。因此, 推测年龄>65 岁的男性和女性中有 5%~10%的人的颈动脉狭窄>50%,大约 1%的人狭窄>80%。

不同种族动脉粥样硬化的部位不同，白种人颈动脉颅外段病变多于颅内病变，而亚洲人和黑人特别是亚洲人颅内血管狭窄较多，颅外相对较少见。

二、颈动脉狭窄与缺血性卒中的关系

颈动脉硬化是脑血管病重要的危险因素之一，当斑块厚度达到一定程度即引起颈动脉狭窄，其引起缺血性卒中的机制有两方面：①斑块脱落形成栓子造成颅内动脉栓塞；②狭窄远端脑血液低灌流状态。因为颈动脉狭窄越重，狭窄处血流加速度越快，远端血流下降越明显，所以脑血液低灌流状态越严重。另外，狭窄段血流加速度越高，相对于斑块的血流切应力作用越大，越容易导致斑块表面破裂并形成新的血栓。栓子脱落后，若上述两种作用机制叠加，则缺血性卒中的危险性更加明显。国外报道，40%的缺血性卒中由颈动脉病变引起，且与狭窄处粥样斑块的稳定性有关。不同程度的颈动脉狭窄引起的缺血性卒中类型和卒中部位也不相同。Goldstein 等研究发现，颈动脉狭窄程度升高 10%，缺血性卒中的危险性增加 26%。在缺血性卒中患者中，大约有半数存在同侧颅外段颈动脉狭窄。同侧颈动脉狭窄≥50%使颈动脉区域 TIA 和卒中的发生率增加 10%~15%，也与急性期和长期卒中的复发关系密切。NASCET 研究发现，在颈动脉狭窄患者，发生卒中的危险性直接与硬化的程度以及出现的症状有关，狭窄程度为 60%~90%的人群中卒中年发病率为 3.2%(>5 年随访)，其中狭窄程度为 60%~74%的患者中同侧卒中年发病率为 3.0%，狭窄 75%~94%的患者为 3.7%，狭窄 95%~99%的患者中则降为 2.9%，颈动脉完全闭塞的患者中仅为 1.9%。

目前国内尚无这方面大规模的流行病学调查，但有一些临床研究发现，缺血性卒中患者中动脉狭窄占 44.23%，狭窄≥50%的占 26.3%，与以往的报道基本相符。颈动脉狭窄患者进展性卒中发生率为 28.1%，颅内外血管正常者进展性卒中发生率为 19.3%，两者差异有统计学意义；且随着狭窄程度的加重，进展性卒中的危险度呈上升趋势，尤其是重度狭窄者，进展性卒中的发生率是中度狭窄者的 3.026 倍。台湾学者研究发现，在中国人中，30%的大脑梗死患者其颈动脉狭窄≥50%。

三、颈动脉狭窄的筛查和诊断

超声检查、数字减影血管造影、磁共振血管造影、螺旋 CT 血管造影可准确判断颈动脉狭窄的部位、程度及斑块大小性质的情况。

(一) 颈动脉的超声检查

用于检测颈动脉狭窄的超声仪器种类有很多，其中主要有二维超声、经颅多普勒超声和双功经颅彩色多普勒超声(TCCD)。颈部二维超声能检测颈动脉内膜、管腔和内膜斑块情况。有学者对症状性颈动脉狭窄患者进行超声研究，以 DSA 结果为标准，超声检查的敏感性为 88%，特异性为 76%。彩色多普勒超声不仅可以显示血管的走行、管腔大小、内-中膜厚度，管腔内有无动脉粥样硬化斑块、斑块的形态、大小、分布及回声情况，对斑块形状和性质的判定要优于数字减影血管造影和 CT 血管造影，还可了解血管周围情况，并能通过彩色多普勒血流显像及频谱多普勒测量，了解血流分布、充盈状态及血流速度,评价病变程度,为临床提供可靠的诊断和治疗依据。经颅多普勒超声主要用于检测 Willis 环侧支循环程度和功能状态,若侧支循环良好可以减少梗死危险以及颈动脉内膜切除术或支架治疗的风险,可为临床选择治疗方案提供帮助。然而超声图像相对于 CT 血管造影和磁共振血管造影来说,空间分辨率和对比分辨率有限,而且超声对于某些颈动脉高位分叉型的患者存在困难,超声图像的显示和判断与操作者的技术熟练程度和临床经验有一定关系。血管腔内超声(IVUS)是近年来发展起来血管病变的一种新的诊断手段,可观察到 360°血管横截面图像,能清晰显示血管壁及粥样硬化斑块的形态学特征;同时能精确测量血管腔径及截面积,判断血管狭窄程度。临床已有的经验表明其具有直观、准确等优点,具"活体组织学"检查之称,常可用于支架术中评估支架贴壁情况的有效手段。

(二) 螺旋 CT 血管造影

近年来,CT 血管造影技术也越来越趋于成熟。该技术被广泛地应用到颈动脉狭窄的诊断中。它的主要方法是经静脉注入含碘对比剂,然后在颅外颈内动脉部位作快速、连续、薄层 CT 扫描,再利用计算机重建技术获得血管造影图像。日前用于 CT血管造影三维成像的主要方法有:表面遮蔽显示(SSD)、最大密度投影(MIP)、多层面重建(MPR)技术、容积再现(VR)技术等。它的主要优点在于:①采用三维成像技术所得到的图像与血管造影图像类似,清晰度好,且可以从不同的角度显示血管结构;②在显示血管壁钙化方面有其独特优势,可以在同一断面上显示增强血流、附壁血栓和钙化斑块,并可对不稳定性斑块做出初步评价;③成像速度快,不受搏动、吞咽等影响。CT 血管造影对中重度颈动脉狭窄(颈动脉狭窄>70%)的诊断与数字减影血管造影具有很好的相关性,与数字减影血管造影比较,其敏感性为 92%~100%,特异性为 92%~96%,CT 血管造影与数字减影血管造影一致率为 85%。CT 血管造影检查的缺点主要有以下几方面:①在诊断颈动脉严重狭窄患者时由于所采集的数据过少,重建显示的血流比实际要小,所测得的狭窄率比实际要大,有夸大狭窄的倾向。②CT血管造影检查亦有 X 线辐射及需要使用含碘对比剂,故对碘过敏的患者及甲状腺功能亢进患者不能应用此项检查。

(三) 磁共振血管造影(MRA)和斑块磁共振成像

磁共振血管造影是一种无创性血管造影技术,它是利用磁共振的流空效应使血管成像,有时间飞越法磁共振血管造影(TOF-MRA)、三维快速增强磁共振血管造影(CE-MRA)等方法。磁共振血管造影可用于颅外和颅内颈内动脉的狭窄和闭塞的检查,对动脉闭塞的检出,磁共振血管造影与数字减影血管造影高度一致。磁共振血管造影对严重颈动脉狭窄评估准确率达 98%,轻度狭窄准确率为 60%。因此,磁共振血管造影适用于颈内动脉病变的诊断、随访和为介入治疗提供定位依据并对手术疗效做评价。CE-MRA 显示颈动脉粥样斑块及轻度狭窄不如数字减影血管造影,而对狭窄>50%具有较大意义,其敏感度、特异度和准确度分别为 82%,74%和 77%。最佳的影像学方法不仅能诊断斑块,且能区分斑块的稳定性,最终可用于高危人群的筛查。

目前,多序列对比磁共振成像不仅可评价斑块成分及形态,还可以对纤维帽完整性进行评价;此外,增强磁共振成像有助于判断斑块的成分、斑块炎症反应及新生血管程度等。磁共振成像可区分斑块内不同成分,对体外标本不同成分(如坏死的脂质核心、出血、钙化)区分的敏感度及特异度均为 90%~100%;对体内斑块成分进行分析,其敏感度及特异度分别为 85% 和 92%。

(四)数字减影血管造影检查

在众多的检查方法中,数字减影血管造影仍是目前国际公认的诊断动脉性疾病的"金标准",其优点是空间分辨力高,能准确检出动脉狭窄的程度和范围。狭窄段动脉壁不规则提示斑块表面有溃疡形成。数字减影血管造影可显示狭窄远端的血流状况和侧支循环情况,观察不同时相的血流动力学改变。数字减影血管造影亦可作为治疗手段,进行颈动脉狭窄血管内支架手术,并评价介入治疗的疗效。数字减影血管造影检查的缺点:①具有创伤性、辐射及对造影剂过敏;②造影术中有 0.5%~3%继发脑栓塞的危险,可能导致血管痉挛、出血和动脉硬化斑块脱落等并发症;③数字减影血管造影无法判断斑块的性质,且由于血管狭窄形状与成像投影角度的关系,可以造成假阳性,不能显示各种角度的狭窄情况。三维数字减影血管造影运用计算机三维成像技术,可以多角度地进行观察,可清晰地显示血管的结构、形态、位置和毗邻关系,并可实现仿真血管内镜对血管的立体观察,提高了准确率。目前,数字减影血管造影在临床上已广泛应用,是颈动脉内膜切除术和血管内支架成形术前不可缺少的检查项目。

四、颈动脉狭窄的治疗

针对颈动脉狭窄的治疗主要目的在于改善脑供血,纠正或缓解脑缺血症状;防止卒中的发生。治疗方法有内科治疗、手术治疗和介入治疗。

(一)内科治疗

主要是对于早期的颈动脉狭窄暂不需要手术或介入治疗的患者以及有严重并发症不能耐受手术或介入的重症患者。主要是控制危险因素,戒烟戒酒养成良好的生活习惯,控制血压、血糖和血脂及抗凝和抗血小板药物治疗。颈动脉狭窄的病因多由动脉粥样硬化所致,抑制动脉粥样硬化发生、发展的治疗措施同样将有利于颈动脉狭窄的治疗。他汀类药物已用于动脉粥样硬化的治疗,研究表明,他汀类药物除具有降低血脂的作用外,还有其他生物学作用:①改善血管内皮功能;②抑制粥样斑块炎症反应;③增加粥样斑块稳定性;④抑制血栓形成。抗血小板药物可以一定程度上缓解患者脑缺血的症状,使其能够耐受手术或介入的打击,提高手术或介入治疗的安全性。

(二)内膜切除术治疗颈动脉狭窄

1. 历史与现状 1951 年 Spence 首次成功实施颈动脉内膜切除术(carotid en-

darterectomy，CEA），在先驱者的不懈努力下，颈动脉内膜切除术迅速推广，相关技术长足发展。术中分流以避免颈动脉阻断而造成脑缺血；倡导全身麻醉；术中监测技术不断更新；内膜切除和动脉切口缝合技术的日渐改进，使得颈动脉内膜切除术逐步成为安全可靠、确实有效的手术方式。到 20 世纪 80 年代初期，美国每年实施颈动脉内膜切除术近 10 万例。尤其是以 "北美症状性颈动脉内膜切除术试验"（North American Symptomatic Carotid Endarterectomy Trial，NASCET）和"欧洲颈动脉外科试验"（European Carotid Surgery Trial，ECST）等为代表的多中心大规模随机试验结果公布以后，颈动脉内膜切除术在颈动脉粥样硬化性狭窄的治疗中的地位得到了肯定。我国颈动脉内膜切除术开展已逾 20 年，至今尚未真正普及，每年手术患者仅数百例。尽管有研究表明，中国人颅内动脉粥样硬化病变比颅外段颈动脉粥样硬化更为普遍，但造成患者数量差异如此大的原因，与观念的影响和条件的限制密切有关。

20 世纪 90 年代初期，关于颈动脉内膜切除术的大规模多中心、前瞻性随机试验证明，只有掌握严格的手术适应证，才能有效降低缺血性卒中的发病率。1991 年 NASCET、ECST 和退伍军人管理局症状性颈动脉内膜切除术试验（VAST）等大规模多中心前瞻性随机试验完成，公布了症状性颈动脉狭窄的中期临床试验结果。NASCET 659 例症状性颈动脉狭窄 ≥70% 患者平均 2 年的随访结果表明，手术组的同侧脑卒中发生率为 9%，药物治疗组为 26%；手术组同侧脑卒中的绝对风险下降 17%，相对危险性降低 65%。手术组同侧脑卒中的发生率显著低于药物治疗组，且手术组所有卒中（同侧和对侧）发生率、致残性卒中发生率和病死率也显著低于药物组。其他试验的结论与 NASCET 没有明显差别。NASCET 和 ECST 的结果也证明（VACS 不包括女性），从手术中获益的患者男女比例相近，不存在性别差异。

1998 年，NASCET 和 ECST 对症状性中度颈动脉狭窄（30%~69%）患者的临床试验结果证实，颈动脉内膜切除术对症状性颈动脉狭窄 50%~69% 的患者有一定疗效，进一步对患者分层分析后发现患者获益程度并不一致，男性、非糖尿病及非致残性卒中患者行颈动脉内膜切除效果更明显；女性患者内科治疗时发生卒中风险相对低于男性患者，获益相对较少。Rothwell 等对 NASCET、ECST 及 VACS 的最终结果进行荟萃分析发现，对于症状性颈动脉狭窄 0~29% 的患者，手术增加了 5 年同侧缺血性卒中的风险（绝对风险增加 2.2%；$P = 0.05$）；狭窄 30%~49% 的患者，手术没有效果（绝对风险减少 3.2%；$P = 0.6$）；狭窄 50%~69% 的患者，能从手术中获得一定的益处（绝对风险减少 4.6%；$P = 0.04$）；狭窄 ≥70% 的患者，手术获益较大（绝对风险减少 16%；$P < 0.001$）。

1993 年，退伍军人管理局无症状性颈动脉内膜剥脱术试验（veterans administration asymptomatic carotid endarterectomy trial，VAACET）对 444 例无症状性颈动脉狭窄 ≥50% 的男性患者随访，证实手术组同侧脑血管事件（包括短暂性脑缺血、短暂性单眼盲、卒中）发生率明显降低。1995 年，无症状颈动脉粥样硬化研究（asymptomatic carotid atherosclerosis study，ACAS）对 1662 例无症状性颈动脉狭窄 ≥60% 的患者随访结果证实，手术组 5 年卒中和病死率均显著低于非手术组，特别是男性患者手术效果更好，女性患者由于手术并发症较高（女：男=3.6%:1.2%）以及药物治疗的脑血管事件发生率较男性患者低,与药物治疗相比从手术中获益并不明显。尽管这些结果发表于 20 年之前,今天的药物治疗与那时也有了很大的不同,但对指导今天的临床决策仍然有用。

2. 手术适应证

(1) 症状性颈动脉狭窄　<50% 的患者不适合手术;≥50% 的患者,颈动脉内膜切除术对卒中复发的预防效果比单独内科治疗更好。≥70% 的症状性颈动脉狭窄病变颈动脉内膜切除术效果更显著。因此对颈动脉狭窄≥70%,反复发作的短暂性脑缺血或非致残性卒中患者,若可抵达手术部位且患者一般情况稳定,同侧颈内动脉远端及分支无更严重的狭窄,是绝对的适应证。对症状性颈动脉狭窄 50%~69% 的患者是否手术需慎重考虑,若表现为 TIA 或非致残性卒中的患者(尤其是男性),手术对其有利。若患者有对侧颈动脉闭塞、CT 可显示相应血管供血区域缺血性病灶、糖尿病及舒张压>90mmHg 则不适合手术。要求术者以往手术围手术期的病残率和病死率<6%。

(2) 无症状性颈动脉狭窄　<60% 的患者不适合手术;≥60% 的患者,颈动脉内膜切除术与单独内科治疗比较,颈动脉内膜切除术对卒中复发的预防效果更好,但手术与否需要综合考虑患者的全身及神经系统情况、斑块性质、年龄等因素。当然要求术者以往手术围手术期的病残率和病死率<3%。

(3) 双侧颈动脉狭窄　有症状的一侧先手术,两侧都有症状者,症状严重伴明显血流动力学改变的一侧先手术。也有学者同期行双侧颈动脉内膜切除术。

(4) 一侧颈动脉狭窄加对侧闭塞　因为此类患者自然预后差,且手术效果肯定,目前多数学者认为只要同侧颈内动脉狭窄有手术指征就应行颈动脉内膜切除术。周定标等认为,此类患者先行内科治疗及无创检查方法随访,若证实狭窄侧颈动脉病变有进展,应施行预防性颈动脉内膜切除术。笔者采用术中分流减少阻断颈动脉时间的方法,可避免双侧大脑半球缺血的风险,手术效果满意。

3. 颈动脉内膜切除术的相关技术和问题

(1) 术中分流和术中监测　颈动脉内膜切除术中阻断颈动脉,若代偿不够可能引起同侧颈动脉供血区域的脑梗死。术中分流可以重建血流,避免脑缺血性损害,但分流也有其相应的缺点,包括空气和斑块脱落以及分流与再狭窄有关等,但有学者认为这些风险的发生率较低。因此,是否需要术中分流一直有争议:有的提倡常规分流;有的主张选择性分流;有的则不用分流。Bond 等检索 2000 年以前发表的涉及术中常规分流与不分流比较、选择性分流与常规分流比较及选择性分流与不分流比较的文献进行分析,没有找到足够的证据来支持或驳倒术中常规分流或不分流。目前多数学者主张行选择性分流,颈动脉阻断后监测,有脑缺血的患者应选择性分流。术中判断脑缺血的监测方法包括:颈动脉残余压,经颅多普勒超声、脑电图、局部脑血流测定以及体感诱发电位(SEP)等。Halsey 等分析 1495 例术中经颅多普勒超声监测脑血流的患者,建议颈内动脉阻断后,若大脑中动脉平均流速降至基础水平的 16% 以下,应做分流;高于基础水平的 40% 无需分流,介于 16%~40% 根据侧支循环情况、预计阻断时间等因素综合考虑。另外颈动脉残余压<50mmHg 和脑电图异常也常被建

议作为术中分流的指征。但残余压的安全阈值研究结果还不一致,Calligaro 等认为,残余压<40mmHg 是选择分流的指征,而有的学者发现即使颈动脉残余压>50mmHg,仍有 22%患者脑电图监测发现缺血改变,但 Belardi 等认为,无论是用颈动脉残余压还是经颅多普勒超声的相应指征来判断术中是否分流都不绝对可靠。笔者也常规进行脑电图和体感诱发电位术中监测,2 例发生脑电异常即刻术中分流恢复血流后脑电图和体感诱发电位恢复正常,术后患者无遗留神经功能障碍。

(2) 血管补片的使用　血管缝合时通过使用补片材料可以扩大血管管腔直径,减少术后急性血栓形成和再狭窄。使用补片已越来越多地成为常规方法。Bond 等对 7 个中心的 1281 例颈动脉内膜切除术患者做了系统回顾性研究,对行直接缝合和补片成形的患者进行随机对照。结果显示,补片成形减少了各种类型卒中($P = 0.004$)、同侧卒中($P = 0.001$),围手术期卒中或死亡($P = 0.007$)和长期随访期卒中或死亡($P = 0.004$)的风险。补片成形还减少术中动脉闭塞的风险($P = 0.0001$)及长期随访期再狭窄的发生($P < 0.0001$)。静脉补片还可以提供一个防止血栓形成,促进愈合的内皮表面。AbuRahma 等对 74 例双侧颈动脉狭窄患者随机一侧行直接缝合,一侧行补片成形,术后 1 个月、6 个月、1 年及其后每年行多普勒超声和临床随访,结果显示补片成形与直接缝合相比同侧卒中、短暂性脑缺血及颈动脉再狭窄均明显减少,并认为再狭窄更可能是由局部因素引起,但常规使用补片并无必要。颈内动脉直径<5 mm、斑块长度>20mm 及再次手术或年龄<60 岁的患者,是使用补片的较好适应证。使用补片时缝合时间是直接缝合的 2 倍,为了避免术中阻断时间过长造成脑缺血,常规使用补片时应采用术中分流装置。

(三) 血管内支架成形术治疗颈动脉狭窄

1974 年经皮血管成形术问世,作为一种比较成熟的血管再通技术被广泛应用于冠状动脉及周围血管狭窄性病变的治疗,但在缺血性脑血管中的应用进展缓慢。直到 20 世纪 90 年代,经皮血管内支架成形术正式应用于颈动脉狭窄的治疗中。随着术中预防栓子栓塞的脑保护技术的发展,颈动脉支架置入术(carotid artery stenting,CAS)已被视为一种微创、有效的替代手段。颈动脉内膜切除术是治疗症状性颈动脉狭窄的有效措施,但存在一定的病死率及病残率,还受到患者年龄大、病变部位高、对侧血管狭窄闭塞以及合并颅内段狭窄等诸多因素的限制。相对于颈动脉内膜切除术,颈动脉支架置入术虽然开展较晚,但发展迅速,目前已在许多国际介入治疗中心包括我国的一些医院中开展。最新的关于颈动脉狭窄支架成形术的多中心回顾性分析结果显示,共计 11 243 例患者接受治疗,技术成功率达 98.9%,围手术期手术相关病死率为 0.86%。由于采用了更为先进的导管、鞘、支架产品及栓塞保护技术,围手术期卒中及手术相关病死率已经从初期的 5.7%下降到近期的 3.98%。成形术后 1 年及 4 年再狭窄率分别为 2.7%和 5.6%,同侧缺血性事件的发生率分别为 1.2%和 4.5%,从大量的临床实践看,颈动脉支架置入术治疗是安全有效的。早期临床对照试验结果似乎显示颈动脉内膜切除术优于颈动脉支架置入术。颈动脉-椎动脉腔内血管成形术研究(the carotid and vertebral artery transluminal angioplasty study,CAVATAS)是另一项重要的临床对照研究,其结论是颈动脉内膜切除术及颈动脉支架置入术在围手术期的病死率和卒中率、随访 3 年同侧卒中发生率方面相似;而介入治疗具有明显的微创优势,特别是避免了颈动脉内膜切除术可能造成的脑神经损害及颈部血肿;但介入治疗组患者严重再狭窄的发生率(14%)明显高于颈动脉内膜切除术组(4%):CAVATAS 研究是早期的一项研究,一个令人关注的缺陷是介入治疗组中仅26%的患者植入了支架,而多数患者则采用了单纯的球囊扩张成形术,因此不能作为一项严格意义上的颈动脉支架置入术与颈动脉内膜切除术的对比临床研究。随着介入相关产品及技术的不断改进,特别是采用多种脑保护技术后,颈动脉支架置入术的安全性有了很大的提高。Brooks 等报告了一项在社区医院中进行的随机对照研究,2 年内共治疗 104 例症状性的狭窄程度超过 70% 的患者,随机分为颈动脉内膜切除术组及颈动脉支架置入术组,颈动脉内膜切除术组死亡 1 例,颈动脉支架置入术组仅有 1 例短暂性脑缺血发作。两组疗效及并发症发生率相似,而颈动脉支架置入术组住院时间更短,恢复更快,因此得出了颈动脉支架置入术可以替代颈动脉内膜切除术的结论。在最新的一项颈动脉内膜切除术危险患者的保护性支架置入和血管成形术研究(stenting and angioplasty with protection in patients at high risk for endarterectomy,SAPPHIRE)中,156 例采用过滤伞保护下的颈动脉支架置入成形术,151 例施行颈动脉内膜切除术,结果显示围手术期病死率、卒中及心肌梗死的总体发生率分别为 5.8% 和 12.6%,脑神经损害的发生率分别为 0 及 4.6%,随访 1 年期间两组的同侧卒中发生率分别为 0 和 3.3%,均具有显著差异。其结论是对于高危的颈动脉狭窄患者采用脑保护下的颈动脉支架置入术治疗,无论在安全性及有效性方面均优于颈动脉内膜切除术治疗。目前,一项更大规模的临床随机对照研究——颈动脉内膜切除术血管再通对比支架植入治疗颈动脉狭窄试验(the carotid revascularization endarterectomy versus stent trial,CREST),这项研究共入选 2502 例≥50% 的颈动脉狭窄患者,将其随机分为颈动脉内膜切除术组和脑保护装置的颈动脉支架置入术组,在平均 2.5 年的治疗随访后,得出了更多和更可靠的信息,颈动脉支架置入术远期效果与颈动脉内膜切除术无差别,在围手术期,颈动脉支架置入术组有更多的脑卒中风险,而颈动脉内膜切除术组发生心肌梗死的机会更多。由此可见,由于颅外颈动脉直径大、血流量大、血管走行相对较直,因此颈动脉支架置入术后再狭窄的概率远低于管径较小的冠状动脉及颅内血管,颈动脉支架置入术的长期疗效前景乐观。

1. 降低栓塞并发症　是提高颈动脉支架置入术安全性的关键。颈动脉支架置入术治疗中最令人担忧的并发症是碎片脱落引起的远端血管栓塞。体外实验证实,任何动脉粥样硬化性狭窄的支架成形都会引起斑块碎片脱落,而采用颈动脉支架置入术治疗时对大脑中动脉的经颅超声多普勒监测也得出同样的结论。早期的非保护性颈动脉支架置入术治疗颈动脉狭窄报道显示,治疗时脑缺血性事件的发生率高达5.2%~9.3%,高于传统的颈动脉切除术(5.8%)。因此,人们开始探索不同的降低栓塞发生的方法,除了手术前进行严格的抗血小板聚集治疗、手术中行全身肝素化、新材料研发及技术改进外,脑保护技术成为真正意义上针对栓塞病因的措施。目前,最常用的是远端滤网保护装置,其滤膜网孔的直径为 80~130μm,滤器装置的主要优点是不阻断血流,适合于绝大多数患者,能够在手术中随时造影监测操作步骤。但目前的滤器也有缺陷:①不能提供全程保护;②推送的外鞘管有较大的外径和硬度,超选及通过严重迂曲狭窄的操作相对困难;③滤器无法过滤小于网孔直径的碎片;④滤器对血管内膜机械损伤。在制定颈动脉内膜切除术手术指南时特别强调了手术治疗颈动脉狭窄风险的底线,即对于症状性及无症状性狭窄,围手术期病死率及卒中率应分别低于6%及3%,否则就可能违背了风险/疗效原则。随着脑保护技术的应用,颈动脉支架置入术治疗风险大大降低,风险率已经低于这一指南。Roubin等报告,颈动脉支架置入术治疗的病死率及卒中率已经从早期无保护技术时期的7.9%~9.1%降至近期采用保护技术后的1.7%。因此,脑保护技术应该成为颈动脉支架置入术治疗的常规。

2. 规范化治疗的必要性　虽然近年来颈动脉支架成形术治疗发展迅速,为了提高其治疗的安全有效性,有必要对诸如手术前检查评估、手术适应证及禁忌证、围手术期处理、手术操作、术后评估和随访等方面制订一个指南。2003年7月,美国介入神经放射治疗协会 (American Society of Interventional and Therapeutic Neuroradiology, ASITN),美国神经放射协会(Ameriean Society of Neuroradiology, ASNR)以及介入放射协会(Society of Interventional Radiology, SIR)在进行文献分析及征求专家意见并讨论的基础上,制定了颈动脉支架成形术治疗指南。

颈动脉支架置入术适应证:①症状性严重狭窄(直径狭窄≥70%),难以采用颈动脉内膜切除术治疗的患者(如高位狭窄);②症状性严重狭窄,全身状况差的高危患者;③症状性严重狭窄并具备下列某一项条件的患者:合并远端血管病变需采用介入治疗;放疗后引起的狭窄;颈动脉内膜切除术后再狭窄;拒绝接受颈动脉内膜切除术;动脉夹层引起的狭窄;肌纤维发育不良性狭窄;Takayasu动脉炎引起的狭窄;④严重狭窄合并对侧颈动脉闭塞,在心脏手术前需要治疗;⑤急性栓塞患者溶栓时发现的严重狭窄;⑥假性动脉瘤;⑦无症状的闭塞前期严重狭窄(直径狭窄≥90%)并符合前三项适应证(除外其中的症状性狭窄)。

颈动脉支架置入术禁忌证:相对禁忌证为:①任何程度的无症状性狭窄,但符合适应证第4、6及7项者除外;②症状性狭窄但颅内有血管畸形;③亚急性期脑梗死;④血管造影禁忌。绝对禁忌证为:①血管造影发现血管腔内有血栓块;②无法通过血管内途径安全到达的狭窄。

(万杰清)

参 考 文 献

1. 凌锋, 焦力群. 颈动脉内膜剥脱术与支架成形术对颈动脉粥样硬化性狭窄治疗的初步研究. 中国脑血管病杂志, 2006, 3: 4~8

2. 刘建民, 洪波. 对支架成形术治疗颅外颈动脉狭窄的几点看法. 中国现代神经疾病杂志, 2004, 4: 19~22

3. 周定标, 许百男. 颈动脉重建预防脑卒中:内膜切除与支架置入. 中华神经外科杂

志, 2009, 25: 193~194

4. 万杰清, 李善泉, 文立, 等. 腔内超声对颈动脉支架成形术的评估. 中华神经外科杂志, 2007, 23: 573~576

5. 万杰清, 李善泉, 江基尧, 等. 血管内超声在颈动脉粥样硬化研究中的应用. 中国卒中杂志, 2008, 3: 901~907

6. 万杰清, 潘耀华, 孙亚蒙, 等. 血管内支架治疗症状性颈动脉狭窄的疗效评估. 实用医院临床杂志, 2009, 6: 12~14

7. Yadav J S, Sholey M H, Kuntz R E, et al. The Stenting and angioplasty with protection in patients at high risk for endarterectomy investigators.Protected carotid artery stenting versus endarterectomy in highrisk patients. *N Ensl J Med*, 2004, 351: 1493~1501

8. Henry M, Polydorou A, Klonaris C, et al. Carotid angioplasty and stenting under protection. State of the al1. *Minerva Cardioangiol*, 2007, 55:19~56

9. McPhee J T, Hill J S, Ciocca R G, et al. Carotid endarterectomy was performed with lower stroke and death rates than carotid artery stenting in the United States in 2003 and 2004. *J Vasc Surg*, 2007, 46:1112~1118

10. Jeng J S, Liu H M, Tu Y K. Carotid angioplasty with or without stenting versus carotid endarterectomy for carotid stenosis:a meta-analysis. *J Neurol Sci*, 2008, 270: 40~47

11. Ringleb P A, Chatellier G, Hacke W, et al. Safety of endovaseular treatment of carotid artery stenosis compared with surgical treatment: a meta analysis. *J Vasc Surg*, 2008, 47: 350~355

12. Luebke T, Aleksic M, Brunkwall J. Meta-analysis of randomized trials comparing carotid endarterectomy and endovascular treatment. *Eur J Vasc Endovasc Surg*, 2007, 34: 470~479

13. Brahmanandam S, Ding E L, Conte M S, et al. Clinical results of carotid artery stenting compared with carotid endarterectomy. *J Vasc Surg*, 2008, 47: 343~349

14. Mas J L, Chatellier G, Beyssen B, et al. Endarterectomy versus stenting in patients with symptomatic severe carotid stenosis. *N Engl J Med*, 2006, 355: 1660~1671

15. Abbruzzese T A, Cambria R P. Contemporary man agement of carotid stenosis:CEA is here to stay. *Perspeet Vasc Surg Endovasc Ther*, 2007, 19: 248~256

16. Ralph L S, Robert A, Greg A, et al. Guidelines for prevention of stroke in patients with ischemic stroke or transient isehemie attack. *Stroke,* 2006, 37: 577~617

17. European Stroke Organization. Guidelines for management of ischaemic stroke and transient ischaemic attack 2008. *Cerebrovasc Dis*, 2008, 25: 457~507

18. Brott T G, Hobson 2nd R W, Howard G, et al. Stenting versus endarterectomy for treatment of carotid-artery stenosis. *N Engl J Med,* 2010, 363: 11~23

椎-基底动脉主干动脉瘤的诊断和介入治疗

颅内动脉瘤分为囊性和非囊性动脉瘤。囊性动脉瘤多起源于动脉的分叉部/分支点或血管的急转弯处;非囊性动脉瘤起源动脉主干而与动脉分支无关,大多属于梭形或夹层动脉瘤。2000年,Mizutani将起源于动脉主干而与分支无关的动脉瘤称为主干动脉瘤(truncal aneurysm),以区别于起源于动脉分叉/分支的囊性动脉瘤。主干动脉瘤多为梭形,少数可有囊性外形,但病理上大都属于夹层动脉瘤。囊性动脉瘤为真性动脉瘤,为退行性变的全层血管壁向外的瘤样膨出;而主干动脉瘤为夹层动脉瘤和假性动脉瘤,膨出的血管壁内弹力层部分或全部的中断,动脉瘤壁是由一层(或两层)血管壁或由含腔的血块构成,因此主干动脉瘤不是真性动脉瘤。目前,最新的医疗实践表明血管内介入是治疗主干动脉瘤的首选方法,包括动脉瘤及载瘤动脉的闭塞(parent artery occlusion,PAO)和单支架或多支架辅助弹簧圈栓塞动脉瘤等;而血管内双支架植入近年来被用于主干动脉瘤的治疗。本书对仁济医院神经外科颅内主干动脉瘤的诊断和各种血管内治疗作一总结和探讨。

一、临床表现和诊断

(一) 临床表现

多有头晕、头痛症状,当主干动脉瘤破裂可出现蛛网膜下隙出血而引起脑膜刺激征,出现颈项痛,有的表现为椎-基底动脉分布区域的血管梗死。体检:如无动脉瘤破裂,临床可无体征,当出现蛛网膜下隙出血后,可出现颈项强直,克氏征阳性。

(二) 影像学检查

1. CT　可表现为蛛网膜下隙出血,尤以脑桥前池、环池、鞍上池等为主,伴四脑室、三脑室和侧脑室内积血。

2. CT血管造影　可见椎-基底动脉梭形扩张或近端狭窄,囊性扩张。

3. 磁共振成像　由于其无创伤的特点,可以作为椎动脉夹层动脉瘤随访和诊断的重要手段。可用于观察动脉壁内血肿,横断面上可发现内膜和假腔。

夹层动脉瘤的确诊最后仍需要做 DSA 检查,造影早期表现为串珠样、线样征、锥形闭塞,形成棱形、囊性动脉瘤、双腔征、造影剂滞留等,其中主要是狭窄性表现。

DSA 是诸多血管疾病诊断的"金标准",随着数字平板技术的应用,射线的利用率及图像的分辨率也随之得到大幅度的提高。断层重建技术的应用将血管造影机和锥形束 CT 的优势相融合,该技术被称为 C 形臂 CT,临床应用飞快增长。

C 形臂 CT 实际上是利用 C 形臂的旋转运动和平板探测器(flat plane detector)的采集,用三维锥形束 X 线扫描代替二维平行束或扇形束扫描。同时采用面阵探测器来代替点状或线状探测器。获得的原始图像传至影像后处理工作站,经校正后进行断层重建,除可以获得横断面、冠状面、矢状面影像外,还可以根据需要进行斜面或者曲面重建。

仁济医院使用设备为德国西门子(Siemens Artis Zeego)数字减影血管造影系统,图像后处理为 Siemens Syngo work station 三维影像工作站,高压注射器是美国 LF 公司 Illumena 型。利用 Seldinger 技术经股动脉穿刺,超选椎动脉行常规 DSA 造影,显示椎动脉呈棱形扩张。然后进行旋转数字造影操作,首先进行正侧位透视定位,视野为 42cm,将感兴趣区置于旋转采集中心点,选择 20S DR 采集程序,先进行 C 形臂的旋转测试,设置高压注射器参数,速率 1ml/s,总量 25ml,射线延迟 5s。使用非离子型对比剂碘帕醇(Iopamidol)5ml,加生理盐水 60ml,并充分混合(浓度 1:12)。同时嘱患者头部制动,平静缓慢呼吸,勿做吞咽动作。最后确认参数及导管连接无误后,进行旋转采集,完毕后把采集到的原始图像传至 3D 工作站上,选用 Dyna CT 选项卡,进行最大密度投影技术(maximum intensity projection,MIP)重建。根据病变需求调整窗宽窗位、层厚及断面角度,观察椎动脉夹层动脉瘤真假腔关系及病变范围。目前 Dyna CT 对于椎动脉夹层动脉瘤能从矢状位和横断位上清晰地重建夹层动脉瘤的内膜瓣,并能区分夹层动脉瘤的真假腔有其独特的作用,较常规的数字减影血管造影对颅内夹层动脉瘤的诊断有了极大的提高。图 3-5 为重建的椎-基底动脉夹层动脉瘤

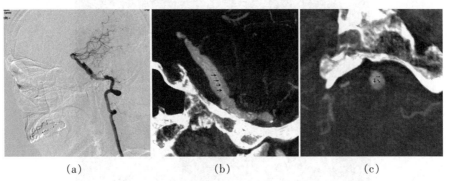

(a)　　　　　　　　　(b)　　　　　　　　　(c)

图 3-5　基底动脉夹层动脉瘤

(a) 椎动脉造影侧位片　椎基底动脉棱形扩张。(b) Dyna CT 重建侧位片　小黑箭头所指为夹层动脉瘤的内膜瓣,内膜瓣左侧为密度稍高的真腔,内膜瓣的右侧为密度稍低的假腔。(c) Dyna CT 重建横断位片　小黑箭所指为夹层动脉瘤的内膜瓣,内膜瓣的右下方为密度稍低的月牙形假腔,内膜瓣的左上方为密度稍高的圆形真腔

Dyna CT。

Dyna CT 重建后能为临床血管内治疗提供必要的参考,C 形臂 CT 能在术前辨别椎动脉的内膜瓣,辨别真假腔,对血管内介入治疗有很好的指导作用,避免手术中导丝进入假腔而导致术中出血。如此例病例,在进行介入治疗时,应选择椎动脉侧位作为工作位,在导丝穿越动脉瘤时,应将导丝严格沿内膜瓣的左下方的真腔内缓慢行进,以避免导丝进入假腔内导致出血。同时,选择支架的直径应大于真腔,支架的长度应大于假腔的长度,或采用多个支架套叠使多个支架套叠后的长度完全跨越夹层动脉瘤的全长。理想的支架植入应以瘤颈为中心,两端覆盖正常血管 2mm,支架直径应稍大于血管真腔的直径,即使是不完全覆盖也应超过瘤颈宽度的 2/3。

二、血管内介入治疗

(一) 动脉瘤及载瘤动脉的闭塞

本方法能彻底地闭塞动脉瘤及载瘤动脉,防止动脉瘤复发,一般采用弹簧圈行动脉瘤及其载瘤动脉的栓塞,其优点是闭塞后动脉瘤不会复发,但前提是动脉瘤要位于一侧的椎动脉上,对侧的椎动脉发育要好,动脉瘤和载瘤动脉的闭塞不影响同侧后下动脉的供应。因此,欲行同侧椎动脉和动脉瘤闭塞必须在术前行同侧椎动脉的球囊闭塞试验和加强试验。如患者在局麻下行球囊闭塞同侧椎动脉 30min 内未出现昏迷、头晕、四肢肌力下降、脑神经症状,可降低其血压,使其动脉平均压下降至正常基础血压的 3/4,观察有无神经功能障碍。

【病例 1】 患者女性,45 岁,以头痛入院。头颅 CT 示脑桥前池、环池、鞍上池蛛网膜下隙出血伴四脑室内积血(图 3-6)。DSA 示右椎动脉近右侧后下动脉起始处一梭形动脉瘤,右侧后下动脉自动脉瘤的顶端发出[图 3-7(a),图 3-7(b)];左侧椎动脉发育良好。急诊行右侧椎动脉及动脉瘤的弹簧圈栓塞术,术后动脉瘤完全不显影,

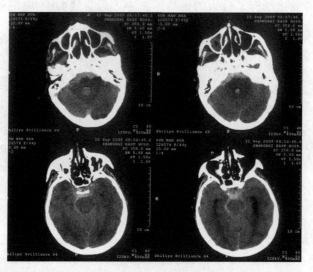

图 3-6 头颅 CT 示脑桥前池、环池、鞍上池蛛网膜下隙出血伴四脑室内积血

右侧后下动脉由左侧椎动脉逆向供应[图 3-7(c),图 3-7(d)]。两年后复查造影示动脉瘤闭塞,右后下动脉由左椎动脉供应。

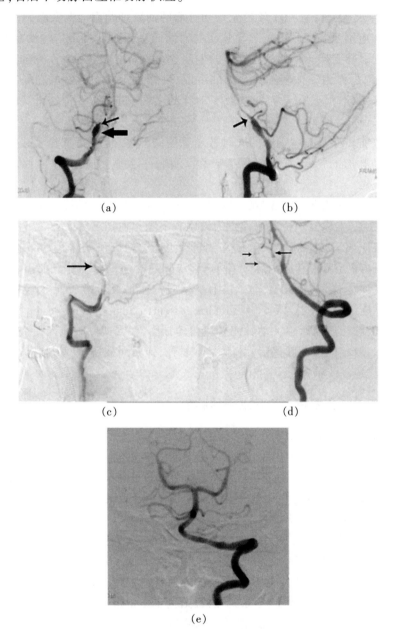

(a) (b)

(c) (d)

(e)

图 3-7 一例椎动脉动脉瘤患者行动脉瘤及载瘤动脉闭塞

(a) 右侧椎动脉造影正位片示右椎动脉近右侧后下动脉起始处一梭形动脉瘤(粗箭头),右侧后下动脉(细箭头)自动脉瘤的顶端发出;(b) 右侧椎动脉造影 DSA 侧位片示:动脉瘤及右侧后下动脉(黑箭头);(c) 动脉瘤及右侧椎动脉行弹簧圈栓塞后,DSA 右侧椎动脉造影正位片示:动脉瘤不显影;(d) 动脉瘤及右侧椎动脉行弹簧圈栓塞后,DSA 左侧椎动脉造影正位片示:动脉瘤不显影,而右侧椎动脉及右侧后下动脉(黑箭头)由左侧椎动脉逆向供应;(e) 两年后复查造影,左侧椎动脉造影示:右侧椎动脉和后下动脉完好,由左侧椎动脉供应

(二) 支架辅助弹簧圈动脉瘤栓塞术

1994年,支架最先被用于颅内宽颈动脉瘤的辅助弹簧圈栓塞实验始于;1997年,支架被首次应用于临床颅内宽颈动脉瘤的辅助栓塞,而且由于当时没有颅内支架,而都是采用冠脉支架。随着颅内支架的发明,Neuroform,Leo等一系列的颅内支架被用于临床,都是作为一种辅助弹簧圈的手段,其作用是防止弹簧圈在填塞宽颈动脉瘤时突入至载瘤动脉内,从而保持载瘤动脉的通畅,同时为瘤颈处血管内皮的生长提供一个平台。

本方法能在保留载瘤动脉的同时行动脉瘤的栓塞,优点是重建了载瘤动脉的同时进行了动脉瘤的栓塞,防止动脉瘤破裂又保留了载瘤动脉;其缺点是动脉瘤有复发可能。

【病例2】 患者男性,55岁,因头痛,复视来院,查体:颈强,克氏征阳性,Hunt-Hess分级:3级。CT:以脑桥前池为主的蛛网膜下隙出血。DSA显示:左侧颈内动脉和椎动脉支架原始三叉动脉梭形动脉瘤。球囊闭塞原始三叉动脉起始部,行椎动脉造影发现:动脉瘤近端的基底动脉发育不全,双侧后交通动脉为非胚胎型,即椎-基底动脉的远端完全是靠原始三叉动脉供血。口服抗血小板药物3d后行支架辅助弹簧圈栓塞动脉瘤。术中采用自膨式Neuroform 3 stent(4.5mm×30mm,Boston Scientific,美国)从左侧大脑后至原始三叉动脉完全覆盖动脉瘤,经支架网眼填入弹簧圈。术后动脉瘤不显影,原始三叉动脉保留。术后半年复查,弹簧圈被挤压,动脉瘤复发。患者要求随访,未作进一步治疗[图3-8(a)~(i)]。

(三) 双支架技术植入治疗主干动脉瘤

Mase使用单支架治疗颅外颈动脉多发性动脉瘤,6个月后采用血管内纤维镜观察,发现支架完全被正常的内膜所覆盖,动脉瘤体被完全隔绝于血液循环外。动物实验也证明在采用支架植入3周后支架处有血管内皮开始生长并逐渐覆盖支架。除了作为一种辅助手段来治疗颅内宽颈动脉瘤外,单支架也被作为一种直接治疗夹层动脉瘤的工具,直接将裸支架放置于夹层动脉瘤所累及动脉内,1~6个月随访复查造影多数病例出现动脉瘤消失,但是部分病例其动脉瘤并未消失而不得不再行进一步治疗。这些动脉瘤未消失的病例说明目前被用于治疗动脉瘤的裸支架并不能充分地改变动脉瘤内的血流动力学而导致动脉瘤体内血栓的形成。近年来,也有报道采用双支架技术治疗颅内夹层动脉瘤, 最早的报道为Benndorf采用冠脉AVE (Medtronic, USA)双支架治疗椎动脉的夹层动脉瘤,术后造影动脉瘤100%闭塞。随着颅内支架Neuroform运用于临床,Ansari成功报道采用自膨胀Neuroform双支架植入动脉瘤颈导致基底动脉梭形动脉瘤的完全闭塞。双支架技术是指将两个支架依次释放于动脉瘤瘤颈处的载瘤动脉内使支架完全覆盖动脉瘤颈,由于双支架的套叠使支架的网眼变得更密, 血流通过支架网孔流入或流出动脉瘤时会产生使瘤内的涡流改变为层流,从而导致动脉瘤内的血流动力学发生改变导致瘤体内血栓形成。在实验条件下,支架能减少动脉瘤内的涡流而加速动脉瘤内血流停滞和血栓形成。Yu和Zhao等证

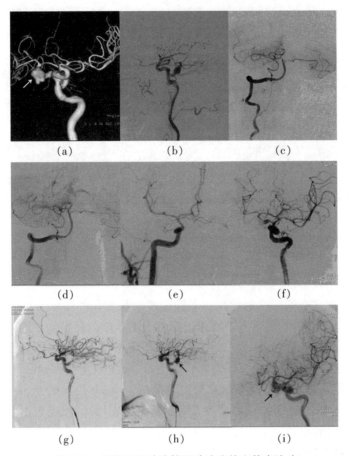

图 3-8 原始三叉动脉梭形动脉瘤的血管内治疗

(a) 术前 DSA 三维重建正位片示左侧颈内动脉与基底动脉顶端及双侧后动脉通过原始三叉动脉相交通,原始三叉动脉见一梭形动脉瘤(白箭头);(b) 左侧颈内动脉造影侧位片示颈内动脉海绵窦段近端通过原始三叉动脉与基底动脉远端沟通,原始三叉动脉见一动脉瘤;(c) 右侧椎动脉造影见基底动脉远端显影不佳;(d) 左侧颈内动脉球囊闭塞后行右侧椎动脉造影正位片示基底动脉远端发育不良,基底动脉及原始三叉动脉和动脉瘤对比剂显影密度较淡;(e) 左侧颈内动脉球囊闭塞后行右侧颈总动脉造影正位片示:左侧颈内动脉血供通过前交通动脉由右侧向左侧供应;(f) 行支架辅助弹簧圈栓塞术后左侧颈内动脉造影侧位片示动脉瘤不显影;(g) 行支架辅助弹簧圈栓塞术后左侧颈内动脉造影侧位片示动脉瘤不显影;(h) 术后半年左侧颈内动脉侧位片示:动脉瘤(黑箭头)复发;(i) 术后半年左侧颈内动脉正位片示动脉瘤复发(黑箭头)

明如果当有效的支架网眼和支架表面积的比例足够小时就能使流经支架进入动脉瘤内的血流发生明显衰减,从而促使动脉瘤内血栓形成。只要血流发生停止,瘤颈处血管内皮生长可逐渐覆盖网孔导致动脉瘤完全被隔绝于血液循环外。双支架增加了瘤颈处支架网眼密度,有利于瘤颈处新生内膜沿着支架攀爬生长,减少瘤颈处内膜覆盖的时间。

【病例 3】 患者女性,54 岁,以头痛入院,头颅 CT 示基底池、鞍上池蛛网膜下隙出血。数字减影血管造影示:左侧椎动脉 V4 段夹层动脉瘤,行左侧椎动脉夹层动脉瘤处双支架(4.0mm×30mm Neuroform 3 两枚)植入术。术后无并发症发生,术后 6 个月行数字减影血管造影复查示原双腔症消失,载瘤动脉通畅(图 3-9),术后恢复良好。

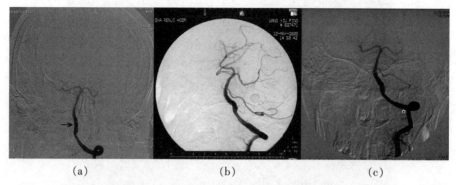

(a)　　　　　　　(b)　　　　　　　(c)

图 3-9　左椎动脉夹层动脉瘤行双支架植入术

(a) DSA 示左椎动脉夹层动脉瘤的双腔症(黑箭头);(b) 行血管内双支架植入术;(c) 术后半年,DSA 示左椎动脉双腔症消失,载瘤动脉通畅

　　作者采用双支架治疗来治疗颈总动脉假性动脉瘤和椎动脉夹层动脉瘤,经过多年的实践和长期随访,发现双支架技术治疗主干动脉瘤也存在复发的可能。

　　【病例 4】　患者女性,46 岁,以头痛起病,头颅 CT 示四脑室出血,脑桥前池蛛网膜下隙出血(图 3-10)。发病 30d 转入我院治疗,DSA 示左侧椎动脉 V4 段囊性外形动脉瘤,行左侧椎动脉夹层动脉瘤处双支架(4mm×20mm 及 4mm×15mm Neuroform 3 两枚)植入术。支架植入后,动脉瘤内有对比剂滞留在瘤体内,经久不散,说明双支架植入后动脉瘤内血流动力学发生明显的改变(图 3-11)。术后无并发症发生。术后 1 个月 DSA 示动脉瘤颈处有对比剂显影,瘤体和瘤顶不显影;术后 2 个月 DSA 复查示动脉瘤瘤颈处有对比剂显影,瘤体和瘤顶不显影。因瘤体不显影,作者认为双支架植入后对动脉瘤瘤体有了很好的保护,短期内再出血的风险较小,继续随访;术后 4 个

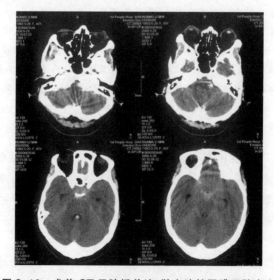

图 3-10　术前 CT 示脑桥前池、鞍上池蛛网膜下隙出血

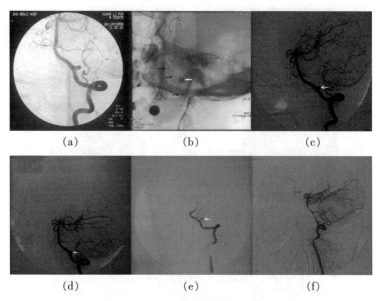

(a)   (b)   (c)

(d)   (e)   (f)

图 3-11 主干动脉瘤的双支架治疗

(a) 术前 DSA 造影显示左侧椎动脉 V4 段主干动脉瘤,指向外侧,外形似囊性;(b) 在左椎动脉内植入两枚 Neuroform 支架(黑箭头所指为支架的两端标记)后,在动脉瘤内有明显的对比剂的滞留(白箭头);(c) 治疗后 1 个月 DSA 示动脉瘤较前明显缩小,只显示少许瘤颈(白箭头);(d) 治疗后 4 个月 DSA 示动脉瘤体基本不显影,只显示少许瘤颈(白箭头);(e) 治疗后 4 个月 DSA 示:动脉瘤复发(白箭头);(f) 经两层支架网眼行动脉瘤的弹簧圈栓塞后,动脉瘤不显影,载瘤动脉通畅

月 DSA 复查示动脉瘤瘤体又重新显现,动脉瘤复发,动脉瘤形态与术前相同。遂在全麻下再次行血管内介入治疗,微导管在导丝的导引下通过两次支架的网眼进入动脉瘤的瘤体内,行动脉瘤弹簧圈栓塞。术后 3 个月 DSA 复查示动脉瘤不显影。

【病例 5】 患者男性,53 岁,因头痛行头颅 CT 检查发现脑干前方有一高密度病灶,CTA 提示右椎动脉夹层动脉瘤,DSA 示左侧椎动脉颅内小脑后下动脉 (PICA)和小脑前下动脉(AICA)之间的主干动脉瘤。因这个夹层动脉瘤仅为动脉瘤壁间出血,未累及血管的外膜,故拟行血管内双支架植入术。给予口服氢氯吡格雷 (波立维) 75mg/d 和拜阿司匹林 300mg/d 3d 后, 在全麻下予 6F Envoy 导引导管放置于右椎动脉内, 微导丝越过病变至椎动脉远端后在病变处放置自膨式 Neuroform 3(Boston Scientific/Target,Fremont,USA)4.5mm×20mm 一个,即刻造影发现夹层动脉瘤内有少量造影剂滞留,然后选用同一尺寸的 Neuroform 3 释放于第一个支架内,造影显示有明显的造影剂滞留于动脉瘤内,术后给予低分子量肝素 1 支皮下注射,2 次/d,维持48h,连续 4 周口服氢氯吡格雷(波立维)75mg/d,拜阿司匹林 300mg/d 服用 1 年;术后40d,患者椎动脉 CT 血管造影显示动脉瘤已消失,载瘤动脉通畅。术后 6 年,DSA 复查示:动脉瘤复发(图 3-12)。患者选择观察随访,1 年后 DSA 随访:动脉瘤形态、大小无改变。

目前,椎-基底动脉主干动脉瘤可采用多种血管内治疗的方法,各有优缺点。尽管都能防治早期再出血,但是各种治疗方法的远期效果尚有待于多中心、大样本的

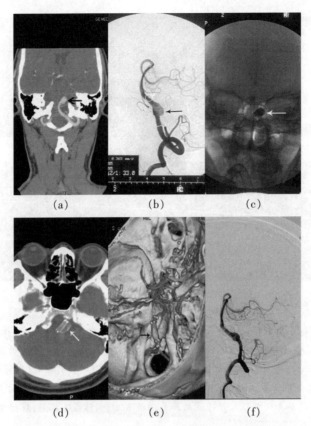

(a)   (b)   (c)

(d)   (e)   (f)

图 3-12　左椎动脉主干动脉瘤的血管内双支架植入术

（a）CT 血管造影示左椎动脉 V4 段主干动脉瘤；（b）DSA 示左椎动脉 V4 段夹层动脉瘤支架植入；（c）双支架置入术后 DSA 显示静脉期夹层动脉瘤内有造影剂的滞留；（d）双支架植入术后第 1 天 CT 血管造影显示夹层动脉瘤仍有显影；（e）术后第 40 天 CT 血管造影显示左椎动脉通畅，而动脉瘤已消失；（f）术后 5 年 DSA 复查示动脉瘤复发

长期随访研究；新的介入产品、小网孔的颅内支架将取代目前椎-基底动脉主干动脉瘤的血管内治疗模式而成为主流方式。

（潘耀华　王　嵩）

参 考 文 献

1. Biondi A. Trunkal intracranial aneurysms: Dissecting and fusiform aneurysms. *Neuroimaging Clin N Am*, 2006, 16: 453~465

2. Mizutani T, Kojima H. Clinicopathological features of non-atherosclerotic cerebral arterial trunk aneurysms. *Neuropathology*, 2000, 20(1): 91~97

3. Day A L, Gaposchkin C G, Yu C J, et al. Spontaneous fusiform middle cerebral artery aneurysms:characteristics and a proposed mechanism of formation. *J Neurosurg*, 2003,

99(2): 228~240.

4. Wiebers D O, International Study of UnrupturedIntracranial Aneurysms Investigators. Unruptured intracranial aneurysms:Natural history, clinical outcome, and risks of surgical and endovascular treatment. *Lancet*, 2003, 362: 103~110

5. 李佑祥, 尹可, 吴中学. 颅内后循环夹层动脉瘤的临床表现及影像学表现. 中国医学科学院学报, 2001, 23: 294~296

6. Yokota M, lto T, Hosoya T, et al. Sudden onset tinnitus associated with arterial dissection of the vertebrobasilar system. *Acta Oto-Laryngologica*, 2000, 54: 229~233

7. Wallace M J, Kuo M D, Glaiberman C, et al. Three-dimensional C-arm cone-beam CT: applications in the interventional suite. *J Vasc Interv Radiol*, 2008, 19: 799~813

8. Hirota S, Nakao N, Yamamoto S, et al. Cone-beam CT with flat-panel-detector digital angiography system:early experience in abdominal interventional procedures. *Cardiovasc Intervent Radiol*, 2006, 29:1034~1038

9. Meyer B C, Frericks B B, Albrecht T, et al. Contrast-enhanced abdominal angiographic CT for intraabdominal tumor embolization:a new tool for vessel and soft tissue visualization. *Cardiovasc Intervent Radiol*, 2007, 30:743–749

10. 戚春厚, 卢川, 刘作勤. C 臂 CT 在介入治疗中的临床应用. 国际医学放射学杂志, 2008, 31(5): 359~361

11. 王嵇, 朱炯, 池嘉昌,等. DSA Innova CT 重建在体表区域定位经皮肺穿刺活检术的应用价值. 介入放射学杂志, 2009, 18(11): 862~864

12. 刘爱华, 吴中学, 李佑祥,等. 椎动脉夹层动脉瘤的影像诊断与血管内治疗. 中华神经外科杂志, 2005, 21(12): 713~715

13. Sadasivan C, Lieber B B, Guonis M J, et al. Angiographic quantification of contrast medium washout from cerebral aneurysms after stent placement. *AJNR Am J Neuroradiol*, 2002, 23:1214~1221.

14. Zenteno M A, Murillo-Bonilla L M, Guinto G, et al. Sole stenting bypass for the treatment of vertebral artery aneurysms: technical case report. *Neurosurgery*, 2005, 57(1 Suppl): E208.

15. Redekop G, Marotta T, Weill A. Treatment of traumatic aneurysms and arteriovenous fistulas of the skull base by using endovascular stents. *J Neurosurg*, 2001, 95: 412~419

16. Benndorf G, Herbon U, Sollmann W P, et al. Treatment of a ruptured dissecting vertebral artery aneurysm with double stent placement:case report. *AJNR Am J Neuroradiol*, 2001, 22(10): 1844~1848

17. Ansari S A, Lassig J P, Nicol E, et al. Thrombosis of a fusiform intracranial aneurysm induced by overlapping neuroform stents: case report. *Neurosurgery*, 2007, 60(5): E950~1

18. 潘耀华, 丁圣豪, 万杰清,等. 双支架技术治疗颈总动脉假性动脉瘤和颅内椎动脉夹层动脉瘤各一例. 中国脑血管病杂志, 2008, 5(10): 468~470

前循环动脉瘤的锁孔手术

　　随着现代科技的进步及术中照明设备的改进,20 世纪 60 年代显微镜在神经外科中的应用,宣告了 Cushing(1869~1939)和 Dandy(1886~1946)为代表的经典神经外科阶段的结束,并开启了显微神经外科的新纪元。在此基础上, Wilson D H 于 1971年首次提出锁孔手术(keyhole surgery)的概念,即减少不必要手术创伤的限制入路大小, 标志着神经外科锁孔手术的萌芽。1991 年,Fukushima 等报告了 10 年中完成的138 例经纵裂锁孔手术(骨窗直径 3cm)治疗大脑前动脉瘤的手术经验,这是真正意义上采用锁孔手术处理大宗颅内疾病的首篇报道。1998 年,Fries 等在多年的锁孔入路解剖学研究基础上系统提出了内镜辅助下锁孔技术的显微神经外科概念。而 1999年,德国 Mainz 大学的 Axel Perneczky 等在其出版的《神经外科的锁孔概念》专著中,将神经外科锁孔技术的概念和应用进行了系统的论述,这标志着神经外科锁孔技术已走向成熟。

　　国内天坛医院率先在《中国微侵袭神经外科杂志》发表述评倡导开展锁孔入路手术,并先后报道了他们采用神经外科锁孔技术治疗各种脑肿瘤、脑血管病及脊髓肿瘤的手术经验。随后,各地也先后开展了各种锁孔手术入路的解剖学研究及临床手术,包括苏州大学开展的眶上-眶、颞下、远外侧枕髁后、眶上锁孔等一系列锁孔手术入路的解剖学研究,积累了较多的临床锁孔手术经验,并积极倡导开展神经外科锁孔微创手术。

　　经近二十多年的发展,锁孔显微手术已从开始不断受到质疑和不理解,到逐渐被大家所认识和接受,目前已广泛应用于神经外科的临床实践,成为现代微创神经外科学的重要组成部分。本文就动脉瘤锁孔手术的理念、技术及主要手术入路作简单介绍。

一、动脉瘤锁孔显微手术的理念

锁孔显微手术的理念应从两个方面理解:

(1) 锁孔(keyhole) 一把钥匙开一把锁,不同的病变要有个性化的入路设计,术前准确、详细的影像学资料必不可少。锁孔技术有常用入路,但不局限于这些入路,强调的是每个患者的特殊性。每个病变入路有其最佳入路角度和骨窗大小,具唯一性,既保证了病变的满意暴露和手术器械操作的足够空间,又最大限度地减少了不必要的医源性损伤,否则病变难以处理或增加组织损伤。

(2)锁孔效应(keyhole effect) 从一孔可见远处较大的空间。利用颅内自然间隙以一条最小创伤手术通道可以在脑的深部获取离孔越远越大的操作空间。

锁孔入路的要点是选择直接而精确的路径到达病变,免除常规手术入路中"无用"的开颅部分,不暴露或少暴露无病变区,手术视野范围随深度增加而扩大。锁孔开颅的概念强调术中减少对所遇脑组织、神经、血管等重要结构的可能损伤,但并不意味所有皮肤切口、骨窗及硬膜切开与锁孔一样大。需要反复强调的是,锁孔概念不只是推荐骨窗设计,特别不是为其骨窗大小而设计,因为骨窗的大小不是最重要的,而是根据具体患者的影像学检查所显示病变的部位、性质和局部解剖学特点进行精确的个体化设计,开颅具有"钥匙"功能,以最小的创伤进入某一特定的颅内空间进行手术操作,提供到达颅内的自由通道,并使病变位于该通道的末端,获得与常规开颅手术同样的或更好的治疗效果。显微神经外科锁孔概念要考虑显微神经外科入路的所有步骤,从剃发开始,皮肤切开,然后通过手术通道到达靶区,继而无创有效治疗病变,最后完成切口缝合。完整的锁孔显微技术要求术前对个体疾病和解剖的深刻认识和理解;丰富而全面的影像学及其他辅助检查佐证;精巧的手术器械和设备;详尽的入路设计及围手术期处理;精湛的显微手术技巧及丰富的临床经验。锁孔显微技术通过对病例的个体化治疗设计,开辟一条最短、最直、最宽、最亮、最安全、最省力并能理想施术的手术路径,达到最大限度地清除病变、最小损伤、最少风险、最快恢复的目的。

从上述的锁孔微创手术理念中可以看出,颅内动脉瘤作为脑室蛛网膜下隙的血管性病变,无论是考虑最优化无创或微创的避开神经血管脑组织的"锁孔"手术入路,还是通过释放脑脊液后可以充分利用的"锁孔效应",动脉瘤都是锁孔手术技术非常好的实践对象。1991年Fukushima首次报道了锁孔动脉瘤手术的临床经验,该作者采用3cm直径的骨窗,10年间经纵裂锁孔入路夹闭前交通动脉瘤138例,并取得了良好的效果。1998年Van Linder,Perneczky等就眶上锁孔入路手术治疗颅内天幕上动脉瘤(137例,197个)的应用、效果和具体细节做了报道,结合良好的治疗效果,对锁孔显微手术的微创理念做了进一步的理论完善和深入,这不仅发展了颅内动脉瘤锁孔手术技术,同时也推动了神经外科医师对锁孔技术的全面认识和广泛应用。之后国内外均有医师开展了颅内动脉瘤这方面的工作并不断有报道,探讨其手术适应证及安全性。其中,苏州大学附属第二医院神经外科从2000年7月到2010年7月共开展锁孔入路显微手术治疗颅内动脉瘤421例,包括前交通动脉瘤179例,后交通动脉瘤99例,大脑中动脉瘤52例,大脑前动脉瘤5例,颈内动脉瘤16例,眼动脉瘤21例,后循环动脉瘤19例,多发性动脉瘤29例。其手术入路包括经眉弓锁孔入路、翼点锁孔入路、颞下锁孔入路、乳突后锁孔入路、枕下外侧锁孔入路、枕下正中锁孔入路及经纵裂锁孔入路。术后动脉瘤患者恢复良好者397例(94.3%),遗留不同程度残疾的 6 例(1.4%),非锁孔入路相关死亡及自动出院各 9 例(共 4.3%)。兰青教授曾行一例巨大大脑中动脉瘤夹闭术,部分 M1 及 M2 段构成动脉瘤颈的一部分,经眉弓锁孔入路以 6 枚瘤夹夹闭动脉瘤,并塑行载瘤动脉。在 2cm×2.5cm 大小的骨孔下,术中分离暴露了同侧颈内动脉、大脑中动脉 M1 至 M2,连续上夹共 6 枚,并未因骨孔的狭小而影响手术操作。上述报道均表明锁孔动脉瘤手术是安全有效、切实可行的。

二、动脉瘤锁孔手术的载体

动脉瘤锁孔手术技术一般应包括下列各项主要内涵。

(1) 头皮的小切口,多采取长 4cm 左右的直切口,要依据头皮解剖标记定准。骨孔直径为 2~3cm 。

(2) 锁孔入路以短程、便捷、宽敞、安全为最佳选择。动脉瘤锁孔手术通道要在脑外腔隙中进行(如蛛网膜下隙);或选择非功能区进入。

(3) 自始至终力争保持微创性,即不仅尽量将对脑组织、神经、血管的损伤减少到最低程度,也包括对手术入路中所遇到所有组织进行轻柔的操作。

(4) 到达病灶区的准确性。因此,首先要求对病变精确定位,通过 CT、MRI 等图像,建立锁孔解剖入路的路标,确定病灶的大小、位置与锁孔的距离。必要时术中可利用神经导航、X 线等再次审定位置。

(5) 术中具备高清晰度的照明设备及视频监控系统,给"隧道"作业充足的光源。

(6) 准备立体定位、定向装置。

(7) 确保各种显微手术器械的可操作性。

颅内动脉瘤锁孔技术实际是多种仪器、多种技术的联合,是神经外科高科技的浓缩,是显微神经外科发展的产物,其中起关键作用的还是手术显微镜。显微镜允许我们在一个小而深的"隧道"空间中能看得更好,做得更好,直视、准确瞄准"靶点",这是建立在基于深部锁孔的概念,也体现了许多现代显微神经外科的特征,如微创等。体现颅内动脉瘤锁孔技术概念的另一重要载体就是内镜。显微镜物镜的光束是平行的,可被表浅的骨、硬脑膜或脑结构阻挡。此外,由于光线的直线传播方式,所有阻挡均可产生阴影,这时为解决深部术野光线照明问题,不得不扩大切除表浅颅盖、颅底或颅面骨结构,有时还需牵开表面脑结构;同时,显微镜放大倍数越大,光线强度丧失越多并减少景深。所有这些手术显微镜光学特性的缺点,可由正确应用内镜协助进行显微外科手术来克服。神经内镜的优势体现在可通过狭窄的手术通道为术者提供更近距离、更宽度、更佳照明的全景术野观察,可显示显微镜下不能看到的手术盲区,为了解周边解剖结构提供了清晰的视野,并且由于现代化内镜巨大的景深,几乎可提供深部显微解剖结构的三维视图。同时,在内镜下,当物体被放大看起来就更加明亮清晰,但由于光线从内镜的头端发出,因此看不到物镜后方和上方的区域,而当光线从颅外的一定距离射入时,从显微镜下可以看到包括内镜后方在内的整个手术通道。基于上述原因,在颅内动脉瘤锁孔手术技术中,手术显微镜和神经内镜特性的有效结合,可互相弥补各自在照明和视觉控制方面的缺点,是基于深部微创现代锁孔技术的重要条件。在显微镜下动脉瘤的手术过程中,结合内镜的应用,可以更好地观察动脉瘤与周围重要神经、血管、脑组织结构的关系,特别是动脉瘤与载瘤动脉、瘤周血管穿支及动脉瘤夹与瘤颈的关系等细微结构,避免手术中或术后出现载瘤动脉狭窄或闭塞,动脉瘤周穿支血管被误夹或损伤,动脉瘤夹闭不全或动脉瘤残颈形成等。神经内镜手术方法分为三个主要类型:①单纯神经内镜手术,即单纯内镜下(作为唯一视光源),经镜内或镜外工作腔来独立完成手术;②内镜辅助显微神经外科手术,在显微神经外科手术中用内镜辅助观察术中难以发现的死角部分;③内镜控制的显微神经外科,在显微镜操作的必要时,结合借助于内镜的照明系统和显示系统,应用常规显微神经外科手术器械,通过锁孔外科来完成手术操作。颅内动脉瘤锁孔手术中,内镜辅助的显微神经外科是最常用的技术形式,很多学者强调该技术的结合应用确实是极大地提高了动脉瘤锁孔手术的精准和疗效。内镜控制的显微神经外科技术及单纯内镜下颅内动脉瘤的锁孔手术虽然也有报道,但其应用还不广泛,其安全性及适应证都还有待进一步探讨。术中最佳光线和视线一直是取得微创和最好手术疗效的基本条件,现代神经内镜和现代显微镜的结合创造了达到这一基本条件的最好结果。事实上,神经内镜在锁孔手术技术的发展中起着举足轻重的作用。

动脉瘤锁孔手术对器械也有更高的要求,如专用多角度及高低可调范围大的神经外科专用手术床,专门设计的杆状或枪式剪、镊、钳及吸引器,如具有反向开合机制的 Perneczky–Zeppelin 动脉瘤夹及持夹钳等,以减少对视野及骨窗大小的影响,现在有为此专门设计的器械。术中在缝合硬脑膜时要求更严密缝合,防止脑脊液渗出引起的局部积液或皮切口肿胀。为了美容效果,选用 5 个 0 的无损伤缝线缝合切口等。另外,神经导航、磨钻等也是锁孔手术中的必需工具,导航技术的应用为锁孔手术的定位、术中病变的判断起到了很好的辅助作用。

三、锁孔手术的常用入路

前循环动脉瘤锁孔手术的常用入路主要包括:眶上锁孔入路、翼点锁孔入路、半球间入路。

(一) 眶上锁孔入路

经眉弓眶上锁孔入路是临床应用较多的锁孔手术入路,也是前循环动脉瘤锁孔手术常用的入路选择。患者仰卧位,根据动脉瘤病变部位的不同,头部向对侧旋转10°~60°,头部向后仰 10°~15°,向对侧侧曲 5°~15°。一般同侧近外侧部位动脉瘤或同侧大脑中动脉动脉瘤的手术头部需向对侧旋转 10°~20°;鞍上或鞍后区域的病变如前交通动脉动脉瘤需要旋转 20°~40°,颅前窝中线病变如嗅沟脑膜瘤需要旋转 40°~60°。头架固定,在眉部中、外侧作隐蔽的皮肤切口,长 4~5cm,必要时眉毛外侧的皮肤皱纹走行可作为延长切口的投影线。将颞肌的前缘拉向外侧并向下牵拉眼轮匝肌以显露颞线前部和开颅区,于眶上额骨作直径 2.5cm 左右低位骨窗开颅,并磨除眶缘内层骨质,如遇颅前底骨嵴妨碍术野显露亦应磨平,这一步骤十分重要。弧形切开硬脑膜,基地朝向眶缘并向眶侧悬吊,抬起额叶底部,开放蛛网膜下隙。充分引流脑脊液,待脑自动塌陷后,以自持脑牵开器稍微牵引,即可获足够的手术操作空间。根据术中需要,选择性开放侧裂池、视交叉池、颈动脉池、脚间池及终板池,以充分显露动脉瘤或病变。术毕止血后严密缝合硬脑膜,硬脑膜下及硬脑膜外均不置引流管。小骨板复位,颅骨锁或钛板固定,分层缝合肌肉、皮下及皮肤(图3-13)。

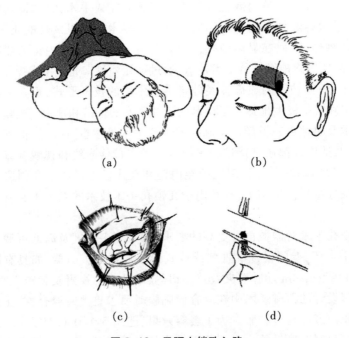

(a) (b)

(c) (d)

图 3-13 示眶上锁孔入路

(a) 患者体位,根据病变部分旋转角度可有不同;(b) 皮肤切口及骨窗位置,根据病变部位骨窗位置可稍有移动;(c) 牵开小的额肌和颞肌瓣。(d) 磨除眶上骨窗内板及眶顶骨嵴以取得最佳术野暴露。

　　眶上锁孔入路可达双侧Willis环前部,能充分暴露对侧眼动脉、颈内动脉内侧壁及同侧眼动脉、颈内动脉、大脑中动脉M1和M2段、大脑前动脉A1段、A2段近端、后交通动脉、前交通动脉。打开Lilliequist膜后还可暴露Willis环后部的大脑后动脉P1段和小脑上动脉及基底动脉分叉处,以夹闭动脉瘤。经该入路还可进行鞍区、鞍上、鞍后区垂体瘤、颅咽管瘤、脑膜瘤等手术。手术范围向后上可达第三脑室,并直至室间孔。侧方无需磨除蝶骨嵴即可打开侧裂,到达动眼神经外侧,前方可至颅前底,后下方可至鞍后区,但不超过颅前底水平线(图3-14)。
　　眶上锁孔入路完全适合处理常规翼点入路所能治疗的各种类型前循环颅内动脉瘤,包括眼动脉瘤、后交通动脉动脉瘤、脉络膜前动脉动脉瘤、颈内动脉分叉部动脉瘤、大脑中动脉M1段动脉瘤、大脑中动脉分叉部动脉瘤、部分大脑中动脉M2段近端动脉瘤、大脑前动脉A1段动脉瘤、大脑前动脉前交通动脉动脉瘤等,也可用于部分基底动脉分叉部动脉瘤及大脑后动脉P1段动脉瘤。必须指出的是脑动脉瘤锁孔显微手术的术前计划需与不应用内镜的常规锁孔手术的术前计划相一致,脑动脉瘤的锁

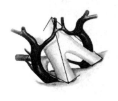 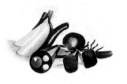

(a)　　　　　　　　　　　　　　　　(b)

图 3-14　眶上入路

(a) 眶上入路鞍上结构图,金字塔形的透视结构结合影像所见有利于手术计划的进行;(b) 术中内镜的应用有利于深部结构的显示和动脉瘤的探查和夹闭

孔手术通常不能依靠内镜来显露和夹闭动脉瘤,内镜的使用与否及使用程度只能在术中决定。眶上锁孔入路去除眶顶后显露面积增加,其中手术视野中上方面积增加最大,且位于手术视野中上方靶点角度明显增加,说明眶上锁孔入路去除眶顶对手术视野中位于高处靶点的显露更有帮助,对位于前床突、蝶骨嵴、眶顶和颅前底切线上方的结构具有实际意义,对切线下方结构的显露帮助不大。

(二) 经翼点锁孔入路

患者仰卧位,剃发范围仅颞部发迹后 1~2cm,手术同侧肩垫高。头转向手术切口对侧约 30°,下旋 10°,使同侧颧部位于术野最高点。头架固定,切口起自耳屏前 1 cm,自颧弓上呈弧形行向前上方,止于颞上线。切口长 5~6 cm,尽量位于发迹内。于颞浅动脉主干前向下切开至颞浅筋膜。然后沿切口走行切开颞浅筋膜,颞浅动脉额支可电烧后切断。在颞浅筋膜下分离筋膜与颞肌,向前下牵开皮筋膜瓣,暴露颞肌。自切口中部,沿颞肌纤维走行向前下方(翼点方向)钝性分离颞肌。牵开器牵开颞肌,暴露翼点区的颅骨。小钻头或磨钻于翼点区蝶骨嵴上钻孔。铣刀骨瓣成形。大小约 2.5cm × 2.5cm。磨钻磨除蝶骨嵴至眶上裂。其余脑内显微手术操作与标准翼点基本相同。

翼点锁孔入路适用于前循环动脉瘤(除 A2、M3 以后各段),包括眼动脉瘤、后交通动脉瘤、脉络膜前动脉动脉瘤、颈内动脉分叉部动脉瘤、大脑中动脉 M1 段动脉瘤、大脑中动脉分叉部动脉瘤、部分大脑中动脉 M2 段近端动脉瘤、大脑前动脉 A1 段动脉瘤、大脑前动脉前交通动脉瘤等,也可用于部分基底动脉分叉部动脉瘤及大脑后动脉 P1 段动脉瘤。此外,该入路还可应用于颅前底、鞍上、鞍旁、鞍后、海绵窦上壁、蝶骨嵴、额极、颞极、岛叶、颅中底前端、脚间池等区域手术,尤其适用于跨颅前、颅中底的肿瘤及背侧指向的后交通动脉瘤(图 3-15)。

(三) 半球间锁孔入路

半球间锁孔入路根据动脉瘤或病变的位置,可以在额部、顶部或顶枕区进行。额部半球间入路最常用于大脑前动脉 A2 段动脉瘤的手术夹闭,也可用于颅前窝中线

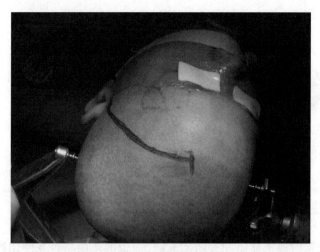

图 3-15　翼点小骨窗锁孔入路皮切口及骨窗示意
根据病变情况调整骨窗位置及大小

的病变和第三脑室的病变。患者仰卧位，头部向手术侧偏 5°，以利于额叶或顶叶借重力作用与大脑镰分离，头架固定。必要时可在神经导航影像下，确定开颅位置，切口可选在发际后冠状缝前，或与皮纹一致，4~5cm 直切口或小 S 形切口，骨窗大小为2.5~3cm，一般跨过上矢状窦，"U"形切口硬脑膜基底朝向矢状窦翻开，注意保护桥静脉。研究表明，这一锁孔入路中矢状位术野角因素中影响力最大的是胼胝体切口位置角，其次是骨窗—胼胝体切口间距，提示设计手术入路时为最大化矢状位术野角需优先考虑这两个因素；而骨窗—胼胝体切口间距和胼胝体切口长度是影响冠状位术野角的最重要因素。

四、经验和评价

在前循环动脉瘤的锁孔手术中，就是利用脑池群及其中的神经血管间隙，以最直接的径路，从脑外间隙无创地到达病变。动脉瘤锁孔手术的关键是术中解剖脑底诸池、充分引流脑脊液、令脑自动塌陷后，再进一步观察和分离 Willis 环前部所有属支及其动脉瘤，这样就可大大减少脑牵拉，从而也最大限度地减少术中动脉瘤破裂的机会，眶上锁孔入路完全适合处理翼点入路所能治疗的除大脑前动脉 A2 段的各种类型常见的前循环颅内动脉瘤。

对于前交通动脉动脉瘤，传统的手术入路主要有额颞经翼点外侧裂入路及额下纵裂入路，广泛应用的翼点外侧裂入路近年来也趋向于行咬除部分蝶骨嵴外侧的低位小骨窗锁孔入路。眶上锁孔入路的术野视角较翼点入路前移，手术视角介于额下纵裂入路与传统的翼点入路之间，或者是翼点入路靠前的一部分。眶上锁孔入路的要点是选择直接而精确的路径到达病变，免除常规手术入路中无用的开颅部分，不暴露或少暴露无病变区，手术视野范围随深度增加而扩大。两入路手术原则一致，与翼点入路相比，眶上锁孔入路的经线与纵裂的夹角小于翼点入路，术中有可能更多地利用纵裂,从脑外间隙解剖,避免或较少地切除额叶直回。眶上锁孔入路完全适合处理翼点入路所能治疗的各种类型前交通动脉动脉瘤。

就前交通动脉动脉瘤分型与两种手术入路的关系,术前应仔细分析动脉瘤颈的所在、动脉瘤指向及瘤体和相关血管的毗邻关系。对于瘤颈主要位于双侧 A1 或 A1 与前交通动脉结合部,瘤体指向下方和前方的前交通动脉动脉瘤,翼点锁孔入路是合适的适应证,翼点入路的一个重要优点就是从侧方放置动脉瘤夹较方便,此时眶上锁孔入路在暴露动脉瘤时,可能会首先遇到动脉瘤顶或瘤体进入术野,在窄颈动脉瘤时,还会出现瘤体阻挡瘤颈暴露。此种情况下,应用眶上锁孔入路时可以通过载瘤动脉阻断、轻柔动脉瘤周的显微分离及不同形状动脉瘤夹的选择,而达到满意的夹闭动脉瘤。对于瘤颈位于双侧 A2 或 A2 与前交通动脉结合部,瘤体指向上后方,瘤体多与双侧 A2 段关系密切,A2 与瘤体间隙小,翼点入路分离夹闭瘤蒂较困难,此时眶上锁孔入路优于翼点入路。指向后方的动脉瘤深藏在纵裂内, 在双侧 A2 段的深面,特别是对瘤颈较宽的病例,翼点入路手术将十分困难。此时眶上锁孔入路能从正面看清双侧 A2 段,处理上相对比较容易。此外,眶上锁孔入路在暴露对侧 A1 段较翼点入路更容易,有利于临时阻断技术的应用。虽然有上述入路选择上的认识,但两种入路对前交通动脉动脉瘤的手术均是可行的,尤其是结合应用多种不同形状和规格的动脉瘤夹时。术者对不同手术入路的选择,应取决于术者的技术经验及对病情的全面把握。

对前循环动脉瘤锁孔手术入路应用的担心主要是复杂的动脉瘤夹闭术中需要细致的解剖,必要时需要磨除前床突等骨性结构,还可能会遇到急性脑肿胀、动脉瘤破裂出血等"意外"情况时,太小的骨窗可能会带来显露不佳、操作不便的问题。对于动脉瘤术中破裂出血的处理,笔者认为随着对锁孔手术技术的熟练掌握及经验的增加,该入路同常规显微手术中动脉瘤破裂的处理难度是一样的。在解剖脑池时,应随动脉瘤的部位和血管情况不同有所选择和侧重,以便更满意、充分地显露载瘤动脉,应锐性分离载瘤动脉近端,继之分离出载瘤动脉远端,然后分离和显露动脉瘤。如术中发生动脉瘤破裂,可临时阻断载瘤动脉,妥善分离瘤颈后准确夹闭。对于前交通动脉瘤,首先分离主要供血侧大脑前动脉 A1 段,必要时在分离对侧 A1 段和动脉瘤时先临时阻断主侧 A1 段,这样当动脉瘤破裂时,可及时阻断对侧 A1 段,控制出血。在充分显露载瘤动脉前,切不可贸然直接分离和显露动脉瘤,以免术中动脉瘤突然破裂时措手不及。配备专用的杆式锁孔显微器械并熟练应用后,术中操作的空间也是完全足够的。

对于脑水肿的问题,要具体分析病情,已有报道表明绝大多数颅内动脉瘤破裂患者急性期同样适合锁孔手术,术中动脉瘤破裂机会更少,术后脑血管痉挛发生的机会和常规开颅显微手术并无明显差别。笔者也开展了前循环动脉瘤破裂急性期(3d 内或无血管痉挛病理的 1 周内)的锁孔手术夹闭 30 例,初步的手术适应证总结为:①蛛网膜下隙出血后 1~3d 或影像检查无脑血管痉挛;②Hunt-Hess 病情分级 1~3 级;③无严重颅内压增高或脑肿胀(临床和 CT 检查);④术前风险评估可行(充分考虑颈宽、漩涡、多囊、夹层、破裂位置的征象、瘤体瘤颈与入路的角度、载瘤动脉与穿支情况），但也应注意对蛛网膜下隙出血多或 Hunt-Hess Ⅳ 级以及存在明显脑血管痉挛的颅内动脉瘤破裂出血患者，估计术后会出现药物难以控制的脑水肿，应行大骨瓣入路并准备必要时去骨瓣减压，或延期手术。

　　颅内多发性动脉瘤具有更高的破裂出血危险，尤其在责任破裂动脉瘤治疗的围手术期，多发性动脉瘤破裂的风险较大，一次麻醉手术过程夹闭所有动脉瘤是较理想的治疗选择。手术入路有报道经责任破裂动脉瘤的单侧或双侧开颅进行。单侧开颅到达对侧动脉瘤主要适用于小的前方指向的大脑中动脉动脉瘤和内侧指向的眼动脉动脉瘤，可同时处理前交通动脉瘤及同侧的后交通动脉瘤等。这种单侧开颅处理对侧动脉瘤的手术入路，局限狭窄的手术操作长通道、额叶的强力上抬、嗅神经的过度牵拉是其缺陷，可能造成手术通道附近的神经结构损伤。传统额颞大骨瓣开颅或双侧额颞开颅创伤较大而易出现并发症。双侧眶上锁孔入路治疗颅内前循环多发动脉瘤是安全有效的可选手术方法，尤其在合并双侧大脑中动脉分叉部或 M2 段动脉瘤时，手术微创、便捷，术中体位变动小，手术时间短，较传统的双侧翼点入路有明显的优越性。一侧锁孔手术后脑脊液的充分释放，脑组织塌陷，使对侧锁孔入路牵拉脑组织更微创、到达动脉瘤更便捷，一次麻醉手术中夹闭所有多发动脉瘤减少了术后围手术期动脉瘤破裂的危险性（图 3-16）。

　　新技术的引进、应用、发展和成熟的过程总是会有争议的，对于锁孔技术在国内外均有较多的讨论，甚至意见相反。锁孔手术的优点体现在它的微创性，避免了脑组织的过多暴露，不会产生手术对脑组织额外损伤；减少了对脑组织的牵拉，术后脑水

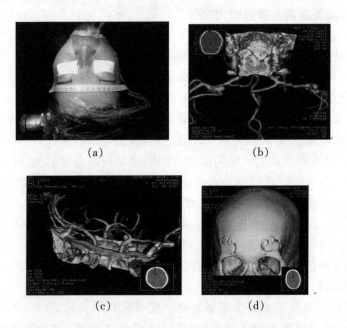

(a)　　　　　　　　　　(b)

(c)　　　　　　　　　　(d)

图 3-16　多发性动脉瘤（双侧大脑中动脉分叉段动脉瘤及左侧后交通动脉瘤）一次手术行双侧眶上锁孔入路

体位变动小，手术时间短。(a) 术前体位及切口；(b) 术前 CT 血管造影；(c)、(d) 术后 CT 血管造影复查，可见双侧大脑中动脉分叉段动脉瘤及左侧后交通动脉瘤处动脉瘤夹，载瘤动脉通畅。

肿减轻;不需对皮肤、肌肉和骨组织的大面积切开,保护了其血管和神经的营养,同时有更好的美容外观效果;缩短了手术时间和患者的住院时间。锁孔手术入路的适应证也较广,如眶上锁孔入路可以通过对骨窗的外侧或内侧的移动,以应对不同角度的前循环动脉瘤病变,达到更好的治疗效果。锁孔技术还可以减少动脉瘤的术中破裂发生率,加之对动脉瘤等病变的满意治疗为其前提条件,所以很多学者积极倡导为患者减轻痛苦,不断提高手术技术,向显微神经外科的新高度锁孔技术迈进。

另外,锁孔手术技术也有其局限性,由于骨窗小,手术通道窄,术野光线和视线受限,要求术前对病变及其周围组织的解剖结构要有准确、清楚的详细了解,诊断要明确,对术中可能出现的情况要预先计划处理措施;不断变换显微镜角度及内镜辅助的显微手术是必不可少的。此外,锁孔手术中视线角度常常平行于显微器械的角度,阻挡对器械尖端的观察进而影响操作,这时特殊设计的枪状、杆状专用器械显得很必要。更重要的是考虑到对术中突发情况的处理能力,如动脉瘤的破裂等难以控制的凶猛出血,有时需大角度或多角度的处理空间,所以部分学者强调患者的安全和手术效果,避免新技术开展带来的不适应和严重并发症,不愿采用锁孔手术甚至反对这一技术。

毋庸置疑,锁孔手术技术仍然需要不断地研究和完善,随着临床应用的不断扩大,经验的进一步积累,这一技术将能得到更加规范化的应用。在这一过程中,认识的深入、设备的完善、专门的训练是必须的。同时要把握适应证,严密的个体化手术设计,将微创锁孔的理念贯穿于手术始终。在颅内动脉瘤的治疗中,虽然常规开颅显微手术可处理绝大多数颅内动脉瘤,效果也较为满意,但创伤较大。锁孔手术的最大优点在于其微创性,同时术中多数患者不需要输血、术后恢复快、美观,只要适应证选择得当,动脉瘤锁孔技术确实是一项安全、值得推广的手术方法。目前手术显微镜及内镜、神经麻醉、显微手术技术、脑脊液解剖生理以及微创理念和脑保护研究的进展还在不断深入,结合动脉瘤术中血管荧光造影技术、术中电生理监测技术,还有显微镜内镜影像集成多重影像镜(Multivision)技术,相信锁孔手术入路夹闭前循环动脉瘤的技术将不断完善,其安全性也将不断提高。

(田新华)

参 考 文 献

1. 张玉琪. 再论微创神经外科学. 中华神经外科杂志, 2005, 21: 193~194
2. 兰青. 积极开展神经外科锁孔微创手术. 中国微侵袭神经外科杂志, 2005, 10: 97~99
3. 漆松涛. 神经外科锁孔技术的理念和应用. 中华医学杂志, 2006, 86: 1509~1510
4. 田新华, 陈锷, 张俊卿, 等. 经眉弓眶上锁孔入路手术治疗前循环动脉瘤. 中华神经医学杂志, 2006, 5: 1021~1022
5. 田新华, 张俊卿, 陈锷, 等. 眶上锁孔入路手术治疗前交通动脉动脉瘤. 中华脑血管

病杂志, 2008, 2: 9~11

6. 石小峰, 漆松涛. 锁孔手术理念与技术的发展. 中国微侵袭神经外科杂志, 2006, 11(7): 331~333

7. 赵继宗. 向显微神经外科新高度-"锁孔"技术迈进. 中国微侵袭神经外科杂志, 2000, 5: 1~2

8. 兰青. 积极开展神经外科锁孔微创手术. 中国微侵袭神经外科杂志, 2005, 10(3): 97~99

9. 王晓军, 兰青. 眶上锁孔入路去除眶顶的解剖学研究. 中国微侵袭神经外科杂志, 2005, 10(3): 121~124

10. 吴臣义, 兰青. 乙状窦前经迷路锁孔入路的显微解剖. 中华显微外科杂志, 2007, 30(3): 172~176

11. 朱玉辐, 兰青. 经纵裂胼胝体侧脑室锁孔入路的解剖学研究. 中国微侵袭神经外科杂志, 2005, 10(4): 170~173

12. 张恒柱, 兰青. 锁孔入路相关显微解剖学研究. 实用肿瘤杂志, 2007, 22(4): 291~293

13. 张恒柱, 兰青. 远外侧枕骨髁上锁孔入路的显微解剖. 中华显微外科杂志, 2006, 29(4): 274~277

14. 兰青. 神经外科锁孔手术可行性探讨. 中华医学杂志, 2010, 90(13): 867~868

15. 孙丕通, 高宝山, 许友松, 等. 发迹内翼点锁孔技术行前循环动脉瘤显微手术的临床研究(附 206 例报告). 中国医师协会神经外科医师分会第二届全国代表大会论文汇编, 2007, 479~480

16. 王伟民, 王国良, 张小鹏, 等. 锁孔手术理念在处理颅底和脑深部病变中的应用(附 49 例报告). 中国微侵袭神经外科杂志, 2003, 8(1): 5~7

17. Lukui Chen, Xinhua Tian, et al. Is eyebrow approach suitable for ruptured anterior circulation aneurysms on early stage:a prospective study at a single institute. *Acta Neurochir (Wien)*, 2009, 151: 781~784

18. Robert Reisch, Axel Perneczky, Ronald Filippi. Surgical technique of the supraorbital key-hole craniotomy. *Surg Neurol*, 2003, 59:223~227

19. Paladino J, Mrak G, Miclik P, et al. The keyhole concept in aneurysm surgery-a comparative study: keyhole versus standard craniotomy. *Minim invasive Neurosurg*, 2005, 48: 251~258

20. Reisch R, Perneczky A. Ten-year experience with the supraorbital subfrontal approach through an eyebrow skin incision. *Neurosurgery*, 2005, 57(4 Suppl): 242~255

床突周颈内动脉瘤的手术治疗

颈内动脉入颅腔后分为岩骨段、海绵窦段、床突段、眼动脉段、后交通动脉段、脉络膜前动脉段、颈内动脉分叉部,其中眼动脉段位于眼动脉起始部和后交通动脉起始部之间。源于床突段、眼动脉段和后交通动脉发出之前的动脉瘤统称为床突周颈内动脉瘤。该部位的动脉瘤占到整个前循环动脉瘤的5%~9%。虽然临床上分类很多,但目前大多数作者仍推崇根据动脉瘤起源的部位和指向分类。据此可将此区域动脉瘤分为背侧动脉瘤、腹侧动脉瘤、颈内动脉陷窝动脉瘤和球状动脉瘤。现就11例病例结合文献作一总结,其中床突段动脉瘤3例、眼动脉瘤5例、垂体上动脉瘤3例。

一、动脉瘤分类情况

(一) 背侧动脉瘤

相当于眼动脉瘤,源于眼动脉起始段的远侧,向上压迫视神经引起视觉症状。第二种情况是动脉瘤的起源与颈内动脉分支没有任何关系,有作者认为可能是源于细小的分支。该区也是血泡状动脉瘤的好发位置。本组有5例,其中1例为血泡状动脉瘤。

(二) 腹侧动脉瘤

动脉瘤源于眼动脉分支的对侧,向下内发展,部分外科医师认为该动脉瘤瘤颈位于垂体上动脉瘤发出部位。随着动脉瘤的增大,颈内动脉被抬起。本组这类动脉瘤3例,1例为假性动脉瘤,2例囊状动脉瘤。

(三) 颈内动脉窝动脉瘤

动脉瘤颈位于近侧环和远侧环之间,动脉瘤可突向蝶窦内、海绵窦内或进入蛛网膜下隙。临床上以眼球运动障碍、视力下降或鼻出血为主要临床表现。本组3例动脉瘤位于此部位。

(四) 球状动脉瘤

多是局部血管球状扩张,不能区分出何者为瘤颈,何者为瘤体。本组因病例较少,无此类病例。

二、应用解剖

床突周动脉瘤是指在前床突及其邻近地区的动脉瘤,手术时主要的挑战是因前床突占据该部位,如若不磨除前床突,手术动脉瘤的显露困难,有时可导致手术中动脉瘤破裂,手术无法继续进行,所以熟悉局部解剖至关重要。前床突是蝶骨嵴向内的延伸,在颈内动脉的前方,视神经的外侧。它有三个根,一个根形成视神经管的顶壁,一个根与蝶骨小翼相连,还有一个根与蝶骨体相接即视柱。在前床突尖与视神经孔内缘之间形成镰状韧带,后者向下与颈内动脉远侧环相续,包绕颈内动脉,成为颈内动脉蛛网膜下隙内外的分界,在颈内动脉穿出海绵窦处有近侧环,在远近环之间的颈内动脉属于硬脑膜间段,也即颈内动脉的床突段。进入蛛网膜下隙的颈内动脉上面实际上与视神经的下面在同一个平面。值得注意的是在眶上裂部位动眼神经紧邻颈内动脉的外侧。

三、手术时机

当患者有症状时应尽早手术夹闭,但对于体检发现或因其他疾病诊治过程中发现的小的动脉瘤目前各家意见不一,有的主张这些动脉瘤体积小不易破裂,可以随访,有作者认为传统的<7mm 的动脉瘤不易破裂,观念逐渐被更正。一旦破裂手术难度将加大,应该手术夹闭。笔者的观点对>5mm 之动脉瘤都主张手术夹闭,>1cm 强烈建议手术治疗。

四、手术方法

因为这种动脉瘤少,位置又深在,周围可利用的空间少,被许多外科医师认为手术难度要比其他前循环动脉瘤高。实际上,这种动脉瘤的处理和其他动脉瘤所需的技术相同,近端控制,动脉瘤夹闭。需要提前暴露颈部颈内动脉、广泛打开侧裂及蛛网膜池、硬脑膜外或硬脑膜内磨除前床突、去除视神经管顶壁、切开近侧和远侧环、暴露颈内动脉膝部。

(一) 颈内动脉的暴露

在下颌角稍下做水平切口,胸锁乳突肌前缘锐性分离浅筋膜,在气管的外侧即为颈动脉鞘,向上打开颈总动脉鞘至其分叉部,暴露颈内动脉 3cm 左右,作为术中临时阻断用。

(二) 前床突的磨除

常规翼点开颅,先磨除蝶骨嵴,沿蝶骨小翼磨除前床突及视神经管顶壁及视柱。

有作者认为硬脑膜外入路危险较大,应由硬脑膜内磨除。笔者认为对于动脉瘤突向内侧者应行硬脑膜外磨除,在硬脑膜外磨除前床突因有硬脑膜保护,对脑组织损伤小,对于动脉瘤指向外侧者可以选择硬脑膜内磨除。在硬脑膜外磨除时注意要剪断眶脑膜韧带。

(三) 暴露及夹闭动脉瘤

广泛打开侧裂及颅底之蛛网膜脑池,充分释放脑脊液,剪开镰状韧带及远侧环和近侧环。对于有海绵窦渗血者,可在动脉瘤的对侧顺动脉壁放置明胶海绵或止血纱布。动脉瘤暴露后,需充分了解眼动脉的走行、与动脉瘤的解剖关系以及动脉瘤夹闭后瘤夹与视神经的关系。根据情况选择适当大小的动脉瘤夹,在近端和远端临时阻断的情况下夹闭动脉瘤。完善的动脉瘤夹闭应符合以下几点:①瘤颈的确切夹闭;②眼动脉的完整保留;③视神经未受压;④脑组织回位后,瘤夹未影响任何颅内结构。

这类手术的关键在于颈部临时阻断颈内动脉和磨除前床突。本组11例中,1例术后因术中临时阻断颈内动脉发生大脑中动脉供应区坏死, 余10例术后均恢复到正常生活(图3-17)。

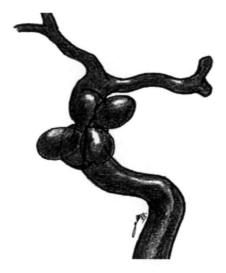

图 3-17　床突周动脉瘤模式图

(郭智霖)

参 考 文 献

1. Fries G, Perneczky A, van Lindert E, et al. Contralateral and ipsilateral microsurgical approaches to caroti-ophthalmic aneurysms. *Neurosurgery*, 1997, 12: 333~342

2. Kattner K A, Bailes J, Fukushima T. Direct surgical management of large bulbous and giant aneurysms involving the paraclinoid segment of the internal carotid artery: report of 29 cases. *Surg Neurol*, 1998, 49: 471~480

3. Khan N, Yoshimura S, Roth P, et al. Conventional microsurgical treatment of paraclinoid aneurysms:state of the art with the use of the selective extradural anterior clinoidectomy SEAC. *Acta Neurochir Suppl*, 2005, 94: 23~29

4. Krayenbühl N, Hafez A, Hernesniemi J A, et al. Taming the cavernous sinus: technique of hemostasis using fibrin glue. *Neurosurgery*, 2007, 61(Suppl 3):E52.

5. Mastronardi L, Sameshima T, Ducati A, et al. Extradural middle fossa approach. Proposal of a learning method: the "rule of two fans." *Technical note. Skull Base*, 2006, 16(3): 181~184

6. Nonaka T, Haraguchi K, Baba T, et al. Clinical manifestations and surgical results for paraclinoid cerebral aneurysms presenting with visual symptoms. *Surg Neurol*, 2007, 67(6):612-619.

7. Nutik S. Subclinoid aneurysms. *J Neurosurg*, 2003, 98: 731~736

8. Bulsara K R, Patel T, Fukushima T. Cerebral bypass surgery for skull base lesions: technical notes incorporating lessons learned over two decades. *Neurosurg Focus*, 2008, 24(2): E11

动脉瘤破裂的危险因素

颅内动脉瘤是一种动脉管壁的病理性扩张,它常常发生在动脉的分叉处,尤其好发于 Willis 环。颅内动脉瘤的发病率并不低,在大宗尸体解剖中 1%~6% 的成人有颅内动脉瘤。0.5%~1% 的成人可能患有颅内动脉瘤。

颅内动脉瘤是一种严重威胁人体健康的神经外科疾病。尤其是当动脉瘤破裂,发生颅内和(或)蛛网膜下隙出血时,常导致灾难性的后果,有着极高的病死率和致残率。有研究发现,约 12% 的自发性蛛网膜下隙出血患者在到达医院前就已经死亡;有 40% 的患者在住院 1 个月内死亡;生存的患者中有 30% 以上有各种各样的神经功能障碍。哪种动脉瘤容易破裂?这个问题多年来一直困扰着神经外科医师。目前已经发现了很多与动脉瘤破裂有关的危险因素。

一、患者的背景因素

(一) 性别和年龄

早就发现女性在动脉瘤形成和生长方面有更高的危险性。Iwamoto H 等人在日本的福冈市,从 1962~1991 年连续作了 1230 个头颅的尸体解剖,对尸解中脑血管病的发病率进行了统计。结果发现女性中先天性囊状动脉瘤的发病率高达 7.1%,而同样人群的男性中动脉瘤的发病率仅为 2.9%。可见女性动脉瘤的发病率是男性的 2.4 倍。

在同一个研究中发现,40~49 岁和 60~69 岁的女性动脉瘤的发生率最高。而一般认为,40~60 岁是自发性蛛网膜下隙出血的高发年龄段。

Rinkel G J 等人通过对 1955~1996 年间 Medline 文献的查询和总共 56 304 个病例的 830 个动脉瘤汇总统计发现,女性动脉瘤的发病率是男性的 1.6 倍。

(二) 吸烟

有明确的证据表明吸烟可以使已经存在的动脉瘤的生长加快,不过其机制尚不明确。

Juvela S 等人对 111 个未破裂动脉瘤随访后发现仅吸烟和女性这两项因子是动脉瘤生长≥1mm 的危险因子,但如果以动脉瘤生长≥3mm 为标准,只有吸烟是一个危险因子。他们认为,吸烟增加蛛网膜下隙出血的危险性在于吸烟可能诱发动脉瘤的形成,或使已有的动脉瘤生长加快。对于加快动脉瘤的生长而言,每天吸烟的量比吸烟史的长短,或吸烟开始的年龄有更重要的意义。另外,已戒烟者不会增加动脉瘤生长的危险性。

在蛛网膜下隙出血的人群中,吸烟人群的比例高达 45%~75%,而在一般成年人群中,吸烟人群的比例仅在 20%~35%。

吸烟人群发生动脉瘤破裂蛛网膜下隙出血的危险性比不吸烟人群要高 3~10倍。另外,随着吸烟支数的增加,这种危险性也随之增加。如果有过蛛网膜下隙出血后继续吸烟,发生新的动脉瘤的可能性会异常高。

至于吸烟影响动脉瘤形成和破裂的机制,目前尚不十分明了。有人提出这与吸烟影响 α_1 抗胰蛋白酶的活性有关。α_1 抗胰蛋白酶是一种蛋白溶解酶的抑制剂。所以,吸烟人的蛋白溶解和抑制蛋白溶解之间的平衡就被打破了,从而引起结缔组织,包括动脉壁结构的过度降解。有一点可以作为这一假设的旁证,患遗传性 α_1 抗胰蛋白酶缺失症的患者发生颅内动脉瘤的可能性较大。

(三) 遗传基因

认为动脉瘤和遗传因素有关主要基于两点:遗传性结缔组织病和家族性动脉瘤的发生。有许多遗传性结缔组织病和颅内动脉瘤的发生有关,最常见的是:常染色体显性遗传多囊肾病患者(ADPKD)、Ⅳ型 Ehlers-Danlos 综合征、Ⅰ型神经纤维瘤病和 Marfan 综合征。另外,遗传性出血性毛细血管扩张症、Noonan 综合征、Klinefelter 综合征等患者和一般人群相比也有比较高的动脉瘤发病率。同样在 Rinkel G J 等人的研究中发现,常染色体显性遗传多囊肾病患者发生动脉瘤的相对危险性高达 4.4%。

7%~20%有蛛网膜下隙出血的患者中,他们的第一和第二代亲属有确诊的动脉瘤。家族中出现动脉瘤好发决不是一种偶然。有蛛网膜下隙出血的患者的亲属,患颅内动脉瘤的危险性可以高达 9%~11%,这远远高于一般人群。在已知的颅内动脉瘤患者中,一般会有两三个家族成员发生动脉瘤,其遗传方式尚不清楚。

Raaymakers W M 等人对有蛛网膜下隙出血史的 23 个家族的 125 位家属进行检查,其中 116 人接受了磁共振脑血管造影检查,另外 9 人进行了 CT 脑血管造影检查。结果在 125 人的 10 人中,发现了 16 个颅内动脉瘤。

二、动脉瘤本身的因素

(一) 动脉瘤的解剖部位

ISUIAI 的研究报告对未破裂动脉瘤 5 年累积破裂的发生率进行分析发现,就同样大小的动脉瘤而言,后交通动脉瘤的破裂发生率最高。如果动脉瘤直径<7mm,后交通动脉瘤的破裂率达 2.5%或 3.4%。如果动脉瘤直径为 7~12mm,其破裂发生率在

14.5%;远高于同样大小的大脑前动脉,大脑中动脉和颈内动脉动脉瘤的2.6%。如果动脉瘤直径为13~24mm,其破裂发生率为18.4%;也高于同样大小的大脑前动脉、大脑中动脉和颈内动脉动脉瘤的14.5%。如果动脉瘤直径在25mm以上,其破裂发生率可高达50%;也高于同样大小的大脑前动脉、大脑中动脉和颈内动脉动脉瘤的40%。在Forget T等人对245个破裂动脉瘤的研究中,他们发现前交通动脉瘤的破裂比例最高,将近30%,其次是后交通动脉瘤,占19.6%。

(二) 动脉瘤的大小

动脉瘤的大小一直是一个重要的危险因素。国际未破裂动脉瘤研究协作组(ISUIAI)的研究发现<10mm的动脉瘤的年破裂率低于0.05%,而≥10mm的动脉瘤的年破裂率接近1%。很多研究发现:大多数破裂动脉瘤的直径为8~10mm。2001年,Forget T R等人对245个破裂动脉瘤进行分析,结果发现86%直径<10mm。直径在6~10mm的破裂动脉瘤最多,占总数的50.6%,其次是直径<5mm的动脉瘤,占总数的35%。2004年,Ohashi Y等人对从1984~2001年连续280例(106例男性,174例女性)破裂动脉瘤进行分析,其中222例为单个动脉瘤,58例为多发动脉瘤。结果发现:破裂动脉瘤的直径为2~28mm,74.3%的动脉瘤直径<10mm。破裂动脉瘤的平均直径为7.6mm。48%的破裂动脉瘤的直径分布在5~10mm的范围内,仅25.7%的破裂动脉瘤的直径>10mm。

虽然大家一致认为动脉瘤的直径是一个重要因素,但究竟是大动脉瘤容易破裂,还是小动脉瘤也非常容易破裂,关于这一点意见并不统一。有人认为之所以在破裂动脉瘤发现很多小动脉瘤是由于小动脉瘤比大动脉瘤更多,所以在破裂动脉瘤中小动脉瘤占的比例也就比较大。要回答这个问题,必须了解未破裂动脉瘤中直径在10 mm以下的动脉瘤的比例,并与破裂动脉瘤中小动脉瘤的比例进行比较。

在讨论破裂动脉瘤大小的问题时,必须考虑到这么一个问题,即:动脉瘤在破裂后是否缩小。如果动脉瘤在破裂后缩小,那么我们在其破裂后测得的大小要小于其破裂前瞬间的大小。如果真是这样,那么,动脉瘤在破裂前瞬间的大小可能是一个永远无法解开的谜团,但Kataoka等人通过对57个手术中夹闭的破裂动脉瘤进行免疫组化检查并没有发现动脉瘤在破裂后缩小的证据。Yasui等人对25个颅内动脉瘤在破裂前和破裂后的大小进行比较,结果发现破裂后动脉瘤不仅没有缩小,反而有所增大。

(三) 纵横比

Ujiie H等人提出用纵横比(aspect ratio)来判断动脉瘤破裂的危险性。他们发现将近80%的破裂动脉瘤其Aspect Ratio≥1.6,而将近90%的未破裂动脉瘤其Aspect Ratio<1.6。Aspect Ratio的意义在于它不仅考虑了动脉瘤的大小,同时考虑了瘤颈宽度的因素。Ujiie H和早期的其他研究者发现动脉瘤瘤体的长度和瘤颈宽度之比越大,也就是说瘤体长越长,瘤颈越窄,瘤腔内的血流越慢,血液会较长时间的停留在瘤腔内。这会引发动脉瘤壁动脉瘤粥样硬化样的炎性反应,并导致动脉瘤壁完整性的破坏,最终引起动脉瘤破裂。局部血流缓慢,甚至滞留会导致局部红细胞聚集,以

及血小板、白细胞沿着血管内膜附着,这与血流减慢和产生的一氧化氮有关。这些因素最终导致内膜损伤,局部小的血栓形成,血细胞和纤维蛋白等渗透到动脉瘤的壁内,以后产生子动脉瘤。也就是说,这种血流速度减慢所造成的炎性反应,最终导致动脉瘤壁发生结构性的改变,并破裂出血,但对于 Aspect Ratio 的价值目前也没有统一。Nader-Sepahi A 等人通过脑血管造影对 75 个破裂动脉瘤和 107 个未破裂动脉瘤进行测量后发现破裂动脉瘤的 Aspect Ratio 高达 2.7,而未破裂动脉瘤的 Aspect Ratio 也达到 1.8。他们认为用 Aspect Ratio 来判断动脉瘤破裂的危险性并不可靠。

Rohde S 等人在 2005 年对 45 个未破裂动脉瘤和 46 个破裂动脉瘤的形态进行 Fourier 分析,结果发现:破裂动脉瘤的瘤颈宽度比未破裂动脉瘤的瘤颈宽度小。即:破裂动脉瘤的 Aspect Ratio 比未破裂动脉瘤的 Aspect Ratio 明显大。

Beck J 等人对从 1999 年 9 月到 2001 年 12 月共 124 个患者进行数字减影脑血管造影检查,这些患者或是因为有自发性蛛网膜下隙出血,或是由于被怀疑有颅内未破裂动脉瘤而接受脑血管检查。结果共发现 53 个未破裂动脉瘤和 94 个破裂动脉瘤。他们对这两组动脉瘤进行分析、比较,发现:未破裂动脉瘤和破裂动脉瘤相比,其 Aspect Ratio 更大(图 3-18),且差异有显著性(2.03:1.68,$P < 0.001$)。

(四) 动脉瘤的形态

很早就有人提出,形态不规则的动脉瘤容易破裂,例如分叶状动脉瘤比较容易破裂。Sampei 等人对 25 动脉瘤进行随访,结果发现有 8 个形态不规则的动脉瘤在随访过程中破裂了,而只有 1 个形态规则的动脉瘤在随访过程中破裂。

在 Beck J 等人对 53 个未破裂和 94 个破裂动脉瘤分析后发现, 在 5~9mm 的动脉瘤中,在破裂动脉瘤中,分叶状动脉瘤的比例明显高于未破裂动脉瘤组。两者的差异有显著性($P = 0.017$)。

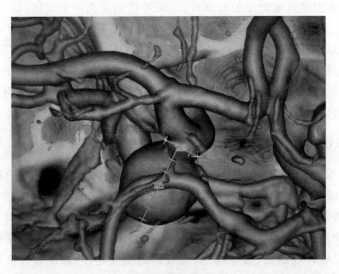

图 3-18　在三维 CT 血管造影工作台上对动脉瘤的最大径、动脉瘤体的长度、动脉瘤颈的宽度和 Aspect Ratio 进行计算和测量

Nehls等人对69位患者的205个动脉瘤进行分析发现,和动脉瘤的大小相比,动脉瘤的不规则形态是更重要的一个破裂危险因素。

Sakamoto 等人对64个多发动脉瘤分析后认为,形态不规则的动脉瘤,或有子动脉瘤的动脉瘤非常容易破裂。

Rohde S 等人对从2002年1~12月间连续70个数字减影脑血管造影的患者进行分析,其中得到46个破裂动脉瘤,45个未破裂动脉瘤。他们对两组动脉瘤的形态进行比较。动脉瘤囊腔的周长的平方/动脉瘤囊腔的面积得到圆形指数(C_{round})。该指数越高, 说明动脉瘤越接近圆形。结果破裂动脉瘤组的 $C_{round} = 0.83$ 而未破裂组的 $C_{round} = 0.88$,两组相比较 $P < 0.02$。说明破裂动脉瘤比未破裂动脉瘤离规则的圆形更远,更具有不规则的形态。

(李晓雄)

参 考 文 献

1. Weir B. Unruptured intracranial aneurysms: a review. *J Neurosurg*, 2002, 96: 3~42

2. Vlak M H, Algra A, Brandenburg R, et al. Prevalence of unruptured intracranial aneurysms, with emphasis on sex, age, comorbidity, country, and time period:a systematic review and meta-analysis. *Lancet Neurol*, 2011, 10(7): 626~636

3. Winn H R, Jane J A, Taylor J, et al. Prevalence of asymptomatic incidental aneurysms: review of 4568 arteriograms. *J Neurosurg*, 2002, 96: 43~49

4. Kaminogo M, Yonekura M, Shibata S. Incidence and outcome of multiple intracranial aneurysms in a defined population. *Stroke*, 2003, 34: 16~21

5. Juvela S, Porras M, Poussa K. Natural history of unruptured intracranial aneurysms: probability of and risk factors for aneurysm rupture. *J Neurosurg*, 2000, 93: 379~387

6. Vlak M H, Rinkel G J, Greebe P, et al. Trigger factors for rupture of intracranial aneurysms in relation to patient and aneurysm characteristics. *J Neurol*, 2012, 259 (7): 1298~1302

7. Juvela S, Porras K, Poussa M. Factors Affecting Formation and Growth of Intracranial Aneurysms. A Long-Term Follow-Up Study. *Stroke*, 2001, 32: 485–491

8. Juvela S, Porras M, Poussa K. Natural history of unruptured intracranial aneurysms: probability of and risk factors for aneurysm rupture. *J Neurosurg*, 2000, 93: 379~387

9. Forget T R Jr, Benitez R, Veznedaroglu E, et al. A review of size and location of ruptured intracranial aneurysms. *Neurosurg*, 2001, 49: 1322~1326

10. Rahman M, Smietana J, Hauck E, et al. Size ratio correlates with intracranial aneurysm rupture status:a prospective study. *Stroke*, 2010, 41(5): 916~920

11. Amenta P S, Yadla S, Campbell P G, et al. Analysis of nonmodifiable risk factors for intracranial aneurysm rupture in a large, retrospective cohort. *Neurosurgery*, 2012,

70(3): 693~701

12. Kataoka K, Taneda M, Asai T, et al. Difference in nature of ruptured and unruptured cerebral aneurysms. *Lancet*, 2000, 355:203.

13. Ujiie H, Tamano Y, Sasaki K, et al. Is the aspect ratio a reliable index for predicting the rupture of a saccular aneurysm? *Neurosurgery*, 2001, 48: 495~503

14. Nader-Sepahi A, Casimiro M, Sen J, et al. Is aspect ratio a reliable predictor of intracranial aneurysm rupture? *Neurosurgery*, 2004, 54: 1343~1348

15. Rohde S, Lahmann K, Beck J, et al. Fourier analysis of intracranial aneurysms: toward an objective and quantitative evaluation of the shape of aneurysms. *Neuroradiology*, 2005, 47:121~126.

16. Beck J, Rohde S, Beltagy M, et al. Difference in configuration of ruptured and unruptured intracranial aneurysms determined by biplanar digital subtraction angiography. *Act Neurochir*, 2003, 145: 861~865

颅内动脉瘤再出血的相关因素分析

动脉瘤性再出血是动脉瘤患者首次出血后的一个灾难性的并发症,具有极高的致死率及致残率。然而,不幸的是,再出血的高峰往往集中在首次出血后的数小时内。即使在那些倡导动脉瘤早期修复(手术或介入治疗)的神经外科中心,动脉瘤再出血也不能完全避免。

毫无疑问,如果能及时分析出再出血的相关因素,那就能更好地规划患者的手术策略,从而达到治疗的最优化。然而,关于动脉瘤再出血的相关因素目前仍存在很大的争议。有些文献报道再出血好发于高龄、大动脉瘤、临床症状重及入院时收缩压高的患者,但是也有些文献提出相反的意见。因此,在一个独立的动脉瘤患者人群中逐个去核实这些可能的因素就显得尤为必要。

本书收集了动脉瘤患者的再出血情况等临床资料,采用单因素分析方法分析了各种可能引起再出血的危险因素,而且采用了二项逻辑回归方法分析了再出血的独立危险因素。

一、临床资料

本书纳入研究的动脉瘤患者均来自上海交通大学医学院附属仁济医院,治疗时间为 2002 年 12 月至 2010 年 3 月。

(一) 纳入标准

(1) 患者的蛛网膜下隙出血均由头颅 CT 或腰椎穿刺检查明确。
(2) 患者颅内动脉瘤均由数字减影血管造影或 CT 血管造影或磁共振血管造影诊断。
(3) 再出血来源于动脉瘤修补前的责任动脉瘤。

(二) 动脉瘤治疗常规

所用的动脉瘤手术(动脉瘤颈夹闭或介入栓塞术)均在首次蛛网膜下隙出血后72h 内完成。另外,对合并有急性症状性脑积水或意识情况差的脑室出血患者,在行动脉瘤修补术前常规行侧脑室外引流术。为预防再出血,抗纤溶药物在所用动脉瘤患者中也常规应用。依据仁济医院神经外科的治疗政策,在动脉瘤修补术前,不推荐使用尼莫地平预防脑血管痉挛,对数字减影血管造影、CT 血管造影以及磁共振血管造影确定其合并严重脑血管痉挛的患者可予尼莫地平抗血管痉挛治疗。

(三) 动脉瘤再出血的定义

即为突然的意识水平的下降或突发头痛加剧,复查头颅 CT 示颅内出血较前明显增多。

(四) 各种临床分类

采用 Hunt-Hess 分级评估患者的临床症状,Fisher 分级评估患者头颅 CT 的蛛网膜下隙出血严重程度。依据动脉瘤的解剖位置,可分为:①前交通动脉动脉瘤或大脑前动脉动脉瘤;②大脑中动脉动脉瘤;③颈内动脉动脉瘤,包括后交通动脉动脉瘤;④椎-基底动脉动脉瘤。另外,依据动脉瘤最大直径的大小将动脉瘤分为五类:≤5mm,>5mm 且 ≤10mm,>10mm 且 ≤15mm,>15mm 且 ≤20mm,>20mm。若患者合并多发动脉瘤,仅计算破裂的动脉瘤。

为避免脑缺血,通常不主张过于降低收缩压;若收缩压>160mmHg 时,可考虑予降血压治疗。对脑出血患者,在来院途中或入院后常规行血压持续监测。为更好地评估收缩压可能为再出血的危险因素之一,作者将再出血前 15min 内所测得的收缩压作为再出血患者分析比较时的血压值。而对于非再出血患者,取入院后常规所测收缩压的最大值作为比较时的血压值。为了更简单、方便地比较分析,在单因素及多因素分析中,作者将收缩压分为两类:≤160mmHg 及>160mmHg。

另外,患者出院时的预后评估采用 Glasgow 预后评分量表(GOS)。

(五) 各动脉瘤性蛛网膜下隙出血患者临床资料的收集

有无再出血的发生、患者的一般资料(性别、年龄、首次出血到与入院时的间隔时间、首次出血与再出血的间隔时间,首次出血与动脉瘤修补术的间隔时间)、患者首次出血后的临床症状(收缩压及 Hunt-Hess 评分)、患者的影像学资料(动脉瘤的位置、大小及 Fisher 分级)、动脉瘤治疗方式(动脉瘤颈夹闭术或介入栓塞术或保守治疗)及患者出院时的预后评分。

(六) 统计学分析

采用 SPSS13.0 软件(SPSS 软件公司,美国、芝加哥)。统计学意义采用 $P<0.05$。连续性变量采用独立样本的 t 检验方法,而分类变量采用卡方检验方法。而且采用二项逻辑回归分析评估动脉瘤再出血的独立危险因素。

二、临床特点

(一) 研究群体及再出血患者的一般特点

本研究共纳入 326 名动脉瘤性蛛网膜下隙出血患者。表 3-1 和表 3-2 详细比较

表 3-1　326 例动脉瘤患者一般情况及临床特点的单因素分析

变量	再出血	非再出血患者	P 值
性别			0.395
男	31(44.3%)	99(38.7%)	
女	39(55.7%)	157(61.3%)	
年龄（均值±方差）	58.20 ± 8.99	52.07 ± 10.15	<0.001
入院时间			0.445
≤6h	53(75.7%)	182(71.1%)	
>6h	17(24.3%)	74(28.9%)	
动脉瘤位置			0.575
ACoA/ACA	20(28.6%)	82(32.0%)	
MCA	17(24.3%)	53(20.7%)	
ICA	29(41.4%)	95(37.1%)	
VBA	4(5.7%)	26(10.2%)	
动脉瘤大小			<0.001
≤5mm	4(5.7%)	60(23.4%)	
>5 to ≤10mm	14(20.0%)	91(35.5%)	
>10 to ≤15mm	27(38.6%)	57(22.3%)	
>15 to ≤20mm	17(24.3%)	36(14.1%)	
>20mm	8(11.4%)	12(4.7%)	
收缩压			0.002
≤160mmHg	26(37.1%)	191(74.6%)	
>160mmHg	44(62.9%)	65(25.4%)	
Hunt-Hess 分级			0.001
I	7(10.0%)	44(17.2%)	
II	11(15.7%)	89 (34.8%)	
III	21(30.0%)	58 (22.7%)	
IV	28(40.0%)	53 (20.7%)	
V	3(4.3%)	12(4.7%)	
Fisher 分级			0.295
I	3(4.3%)	20(7.8%)	
II	20(28.6%)	96(37.5%)	
III	32(45.7%)	94(36.7%)	
IV	15(21.4%)	46(18.0%)	
治疗方式			0.001
动脉瘤颈夹闭术	45(64.3%)	172(67.2%)	
介入栓塞治疗	15(21.4%)	76(29.7%)	
保守治疗	10(14.3%)	8(3.1%)	
GOS 评分			<0.001
1	15(21.4%)	96(37.5%)	
2	9(12.9%)	67(26.2%)	
3	8(11.4%)	42(16.4%)	
4	5(7.1%)	28(10.9%)	
5	33(47.1%)	23(9.0%)	

资料以患者数量（%）或均数±标准差标示。注：ACoA——前交通动脉；ACA——大脑前动脉；MCA——大脑中动脉；ICA——颈内动脉；VBA——椎-基底动脉

表 3-2　二项逻辑回归分析动脉瘤再出血的危险因素

再出血	变量	分类	P值	相关风险因素比**	95%CI*
是/否	年龄		<0.001	1.167	1.116~1.220
	动脉瘤大小	≤10mm or > 10mm	0.002	1.624	1.188~2.221
	收缩压	≤160mmHg or > 160mmHg	<0.001	3.338	1.734~7.737
	Hunt-Hess 评分	Ⅰ~Ⅲ 或Ⅳ~Ⅴ	0.001	2.512	1.734~3.639

* CI——可信区间;** 相关风险因素比(Odds ratio)

了再出血患者及非再出血患者的一般情况及临床特点。

共有 70 名动脉瘤性蛛网膜下隙出血患者在动脉瘤修补术前发生了再出血(21.5%),其中 17 例发生在来院途中,53 例发生于入院期间。在 256 名非再出血患者中,有 182 名患者在首次蛛网膜下隙出血后 6h 内入院(71.1%);而在 70 名再出血患者中,有 53 名患者在首次蛛网膜下隙出血后 6h 内入院(75.7%);两者之间并无明显统计学意义($P = 0.445$)。图 3-19 详细显示了 70 名再出血患者的首次蛛网膜下隙出血与入院的时间间隔分布。

首次蛛网膜下隙出血后,有 24 名患者在 3h 内再出血(34.3%),44 名患者在 6h 内再出血(62.9%),其余的 26 名患者再出血发生在首次蛛网膜下隙出血的 6h 后。首次蛛网膜下隙出血与再出血的时间间隔分布图详见图 3-20。图 3-21 显示了以时间为变量的再出血分布情况。

(二) 动脉瘤再出血的治疗

在 70 名再出血患者中,有 45 名采用了动脉瘤颈夹闭术(64.3%),有 15 名患者

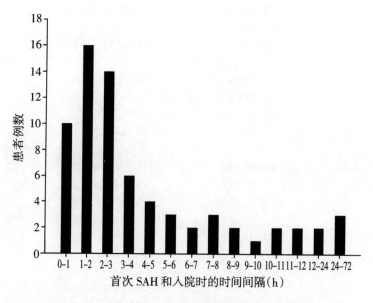

图 3-19　首次蛛网膜下隙出血和入院时的时间间隔

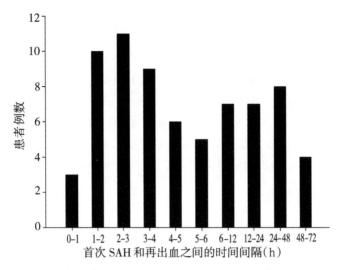

图 3-20　首次蛛网膜下隙出血和再出血之间的时间间隔

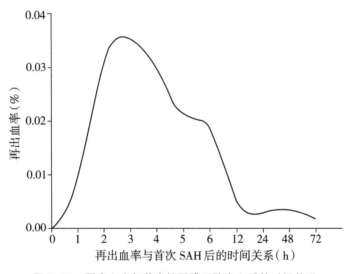

图 3-21　再出血率与首次蛛网膜下隙出血后的时间关系

采用了血管内介入栓塞治疗（21.4%），余下的 10 名患者采用了非手术的保守治疗（14.3%）；在非再出血患者中，有 172 名采用了动脉瘤颈夹闭术（67.2%），有 76 名患者采用了血管内介入栓塞治疗（29.7%），8 名患者采用了非手术的保守治疗（3.1%）；两者之间具有明显的统计学意义（P=0.001）。这表明再出血的客观情况决定了其治疗方案的选择有所不同。另外，共有 31 名患者在动脉瘤修补前行侧脑室持续外引流术，其中动脉瘤颈夹闭术前 20 名，介入治疗前 11 名。

　　首次蛛网膜下隙出血与动脉瘤修补术的中位时间间隔为 9.5h，而首次蛛网膜下隙出血与再出血的中位时间间隔为 4.5h，这表明动脉瘤修补的时间还远远落后于再出血的发生时间，也提示在目前条件下，很难完全避免动脉瘤再出血的发生。

（三）动脉瘤再出血的预后

依据 GOS 评分，再出血患者出院时的预后分布情况如下：恢复良好 15 例（21.4%），中度残疾 9 例（12.9%），严重残疾 8 例（11.4%），长期植物状态 5 例（7.1%），死亡 33 例（47.1%）。相对应地，非再出患者出院时的预后分布情况如下：恢复良好 96 例（37.5%），中度残疾 67 例（26.2%），严重残疾 42 例（16.4%），长期植物状态 28 例（10.9%），死亡 23 例（9.0%）；统计学显示两者之间具有明显差异（$P<0.001$），且再出血患者的预后较非再出血患者明显差很多。

三、相关因素分析

（一）再出血与性别、年龄

在再出血的患者中，39 名为女性（55.7%）；而在非再出血患者中，157 名为女性（61.3%）；统计学分析显示两者之间无明显差异（$P=0.395$）。然而，再出血患者的平均年龄为（58.20±8.99）岁，非再出血患者的平均年龄为（52.07±10.15）岁，两者之间的差异具有明显统计学意义（$P<0.001$）。

（二）再出血与动脉瘤大小

在再出血患者中，有 74.3% 的患者动脉瘤最大直径>10mm，而在非再出血患者中，仅有 41.1% 患者动脉瘤直径>10mm，两者之间的差异具有明显统计学意义（$P < 0.001$）。

（三）再出血与收缩压

在再出血患者中，44 名（62.9%）患者收缩压>160mmHg；而在非再出血患者中，有 65 名（25.4%）患者收缩压>160mmHg；两者之间的差异具有明显的统计学意义（$P = 0.002$）。

（四）再出血与首次出血后的临床症状

再出血患者中，有 44.3% 患者在首次蛛网膜下隙出血后的临床症状较差（按 Hunt-Hess 分级），而在非再出血患者中，仅有 25.4% 的患者在首次蛛网膜下隙出血后临床症状差，两者之间存在明显的统计学差异（$P = 0.001$）。

（五）再出血与其他可能相关因素

统计学分析表明，再出血与动脉瘤位置、Fisher 分级无关（分别为 $P = 0.575$，$P = 0.295$）。

（六）再出血的独立相关因素

采用二项逻辑回归分析进一步分析了再出血的相关风险因素，如年龄、动脉瘤大小、收缩压和 Hunt-Hess 评分。为了更好地分析,动脉瘤大小被分为≤10mm 和>10mm 两类;Hunt-Hess 评分也分为Ⅰ~Ⅲ和Ⅳ~Ⅴ两类。分析显示:年龄(OR = 1.167),动脉瘤大小(OR = 1.624),收缩压(OR = 3.338)和 Hunt-Hess 分级(OR = 2.512)均为动脉瘤再出血的独立危险因素(P 均<0.05)。

总之,动脉瘤性再出血是动脉瘤患者首次出血后的一个灾难性的并发症,具有极高的致死率及致残率。本研究显示:①动脉瘤再出血易发生在首次蛛网膜下隙出血后几小时,患者往往在转运途中或在住院早期;②高龄、动脉瘤直径>10mm,收缩压>160mmHg 和 Hunt-Hess 评分差(Ⅳ~Ⅴ级)是动脉瘤再出血的独立危险因素。

(郭烈美　周洪语)

参 考 文 献

1. Bederson J B, Connolly E S, Batjer H H, et al. Guidelines for the management of aneurysmal subarachnoid hemorrhage: a statement for healthcare professionals from a special writing group of the Stroke Council, American Heart Association. *Stroke* 2009, 40: 994~1025

2. Diringer M N. Management of aneurysmal subarachnoid hemorrhage. *Crit Care Med*, 2009, 37: 432~440

3. Ohkuma H, Tsurutani H, Suzuki S. Incidence and significance of early aneurysmal rebleeding before neurosurgical or neurological management. *Stroke*, 2001, 32: 1176~1180

4. Tanno Y, Homma M, Oinuma M, et al. Rebleeding from ruptured intracranial aneurysms in North Eastern Province of Japan. A cooperative study. *J Neurol Sci*, 2007, 258: 11~16

5. van Gijn J, Kerr R S, Rinkel G J. Subarachnoid haemorrhage. *Lancet*, 2007, 369: 306~318

6. Beck J, Raabe A, Szelenyi A, et al. Sentinel headache and the risk of rebleeding after aneurysmal subarachnoid hemorrhage. *Stroke*, 2006, 37: 2733~2737

7. Cha K C, Kim J H, Kang H I, et al. Aneurysmal rebleeding: factors associated with clinical outcome in the rebleeding patients. *J Korean Neurosurg Soc*, 2010, 47: 119~123

8. Hashiguchi A, Mimata C, Ichimura H, et al. Rebleeding of ruptured cerebral aneurysms during three-dimensional computed tomographic angiography: report of two cases and literature review. *Neurosurg Rev*, 2007, 30: 151~154

9. Kitsuta Y, Suzuki N, Sugiyama M, et al. Changes in level of consciousness and association with hyperglycemia as tool for predicting and preventing re-bleeding after spontaneous subarachnoid hemorrhage. *Prehosp Disaster Med*, 2006, 21: 190~195

10. Kusumi M, Yamada M, Kitahara T, et al. Rerupture of cerebral aneurysms during angiography-a retrospective study of 13 patients with subarachnoid hemorrhage. *Acta Neurochir (Wien)*, 2005, 147: 831~837

11. Machiel Pleizier C, Algra A, Velthuis B K, et al. Relation between size of aneurysms and risk of rebleeding in patients with subarachnoid haemorrhage. *Acta Neurochir (Wien)*, 2006, 148: 1277~1279

12. Naidech A M, Janjua N, Kreiter K T, et al. Predictors and impact of aneurysm rebleeding after subarachnoid hemorrhage. *Arch Neurol*, 2005, 62: 410~416

13. Roganovic Z, Pavlicevic G, Tadic R, et al. Risk factors for the onset of vasospasm and rebleeding after spontaneous subarachnoid hemorrhage. *Vojnosanit Pregl*, 2001, 58: 17~23

以蛛网膜下隙出血起病的枕大孔区硬脑膜动静脉瘘

硬脑膜动静脉瘘(dural arteriovenous fistula,DAVF)是指硬脑膜动静脉的异常交通，颅内 DAVF 占所有颅内血管畸形病变中的 15%左右。依据解剖位置颅内 DAVF 可分为海绵窦、横窦–乙状窦、上矢状窦、岩下窦/岩上窦、蝶顶窦、颅前底、天幕裂、枕大孔区(颅颈交界区)和舌下神经管前部动静脉瘘;颅内 DAVF 主要临床表现为颅内压增高、颅内出血(包括脑内、硬脑膜下出血及蛛网膜下隙出血)及其他神经功能障碍。脊髓硬脑膜动静脉瘘(spinal dural arteriovenous fistula)约占所用脊髓血管畸形的 70%,可分布于颅颈交界区至脊椎骶段任何节段,包括枕大孔区(颅颈交界区)、颈段、胸段、腰段及骶段 DAVF,其典型患者多见于中年男性,临床上可表现为缓慢进展加重的肢体远端的感觉异常、痉挛或迟缓性瘫痪、疼痛或括约肌功能障碍等。另外,脊髓 DAVF 也可以蛛网膜下隙出血起病,尤其以高颈段及枕大孔区 DAVF 多见。依上可知,枕大孔区 DAVF 位于颅颈交界处,其既可以颅内病变起病(如蛛网膜下隙出血),也可以脊髓病变起病。枕大孔区 DAVF 发病率低,其中以蛛网膜下隙出血起病的更少,目前有报道的例数为十几例。上海仁济院从 2007 年 6 月到 2009 年 1 月共收治 4 例以蛛网膜下隙出血起病的枕大孔区 DAVF,现报道如下,并结合相关文献,总结该病的临床表现、发病机制、解剖学特点及诊治方法。

一、典型病例

回顾总结仁济医院 2007 年 6 月至 2009 年 1 月共 4 例枕大孔区 DAVF 病例,患者均为男性,年龄 35~51 岁,均采用 DSA 脑血管造影确诊,并明确供血动脉、引流静脉及瘘口情况,其中 3 例行外科手术治疗。报告如下:

【病例 6】 患者男性,47 岁,以"突发头痛 3h,伴短暂意识不清"主诉入院,查体为嗜睡、颈强直、双下肢巴氏征(+),无其他神经系统阳性体征;头颅 CT 显示蛛网膜下隙出血,第四脑室、侧脑室后角有积血[图 3-22(a),图 3-22(b)],Hunt-Hess Ⅲ级。入院后行 DSA 脑血管造影检查显示:左枕大孔区 DAVF,供血动脉为左椎动脉脑膜支,引流静脉为髓静脉[图 3-22(d),图 3-22(e)]。入院 3 周后采用远外侧枕下入路

行 DAVF 瘘口电凝切断术。患者取右侧卧位,切除枕大孔区骨质及第一颈椎后弓,剪
开硬膜,在显微镜下查见枕大孔水平有一动脉化静脉血管在延髓与椎动脉之间呈 C
型迂曲,其下方见扩张之静脉瘤样组织,周围组织有含铁血黄素沉积,微血管多普勒
超声提示该异常静脉有动脉血流的特征,试行夹闭该静脉在椎动脉旁与硬脑膜连接
处后,远端无血流,故确定其瘘口位置;双极电凝并切断该瘘口后,超声再次核实无
血流。患者术后 3 周出院,未遗留神经功能缺失。术后 2 个月复查脑血管造影显示
DAVF 瘘口消失[图 3-22(f)]。

　　【病例 7】　患者男性,51 岁,以"突发头痛 7 天余,加重 4 天"主诉入院,查体为
颈强直,无其他神经系统阳性体征;头颅 CT 提示蛛网膜下隙出血,Hunt Ⅰ级。入院后
行 DSA 脑血管造影检查显示:左枕大孔区 DAVF,供血动脉为椎动脉脑膜支,引流静
脉为曲张的髓静脉[图 3-23(a),图 3-23(b)]。2 周后采用远外侧枕下入路行 DAVF

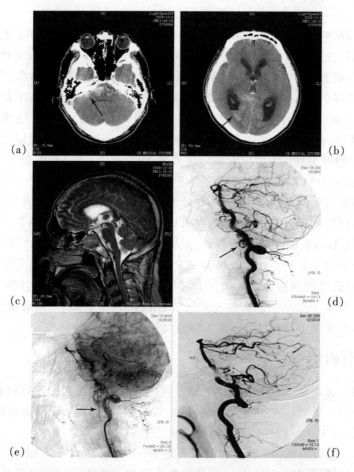

图 3-22　病例 6 患者的头颅 CT、MRI 及脑血管造影图像

(a)和(b)示蛛网膜下隙出血主要位于第四脑室及侧脑室枕角;(c)患者头颅 MR T2W 未见脊髓水
肿的影像;(d)术前超选择左椎动脉造影检查(动脉期侧位片)示 DAVF 位于枕大孔区,供血动脉为
左椎动脉;(e)其静脉期示 DAVF 向髓静脉引流;(f)术后左椎动脉脑血管造影检查示 DAVF 消失

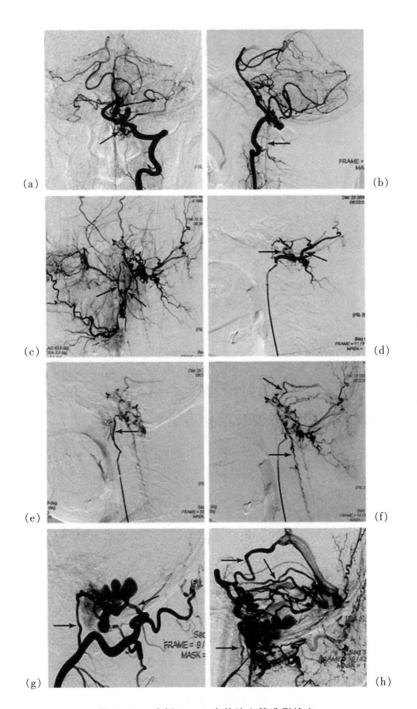

图 3-23 病例 7、8、9 术前脑血管造影检查

(a)、(b) 为病例 7 患者左椎动脉正侧位脑血管造影图像,示 DAVF 的供血动脉为左椎动脉,向髓静脉引流。(c)、(d)、(e)、(f) 为病例 8 患者的脑血管造影图片,示 DAVF 的供血动脉为咽升动脉及枕动脉两分支,其中(c)为超选择右颈外动脉造影,(d)为超选择右枕动脉,(e)为超选择右咽升动脉,(f) 示 DAVF 向头侧窦汇及尾侧髓静脉方向引流。(g)、(h) 为病例 9 患者的脑血管造影图片,示 DAVF 的供血动脉为枕动脉的两分支,向头侧直窦、窦汇及尾侧髓静脉方向引流瘘口电凝切断术,在微血管多普勒超声引导下暴露椎动脉颅外段,剪开硬脑膜,在显微镜下探查椎动脉颅内段,沿其走行找到 DAVF 瘘口脑膜支及曲张的引流静脉,微血管多普勒超声提示该静脉有动脉血流特征,电凝瘘口并切断,超声核实无血流。患者术后 10d 出院,未遗留神经功能缺失。

【病例 8】 患者男性,35 岁,以"突发剧烈头痛 10 余天"主诉入院,查体为颈强直,无其他神经系统阳性体征;头颅 CT 提示蛛网膜下隙出血,Hunt Ⅰ 级。入院后行数字减影脑血管造影检查显示:右枕大孔区 DAVF,由右枕动脉脑膜支、咽升动脉脑膜支在近枕骨髁部供应,由髓静脉引流[图 3-23(c),图 3-23(d),图 3-23(e),图 3-23(f)]。入院后采用远外侧枕下经髁入路行左枕大孔区 DAVF 电凝切断术,在微血管多普勒超声引导下明确椎动脉的颅外段走形,找到枕动脉脑膜支,电凝切断;剪开硬脑膜,在显微镜下探查,见枕动脉脑膜支、咽升动脉脑膜支供应动静脉瘘及动脉化的静脉血管,微血管多普勒超声提示该引流静脉有动脉血流特征,电凝切断瘘口,超声核实无血流。患者术后 9d 出院,未遗留神经功能缺失。

【病例 9】 患者男性,40 岁,以"突发头痛、头晕 7 小时,伴呕吐两次"主诉入院,查体为颈强直,无其他神经系统阳性体征;头颅 CT 提示蛛网膜下隙出血,Hunt Ⅰ 级。入院后行 DSA 脑血管造影检查显示:枕大孔区 DAVF,畸形血管团约 6cm,供血动脉为 2 支枕动脉和 1 支咽升动脉,由 Galen 静脉引流至直窦[图 3-23(g),图 3-23(h)]。患者后因经济因素未行手术(介入)治疗自动出院。

二、临床特点、影像表现及治疗方法

枕大孔区 DAVF 仅占脊髓 DAVF 的小部分,目前报道的以蛛网膜下隙出血起病的病例数更少。结合相关文献复习,总结了枕大孔区 DAVF 的临床特点、血管造影的表现及治疗方法(表 3-3)。

枕大孔区 DAVF 发病率低,目前文献报道较少,其典型患者多见于中年男性,多以脊髓病变起病,而少数患者也可以严重的蛛网膜下隙出血起病。仁济医院 4 例患者都以头痛、蛛网膜下隙出血起病,平均年龄为 43.25 岁[(43.25 ± 7.14)岁],且均为男性。Aviv 等发现 45% 颅颈水平的 DAVF(包括枕大孔区、颅颈交界区、C_3~C_8 颈段)以蛛网膜下隙出血起病,且还指出颈段不同水平的 DAVF 其蛛网膜下隙出血的发生率并无明显差异。然而,Kai 等通过复习了所用的颈段 DAVF 及颅颈交界区的髓周动静脉瘘,发现 34% 的患者以蛛网膜下隙出血起病(16/47),这表明颅颈交界区的动静脉瘘较易以蛛网膜下隙出血起病。日本学者 Kinouchi 等指出高位脊髓 DAVF,尤其是位于枕大孔区的,引流静脉易破裂引起蛛网膜下隙出血。

枕大孔区 DAVF 引起蛛网膜下隙出血的机制并不很明确,但被认为与引流静脉高压有关枕大孔区 DAVF 为枕大孔区硬脑膜动静脉的直接交通,有研究报道术中直接监测瘘口的血流压力,发现其压力为动脉压的 74%。引流静脉的动脉化、静脉压升高以及动静脉压差的降低,可减少正常静脉的引流(如髓静脉、缺乏静脉瓣膜的冠状静脉丛及颅内静脉),进而导致引流静脉淤滞、静脉充血;由于髓内静脉及硬脑膜放射状静脉有着共同的引流通道,故向下引流的脊髓静脉可引起脊髓内水肿而出现脊

表 3-3　总结以蛛网膜下隙出血起病的枕大孔区 DAVF 的临床特点、血管造影表现及治疗方法

参考文献	年龄(岁)	性别	临床特点	供血动脉	引流静脉	治疗方式
Niwa et al.	61	女	蛛网膜下隙出血	VA	CVP,MV	电凝瘘口并阻断引流静脉
	61	男	小脑血肿	VA	CVP,MV	同上
Kinouchi et al.	65	男	蛛网膜下隙出血	VA	MV	电凝瘘口并阻断引流静脉
	68	男	蛛网膜下隙出血	VA	MV	同上
Hanabusa et al.	61	男	蛛网膜下隙出血	VA	颅内软脑膜静脉	电凝瘘口并与 VA 分开
	37	男	蛛网膜下隙出血	VA	颅内软脑膜静脉	同上
Kim et al.	36	男	小脑血肿	VA,OA	MV	经动脉介入栓塞术
Takahashi et al.	65	男	蛛网膜下隙出血	VA	颅内软脑膜静脉	手术切除引流静脉
Rivierez et al.	50	男	蛛网膜下隙出血	VA	MV	手术
本病例 6	47	男	蛛网膜下隙出血	VA	MV	电凝切断瘘口
本病例 7	51	男	蛛网膜下隙出血	VA	MV	同上
本病例 8	35	男	蛛网膜下隙出血	OA,APA	MV	同上
本病例 9	40	男	蛛网膜下隙出血	OA	MV,SS	未手术

注：APA——咽升动脉；CVP——冠状静脉丛；MV——髓静脉；OA——枕动脉；SS——直窦；VA——椎动脉

髓病症状；当引流静脉合并静脉血栓形成时，静脉压力急剧升高，易引起颅内吻合静脉的扩张和高压，而这被认为与蛛网膜下隙出血明显相关。

熟悉并掌握枕大孔区硬脑膜的血管解剖结构非常重要。枕大孔区硬脑膜的血供有：椎动脉的脑膜前支、后支、咽升动脉的脑膜支、枕动脉的脑膜支（图 3-24）。椎动脉脑膜前支起源于椎动脉颅外段内侧，从 C_3 横突孔穿出经 C_2、C_3 椎间隙进入椎管，在后纵韧带和硬脊膜之间沿椎管前壁上行至枕大孔区。椎动脉脑膜后支在 C_1 水平从椎动脉上发出，迂曲上行走行至枕大孔后缘。咽升动脉从颈外动脉后壁发出，垂直上行，发出分支支配咽肌；其有一脑膜支从舌下神经管穿出后发出上行支供应斜坡硬脑膜，其余分支从颈静脉孔穿出后发出向后和向后上的分支，与枕动脉分支和椎动脉脑膜后支吻合，供应颅后窝后部和后外部的硬脑膜。枕动脉从颈外动脉后部发出，少数起源于颈内动脉，然后迂曲斜行走向乳突内侧，经乳突导血管孔进颅，发出一分支走向后上与椎动脉脑膜后支吻合，发出另外一支走向前外与咽升动脉脑膜支吻合。本组 4 例报道中，前两例供应动脉为椎动脉脑膜支，后两例为枕动脉和咽升动脉。

DSA 脑血管造影检查是诊断 DAVF 的金标准，不仅可显示供血动脉、引流静脉以及瘘口情况，还可进一步为治疗方法提供依据及判断预后。在诊断枕大孔区 DAVF 时，必需分别行双侧颈外动脉、颈内动脉、椎动脉的造影检查，并仔细检查椎动脉、咽升动脉和枕动脉，必要时行各血管的超选择造影，因为这三者是枕大孔区 DAVF 主要的供应动脉。Aviv 等指出 40% 的颅颈交界区 DAVF 在第一次造影检查时并未发

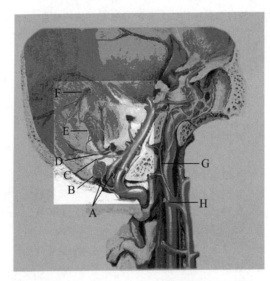

图 3-24 枕大孔区 DAVF 的血管解剖示意图

注:A——髓静脉;B——DAVF1 的供血动脉为椎动脉的脑膜后支,向髓静脉引流;C——左椎动脉脑膜后支;D——左咽升动脉脑膜后支;E——DAVF2 的供血动脉为左枕动脉乳突分支及左咽升动脉的脑膜后支,向髓静脉引流;F——左枕动脉乳突支;G——咽升动脉;H——枕动脉

现。究其原因,这可能与首次造影检查未行右侧椎动脉造影有关。有报道显示 63% 的颈段 DAVF 由右侧椎动脉供血。因此,作者强调对蛛网膜下隙出血的患者必须行 6 根血管的造影检查,尤其是首次血管造影检查阴性的患者,再次行造影检查时特别注意超选择双侧椎动脉造影检查。

枕大孔区 DAVF 治疗选择是外科手术还是介入栓塞治疗一直存在争论,且两种治疗方法均有文献报道。其中选择外科手术治疗要多于介入栓塞治疗,且后者有 1 例介入栓塞不完全的报道,而其最终选择外科手术治疗。枕大孔区硬脑膜血管的解剖吻合环路提示直接手术切除 DAVF 动脉化的静脉,其疗效可能更优于介入栓塞治疗,原因如下:①枕大孔区硬脑膜动脉吻合多且细,介入治疗可能会引起正常吻合血管的栓塞;②介入治疗时导管进入困难、栓塞瘘口完全较困难;③手术电凝切断瘘口可以永久阻断髓前静脉的逆行血流,且不会有血管再通可能。然而,血管内介入栓塞治疗是一种微创、发展前景很好的治疗方法,目前也广泛应用于颅内及脊髓 DAVF 中,随着新型栓塞材料(如 Onyx 胶等)及先进技术的出现,相信其在枕大孔区 DAVF 的治疗中也将有广阔的发展前景,也希望有更多的多中心、大样本、随访周期长的有关枕大孔区 DAVF 临床研究的开展。

以急性进行性的脊髓病变起病的脊髓 DAVF 需急诊手术治疗;而以蛛网膜下隙出血起病的枕大孔区 DAVF 一般不主张在急性期行开颅手术,可在蛛网膜下隙出血 2~3 周后或出血吸收后病情稳定的条件下实行,DAVF 短期再出血的风险要远低于颅内动脉瘤。手术通常可采用远外侧枕下入路,患者可取坐位或侧卧位,暴露枕大孔区、第一颈椎,并切除枕大孔区骨质及第一颈椎后弓,打开硬脑膜后,在蛛网膜下隙找到迂曲的引流静脉，此时微血管多普勒超声可明确该引流静脉有动脉血流的特征,沿动脉化的静脉血管分流方向寻找到瘘口,双极电凝并切断瘘口,然后再用微血管多普勒超声验证该引流静脉无血流。引流静脉可不必切除,因其在切断瘘口后可形成血栓而闭塞。

另外,作为术中血流评估的一种新方法,显微镜整合的吲哚菁绿视频血管造影(indocyanine green videoangiography,ICG-VA)检查具有微创、便利、有效的特点,现已广泛应用于动脉瘤手术中,用于评估动脉瘤的夹闭及邻近动脉的通畅程度。在一例儿童大脑动静脉瘘的切除手术中,Takagi 等也采用了 ICG-VA 评估了残余动静脉畸形的瘘口。Hettige 等在脊髓 DAVF 手术中,采用 ICG-VA 检查以防止损伤正常的血管结构。故作者推测,在 DAVF 的手术中,可在切除 DAVF 前采用 ICG-VA 明确其供血动脉、引流静脉及瘘口情况,切除后也可采用 ICG-VA 以明确瘘口的闭塞。因此,在 DAVF 手术中,ICG-VA 可作为一种重要的评估方法,以明确 DAVF 的供血动脉、引流静脉及瘘口情况,为手术的顺利进行及判断瘘口的闭塞起重要作用,甚至还可以避免术后再行有创的数字减影脑血管造影(DSA)。

因此,结合文献及本组 4 例病例资料,脑血管造影检查可以明确枕大孔区 DAVF 的诊断以及供血动脉、引流静脉及瘘口情况;采用远外侧枕下手术入路,电凝切断 DAVF 硬脑膜瘘口是比较安全且疗效确切的治疗方法;显微镜整合吲哚菁绿视频血管造影检查在 DAVF 切除术中,可为术中供血动脉、引流静脉、瘘口情况的再次明确,以及切除后瘘口闭塞的核实起重要的作用。

(郭烈美 周洪语)

参 考 文 献

1. Krings T, Geibprasert S. Spinal dural arteriovenous fistulas. *AJNR Am J Neuroradiol*, 2009, 30: 639~648

2. Sivakumar W, Zada G, Yashar P, et al. Endovascular management of spinal dural arteriovenous fistulas. A review. *Neurosurg Focus*, 2009, 26: E15

3. Narvid J, Hetts S W, Larsen D, et al. Spinal dural arteriovenous fistulae: clinical features and long-term results. *Neurosurgery*, 2008, 62: 159~167

4. Reinges M H, Thron A, Mull M, et al. Dural arteriovenous fistulae at the foramen magnum. *J Neurol*, 2001, 248: 197~203

5. Takami T, Ohata K, Nishio A, et al. Microsurgical interruption of dural arteriovenous fistula at the foramen magnum. *J Clin Neurosci*, 2005, 12: 580~583

6. Inci S, Bertan V, Cila A. Angiographically occult epidural arteriovenous fistula of the craniocervical junction. *Surg Neurol*, 2002, 57: 167~173

7. Takahashi K, Hayashi S, Ootani T, et al. Dural arteriovenous fistula manifesting as subarachnoid hemorrhage at the craniocervical junction. *A case report.No Shinkei Ge-*

ka, 2008, 36: 901~906

8. Kim M S, Han D H, Han M H, et al. Posterior fossa hemorrhage caused by dural arteriovenous fistula:case reports. *Surg Neurol*, 2003, 59: 512~517

9. Aviv R I, Shad A, Tomlinson G, et al. Cervical dural arteriovenous fistulae manifesting as subarachnoid hemorrhage: report of two cases and literature review. *AJNR Am J Neuroradiol*, 2004, 25: 854~858

10. Kai Y, Hamada J, Morioka M, et al. Arteriovenous fistulas at the cervicomedullary junction presenting with subarachnoid hemorrhage:six case reports with special reference to the angiographic pattern of venous drainage. *AJNR Am J Neuroradiol*, 2005, 26: 1949~1954

11. Fassett D R, Rammos S K, Patel P, et al. Intracranial subarachnoid hemorrhage resulting from cervical spine dural arteriovenous fistulas:literature review and case presentation. *Neurosurg Focus*, 2009, 26: E4

12. Dashti R, Laakso A, Niemela M, et al. Microscope-integrated near-infrared indocyanine green videoangiography during surgery of intracranial aneurysms: the Helsinki experience. *Surg Neurol*, 2009, 71: 543~550

13. Wang S, Liu L, Zhao Y L, et al. Effects of surgical microscope-based indocyanine green videoangiography during aneurysm surgery. *Zhonghua Yi Xue Za Zhi*, 2009, 89: 146~150

14. Raabe A, Nakaji P, Beck J, et al. Prospective evaluation of surgical microscope-integrated intraoperative near-infrared indocyanine green videoangiography during aneurysm surgery. *J Neurosurg*, 2005, 103: 982~989

15. Takagi Y, Kikuta K, Nozaki K, et al. Detection of a residual nidus by surgical microscope-integrated intraoperative near-infrared indocyanine green videoangiography in a child with a cerebral arteriovenous malformation. *J Neurosurg*, 2007, 107: 416~418

16. Hettige S, Walsh D. Indocyanine green video-angiography as an aid to surgical treatment of spinal dural arteriovenous fistulae. *Acta Neurochir (Wien)*, 2010, 152(3): 533~536

17. Medel R, Crowley R W, Dumont A S. Endovascular management of spinal vascular malformations: history and literature review. *Neurosurg Focus*, 2009, 26: E7

18. Padovani R, Farneti M, Maida G, et al. Spinal dural arteriovenous fistulas: the use of intraoperative microvascular Doppler monitoring. *Br J Neurosurg*, 2003, 17: 519~524

无蛛网膜下隙出血
颅内动脉瘤破裂的诊治

颅内动脉瘤破裂是临床常见的急症疾患之一,如不能得到及时的诊断和确切处置,可能会危及患者的生命,或者遗留严重的神经功能缺失表现。颅内动脉瘤破裂在CT上的特征性表现为蛛网膜下隙出血, 也可能伴随脑实质内出血(intraparenchymal hemorrhage,IPH)、脑室内出血(intraventricular hemorrhage,IVH)、硬脑膜下出血(subdural hemorrhage,SDH)或壁内出血(intramural hemorrhage,IMH)。少数情况下,颅内动脉瘤破裂可仅表现为脑实质内出血、脑室内出血、硬脑膜下出血或壁内出血而无蛛网膜下隙出血的表现,容易引起漏诊或者误诊。本书复习文献,并结合笔者的临床经验,对无蛛网膜下隙出血的脑动脉瘤破裂诊治的相关进展介绍如下。

一、发生率

迄今为止,颅内破裂动脉瘤仅表现为脑实质内出血、脑室内出血、硬脑膜下出血或壁内出血而无蛛网膜下隙出血的相关病例报告还比较少, 多数为散发病例报告。Bismar 报道的 53 例动脉瘤破裂患者中,40%表现为蛛网膜下隙出血和脑实质内出血,只有 1 例(1.9%)仅表现为脑实质内出血而无蛛网膜下隙出血。其他的病例报告中也有仅表现为脑实质内出血、脑室内出血或硬脑膜下出血而无蛛网膜下隙出血的散发病例。Thai 等报告 13 例无蛛网膜下隙出血病例, 占同期 822 例破裂动脉瘤的1.6%。笔者 2007 年报告一组 6 例无蛛网膜下隙出血的大脑中动脉破裂瘤,占同期破裂动脉瘤的 1.8%;2009 年报告一组 15 例无蛛网膜下隙出血的破裂脑动脉瘤, 占同期住院确诊脑破裂动脉瘤的 3.8%。随着认识和重视程度的提高,相关的报告也会增多。

二、相关因素

颅内破裂动脉瘤在首次影像学检查上不是蛛网膜下隙出血表现者相对少见。这种情况可能与发病后 CT 扫描的时间、血液指标和出血量、动脉瘤部位和类型等多种因素有关。

(一) CT 扫描时间

在头颅 CT 平扫中,高密度影像为电子密度的反应,同时其与血细胞比容、血红蛋白浓度和蛋白质含量呈线性关系。在出血的超急性期(最初 4~6h),溢出血液中的红细胞未受到损害,含有氧合血红蛋白。在此期间,因为其表现为和脑组织相等的密度,所以在 CT 扫描不能很好地发现出血。

一般地说,出血的当天,CT 上显示蛛网膜下隙出血的敏感率为 91%,1d 后敏感率则为 84%,2d 后敏感率降为 79%。这种敏感性持续降低,到 1 周后降低为 50%,2 周后为 30%。因此,发病后首次 CT 检查越晚,越可能漏诊动脉瘤性蛛网膜下隙出血。即使在出血 24h 内行头颅 CT 检查,也有 9% 以上的动脉瘤性蛛网膜下隙出血不能被发现。因此,发病后过早或过晚 CT 检查,都可能漏诊出血量不多的蛛网膜下隙出血。

(二) 血液指标和出血量

如果患者的血细胞比容或血红蛋白浓度低,即使在血肿急性期(12~24h),CT 扫描也不能很好显示出血。

如果动脉瘤破裂仅仅引起少量蛛网膜下隙出血,CT 扫描敏感率的限制,可能显示不出蛛网膜下隙出血。

(三) 动脉瘤的类型

与典型的囊状动脉瘤破裂多有蛛网膜下隙出血表现不同,梭形动脉瘤和夹层动脉瘤瘤壁的内弹力层断裂后,如果外膜尚未破裂则不会引起蛛网膜下隙出血。此种情况下,血液积聚在动脉壁夹层之间或者血栓和动脉壁之间形成壁内出血,在 CT 平扫上则表现为局部高密度影。笔者 2007 年报告的 6 例破裂的大脑中动脉动脉瘤中,有 1 例在头颅 CT 上表现为高密度影的壁内出血(图 3-25)。

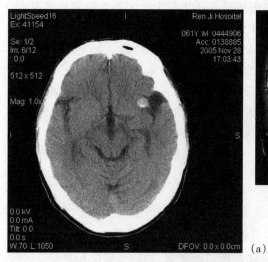
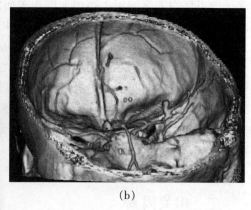

(b)

(a)

图 3-25　表现为壁内出血的右侧大脑中动脉动脉瘤破裂

(a) 头颅 CT 平扫见右侧裂池内高密度影;(b) CT 血管造影见右侧大脑中动脉瘤

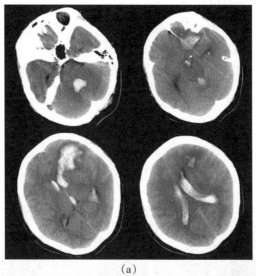

(a)

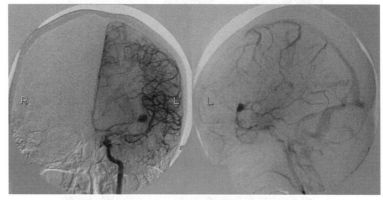

(b)

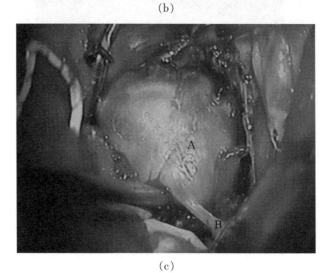

(c)

图 3-26 表现为额叶脑出血和脑室内出血的左侧大脑中动脉有血栓形成的破裂动脉瘤

(a) 头颅 CT 扫描见左额脑出血和脑室内出血；(b) DSA 见大脑中动脉瘤；(c) 术中见梭形动脉瘤（内有血栓形成）：A——梭形动脉瘤，B——远端 M3

Scott等报道3例巨大大脑后动脉(PCA)囊性破裂动脉瘤,其中2例表现为颞叶脑出血(ICH)合并脑室内出血但无蛛网膜下隙出血表现,增强扫描后脑内血肿的部分,有无强化的造影剂缺损区,提示动脉瘤内有血栓形成。笔者也报告有血栓形成的1例大脑中动脉破裂动脉瘤(图3-26)和1例大脑后动脉破裂动脉瘤。

(四) 动脉瘤的部位

动脉瘤的位置,尤其是瘤顶破裂口的指向,决定了出血倾向于脑实质内、脑室内还是脑池内。后交通动脉(PComA)和大脑中动脉动脉瘤与颞叶邻近,如果动脉瘤顶端(最为薄弱的地方)指向颞叶,一旦出血,其将直接到达颞叶(图3-27)。前交通动脉

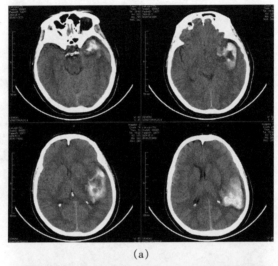

(a)

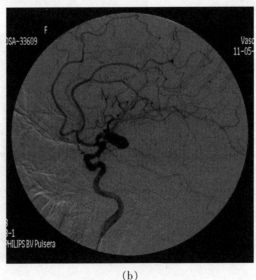

(b)

图3-27 表现为颞叶脑出血的左侧巨大大脑中动脉动脉瘤破裂

(a) 头颅CT扫描见左颞脑出血;(b) DSA见左侧大脑中动脉巨大动脉瘤

(AComA)动脉瘤,如果瘤顶指向朝上则可能仅仅引起额叶脑出血和(或)脑室内出血(图 3-28)。作者报告 1 例右侧大脑中动脉动脉瘤以同侧额叶脑出血起病、无蛛网膜下隙出血表现的病例,手术证实其瘤顶向前指向额叶方向(图 3-29)。

大脑后动脉动脉瘤,特别是位于 P_2 段或者脉络膜后动脉远端者,破裂后容易造成颞叶或颞顶叶脑出血。而且 PCAP$_2$ 段动脉瘤破裂后, 出血可能穿破脉络膜裂(choroidal fissure)而引起 IVH。

(五) 动脉瘤再出血

再出血可能也是动脉瘤破裂而不伴蛛网膜下隙出血的原因之一。Hijdra 等报道

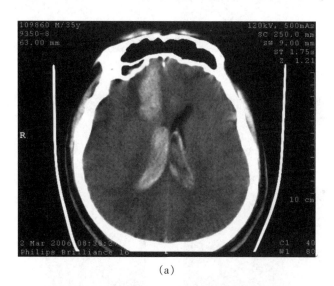

(a)

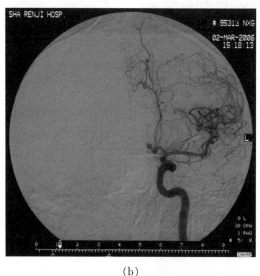

(b)

图 3-28 表现为额叶脑出血和脑室内出血的前交通动脉瘤破裂

(a) 头颅 CT 扫描见右额脑出血和脑室内出血;(b) DSA 见前交通动脉瘤

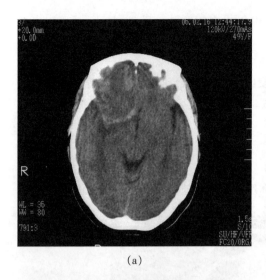

(a)

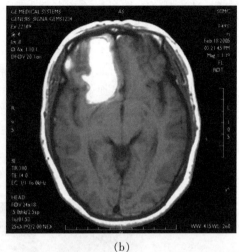

(b)

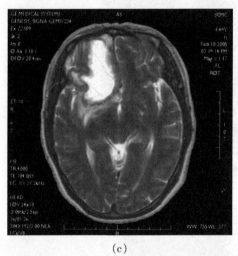

(c)

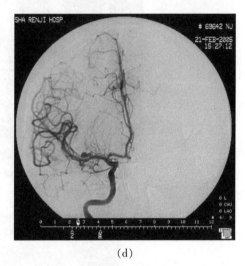

(d)

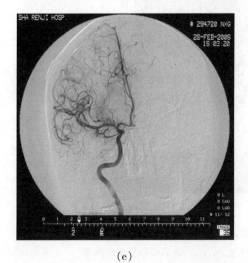

(e)

图 3-29　表现为额叶脑出血的右侧大脑中动脉
　　　　　动脉瘤破裂

(a) 头颅 CT 平扫见右额高等混杂密度影；(b) 磁
共振成像平扫 T_1 病灶为高信号；(c)　磁共振成像
平扫 T_2 病灶也为高信号；(d)　DSA 见右大脑中动
脉瘤；(e) 术后数字减影血管造影动脉瘤已不显影

的有蛛网膜下隙出血的 176 例患者中,22%有再出血,其中大多数发生在首次出血后 2~3 周。在此期间,CT 扫描对蛛网膜下隙出血的敏感度只有 30%。这些再出血者中, 51%的表现为脑室内出血,10%的表现为脑出血,8%表现为 IVH 和脑出血,只有 30% 的患者表现为蛛网膜下隙出血。

(六) 合并颅内血肿的影响

如果蛛网膜下隙出血量少,又合并颅内血肿形成,颅内压增高引起中线偏移和 基底池的闭塞,可能影响 CT 上对蛛网膜下隙出血的诊断。

三、临床特点和诊断

(一) 年龄和性别

文献上报告的病例来看, 患者可见于各年龄阶段, 性别上似乎女性多于男性。 Thai 报告的一组病例,平均年龄为 51 岁(14~70 岁),女性(77%)多于男性(23%)。笔 者 2009 年报告的 15 例中,男性 8 例,女性 7 例。是否存在性别上的差异,还需要更 多的病例统计分析。

(二) 神经功能状态

因为合并颅内出血,患者的颅内压相对较高,脑受压明显者可很快出现严重的 意识障碍,并可出现颅内出血引起的定位表现。

Thai 等报告的一组患者,入院时平均 GCS 为 10 分(4~15 分),平均 GCS-SAH 评 分为 3 级,和同期其他动脉瘤患者的平均蛛网膜下隙出血评分为 2 级不同。其中 11 位患者(85%)表现有占位性病灶引起的神经功能缺失表现。

(三) 动脉瘤的部位和出血类型

虽然缺少大宗病例报告,但是从文献上来看,无蛛网膜下隙出血的破裂动脉瘤 可以位于任何部位, 但是以前循环多见。Thai 等报告的 13 例中,85%为前循环动脉 瘤,其中大脑中动脉动脉瘤 6 例,后交通动脉动脉瘤 5 例;15%为后循环动脉瘤,其中 1 例为大脑后动脉动脉瘤,另 1 例为基底动脉顶端动脉瘤;其中左侧占 62%,右侧占 31%,中线部位为 8%。笔者报告的 15 例中,14 例(93.3%)为前循环动脉瘤,其中以大 脑中动脉瘤最多,其次为前交通动脉瘤。文献中个案报道的 6 例中,分别为后交通动 脉、前交通动脉、大脑后动脉末梢、筛前动脉瘤和大脑后动脉主干动脉瘤。

出血类型来看,前循环的动脉瘤破裂表现多样化,以颞叶脑出血和(或)脑室内 出血多见,也可表现为额叶脑出血、额颞部蛛网膜下隙出血,少数表现为壁内出血。 后循环动脉瘤破裂,则主要表现为单纯脑室内出血和(或)邻近脑叶的脑出血。

(四) 诊断

首次 CT 无蛛网膜下隙出血表现者,诊断动脉瘤破裂相对困难,容易引起漏诊或误诊。对于突发起病、首次头颅 CT 上表现为颞叶脑出血、额叶脑出血伴或不伴有顶叶脑出血和(或)脑室内出血的患者,以及单纯性脑室内出血者,即使不伴有蛛网膜下隙出血,也应该考虑到有需要急症处理的动脉瘤破裂可能,尽快给予全脑数字减影血管造影检查。

增强 CT 或者磁共振成像检查,有时也可以提示动脉瘤的存在。有研究报告 CT 血管造影,诊断颅内动脉瘤的敏感性和特异性分别为 77%~97% 和 87%~100%。对合并脑出血或和脑室内出血者,其敏感性和特异性需要进一步的总结。

需要注意的是颅内梭形动脉瘤是以内弹力层断裂开始的进展性病变,其中壁内出血是引起症状和进展的必要过程。壁内出血是内弹力层断裂后,内膜新生血管和(或)血栓内再生血管破裂出血的表现,CT 和 MRI 检查可以发现壁内出血。增强 MRI 上,动脉瘤壁的强化表现可以用来监测梭形动脉瘤的发展,有助于外科治疗时机的确定。

四、处理原则和预后

因为多数合并脑出血和(或)脑室内出血、硬脑膜下出血,患者的颅内压相对于单纯蛛网膜下隙出血者要高,因此对无蛛网膜下隙出血的颅内动脉瘤破裂者的处理上,需要更积极和确切的策略。少数患者可能因颅内血肿、颅内压增高病情恶化急剧而失去救治机会。总体上看,此类动脉瘤患者的预后,要比单纯蛛网膜下隙出血发病者差,可能与颅内压相对较高和部分患者不能及时明确诊断和及时处理有关。

对这类动脉瘤的处理,多数学者采用显微手术夹闭,同时尽可能清除有占位效应的颅内出血。Thai 等报告的一组病例中,92% 的患者行开颅动脉瘤夹闭术,仅基底动脉顶端动脉瘤的 1 例行血管内弹簧圈栓塞治疗。Niemann 等总结 27 例合并脑内血肿的破裂动脉瘤,先栓塞动脉瘤再行血肿清除的结果,术后恢复良好率为 48%,病死率为 21%。该作者认为,先栓塞再清除血肿的治疗策略可以避免术中动脉瘤破裂和减轻手术牵拉损伤,有助于改善患者的预后。

对于脑室内出血引起脑室扩大或者合并梗阻性脑积水时,应先行脑室外引流控制颅内压后,再行动脉瘤的处理。因为该类型动脉瘤合并脑室内出血的发生率相对较多,术后继发脑积水的比例也有所增高。Thai 报告的病例中,31% 患者伴有脑积水,15% 的患者表现出血管痉挛的相关症状。

笔者 2009 年报告的 15 例中,仅 1 例术后脑水肿加重患者家属拒绝再次手术减压而自动出院外,其余的患者均存活。术后 3 个月随访平均 GOS 为(4.5±1.1)分,恢复良好率为 73%。笔者认为,对此类患者如能早期明确诊断,应该综合患者的全身状态,及时有效地控制颅内高压,并对破裂的动脉瘤行确切的治疗,才能获得良好的疗效。

(梁玉敏　丁圣豪)

参 考 文 献

1. Thai Q A, Raza S M, Pradilla G, et al. Aneurysmal rupture without subarachnoid hemorrhage:case series and literature review. *Neurosurgery*, 2005, 57(2): 225~229

2. 梁玉敏, 包映晖, 江基尧, 等. 无蛛网膜下隙出血的颅内破裂动脉瘤. 中华神经外科杂志, 2007, 23(11): 874~875

3. 梁玉敏, 潘耀华, 万杰青, 等. 无蛛网膜下隙出血的破裂脑动脉瘤. 中华神经外科杂志, 2009, 25(2): 117~120

4. 梁玉敏, 潘耀华, 殷玉华, 等. 无蛛网膜下隙出血的大脑中动脉动脉瘤破裂. 国际外科学杂志, 2007, 34(4): 226~228

5. Horie N, Takahashi N, Furuichi S, et al. Giant fusiform aneurysms in the middle cerebral artery presenting with hemorrhages of different origins. Report of three cases and review of the literature. *J Neurosug*, 2003, 99(2), 391~396

6. 梁玉敏, 殷玉华, 潘耀华, 等. 壁内出血起病的后交通动脉夹层动脉瘤 1 例报告. 国际外科学杂志, 2007, 34(4): 281~282

7. Nakatomi H, Degawa H, Kurata A, et al. Clinicopathological study of intracranial fusiform and dolichoectatic aneurysms:insight on the mechanism of growth. *Stroke*, 2000, 31(4): 896~900

8. Baskaya M, Menendez J A, Yüceer N, et al. Results of surgical treatment intrasylvian hematomas due to ruptured intracranial aneurysms. *Clin Neurol Neurosurg*, 2001, 103(1): 23~28

9. Pritz M B, Kaufman J K. Ruptured middle cerebral artery aneurysm and bilateral chronic subdural hematomas. *Surg Neurol*, 2001, 55(2): 123~125

10. Chyatte D, Porterfield R. Nuances of middle cerebral artery aneurysm microsurgery. *Neurosurgery*, 2001, 48(2): 339~346

11. Heros C R, Fritsch M J. Surgical management of middle cerebral artery aneurysms. *Neurosurgery*, 2001, 48(4): 780~785

12. Ahn J Y, Han I B, Joo J Y. Aneurysm in the penetrating artery of the distal middle cerebral artery presenting as intracerebral haemorrhage. *Acta Neurochir（Wien）*, 2005, 147(12): 1287~1290

13. Hirouchi T, Tanaka Y, Takasawa H, et al. Ruptured distal middle cerebral artery aneurysm. *J Neurosurg*, 2004, 100(3): 384~388

14. Brisman J L, Song J K, Newell D. Cerebral aneurysms. *N Eng J Med*, 2006, 355(9): 928~939

15. Niemann D B, Wills A D, Maartens N F, et al. Treatment of intracerebral hematomas caused by aneurysm rupture:coil placement followed by clot evacuation. *J Neurosurg*,

2003, 99(3): 843~847

16. Yamamoto N, Terakawa Y, Okada Y, et al. Ruptured internal carotid artery bifurcation aneurysm presenting with only intracerebral hemorrhage without subarachnoid hemorrhage. *Neurol Med Chir (Tokyo)*, 2011, 51(2): 117~119

17. Chittiboina P, Cuellar H, Ballenilla F, et al. Two cases of ruptured cerebral aneurysms presenting with contralateral hematomas. *Emerg Radiol*, 2011, 18(1): 39~42

18. Marbacher S, Fandino J, Lukes A. Acute subdural hematoma from ruptured cerebral aneurysm. *Acta Neurochir (Wien)*, 2010, 152(3): 501~507

19. Kocak A, Ates O, Durak A, et al. Acute subdural hematomas caused by ruptured aneurysms:experience from a single Turkish center. *Turk Neurosurg*, 2009, 19(4): 333~337

20. Nishikawa T, Ueba T, Kajiwara M, et al. Bilateral acute subdural hematomas with intracerebral hemorrhage without subarachnoid hemorrhage, caused by rupture of an internal carotid artery dorsal wall aneurysm. *Case report.Neurol Med Chir (Tokyo)*, 2009, 49(4): 152~154

21. Rosen D S, Macdonald R L, Huo D, et al. Intraventricular hemorrhage from ruptured aneurysm:clinical characteristics, complications, and outcomes in a large, prospective, multicenter study population. *J Neurosurg*, 2007, 107(2): 261~265

22. Andaluz N, Tomsick T A, Keller J T, et al. Subdural hemorrhage in the posterior fossa caused by a ruptured cavernous carotid artery aneurysm after a balloon occlusion test. case report. *J Neurosurg*, 2006, 105(2): 315~319

23. Abbed K M, Ogilvy C S. Intracerebral hematoma from aneurysm rupture. *Neurosurg Focus*, 2003, 15(4): E4

应用神经干细胞
治疗缺血性脑卒中的研究

WHO 定义卒中为快速发生的局灶性(或全部,例如蛛网膜下隙出血)脑功能缺失的临床综合征,有三种病理类型,即缺血性脑卒中、原发性颅内血肿和蛛网膜下隙出血。其中缺血性脑卒中约占 80%,是仅次于心血管病及肿瘤的第三位致死疾病,更是造成成年人残疾的第一位疾病。

我国每年约有 200 万新增卒中患者,绝大部分是缺血性的,由于未能早期诊断和有效治疗,有 50%以上的患者留有永久的残疾,10%的患者永久地离开了他们可爱的亲人和本属于他们的世界。据估计,由于社会老龄化以及生活方式等原因,到 2020年卒中的伤残率可能增加 1 倍。卒中的防治是全球卫生工作者和政府共同面临的巨大挑战。

目前缺血性脑卒中治疗的基本原则是及时恰当地恢复缺血区的再灌流和有效的神经保护,治疗和研究的重点是缺血半暗带,以最大限度缩小梗死范围,保护神经功能。静脉内给予重组的组织型纤溶酶原激活剂(r-tPA)是唯一经美国 FDA 批准的有效的治疗急性缺血性脑卒中的方法,但其治疗时窗不超过 3h,仅 5%~10%的患者能接受该项治疗,其他的治疗方法仍在评估之中。

近年来,随着对神经干细胞的研究和认识的不断深入,利用神经干细胞移植治疗神经系统退变性疾病,如帕金森病取得可喜进展,于是把应用神经干细胞进行神经修复的概念引入到了缺血性脑卒中的治疗中来。众多实验研究表明,动物包括人脑某些特定部位在整个生命过程中都存在具有自我更新能力的干细胞。内源性存在的干细胞和外源性移植的干细胞都能够定向迁移至缺血损伤区域,并能分化形成神经元、星形胶质细胞和少突胶质细胞,为缺血性脑卒中后重建受损神经结构和功能带来了新的希望。

一、神经干细胞的概念和特性

1992 年 Reynolds 等从成年鼠纹状体分离出能在体外不断分裂增殖,具有多种分化潜能的细胞群,并提出了神经干细胞的概念,即一类具有自我复制更新能力、高度增殖潜能和多向分化潜能的细胞。

神经干细胞具有以下特点：①神经干细胞能增殖分裂而产生大量的后代，包括自我复制更新和分化；②神经干细胞能以指数增长速度进行增殖、分裂；③具有多向分化潜能，能分化产生成熟的神经元、星形胶质细胞和少突胶质细胞；④损伤性信号可刺激神经干细胞迁移、分化。

神经干细胞的增殖有两种方式：一种是对称性分裂，即干细胞分裂后产生的子细胞均是干细胞；另一种是非对称分裂，由于胞质中的调节分化蛋白的不均匀分配，分裂后产生一个保持亲代特征的干细胞和另一个在外界刺激下可向多个细胞系终末分化的祖细胞。神经干细胞通过对称性分裂来增加细胞的数量，通过非对称分裂产生各种细胞系。

二、神经干细胞的分化

从最原始的干细胞到成熟细胞要经历全能干细胞、多能干细胞、祖细胞、定向祖细胞和成熟细胞五个阶段，在此过程中受多种细胞因子、神经营养因子调控。多能干细胞根据其停留在不同的组织部位而被称为组织特异性干细胞，如神经干细胞、造血干细胞等，这些多能干细胞之间可以相互转换，在不同的微环境下可以转变成另一种多能干细胞，其具体机制尚不清楚，有学者认为与血液系统中可能存在某种强有力的信号有关。

目前研究认为，决定神经干细胞定向分化的机制有两种：①细胞自身基因调控：有证据表明神经干细胞发育的多样性可能与干细胞表达多种多样的转录因子有关，不同的转录因子的表达导致不同谱系的分化。研究较多的有 *POU* 同源盒基因家族和 *Notch* 基因，前者在神经系统发生、发育、分化、成熟中起着至关重要的作用，后者则是在中枢神经系统发育过程中确定神经元数量的重要调控基因；②外来信号调控，主要是各类细胞因子家族，目前研究较多的有表皮生长因子(epidermal growth factor, EGF)、成纤维细胞生长因子 (fibroblast growth factor, FGF)、脑源性神经营养因子(brain-derived neurotrophic factor, BDNF)、神经生长因子(nerve growth factor, NGF)、神经营养素 4 及神经营养素 5(neurotrophin-4/5, NT-4/5)等，众多的生长因子能诱导神经干细胞向特定的神经细胞亚群分化。

三、神经干细胞的分布

既往认为中枢神经系统的神经元再生于出生前或出生后不久就停止了。近年的研究表明，成年哺乳动物的脑组织仍然可以不断地产生新的神经元，并且证实在人脑组织中同样存在神经干细胞。

神经发生主要位于脑内的两个区域，即脑室下带(subventricular zone, SVZ)和海马齿状回的颗粒下层。在哺乳动物，包括人类，这两个区域起源的神经干细胞终身存在。此外，在新皮质、纹状体、小脑、嗅球、脊髓也分离得到了神经干细胞。Johanson 等发现来源于 16 岁和 19 岁成人侧脑室和海马的具有自我更新能力的干细胞能够在体外培养条件下进行增殖和分化，形成神经元、星形胶质细胞和少突胶质细胞。这证明在整个生命过程中,人脑的某些特定部位始终保持生成神经元和建立神经突触联系的能力。图 3-30 表示神经干细胞的脑内位置及其分化。

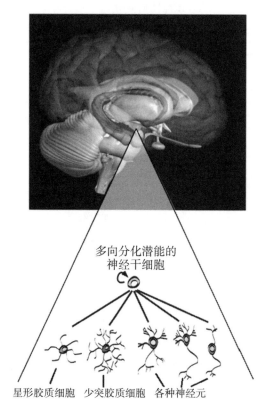

多向分化潜能的
神经干细胞

星形胶质细胞　少突胶质细胞　各种神经元

图 3-30　神经干细胞的脑内位置及其分化

四、应用神经干细胞治疗缺血性脑卒中的途径

应用神经干细胞治疗缺血性脑卒中的途径主要包括内源性途径和外源性途径(图 3-31)。

(一)内源性途径

众多研究表明,缺血性脑损伤后能够激活成年鼠的脑室下带和海马齿状回的颗粒下层的神经干细胞增殖、迁移和分化,选择性地部分补充缺失的神经元和胶质细胞,即自我修复(self-repair)。Arvidson 等在成年鼠大脑中动脉闭塞模型的研究发现,在闭塞 2h 后,海马齿状回的神经发生明显加强,且应用 N-甲基-D-天冬氨酸 (N-methyl-D-asparate, NMDA)受体阻滞药能抑制神经发生,说明脑缺血后刺激神经发生的机制可能与通过 NMDA 受体介导的谷氨酸机制活化有关,但仅靠自我修复是不够的,有 80%迁入缺血区的新生神经元在 6 周内死亡,只有 0.2%的损伤细胞通过自我修复得以替代。

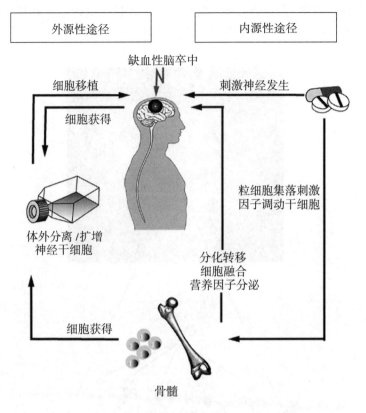

图 3-31　应用神经干细胞治疗缺血性脑卒中的途径

　　通过内源性途径治疗缺血性脑卒中,其策略是促进、激活原本就生理性存在于中枢神经系统或造血系统的神经干细胞增殖、迁移和分化,避免了有关的伦理道德、异源性细胞致病性以及移植细胞致瘤性等问题。已知有表皮生长因子、成纤维细胞生长因子 2、血管内皮生长因子(vascular endothelial growth factor, VEGF)、红细胞生成素、粒细胞集落刺激因子(granulocyte colony-stimulating factor, G-CSF)等因子具有上述作用。Nakatomi 等在建立缺血模型后 3d 经脑室注射表皮生长因子和成纤维细胞生长因子 2,发现能促进脑室下带起源的祖细胞分化成神经元并迁移至缺血区,替代约 40% 的死亡神经元。Sun 等建立大鼠的大脑中动脉暂时闭塞模型后,经脑室注射血管内皮生长因子,发现血管内皮生长因子能加强脑室下带和齿状回新生神经元的存活,刺激纹状体缺血半暗区的血管发生。Larsson 等利用大鼠前脑缺血模型,在海马内转染携带重组 BDNF 基因的腺病毒,以提高体内脑源性神经营养因子水平,发现反而抑制了由缺血刺激产生的神经发生。Ehrenreich 等进行了红细胞生成素的 Ib 期的临床研究(共 40 例患者),发现治疗组患者(13 例)的神经功能恢复和梗死面积明显缩小。细胞集落刺激因子是经美国 FDA 批准的药物,具有抗炎、神经保护和活化干细胞的作用。应用粒细胞集落刺激因子治疗急性缺血性脑卒中的小型随机临床试验结果显示,粒细胞集落刺激因子治疗急性缺血性脑卒中是安全、可行的,能有效改善患者的神经功能,相关的二期临床研究正在进行中。

(二) 外源性途径

即干细胞移植。植入的神经干细胞可以迁移至脑梗死区,并进行增殖、分化,产生神经元和胶质细胞,从解剖和功能上修复受损的脑组织。目前用于移植的细胞主要有神经干细胞和造血干细胞两类,前者有来自胚脑、胎脑和成年脑三种来源,后者则通常用骨髓基质细胞、脐带血细胞和粒细胞集落刺激因子激活的周围血细胞(CD34⁺)。

移植的方法有:①细胞悬浮液立体定向注射法;②胶原基质包埋移植法;③生物材料(PGA:聚乙交酯、PLA:聚丙交酯)等吸附移植法;④静脉内细胞悬液输入法;⑤脑室内或腰穿细胞悬液注射法。Jin 等比较了立体定向直接注入纹状体、脑室内注射和静脉内输入三种移植方法,发现到达缺血区的神经干细胞数量经静脉移植的要少于前两者,但是经静脉移植避免损伤正常脑组织,且可以通过反复多次移植来弥补到达缺血区神经干细胞少之不足。

通过移植,干细胞到达缺血区分化为神经元和胶质细胞的数量很少,不足以替代缺血损伤的神经组织和重建神经联系。目前认为神经干细胞修复损伤的主要机制可能是:①在宿主受体和干细胞分化成的神经元之间形成突触中继;②为轴突生长提供基质;③分泌必需的营养因子;④帮助无髓或新生轴突形成髓鞘。

尽管干细胞移植在治疗帕金森病方面取得了可喜进展,但是缺血性脑卒中较帕金森病更为复杂,因为前者涉及更多的细胞类型和更为复杂的脑的血液循环和微环境。应用人的神经元细胞移植治疗脑卒中(包括缺血性和出血性)的二期临床研究显示,神经元细胞移植安全、可行,但是治疗组患者并未获得更好的结果。

应用神经干细胞移植治疗缺血性脑卒中仍存在诸多问题:①政治、道德和伦理问题;②神经干细胞的纯化和定向诱导分化的技术问题;③安全性问题,包括移植的干细胞的致瘤性、致病性和免疫排斥性;④治疗的有效性。解决这些问题仍需进一步的研究。

五、经颈动脉途径移植神经干细胞治疗缺血性脑卒中的实验研究

仁济医院神经外科近年来进行了相关研究,具体内容如下。

(一) 研究方法

采用清洁级健康雄性成年 SD 大鼠 21 只,体重 250~280g,随机分为 A 组[大脑中动脉闭塞/再灌流模型+神经干细胞(neural stem cell,NSC)移植组,8 只]、B 组(大脑中动脉闭塞/再灌流模型+培养液注射组,8 只)和 C 组(正常大鼠+神经干细胞移植组,5 只)。实验前大鼠在安静环境下饲养 24h 以上,术前禁食 12h,但不禁水。

10%水合氯醛腹腔注射全身麻醉,剂量为 350mg/kg 体重。以线栓法建立大鼠右侧大脑中动脉闭塞/再灌流模型,主要参照 Zea Longa 等的方法。

神经干细胞和神经干细胞培养液由上海交通大学医学院神经生物学实验室提

供,其中神经干细胞为绿色荧光标记,细胞悬液浓度为 $1×10^6/100\mu l$。

大鼠在建成大脑中动脉闭塞/再灌流模型后24h,再次全身麻醉,按原手术径路暴露右侧颈总动脉(CCA)、颈内动脉(ICA)和翼腭动脉(PPA),用微动脉夹分别临时阻断颈总动脉和PPA,以1ml注射器穿入颈内动脉起始部,A组缓慢注入 $200\mu l$ 神经干细胞悬液, 即 $2×10^6$ 个细胞, 而B组则缓慢注入 $200\mu l$ 培养液,注射时间均为5min。注射完毕后用预取的大鼠颈部小肌片覆以福爱乐医用胶封闭注射针眼止血,撤去微动脉夹,缝合切口。

C组在全身麻醉后右侧颈部入路暴露右侧颈总动脉、颈外动脉(ECA)、颈内动脉和PPA,用微动脉夹分别临时阻断颈总动脉、颈外动脉和PPA后注射神经干细胞悬液,注射剂量和注射方法同A组,完成后撤去微动脉夹,缝合切口。

A组和B组分别在手术建模前和手术建模后即刻,1,2,3,7,10,14d观察大鼠的行为和神经功能状况;C组分别在移植手术前和移植手术后即刻,1,2,3,7,10,13d观察大鼠的行为和神经功能状况。

(二) 结果

1. 神经功能评估 整个观察过程中,C组大鼠始终未出现神经功能障碍,即评分为0分。A组和B组大鼠在手术建模前神经功能评分为0分,两组大鼠在手术建模后均出现明显的神经功能障碍, 在随后14d的观察过程中神经功能状况逐渐改善,两组大鼠在手术建模后即刻,1,2,3,7d的神经功能评分无显著性差异 (P 值分别为0.81,0.81,0.59,0.75和0.18),而在手术建模后10d和14d两组大鼠的神经功能评分有显著性差异(P 值分别为 $2.40×10^{-5}$ 和 $1.45×10^{-5}$),A组大鼠的神经功能状况要优于B组。

2. 病理

(1) H&E染色 A组和B组可见在右侧大脑中动脉供应的额顶叶和尾壳核区域神经元皱缩,呈不规则形态,胞质嗜酸性,胞核深染或消失,细胞间质疏松,未见有出血情况。C组见脑组织结构完整,神经元胞体丰满,胞核居中。

(2) 免疫荧光染色 A组在右侧额顶叶和尾壳核区域可见有移植的绿色荧光标记的神经干细胞[图3-32(a)~(c)],并有部分移植的神经干细胞开始朝神经元方向分化[β微管蛋白-Ⅲ阳性,红色荧光标记,图3-32(d)~(i)],有个别移植的神经干细胞开始朝星形胶质细胞方向分化胶质原纤维酸性蛋白(GFAP)阳性,红色荧光标记[图3-32(j)~(o)];在左侧大脑半球未见有绿色荧光标记的神经干细胞[图3-32(p)~(q)],有正常存在的神经元[β微管蛋白-Ⅲ阳性,红色荧光标记,图3-32(r)~(s)]和星形胶质细胞胶质原纤维酸性蛋白阳性,红色荧光标记[图3-32(t)~(u)]。

B组在双侧大脑半球均未见绿色荧光标记的神经干细胞[图3-33(a)],在左侧大脑半球可见正常存在的神经元[(β微管蛋白-Ⅲ阳性,红色荧光标记,见图3-33b)]和星形胶质细胞[胶质原纤维酸性蛋白阳性,红色荧光标记,见图3-33(c)],在右侧额顶叶和尾壳核区域神经元[β微管蛋白-Ⅲ阳性,红色荧光标记,见图3-33(d)]和星形胶质细胞[胶质原纤维酸性蛋白阳性,红色荧光标记]较为稀疏[图3-33(e)]。

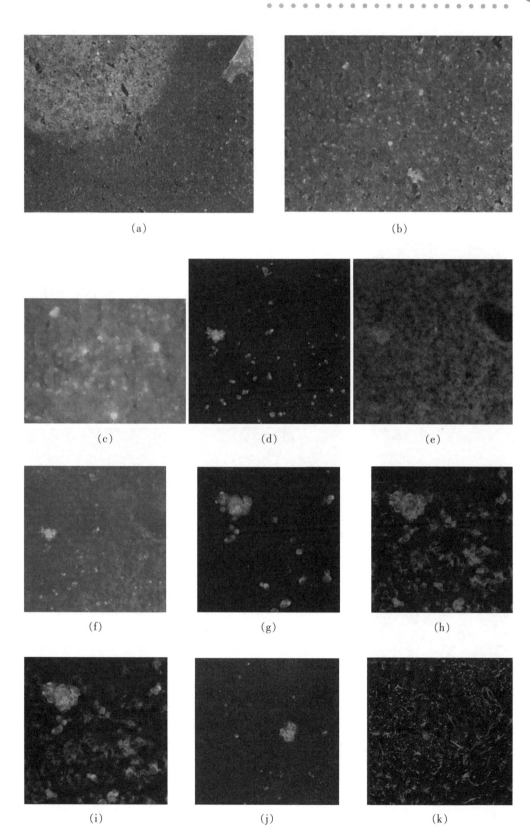

(a)

(b)

(c)

(d)

(e)

(f)

(g)

(h)

(i)

(j)

(k)

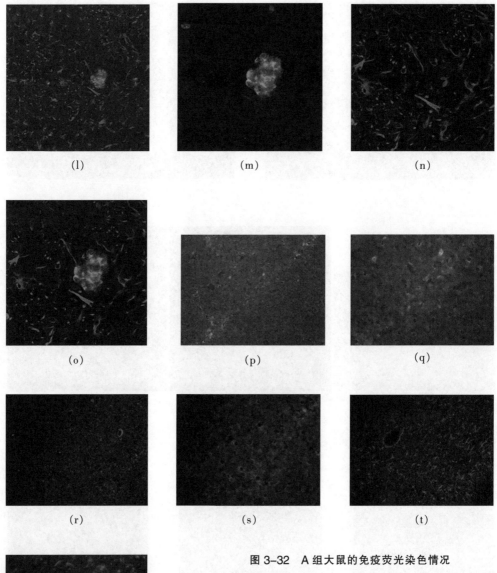

图 3-32 A 组大鼠的免疫荧光染色情况

(a) ×100 倍，(b) ×200 倍，(c) ×400 倍显示在右侧额顶叶和尾壳核区域可见有移植的绿色荧光标记的神经干细胞；(d)~(f) ×200 倍，(g)~(i) ×400 倍显示有部分移植的神经干细胞开始朝神经元方向分化(β 微管蛋白-Ⅲ阳性，红色荧光标记)；(j)~(l) ×200 倍和(m)~(o) ×400 倍显示有个别移植的神经干细胞开始朝星形胶质细胞方向分化(胶质原纤维酸性蛋白阳性，红色荧光标记)；(p) ×200 倍、(q) ×400 倍显示在左侧大脑半球未见有绿色荧光标记的神经干细胞；(r) ×200 倍、(s) ×400 倍显示左侧大脑半球正常存在的神经元(β 微管蛋白-Ⅲ阳性，红色荧光标记)；(t) ×200 倍、(u) ×400 倍显示左侧大脑半球正常存在的星形胶质细胞(胶质原纤维酸性蛋白阳性，红色荧光标记)。其中(d)~(o)是在 Zeiss LSM 510 META 激光共聚显微镜下观察的情况，(a)~(c)和(p)~(u)是在 Olympus 1×70 荧光显微镜下观察的情况

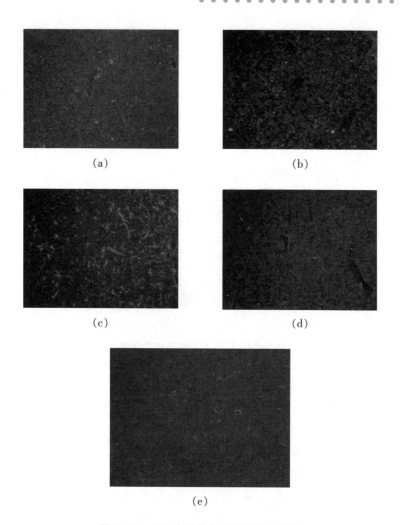

图 3-33　B 组大鼠的免疫荧光染色情况

在双侧大脑半球均未见有绿色荧光标记的神经干细胞[(a) ×200 倍],在左侧大脑半球可见有正常存在的神经元[β 微管蛋白-Ⅲ阳性,红色荧光标记,(b) ×200 倍]和星形胶质细胞[胶质原纤维酸性蛋白阳性,红色荧光标记,(c) ×200 倍];在右侧额顶叶和尾壳核区域神经元[β 微管蛋白-Ⅲ阳性,红色荧光标记,(d) ×200 倍]和星形胶质细胞[胶质原纤维酸性蛋白阳性,红色荧光标记,(e) ×200倍]较为稀疏。以上图像均在 Olympus 1×70 荧光显微镜下观察

　　C组双侧大脑半球均未见有绿色荧光标记的神经干细胞[图 3-34(a)],均可见正常存在的神经元[β 微管蛋白-Ⅲ阳性,红色荧光标记,图 3-34(b)]和星形胶质细胞[胶质原纤维酸性蛋白阳性,红色荧光标记,图 3-34(c)]。

(三) 研究体会

　　本研究利用线栓法建立的大鼠大脑中动脉闭塞/再灌流模型,在缺血再灌流后24h 经同侧颈动脉内缓慢注射外源性绿色荧光标记的神经干细胞,剂量为 200μl 培

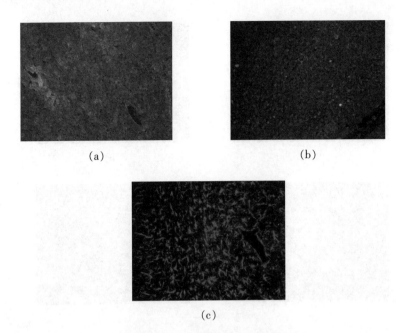

(a)

(b)

(c)

图 3-34　C 组的免疫荧光染色情况

双侧大脑半球均未见有绿色荧光标记的神经干细胞[(a) ×200 倍],均可见正常存在的神经元[β 微管蛋白-Ⅲ阳性,红色荧光标记,(b) ×200 倍]和星形胶质细胞[胶质原纤维酸性蛋白阳性,红色荧光标记,(c) ×200 倍]。以上图像均在 Olympus 1×70 荧光显微镜下观察

养液中含有 $2×10^6$ 个神经干细胞,观察 14d(即移植后 13d),发现应用神经干细胞移植治疗的大脑中动脉闭塞/再灌流组大鼠神经功能在移植后早期与单纯注射培养液的大脑中动脉闭塞/再灌流组大鼠无明显差异,但在后期(即移植后 9d 和 13d)其神经功能明显得到改善,要优于大脑中动脉闭塞/再灌流+培养液注射组大鼠。在病理的常规 H&E 染色检查中, 应用神经干细胞移植治疗的大脑中动脉闭塞/再灌流组大鼠在闭塞 2h 后再灌流的大脑中动脉供应的额顶叶和尾壳核区域有神经元变性、坏死以及细胞间质疏松,未见有出血情况,与对照的大脑中动脉闭塞/再灌流+培养液注射组大鼠无明显差别。在免疫荧光染色检查中发现应用神经干细胞移植治疗的大脑中动脉闭塞/再灌流组大鼠可见有绿色荧光标记的神经干细胞存活、分布于缺血损伤的额顶叶和尾壳核区域,并有部分移植的神经干细胞开始朝着神经元方向分化,个别移植的神经干细胞则开始朝着星形胶质细胞方向分化;而正常大鼠+神经干细胞移植组和大脑中动脉闭塞/再灌流+培养液注射组的大鼠中均未发现有这些现象。

　　经颈动脉途径移植神经干细胞有明显的优点。它避免了经脑实质或经脑室内途径对正常脑组织的损伤,也较经静脉途径有着更好的移植超选择性,在神经介入技术发展成熟的今天,更可能与经动脉内溶栓疗法相配合来治疗缺血性脑卒中,临床应用转化的潜能很大。

　　经颈动脉途径移植的神经干细胞是如何进入、迁移和分布于缺血损伤区域的?其具体机制目前尚不清楚。一般在缺血性脑卒中发生后 5~6h,血-脑屏障开放,这开放的血-脑屏障可能对移植的神经干细胞进入脑组织起着一定的作用；缺血性脑卒中后局部微环境中有细胞黏附因子的表达，能吸引炎性细胞迁移至缺血损伤区域，移植的神经干细胞迁移、分布于缺血损伤区域可能也是类似机制。

目前在缺血性脑损伤后神经干细胞移植时机的选择上尚存在分歧。Park 认为缺血缺氧损伤期间或损伤后应尽早进行干细胞移植；Chu 等应用人的胚胎神经干细胞在缺血模型建成后当天就经静脉途径进行移植；Li 等和 Jin 等则在大脑中动脉闭塞/再灌流模型建成后 24h 进行干细胞移植。而对在大脑中动脉闭塞后胎脑移植的研究却发现，移植与损伤间隔 7d 左右时，移植物存活率最高，这可能与此时的缺血损伤后产生的神经毒性物质减少、神经营养因子释放和血管发生有关。Kelly 等选择了大脑中动脉闭塞/再灌流模型建成后 7d 作为移植时间点，经立体定向脑内注射人的胚胎神经干细胞；Modo 等则更是选择在大脑中动脉闭塞/再灌流模型建成后 2 周，经立体定向脑内注射神经干细胞。Chen 等分别于大脑中动脉闭塞/再灌流模型建成后 24h 和 7d 经静脉途径移植人的脐带血细胞，发现 24h 移植组有更多的脐带血细胞存在于缺血区域。笔者认为，不同的移植途径在一定程度上决定了移植时机，最佳移植时机的确定有赖于对神经干细胞进入、迁移至缺血区域机制的研究。实验选择在大脑中动脉闭塞/再灌流模型建成后 24h 作为移植时间点，一方面考虑到缺血性脑卒中发生后血-脑屏障的开放时间，另一方面也为将来颈动脉途径移植神经干细胞与经动脉内溶栓疗法配合治疗缺血性脑卒中提供前期的研究基础。

六、展望

中枢神经系统的再生机制十分复杂，尽管众多研究已经取得了令人满意的成果，但仍然存在大量的未知领域需要去探究。应用神经干细胞治疗缺血性脑卒中是一种极具潜力和希望的治疗方法，但要将这一技术真正应用于临床尚有许多问题有待解决。

（戴　炯）

参 考 文 献

1. Abrahams J M, Gokhan S, Flamm E S, et al. De novo neurogenesis and acute stroke: are exogenous stem cells really necessary? *Neurosurgery*, 2004, 54(1): 150~156

2. Nakatomi H, Kuriu T, Okabe S, et al. Regeneration of hippocampal pyramidal neurons after ischemic brain injury by recruitment of endogenous neural progenitors. *Cell*, 2002, 110(4): 429~441

3. Sun Y, Jin K, Xie L, et al. VEGF-induced neuroprotection, neurogenesis, and angiogenesis after focal cerebral ischemia. *J Clin Invest*, 2003, 111(12): 1843~1851

4. Jin K, Sun Y, Xie L, et al. Comparison of ischemia-directed migration of neural precursor cells after intrastriatal, intraventricular, or intravenous transplantation in the

rat. *Neurobiol Dis*, 2005, 18(2): 366~374

5. Chu K, Kim M, Jeong S W, et al. Human neural stem cells can migrate, differentiate, and integrate after intravenous transplantation in adult rats with transient forebrain ischemia. *Neurosci Lett*, 2003, 343(2): 129~133

6. Chen J, Sanberg P R, Li Y, et al. Intravenous administration of human umbilical cord blood reduces behavioral deficits after stroke in rats. *Stroke*, 2001, 32(11): 2682~2688

7. Li Y, Chen J, Wang L, et al. Treatment of stroke in rat with intracarotid administration of marrow stromal cells. *Neurology*, 2001, 56 (12): 1666~1672

8. Park K I. Transplantation of neural stem cells: cellular & gene therapy for hypoxic-ischemic brain injury. *Yonsei Med J*, 2000, 41(6): 825~835

9. Kelly S, Bliss T M, Shah A K, et al. Transplanted human fetal neural stem cells survive, migrate, and differentiate in ischemic rat cerebral cortex. *Proc Natl Acad Sci USA*, 2004, 101(32): 11839~11844

10. Modo M, Rezaie P, Heuschling P, et al. Transplantation of neural stem cells in a rat model of stroke:assessment of short-term graft survival and acute host immunological response. *Brain Res*, 2002, 958(1): 70~82

第四部分 脊髓及神经功能疾病

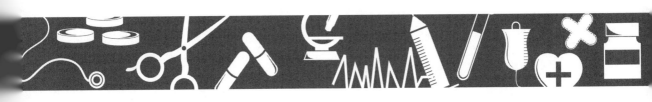

迷走神经电刺激治疗难治性癫痫

癫痫是由多种病因引起的以脑部神经元异常过度放电为特征的慢性脑功能障碍临床综合征,我国患病总人数约 900 万,患病率 7‰,给患者、家庭和社会造成了巨大负担。其中近 30% 为难治性癫痫,经正规系统的药物治疗仍然无法控制发作,加之许多抗癫痫药有肝功能损害、认知影响等难以耐受的不良反应。

迷走神经电刺激(vagus nerve stimulation,VNS)是近十年来逐步完善和临床应用的非药物性神经调制新技术。它改变了既往致痫灶切除和传导通路毁损等传统外科方法,采用植入式刺激器和体外程控对迷走神经进行慢性电刺激,具有微创性、可逆性和可调节性等优点,对于药物不能控制又无法手术切除的难治性癫痫起到了积极的治疗作用。1997 年,美国 FDA 正式批准 Cyberonics 公司的迷走神经电刺激器(neuro-cybernetic prothesis,NCP),作为成人和 12 岁以上的青少年难治性癫痫部分性发作的辅助疗法。随后,迷走神经电刺激在欧美等发达国家被广泛应用,至今已超过6 万例患者接受迷走神经电刺激治疗。相对而言,迷走神经电刺激在我国起步较晚,仅在北京、上海等地功能神经外科中心得以开展,施行迷走神经电刺激手术 100余例。

一、作用机制

关于迷走神经电刺激的确切机制仍不十分明确,目前主要有"直接联系理论"和"神经递质学说"。前者认为迷走神经电刺激主要通过孤束核中继投射至小脑、下丘脑、杏仁核、海马、网状结构、中缝背核、蓝斑、疑核和岛叶皮质等部位,使癫痫发作阈值提高。后者认为迷走神经电刺激是通过增加抑制性神经递质和减少兴奋性神经递质释放而发挥抗癫痫作用。

迷走神经是脑神经中行程最长、分布最广的混合性神经。参与迷走神经电刺激抗癫痫作用的主要是传入神经,传递来自头、颈、胸、腹部等多个器官的一般内脏感觉冲动,在神经节后投射至延髓孤束核。孤束核接受、整合信息并投射至大脑高级中枢。孤束核发出的投射纤维主要有三条通路:①构成自主反馈环路;②直接投射至延髓网状结构;③投射至脑桥臂旁核、蓝斑核和其他结构。这些投射纤维可影响自主神经系统、运动神经系统、上行内脏和躯体感觉通路。从神经解剖学角度出发,学者们认为迷走神经电刺激作用主要是通过"迷走神经–孤束核–延髓网状结构–丘脑网状核–丘脑中继神经元–大脑皮质"通路。

迷走神经由三种不同的纤维组成:A 类纤维为粗大有髓纤维,传导速度最快,兴奋阈值最低;B 类纤维为较小有髓纤维,传导速度次于 A 类纤维,兴奋阈值居中;C 类纤维为无髓纤维,传导速度最慢,兴奋阈值最高。过去一些学者认为迷走神经电刺激作用激活 C 类纤维,继而兴奋网状激活系统,使脑电图去同步化,但也有学者认为 C 类纤维兴奋阈值高,临床常用的迷走神经电刺激刺激强度不大可能激活 C 类纤维。有研究使用辣椒素选择性破坏大鼠 C 类纤维并不影响迷走神经电刺激抗癫痫作用,也说明激活 C 类纤维在该作用中并非必需。进一步研究发现,低强度刺激能够作用于有髓的 A 类和 B 类纤维,并使大脑皮质的锥体神经元活化。成串的迷走神经刺激可以使锥体神经细胞产生慢性超极化,降低神经元兴奋性,抑制同步化放电,可能是迷走神经电刺激减少癫痫发作的机制之一。

此外,临床研究发现迷走神经电刺激的疗效随患者使用的时间递增,即使用时间越久,癫痫控制效果越好,提示迷走神经电刺激的抗癫痫作用可能涉及神经元的可塑性以及神经递质改变。迷走神经传入纤维形成的突触联系中含有兴奋性神经递质(如谷氨酸等)和抑制性神经递质(如 γ 氨基丁酸等)。伴随迷走神经电刺激治疗,这些神经递质含量会发生改变,包括兴奋性神经递质释放减少和抑制性神经递质释放增加。近年来,另外一些神经递质如去甲肾上腺素和 5-羟色胺,经证实也对边缘系统、网状结构和自主神经系统产生影响。蓝斑核内富含去甲肾上腺素能神经元,通过物理或化学方法使接受迷走神经电刺激治疗大鼠的蓝斑核释放去甲肾上腺素减少,会降低迷走神经电刺激的抗癫痫作用,以及大鼠在接受迷走神经电刺激后,蓝斑核、室旁核、臂旁核、扣带回皮质等区域活动增强,均提示去甲肾上腺素在该作用中扮演重要角色。

功能影像技术的发展使研究人员能更进一步地认识迷走神经电刺激所激活的脑区以及血流动力学的改变。如脑组织血氧依赖法—功能性磁共振成像 (BOLD–fMRI)发现迷走神经电刺激可增强边缘系统、丘脑和岛叶的活动。单光子发射计算机体层摄影和正电子发射体层摄影研究也提示迷走神经电刺激可影响丘脑、扣带回、杏仁核和海马等结构的血液灌流,以及相应部位的突触活动性改变。由于研究方法不同,许多研究显示,迷走神经电刺激作用的特定区域和代谢活性的改变并不完全一致,但可以证实,迷走神经电刺激对某些脑区分别具有短期和长期的作用,包括丘脑、眶额皮质、边缘系统和下丘脑等部位血流和代谢改变(如边缘系统血供急性增加和丘脑组织血供慢性减少等)在迷走神经电刺激抑制痫性活动中起着重要的作用。

二、适应证

作为一种治疗难治性癫痫的辅助疗法,迷走神经电刺激适用范围比较广泛,如部分性发作或复杂部分性发作继发全身性发作、儿童癫痫性脑病(Lennox-Gastaut 综合征)等。2006年通过对多中心迷走神经电刺激治疗患者进行统计表明,获得理想效果的患者一般具备以下条件:①病史少于5年;②年龄小于18岁;③儿童癫痫性脑病(跌倒和失神发作为主);④以前未行脑部手术治疗的患者。迷走神经电刺激禁忌证主要包括妊娠期妇女;左侧颈胸部外伤、感染、放疗损伤;合并有严重哮喘、心律失常、出血倾向,以及合并有药物难以控制的精神疾病等,但目前对迷走神经电刺激治疗癫痫的适应证和禁忌证尚无统一标准。

在我国,限于迷走神经电刺激设备较为昂贵,迷走神经电刺激适应证一般选择双侧多发性致痫灶,或致痫灶难以明确定位的难治性癫痫,以及致痫灶位于功能区无法切除者,总之,即传统手术无法有效控制的癫痫患者。考虑到迷走神经电刺激有助于改善儿童的神经心理学症状和控制癫痫,提倡对于频繁发作的难治性癫痫患儿尽早行迷走神经电刺激治疗。

三、外科手术及程序调控

迷走神经电刺激装置主要包括脉冲发生器、螺旋状电极、延长导线以及体外程控仪等。迷走神经电刺激植入术基本程序如下:患者取仰卧位,头右偏伸直。于左侧颈部甲状软骨水平作一横行切口,在胸锁乳突肌前缘分离颈阔肌至颈动脉鞘,在颈内动脉和颈内静脉的后方分离、暴露左侧迷走神经,并将螺旋状电极缠绕固定于迷走神经干。然后于左锁骨下或左腋下皮肤切口,通过皮下隧道用延长导线连接到颈部切口,在胸大肌浅层置入脉冲发生器。检测脉冲发生器参数和导线连接状态,正常后缝合切口(图4-1)。在植入术后2周,根据患者恢复及耐受情况,选择适宜的刺激参数,并通过体外程控仪分次逐步调试参数,直至症状得到有效控制。

刺激参数包括电流强度、频率、波宽和开关时间。起始电流从0.25mA逐步增加到1.25~2.0mA,常用治疗强度是1.0~1.5mA,频率30Hz,波宽250~500μs,开30s,关5min,这些刺激参数会因人种不同而有所差异。采用前瞻性多中心随机双盲临床研究发现,高频刺激组(0.25~3.0mA,30Hz,130μs,开30s,关5min)较低频刺激组(0.25~2.75mA,1Hz,500μs,开30s,关60~180min)对减少癫痫发作频率效果更为明显。有研

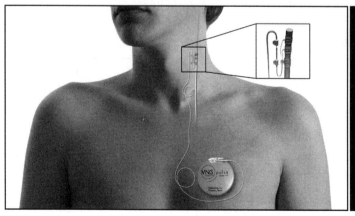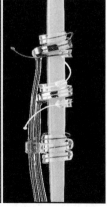

图4-1　迷走神经电刺激植入示意图

究表明,超过 50Hz 的高频刺激可引起迷走神经不可逆损伤,而低频刺激容易增加不良反应。因此,应制定个体化的治疗方案,以达到最大治疗效果。

此外,患者自身还可通过体外遥控装置改变脉冲发生器的参数。一旦患者发现有癫痫发作先兆,可以增大脉冲刺激来减轻或终止癫痫发作。

四、临床疗效

迷走神经电刺激长期治疗效果较为稳定,有效率随使用时间的延长而增加。据国外大宗病例统计,3822 例癫痫患者迷走神经电刺激术后 3,6,12,18,24 个月发作次数分别减少 47.0%,52.9%,60.0%,62.7%,66.7%;术后 2 年,8.3% 的患者获得完全缓解,26.8% 发作频率减少 90% 以上,43.7% 减少 75% 以上,62.2% 减少 50% 以上。欧洲另一项多中心回顾性研究也表明,在迷走神经电刺激术后第 1 年、第 2 年和第 5 年的有效率分别为 44.4%,58.7% 和 64.4%,其中 15.5% 的患者发作频率减少 90% 以上,5.5% 得到完全缓解。迷走神经电刺激不仅可以显著降低癫痫发作频率和程度,还可以改善患者的神经心理学表现,提高生活质量。

一项 69 例儿童癫痫患者的回顾性分析,迷走神经电刺激植入的总有效率为 55.1%,不同发作类型之间的疗效无显著差异。在儿童癫痫性脑病的临床研究中,30 例全身性发作的患儿迷走神经电刺激术后平均随访 52 个月,失张力型发作频率平均减少 80.8%,强直型减少 73.3%,强直-阵挛型减少 57.4%。

为了探讨癫痫发作完全缓解的相关因素,有学者对迷走神经电刺激植入的癫痫患者(144 例)进行了 2 年以上的随访,通过逻辑的回归分析发现,迷走神经电刺激植入可以使皮质发育不良的患者完全缓解,使单侧间歇性痫样放电和早期(<18 岁)植入迷走神经电刺激的患者明显改善(表 4-1)。

我国开展迷走神经电刺激手术相对较晚,仅在北京、上海等地功能神经外科中心得以开展,疗效与国外报道相似。国内早期栾国明等报道 12 例顽固性癫痫患者迷走神经电刺激术后 3 个月发作频率平均减少 46%;5 例患者随访 1 年以上,发作频率平均减少>60%,发作程度减轻,全身强直-阵挛性发作明显减少,精神状态改善。张建国等报道 21 例患者,随访 4~16 个月,其中 3 例发作频率减少 80% 以上,7 例减少

表 4-1 迷走神经电刺激疗法治疗癫痫的优缺点

优点	缺点
不需开颅手术;	只有少数患者可以达到癫痫无发作;
近 50% 的难治性部分性癫痫以及儿童癫痫性脑病患者,迷走神经电刺激治疗可使痫性发作次数减少一半以上;	植入前难以准确预测治疗效果; 电池耗尽需要更换; 不良反应如声音嘶哑和呼吸困难等
患者可以通过体外磁体遥控达到自我控制终止或减轻严重发作;	
与抗癫痫药物之间无相互作用;	
迷走神经电刺激治疗耐受性好,易于被患者接受	

50%~79%,9 例减少小于 50%,患者发作严重程度及精神状态得到明显改善。

迷走神经电刺激最常见的不良反应是声音嘶哑、喉部紧缩感、咳嗽和呼吸困难。有报道迷走神经电刺激会影响睡眠呼吸,特别对于原来有睡眠呼吸暂停的患者。另外,较少见的不良反应还有流涎、恶心呕吐和吞咽困难,但随着时间的延长,患者可以逐渐适应,这些症状也可通过改变刺激参数得到缓解。

五、仁济医院的临床研究

仁济医院 2003 年成立神经外科癫痫治疗中心,配备了长程视频脑电、术中电生理监测系统以及立体定向仪、神经导航等,以保证癫痫的正确诊断、致痫灶的精确定位和良好治疗效果。目前已成为上海及华东地区收治癫痫单病种手术治疗例数最多的单位。

2009 年至今仁济医院施行迷走神经电刺激治疗难治性癫痫手术 60 余例,其中 27 例患者随访时间多于 12 个月,发作频率平均减少 67.2%,神经心理学表现均有不同程度的改善,其中 37.0%患者术后发作完全缓解,44.4%患者发作频率减少≥80%,74.1%患者发作频率减少≥50%(图 4-2)。如一例成年患者癫痫发作 20 余年,经神经内科多种药物治疗无效,反复出现癫痫持续状态,需气管插管全身麻醉控制。行迷走神经电刺激治疗后,至今 1 年半无发作。迷走神经电刺激治疗对于部分特殊类型癫痫仍需要进一步的临床验证。

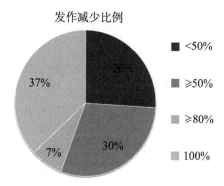

发作减少比例

- ■ <50%
- ■ ≥50%
- ■ ≥80%
- ■ 100%

图 4-2 仁济医院 27 例迷走神经电刺激治疗难治性癫痫随访结果

六、展望

从 1988 年首例癫痫迷走神经电刺激植入术至今已有 20 余年的历程,迷走神经电刺激已在世界各国广泛用于难治性癫痫的治疗。目前已从神经解剖学、神经电生理、分子生物学和功能影像学等多方面对迷走神经电刺激治疗癫痫的作用机制进行深入探讨。新一代脉冲发生器 Model 103 型已进入欧美市场,其体积更小,植入更方便。可体外充电式刺激器也在研制中,将可以避免再次手术更换电池。值得期待的是,随着迷走神经电刺激技术设备的不断改进,以及临床医师认识的提高,迷走神经电刺激作为治疗难治性癫痫的重要辅助手段,也将得到进一步的推广应用。

(周洪语)

参 考 文 献

1. Alexopoulos A V, Kotagal P, Loddenkemper T, et al. Longterm results with vagus nerve stimulation in children with pharmacoresistant epilepsy. *Seizure*, 2006, 15: 491~503

2. Lulic D, Ahmadian A, Baaj A A, et al. Vagus nerve stimulation. *Neurosurg Focus*, 2009, 27: E5

3. Amar A P, Apuzzo M L, Liu C Y. Vagus nerve stimulation therapy after failed cranial surgery for intractable epilepsy: results from the vagus nerve stimulation therapy patient outcome registry. *Neurosurgery*, 2008, 62: 506~513

4. Cunningham J T, Mifflin S W, Gould G G, et al. Induction of c-Fos and DeltaFosB immunoreactivity in rat brain by vagal nerve stimulation. *Neuropsychopharmacology*, 2008, 33: 1884~1895

5. Vonck K, De Herdt V, Bosman T, et al. Thalamic and limbic involvement in the mechanism of action of vagus nerve stimulation, a SPECT study. *Seizure*, 2008, 17: 699~706

6. Amar A P.Vagus nerve stimulation for the treatment of intractable epilepsy. *Expert Rev Neurother*, 2007, 7: 1763~1773.

7. Vonck K, Van Laere K, Dedeurwaerdere S, et al. The mechanism of action of vagus nerve stimulation for refractory epilepsy:the current status. *J Clin Neurophysiol*, 2001, 18: 394~401

8. Labiner D M, Ahern G L. Vagus nerve stimulation therapy in depression and epilepsy: therapeutic parameter settings. *Acta Neurol Scand*, 2007, 115: 23~33

9. Kuba R, Brazdil M, Kalina M, et al. Vagus nerve stimulation:longitudinal follow-up of patients treated for 5 years. *Seizure*, 2009, 18: 269~274

10. Ghaemi K, Elsharkawy A E, Schulz R, et al. Vagus nerve stimulation:outcome and predictors of seizure freedom in long-term follow-up. *Seizure*, 2010, 19: 264~268

11. Kabir S M, Rajaraman C, Rittey C, et al. Vagus nerve stimulation in children with intractable epilepsy: indications, complications and outcome. *Childs Nerv Syst*, 2009, 25: 1097~1100

12. Kostov K, Kostov H, Tauboll E. Long-term vagus nerve stimulation in the treatment of Lennox-Gastaut syndrome. *Epilepsy Behav*, 2009, 16: 321~324

13. 凌至培, 栾国明, 田宏, 等. 迷走神经刺激治疗难治性癫痫(附 11 例报告). 立体定向和功能性神经外科杂志, 2007, 20: 72~76

14. 孟凡刚, 张建国, 马延山, 等. 迷走神经刺激术治疗顽固性癫痫初步探讨. 中华神经外科杂志, 2010, 26: 497~499

15. Marzec M, Edwards J, Sagher O, et al. Effects of vagus nerve stimulation on sleep-related breathing in epilepsy patients. *Epilepsia*, 2003, 44: 930~935

神经内镜结合锁孔技术
在三叉神经微血管减压术中的应用

近年来,神经内镜技术及锁孔技术在神经外科领域的应用越来越广泛。自 2005 年 1 月至 2008 年 12 月,无锡市第二医院神经外科将上述两种技术结合应用于 65 例原发性三叉神经痛的外科治疗中,取得了良好的效果。

一、临床资料

(一) 一般资料

男 27 例,女 38 例。年龄 28~83 岁,平均 60.2 岁。病程 7 个月至 23 年,平均 6.1 年。症状位于左侧 34 例,右侧 31 例,疼痛分布区域:第Ⅰ支 2 例;第Ⅱ支 13 例;第Ⅲ 支 12 例;第Ⅰ、Ⅱ支 6 例;第Ⅱ、Ⅲ支 23 例;第Ⅰ、Ⅱ、Ⅲ支 9 例。所有患者均经口服卡马西平治疗,或逐渐失效,或起始则无效,或难以耐受其不良反应。9 例患者曾接受过射频热凝治疗,11 例曾接受过三叉神经周围支封闭术。均已行头颅 MRI 检查排除颅内占位性病变。

(二) 手术方法

1. 神经内镜的应用　采用硬质内镜(蛇牌公司、德国 Storz,0° 和 30° 观察镜头)及配套的监视系统。不论有无寻到明确责任血管,在垫入 Teflon 片前后,均置入内镜进行多角度的观察,注意显微镜视野死角部位,避免遗漏其他责任血管;判断垫片的位置是否需要调整。

2. 锁孔技术的应用及手术方法　全麻后取侧卧位,头部屈曲,并向健侧旋转约 15°,使乳突位于最高点水平。切口位于乳突后发际内 0.5~1cm,稍成弧形,围绕星点,长约 5cm。逐层切开分离肌肉,暴露骨窗,磨除星点处骨质,以星点为外上缘铣下骨瓣大小约 2.5cm×2.5cm,上缘为横窦下缘水平,外侧缘应显露乙状窦内侧缘,外上方能显露横窦向乙状窦移行部分。"T"形剪开硬膜并翻向横窦及乙状窦方向,显微镜下向内侧轻轻牵拉小脑半球,缓慢、充分地释放脑脊液,暴露相应的脑神经。对三叉神经根脑池段全程探查,松解神经根周围蛛网膜束,寻到明确责任血管则应用 Teflon 垫片分离,生物胶固定;如无明确责任血管,仅发现神经根周围局部蛛网膜束对神经根造成牵拉者则行全程松解。硬膜严密间断缝合,有张力处取小块自体肌肉补缝并用生物胶及明胶海绵覆盖。骨瓣回纳,2 枚连接片固定。逐层缝合肌肉、皮肤。

(三) 手术结果

本组 65 例患者,术中发现单纯动脉压迫者 47 例,动静脉同时压迫者 12 例,单纯静脉压迫者 4 例。2 例术中未发现有血管压迫,但神经根周围局部蛛网膜束有增厚并对神经根造成牵拉,予以松解减压。1 例在垫片分离责任血管后用内镜探查发现在神经根内侧面有一细小动脉对神经根亦形成压迫,予以垫片隔离;11 例内镜探查后调整垫片位置。

65 例患者均达到满意暴露效果。无 1 例需要扩大骨窗或切除小脑组织来增加暴露;术后无继发脑挫伤、脑出血或脑梗死病例。

61 例患者术后疼痛立即消失;1 例术后疼痛减轻,3d 后症状消失;2 例疼痛明显减轻,服用卡马西平后能满意控制;1 例术后疼痛无明显减轻,该例患者术前磁共振血管成像检查即未见明确责任血管,术中内镜亦证实,仅予以蛛网膜松解减压术。17 例术后出现口唇疱疹。4 例出现患侧一过性轻度面瘫。7 例感术后患侧面部麻木,出院时症状已消失。1 例出现短暂脑脊液漏,对症治疗后痊愈。无 1 例出现颅内感染、伤口感染等其他并发症。

64 例手术有效病例均获得随访。随访时间 8~55 个月,平均 34 个月,中位随访时间 36 个月。2 例复发,1 例在术后第 16 个月,另 1 例在术后第 29 个月,复发率 3.1%。

二、神经内镜结合锁孔技术在三叉神经微血管减压术中的应用价值

近十余年来,显微镜下行微血管减压术(microvascular decompression,MVD)被认为是原发性三叉神经痛的首选外科治疗方法,但少数患者术后无效或复发,或因手术创伤较大术后出现各种并发症。有鉴于此,近年来将神经内镜技术及锁孔技术两者结合应用于微血管减压术中,取得了良好的疗效。

锁孔技术应用于微血管减压术具有如下优点:①很多原发性三叉神经痛患者年龄较大,身体一般状况较差,长时间的手术或较大的手术创伤易导致术后各种并发症。锁孔技术减小了手术创伤,缩短了开关颅的时间,术中出血少,降低了颅内感染等并发症的发生概率;②锁孔技术符合微侵袭神经外科的发展方向,患者术后康复快,节省了医疗费用。

值得注意的是,不能片面地追求"锁孔",切口及骨窗均应以能够充分暴露三叉神经脑池段全程及责任血管为前提条件。本组 65 例病例均采用小骨窗,术中无 1 例需要扩大骨窗或过度牵拉小脑组织来增加暴露,说明只要定位准确,骨窗位置合适,"锁孔"技术足以保证微血管减压术术野需要。

虽然锁孔骨窗能充分暴露三叉神经脑池段全程及责任血管,但相对于大骨窗而言,显微镜存在的视野"死角"较大,且其视野为管状,相对较小,因此仍有术中遗漏

并存的小的责任血管可能，尤其当责任血管较细小且位于三叉神经根内侧面时，从而导致手术无效或效果差。因此，在微血管减压术中应用神经内镜辅助手术。

神经内镜技术应用于微血管减压术具有如下优点：①利用神经内镜可以从多个角度观察神经与周围血管甚至蛛网膜、天幕的关系，尤其能清晰显示血管丛深面、神经根内侧面及脑干腹侧面，从而确定压迫因素，不遗漏责任血管。本组有 1 例病例用内镜探查时发现在三叉神经根内侧面有一并存的细小责任动脉，避免了手术无效的可能。②微血管减压术术后复发常见的原因为垫片移位或脱落。而垫片的大小或位置不合适则往往是造成其移位脱落的原因。应用神经内镜可以对三叉神经根的减压情况以及对垫片的牢固程度做出可靠的评估。本组有 11 例病例术中行内镜探查后调整了垫片的位置。

一般应用的神经内镜有 0°，30°，70°三种角度，笔者在微血管减压术中应用的主要为 30°内镜。原因在于 0°内镜由于无折角，作用与显微镜相仿，而 70°内镜折射角太大，在探查时虽然可以观察更大角度内结构，但增大了误伤深部结构的风险，多角度熟练使用 30°内镜完全可以满足血管减压术的要求。

有学者曾报道完全采用神经内镜施行血管减压术较之微血管减压术疗效相仿，并发症更少，但笔者并不提倡。原因在于：①相对于锁孔小骨窗而言，神经内镜毕竟占用了部分手术操作空间；②显微镜下为三维图像，神经内镜所提供的则是二维图像，缺乏立体感，虽然能清晰显示组织结构，但手术操作难度较大，特别对于操作内镜技术尚不熟练者，有误伤周围神经血管的风险。

总之，锁孔技术减小了手术创伤，减少了术后并发症的产生；术中应用神经内镜协助则能提高手术有效性，降低术后复发的可能性。两者相结合应用于微血管减压术，能有效地改善患者的预后。

（鲁晓杰）

参 考 文 献

1. 种衍军, 朱广庭, 段德义, 等. 微血管减压术治疗三叉神经痛 2643 例临床分析. 中华外科杂志, 2005, 43: 1407~1409
2. 周定标. 微侵袭神经外科的历史、现状与展望. 中华外科杂志, 2009, 47: 20~21
3. 陈立华, 陈波, 凌峰. 三叉神经痛微血管减压术的手术疗效分析. 中华神经外科疾病研究杂志, 2008, 7: 339~342
4. Miyazaki H, Deveze A, Magnan J. Neuro-otologic surgery through minimally invasive retrosigmoid approach:endoscope assisted microvascular decompression, vestibular neurotomy, and tumor removal. *Laryngoscope*, 2005: 115(9): 1612~1617
5. Chen M J, Zhang W J, Yang C, et, al. Endoscopic neurovascular perspective in microvascular decompression of trigeminal neuralgia. *J Craniomaxillofac Surg*, 2008:36 (8): 456~461

6. 陈剑, 种衍军, 程启龙, 等. 神经内镜在神经血管减压手术中的应用. 中华神经外科杂志, 2007, 23: 184~186

7. 林宁, 梁维邦, 倪宏斌, 等. 微血管减压术治疗三叉神经痛 182 例. 立体定向和功能性神经外科杂志, 2006, 19: 35~37

8. Kabil M S, Eby J B, Shahinian H K. Endoscopic vascular decompression versus microvascular decompression of the trigeminal nerve. *Minim Invasive Neurosurg*, 2005: 48(4): 207~212

9. Artz G J, Hux F J, Larouere M J, et al. Endoscopic vascular decompression. *Otol Neurotol*, 2008, 29(7): 995~1000

神经内镜在微血管减压术中的应用

微血管减压术目前被公认为治疗原发性三叉神经痛及半侧面肌痉挛(hemifacial spasm,HFS)等脑神经疾病的首选外科治疗方法。随着微侵袭神经外科理念的逐渐普及，神经内镜近年来其应用领域日益广泛。作者在 2002 年起将神经内镜应用于临床,主要应用于经鼻垂体腺瘤切除等颅底外科,同时进行了部分解剖研究,在取得一定的手术操作经验及熟悉解剖的情况下,将神经内镜扩展应用于微血管减压术中,自 2005 年 1 月至 2010 年 12 月共应用 131 例,效果良好。现报告如下。

一、资料与方法

(一) 一般资料

本组 131 例,其中原发性三叉神经痛 101 例,半侧面肌痉挛 30 例。原发性三叉神经痛患者中,男 43 例,女 58 例。年龄 27~83 岁,平均 60.1 岁。病程 7 个月至 23 年,平均 6.1 年。症状位于左侧 54 例,右侧 47 例。疼痛分布区域:第Ⅰ支 3 例;第Ⅱ支 19 例;第Ⅲ支 19 例;第Ⅰ、Ⅱ支 10 例;第Ⅱ、Ⅲ支 37 例;第Ⅰ、Ⅱ、Ⅲ支 13 例。所有患者均经口服卡马西平治疗,或逐渐失效,或起始则无效,或不良反应大而难以耐受。12 例患者曾接受过射频热凝治疗,11 例曾接受过三叉神经周围支封闭术,1 例接受过 γ 刀治疗。3 例为微血管减压术后复发患者。半侧面肌痉挛患者中,男 11 例,女 19 例。年龄 31~69 岁,平均 53.3 岁。病程 14 个月至 15 年,平均 4.4 年。症状位于左侧 14 例,右侧 16 例。依据 Shorr 等的标准分级:0 级:无痉挛;Ⅰ级:外部刺激时瞬目增多;Ⅱ级:轻度,面肌轻微颤动,无功能障碍;Ⅲ级:中度,面肌明显痉挛,轻度功能障碍;Ⅳ级:重度,严重痉挛伴眼裂变小和严重功能障碍(无法行走、阅读等)。Ⅱ级 1 例,Ⅲ级 25 例,Ⅳ级 4 例。27 例曾服卡马西平或苯妥英钠片,9 例接受过肉毒素注射,1 例为微血管减压术后复发患者。本组所有患者术前均行头颅 MRI 平扫+增强以及磁共振断层血管成像检查(MRTA),排除肿瘤等其他因素。原发性三叉神经痛患者 MRTA 阳性率为 78%,半侧面肌痉挛阳性率为 90%,术中均得到证实,无 1 例假阳性。

（二）手术方法

全麻后取侧卧位,头部屈曲,并向健侧旋转约 15°,使乳突位于最高点水平。切口位于乳突后发际内 0.5~1cm,稍成弧形,围绕星点,长约 5cm。面肌痉挛的切口向下移行 0.5~1cm。逐层切开分离肌肉,暴露骨窗,磨除星点处骨质,部分暴露横窦和乙状窦后,确保在窦内侧铣下骨瓣大小约 2.5cm × 2.5cm,然后磨除部分上外侧骨质,骨窗上缘为横窦下缘水平,骨窗外侧缘应显露乙状窦内侧缘,外上方能显露横窦向乙状窦移行部分。"K"形剪开硬脑膜并翻向横窦及乙状窦方向悬吊牵拉。显微镜下向内侧轻轻牵拉小脑半球,缓慢、充分地释放小脑延髓侧池脑脊液,进一步锐性松解蛛网膜,暴露相应的脑神经。术中需注意对岩静脉及其分支的保护,避免损伤及过度牵拉致撕裂出血。松解神经根周围蛛网膜束,寻找判断责任血管。应用硬质内镜（德国 STOZE 或蛇牌 4mm,0°,30°镜头）对三叉神经及面神经脑池段全程探查,进行多角度的观察,尤需注意显微镜视野死角部位,避免遗漏其他责任血管。根据责任血管部位决定是否在内镜下行分离、减压。以下根据内镜应用程度的不同分为两种手术方式。第一种:如责任血管在显微镜视野内,退出内镜,有明确责任血管者应用 Teflon 垫片行血管减压,再次置入内镜观察判断减压是否彻底,垫片的位置是否需要调整。如无明确责任血管,仅发现神经周围局部蛛网膜束对神经造成牵拉者则行全程蛛网膜充分松解加神经根梳理。第二种:如发现责任血管与神经接触压迫处位于显微镜视野的盲区,即无法在显微镜下行分离、减压,则完全使用内镜下完成操作。此术式需采用"双人三手技术"或使用内镜固定装置。本组中有 92 例原发性三叉神经痛患者及 24 例半侧面肌痉挛患者采用第一种手术方式,9 例原发性三叉神经痛患者及 6 例半侧面肌痉挛患者采用第二种手术方式。硬脑膜严密间断缝合,有张力处取小块自体肌肉筋膜缝补并用生物胶及明胶海绵覆盖。骨瓣回纳,连接片固定,或者采用小的乳突板覆盖固定,逐层缝合肌肉、皮肤。

二、结果

原发性三叉神经痛患者 101 例,术中发现单纯动脉压迫者 75 例,动静脉同时压迫者 18 例,单纯静脉压迫者 6 例。责任血管以小脑上动脉最为多见(60 例),椎动脉最为少见(2 例)。2 例术中未发现有血管压迫,但神经根周围局部蛛网膜束有增厚并对神经根造成牵拉,予以松解减压。2 例在垫片分离责任血管后用内镜探查发现在神经根内侧面有并存的细小的责任动脉对神经根亦形成压迫,予以垫片隔离。9 例在显微镜下难以判别,经内镜予以证实。18 例内镜观察后调整 Teflon 隔离片位置。96 例患者术后疼痛立即消失;1 例术后疼痛减轻,在 3d 后症状消失;3 例疼痛明显减轻,服用卡马西平后能满意控制;1 例术后疼痛无明显减轻,该例患者术前 MRTA 检查未见明确责任血管,并在术中应用神经内镜证实,仅予以蛛网膜松解减压术。25 例患者术后出现口唇疱疹。6 例出现患侧一过性轻度面瘫。11 例患者感术后患侧面部麻木,出院时症状已消失。1 例出现短暂脑脊液漏,对症治疗后痊愈。

半侧面肌痉挛患者 30 例,术中发现单纯动脉压迫者 28 例,动静脉同时压迫者 2

例。责任血管以小脑前下动脉最为多见(19 例)。1 例在显微镜下未见明显责任血管,经内镜探查发现;3 例在显微镜下难以判别,经内镜予以证实。4 例内镜观察后调整 Teflon 隔离片位置。27 例患者术后症状即刻完全缓解,2 例部分缓解,1 例无效。2 例出现患侧耳鸣,3 个月后基本消失。1 例听力下降,至随访结束仍未恢复。2 例出现患侧轻度迟发性面瘫,半年后均缓解。1 例出现一过性眩晕。

131 例患者均达到满意暴露效果。无 1 例需要扩大骨窗或切除小脑组织来增加暴露;术后无 1 例继发脑挫伤、脑出血或脑梗死。无 1 例患者出现颅内感染、伤口感染等其他并发症。

129 例手术有效病例均获得有效随访。随访时间 10~82 个月,平均 40 个月。原发性三叉神经痛患者中,1 例术后第 4 年因心脏疾病死亡,3 例分别在术后第 10、16、29 个月复发。半侧面肌痉挛患者中,1 例术后第 16 个月患侧出现轻度眼睑跳动,至随访结束无明显加重。

三、讨论

原发性三叉神经痛及面肌痉挛是常见的神经压迫性疾病。自 1967 年 Jannetta 提出神经血管接触压迫的概念并介绍了微血管减压术以来,经过数十年众多学者的研究,目前公认其共同的主要病因系存在血管与神经接触压迫所致。微血管减压术针对病因进行治疗,通过充分游离责任血管,解除了血管搏动对神经的刺激或压迫,并保留了神经功能。虽然迄今神经血管压迫理论其发病机制尚未完全阐明,但微血管减压术相对较高的总体有效率及较少的复发率从循证医学的角度给予了该理论有力的支持。

基于血管神经压迫理论,术中对于责任血管的判断是否正确以及是否有并存责任血管的遗漏将直接影响手术的疗效。术前磁共振断层血管成像检查及术中所观察到的神经表面的压迹均有助于责任血管的判断,但都存在一定的假阴性率,尤其是位于隐匿处的细小、无名、并存的责任血管易导致漏诊。为了避免责任血管的遗漏,不少学者主张对神经脑池段应行全程探查及全程充分减压,但亦有不同看法者。笔者这组病例中有较多病例在手术中没有发现近脑干部神经根有责任血管,而在近三叉神经腔(Meckel's cave)段发现血管压迫神经根,予以减压术后,症状缓解,所以笔者赞同前者的观点。

正因为需要全程减压,所以对神经根全程的观察显露就显得尤其重要,但传统的显微镜下显露在这方面存在着明显的局限性。显微镜的特点为管状视野,由于其视角的限制,术中为了能观察神经根全程及其周围结构,不可避免的需要对小脑进行较多的牵拉,对小脑半球的过度牵拉除了可能会导致脑组织挫伤外,还有可能使得神经功能受损(如听神经张力性损伤)、神经根的滋养血管或岩静脉撕裂也有可能使责任血管发生移位,从而影响对责任血管的判断。对于原发性三叉神经痛患者,岩静脉及其分支均可阻挡手术入路中对三叉神经的暴露。如岩静脉短粗或分支复杂[图 4-3(a)],则需通过牺牲岩静脉或其分支来增加显露。岩静脉的处理不当是并发症增加的主要原因之一。有报道称可在显露三叉神经前电凝切断岩静脉,但我们认

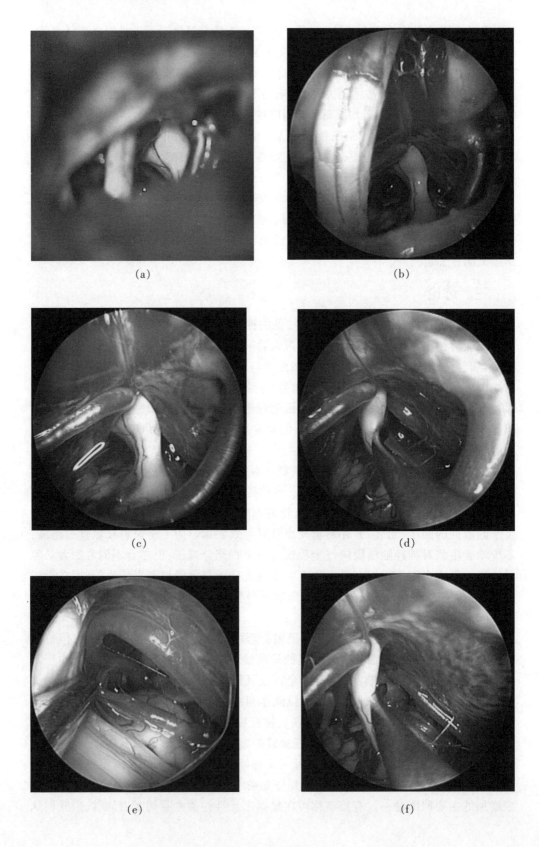

(a)

(b)

(c)

(d)

(e)

(f)

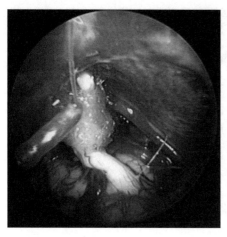

(g)

图 4-3

(a) 显微镜下所见：内听动脉压迫三叉神经神经根下方，但三叉神经根近脑干段由于岩上静脉粗大遮挡，远端由于岩骨嵴隆起遮挡，均暴露不佳；(b) 神经内镜(0°镜)观察所见：内镜位于前庭蜗神经和岩上静脉之间，可以清晰地显示前庭蜗神经、岩上静脉和内听道，深部可见三叉神经根全段，发现神经根近三叉神经腔段受血管压迫；(c) 内镜进一步深入观察证实神经根近三叉神经腔段下方受动脉血管压迫，上方在蛛网膜下隐约可见动脉血管压迫神经根；(d) 内镜下分离蛛网膜后证实天幕下存在动脉血管压迫近三叉神经腔段三叉神经根；(e) 内镜深入到三叉神经根上方可以观察到小脑上动脉及分支，同时更加明显地观察到神经根明显受压；(f) 全内镜下操作，在三叉神经根与小脑上动脉之间垫入 Teflon 垫片；(g) 全内镜下操作微血管减压术后，见三叉神经根与小脑上动脉、小脑前下动脉之间的 Teflon 垫片，神经根减压充分，内听动脉向内听道内的小分支保存完好

为术中应尽可能保留岩静脉及其分支，以减少小脑静脉性梗塞出血的风险。如岩骨骨嵴明显突出[图 4-3(a)]，亦可阻挡对三叉神经近三叉神经腔段的观察。对于半侧面肌痉挛患者，由于其局部神经和血管解剖结构较复杂，且多呈异常形态或走行；甚至有时多根血管缠绕，而责任血管则多位于血管丛的深面；术中常因显露需要而过多的分离、牵拉组织，从而导致继发血管痉挛或神经受损。面神经出脑干处因绒球、脉络丛等的遮挡，在显微镜下较难暴露。对于位于神经内侧面的可疑细小血管，如其尚未在神经表面形成压迹，在显微镜下因神经遮挡则难以判别其是否与神经存在接触压迫。视责任血管为正常血管，不予处理，会导致手术无效；误判正常血管为责任血管，给予行分离、垫开，则可能会导致不必要的医源性损伤。

　　神经内镜能够很好地弥补显微镜的上述不足。内镜为显露小脑脑桥角部位的神经血管结构提供了良好的照明和局部放大，使该部位的解剖结构更加明晰。利用神经内镜广角和成角的成像特点，无需切断岩静脉或过多牵拉小脑、血管丛及神经等组织，即可以从多个角度观察神经与周围血管甚至蛛网膜、天幕的关系，尤其能清晰显示血管丛深面、神经根内侧面及脑干腹侧面等显微镜的"死角"区域，从而达到全程探查和全程减压的要求，确定压迫因素，不遗漏责任血管[图 4-3(a)~(g)]。采用30°等有角度的镜子，尤能清晰显示显微镜下显露困难的三叉神经近三叉神经腔段及面神经近脑干段，具有重要的应用价值。面神经有两三毫米在脑桥延沟内潜行，此段基本为显微镜视野盲区，如此段存在责任血管的接触压迫，垫片未能完全隔离，则可能会导致手术效果差甚至无效。内镜可清晰显示面神经出入脑干处与责任血管的解剖关系，确保垫片放置于责任血管和神经根之间，从而达到充分减压的目的[图 4-4(a)~(c)]。

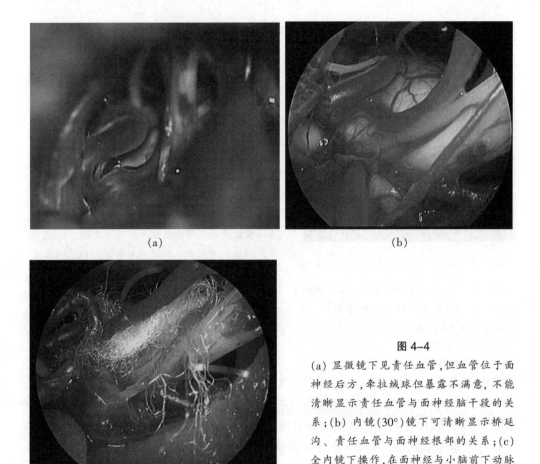

图 4-4

(a) 显微镜下见责任血管,但血管位于面神经后方,牵拉绒球但暴露不满意,不能清晰显示责任血管与面神经脑干段的关系;(b) 内镜(30°)镜下可清晰显示桥延沟、责任血管与面神经根部的关系;(c) 全内镜下操作,在面神经与小脑前下动脉之间置入 Teflon 垫片,减压充分

　　Lee等报道三叉神经腔附近静脉压迫是原发性三叉神经痛复发的重要原因,但亦有学者认为三叉神经腔附近静脉无需处理。笔者认为对于静脉压迫应当重视,尤其是位于神经根的下方、脑干及三叉神经腔附近者,即使术中表现为可疑,亦应予以分离减压。本组有 6 例单纯静脉压迫病例,经减压后均取得了满意疗效。Teo 等报道在对原发性三叉神经痛患者行微血管减压术中应用神经内镜探查时发现 25%的责任血管在显微镜下显露不佳,8%的责任血管在显微镜下完全不可见。Cheng 等报道 290例半侧面肌痉挛患者中有 22 例在显微镜下难以辨认,而使用内镜则可清晰辨别判断。本组 3 例经用内镜探查发现责任动脉或并存责任动脉;12 例在显微镜下难以判别,经内镜予以证实,从而避免了手术无效或增加医源性损伤的可能。

　　微血管减压术术后复发常见的原因为垫片移位或脱落,而垫片的大小或位置不合适则往往是造成其移位脱落的原因。术中应用内镜还可以对神经根的减压情况、垫片位置合适与否以及垫片的牢固程度做出可靠的评估。本组有 22 例病例术中行内镜探查后调整了垫片的位置。

　　在使用内镜时笔者体会到:①可先用 0°内镜观察,然后再用 30°内镜扩大观察范围,内镜操作熟练者可以直接应用 30°内镜。原发性三叉神经痛时,用 30°镜可以重点观察三叉神经出脑干区的背侧和 Meckel 囊;半侧面肌痉挛时,重点观察神经根出脑干区域(root exit zone,REZ)和内听道内。而内镜只有观察前方和部分侧方,对于镜头后方的结构无法同时显示,因此在微血管减压术狭小的手术空间里平移镜体易触及损伤周围血管或神经。术者在置入内镜探查时需保持内镜轴的稳定,通过旋转手腕达到多角度观察的目的。②内镜在微血管减压术中的主要作用是对神经及其周围血管的全程探查,利用其光学原理弥补显微镜的不足,对于能够在显微镜直视下完全隔离血管与神经的病例,不提倡使用内镜行分离、减压。切不可"为了内镜而内镜"。一是因手术空间较小,内镜占用了一定的空间;二是因为相对于显微镜的三维全景视野,内镜的二维图像缺乏景深感,虽然能清晰显示组织结构,但术中手术操作难度较大,特别对于操作内镜技术尚不熟练者,有误伤周围神经血管的风险;三是如责任血管与神经接触压迫处位于显微镜视野的盲区,即无法在显微镜直视下行分离、减压,可完全使用内镜下完成操作,但需由助手持镜或应用内镜固定装置,解放术者的一只手。本组共计 15 例应用内镜完成手术操作得出的初步经验是由助手持镜优于使用内镜固定装置。原因在于:其一,虽然应用预热等措施,内镜镜头仍常会出现雾化或被污染,有时需将其退出擦拭方能恢复清晰;其二,由于内镜镜体周边区域均为盲区,因此当术者更换手术器械时,内镜需与其他手术器械一同进出,以防误伤。在遇到上述两种情况时,助手操作远较固定装置便捷快速。有报道称由于手术空间的限制,只能由术者一手拿镜,一手拿手术器械,但我们的经验证实并非如此。我们将上述操作称为"两人三手,同进同出",但尤其需强调的是,助手需要具有一定的手术经验,在术中应专注于保持内镜的稳定,避免镜体或头端损伤周边结构,同时与手术者应保持默契,能给手术者提供良好的内镜手术视野。

总之,我们认为,神经内镜在微血管减压术中能协助发现和辨别责任血管,评估和协助调整垫片的位置,减少了医源性损伤,提高了手术的安全性和有效性。期待随着三维内镜技术及内镜专用手术器械的改进,神经内镜在微血管减压术中能发挥更大的作用。

(鲁晓杰)

参 考 文 献

1. Cohen-Gadol A A. Microvascular decompression surgery for trigeminal neuralgia and hemifacial spasm: naunces of the technique based on experiences with 100 patients and review of the literature. *Clin Neurol Neurosurg*, 2011, 113: 844~853
2. 张亚卓. 质量是神经内镜技术发展的保证. 中华神经外科杂志, 2007, 23: 161~162
3. Hyun S J, Kong D S, Park K. Microvascular decompression for treating hemifacial spasm: lessons learned from a prospective study of 1, 174 operations. *Neurosurg Rev*, 2010, 33: 325~334

4. Sarsam Z, Garcia-Fiñana M, Nurmikko T J, et al. The long-term outcome of microvascular decompression for trigeminal neuralgia. *Br J Neurosurg*, 2010, 24: 18~25

5. 李江安, 鲁晓杰, 钱硕, 等. 磁共振断层血管成像及神经内镜在判断原发性三叉神经痛病因中的作用. 中华神经医学杂志, 2011, 10: 182~184

6. Kim H R, Rhee D J, Kong D S, et al. Prognostic factors of hemifacial spasm after microvascular decompression. *J Korean Neurosurg Soc*, 2009, 45: 336~340

7. 陈剑, 种衍军, 陈启龙, 等. 神经内镜在神经血管减压手术中的应用. 中华神经外科杂志, 2007, 23: 184~186

8. 李世亭. 微血管减压术治疗面肌痉挛的手术技术. 中华神经外科疾病研究杂志, 2011, 10: 185~186

9. 任杰, 袁越, 张黎, 等. 面神经远端血管压迫对面肌痉挛手术疗效的影响. 中华神经外科杂志, 2011, 27: 48~51

10. 左焕琮, 陈国强, 袁越, 等. 显微血管减压术治疗面肌痉挛 20 年回顾(附 4260 例报告). 中华神经外科杂志, 2006, 22: 684~687

11. 赵卫国, 濮春华, 李宁, 等. 三叉神经痛的病因诊断和显微手术治疗. 中华神经外科杂志, 2006, 22: 681~683

12. 裴傲, 崔壮, 王作伟, 等. 内镜辅助的神经微血管减压术(附 31 例报告). 神经疾病与精神卫生, 2011, 11: 61~63

13. Lee S H, Levy E I, Scarrow A M, et al. Recurrent trigeminal neuralgia attributable to veins after microvascular decompression. *Neurosurgery*, 2000, 46: 356~361

14. Teo C, Nakaji P, Mobbs R J. Endoscope-assisted microvascular decompression for trigeminal neuralgia:technical case report. *Neurosurgery*, 2006, 59(4 Suppl 2): 489~490

15. Cheng W Y, Chao S C, Shen C C. Endoscopic microvascular decompression of the hemifacial spasm, 2008, 70 Suppl 1: 40~46

16. Capelle H H, Brandis A, Tschan C A, et al. Treatment of recurrent trigeminal neuralgia due to Teflon granuloma. *J Headache Pain*, 2010, 11: 339~344

17. 种衍军, 陈剑, 王召平, 等. 三叉神经痛显微血管减压术后长期疗效及复发因素分析. 中华神经外科杂志, 2011, 27: 549~553

18. 管勇, 吕少萍, 孙森, 等. 神经内镜辅助的锁孔入路微血管减压术治疗原发性面肌痉挛(附 68 例报告). 中国临床神经外科杂志, 2011, 16: 196~199

阻塞性睡眠呼吸暂停综合征与认知功能

阻塞性睡眠呼吸暂停综合征（obstructive sleep apnea hypopnea syndrome，OS-AHS）逐渐成为被广泛重视和积极要求干预的一种疾病，且是其他多脏器疾病的始发疾病，因此从预防医学角度也是需要早期治疗的疾病。阻塞性睡眠呼吸暂停综合征是一种多发病，在整个人群中的患病率为 1%~6%。各个年龄段均好发，但主要集中在老年人。如在中年女性占 2%，中年男性占 4%，而在 65 岁以上的老年人中可高达42%。儿童的发病率较低，刘玺诚等对中国 8 个城市的 28 424 名 2~12 岁儿童睡眠状况进行的流行病学调查结果显示：儿童睡眠障碍总患病率为 5.7%，阻塞性睡眠呼吸暂停综合征的患病率为 0.4%。

阻塞性睡眠呼吸暂停综合征临床表现为睡眠期间上气道塌陷阻塞引起的呼吸暂停和通气不足，常与打鼾症状并行，而清醒时嗜睡、对周围事件反应迟钝等。除了高血压、心脑血管疾病、糖尿病等继发症，阻塞性睡眠呼吸暂停综合征还对患者的认知功能有明显影响。其最主要的机体损害基础为间歇性缺氧和睡眠结构的紊乱。

认知功能是人类高级神经活动的综合表现，由多个认知域构成，包括定向力、注意、记忆、计算、分析、综合、理解、判断、结构能力、执行能力等，阻塞性睡眠呼吸暂停综合征患者虽然对大多数的认知域有不同程度的影响，但主要表现在一般智力、记忆、注意、警觉性和执行功能等方面的减退。如部分患者在复杂图形测验、积木设计、连线测验等方面有不同程度的功能下降。而同样与记忆有关的缺陷也根据不同的类型而程度有异，其中事件记忆存在提取缺陷，程序记忆全面减退，特定的工作记忆能力损害但瞬时记忆功能正常。

而有此综合征的儿童临床表现具有特殊性，它可导致儿童的生长发育落后，中枢认知能力下降，甚至影响智力的发育，特别表现在认识功能的影响。Hamasaki Uema S F 等通过对比单纯打鼾组、阻塞性睡眠呼吸暂停综合征组和正常对照组儿童的 Rey-Osterrich 复杂图形测验等发现：单纯打鼾组、阻塞性睡眠呼吸暂停综合征组儿童在学习能力、记忆力和注意力方面均有明显下降。Halbower A C 等研究指出阻塞性睡眠呼吸暂停综合征儿童智商和执行功能减退，并可能引起海马和额叶皮质神经元的损伤,并且认为阻塞性睡眠呼吸暂停综合征儿童未行治疗可能对将来的认知功能产生持续的影响。Mitchell R B 等根据行为测评系统对扁桃体肥大引起的阻塞性睡眠呼吸暂停综合征儿童进行行为评分,发现扁桃体切除术后比术前有明显的改善。O'Brien L M 等研究发现,即使单纯性鼾症的儿童其注意力、语言表达以及视觉空间能力等认知方面减退明显,并希望制定新的诊断标准对其及时治疗。因此,对于儿童阻塞性睡眠呼吸暂停综合征患者,应更加重视,并及早治疗。

但年轻阻塞性睡眠呼吸暂停综合征患者的认知功能损伤较老年人轻,尤其是注意力方面,这可能是年轻患者代偿功能较强。

Torun-Yazihan N 等根据低通气指数(AHI)不同将研究对象分为三组并对其进行全面的认知功能检测,发现 AHI 越高,认知功能减退越明显。阻塞性睡眠呼吸暂停综合征患者注意力下降以及反应时间的延长,并认为这与觉醒指数相关。

一、 阻塞性睡眠呼吸暂停综合征患者认知功能障碍的病因和发病机制

(一) 睡眠结构紊乱

阻塞性睡眠呼吸暂停综合征患者睡眠结构紊乱主要表现为有效睡眠时间减少,觉醒频率增加,深度睡眠时间和快速眼动(REM)睡眠的减少。深度睡眠一般有助于促进生长和体力的恢复,亦有研究表明对神经认知功能有一定恢复作用。快速眼动睡眠期间,脑内蛋白质合成增加,新的突触联系建立,有助于幼儿神经系统的成熟以及促进学习记忆活动和精力的恢复。深度睡眠和快速眼动睡眠的减少降低了神经系统的恢复作用。Ward C P 等利用水迷宫试验对小鼠模型(FBN 模型)进行研究,在训练寻找水下平台之前和之后分别以 24h 间断自动踏车干扰其正常睡眠,发现训练后再行干扰睡眠的小鼠寻找水下平台的时间和路径延长,表明正常睡眠对空间记忆力的巩固作用更显著。Saunamäki T 等对有认知障碍的阻塞性睡眠呼吸暂停综合征患者进行脑电图监测,发现比正常人深度睡眠明显减少,尤以右侧脑半球的额区和中央区明显,经过 CAPA 治疗后右侧脑半球的额、枕、中央区以及左侧脑半球枕区显示深度睡眠仍有减少。Daurat A 等也发现睡眠的片段化引起阻塞性睡眠呼吸暂停综合征患者记忆功能的减退,海马区尤为明显。

(二) 夜间反复低氧血症

阻塞性睡眠呼吸暂停综合征患者夜间反复发生的呼吸暂停和低通气常会引起低氧血症,反复的缺氧通过多种病理生理过程影响神经认知功能,包括增加氧化应激和炎症反应,改变基因调控,在细胞和分子水平上降低突触可塑性等。在啮齿类动物中,反复间断的缺氧会引起大脑局部区域和神经递质系统的改变,从而影响学习、记忆、注意及自发活动的能力。Ward C P 等给小鼠间断性低氧 10h/d,连续 3d,小鼠水迷宫试验完成较差,而连续 24h 的间断性低氧则没有明显差异,说明反复的缺氧可以影响学习和记忆功能,并且是一个逐渐积累的过程。根据阻塞性睡眠呼吸暂停

综合征患者的最低血氧程度进行病情分度，可以对其认知功能损害进行初步评估，即低血氧程度越重，认知功能损害也随之加重。

（三）大脑局部结构和代谢的改变

随着阻塞性睡眠呼吸暂停综合征病情时间的延长和程度的加重，大脑的局部结构和代谢发生了一定的改变，表明阻塞性睡眠呼吸暂停综合征患者认知功能的减退是一个逐步发展的过程。Yaouhi K 等通过对有认知功能减退的阻塞性睡眠呼吸暂停综合征患者的大脑成像，发现主要集中在右侧脑半球的额颞顶枕皮质、丘脑、海马区域、基底神经节、小脑区均有灰质的减少。大脑代谢的减退也主要集中在右侧脑半球，但范围较小，包括楔前叶、扣带回中部和后部、顶枕部皮质以及额前叶皮质。认知功能的轻微下降即产生了灰质密度和代谢水平显著改变，因此这可能对延迟认知功能减退的一种代偿机制。Tonon C 等运用磁共振光谱分析技术（MRS）对认知功能下降的阻塞性睡眠呼吸暂停综合征患者大脑代谢进行研究，发现枕叶皮质 N-乙酰天冬氨酸含量与正常人相比明显减少，即使经过 6 个月 CAPA 治疗，睡眠呼吸暂停、日间嗜睡和认知功能改善后，仍有持续减少。作为对缺氧尤为敏感的海马区，肌酸代谢水平的增加反应了大脑对缺氧适应性的调整，亦反映组织对缺氧的异常敏感性。

（四）认知障碍的分子机制

目前有专家认为炎症介质的损伤作用在阻塞性睡眠呼吸暂停综合征发生神经认知功能障碍的过程中发生重要的作用。Haensel A 等发现可溶性肿瘤坏死因子-R1（sTNF-R1）与阻塞性睡眠呼吸暂停综合征患者认知功能的减退密切相关。Gozal 等研究发现血清中超敏 C 反应蛋白水平在阻塞性睡眠呼吸暂停综合征患儿体内升高较为明显，在伴神经认知功能缺陷的患者中升高尤为明显，表明阻塞性睡眠呼吸暂停综合征引发的炎症反应可能导致认知障碍的危险增加。Gozal 等还发现合并认知缺陷的儿童阻塞性睡眠呼吸暂停综合征患者的胰岛素样生长因子 1（IGF-I）水平显著高于认知正常的阻塞性睡眠呼吸暂停综合征患者，它可能作为一个保护性因子防止阻塞性睡眠呼吸暂停综合征患者认知功能的减退。此外，近来发现阻塞性睡眠呼吸暂停综合征的认知障碍尚与遗传有关，Gozal 等研究指出儿童阻塞性睡眠呼吸暂停综合征患者 APOE 4 等位基因表达明显增高，伴认知障碍的更加显著，从而认为 APOE 4 等位基因与神经认知功能下降的危险性相关。

二、认知功能的评估

认知功能的评估可分为综合评估和单项评估，后者包括对注意、记忆等的评估；也可根据性质分为主观评估和客观评估。关于阻塞性睡眠呼吸暂停综合征认知障碍的评价方法多种多样，包括神经心理评估、神经电生理检测等。

（一）认知障碍的神经心理评估

这是一种主观评估。神经心理测验表比较经典的有 Wecheler 成人智力量表

(WAIS)、Luria-Nebraska 神经心理成套测试等。这些量表的优点是测试内容比较全面,但是消耗时间长且相对缺乏客观性。简易精神状态检查表(mini-mental state examination,MMSE)内容明确、简单易行,有良好的信度和效度,也是目前世界上最有影响力、最普及的认知筛查量表,可以评价受试者的方位定向、注意、执行、抽象、短时记忆、视觉空间认知、结构模仿和语言复述等能力,但对于轻度认知损害的检测其灵敏度不高,并且短时记忆、视觉空间认知、结构模仿等项目的得分尚不能完全反映相应的认知状况。神经行为认知状态测试(neurobehavioral cognitive status examination,NCSE)是公认的第二代认知筛查量表,测试内容包括意识、定向、注意力、语言、空间结构、记忆、计算和推理等八项内容,比 MMSE 有更好的灵敏度,更适合于对认知障碍严重的群体。NCSE 量表设定的判断标准基本适合于中国人群,但进行临床评估及研究时需要考虑到文化程度和年龄因素。洛文斯作业疗法认知评估(Loevwenstein occupational therapy cognitive assessment,LOTCA)是以临床实践、神经心理、脑可塑性等理论为基础,以基本生存质量为重点的标准化测试。它将多项作业任务引入认知评定,具有效果肯定、操作方便、条目简化等优势,其测试内容包括定向、知觉、视运动组织和思维等四方面。自 1999 年以来,国内陆续有学者将 LOTCA 应用于我国脑外伤及脑血管疾病患者的认知评定,并收到了良好的效果。

近年来由于计算机软件和互联网的飞速发展,认知障碍的评估也逐渐与这些先进的技术相结合。例如,将神经心理测试量表制成电脑化测试软件并进行应用,使评估更加客观和规范。远程神经心理学评估能使患者非常便捷地完成测试和日常活动行为观察评估。虚拟现实环境产生的计算机刺激也可以用来评估认知功能。

(二) 神经电生理的检测

事件相关电位(even related potential,ERP)是一种较为客观反映大脑高级功能的脑电生理检验技术,也是目前较为公认的反映认知功能的指标。P300 是重要的检测内容。P300 是指各种诱发刺激产生的潜伏期为 300ms 左右的波形,由对刺激源的注意和差异的识别所产生的,又称为内源性电位(endogennous potential)或认知诱发电位(cognitive evoked potential)。事件相关电位 P300 的异常可反映严重阻塞性睡眠呼吸暂停综合征患者的认知功能损害,如阻塞性睡眠呼吸暂停综合征患者的 P300 的 PZ 潜伏期较非阻塞性睡眠呼吸暂停综合征患者延长。且利用视觉和听觉 P300 的检查还可以区分即使没有日间嗜睡的重度和极重度阻塞性睡眠呼吸暂停综合征患者。此外,Saunamäki T 等利用脑电图对有认知下降的阻塞性睡眠呼吸暂停综合征患者进行检测时发现其睡眠时脑电图与正常人有明显改变,但目前无法作为一种有效手段评价认知改变的程度。

(三) 影像学对认知障碍的评价

近年来,神经影像学、磁共振成像、磁共振频谱分析技术、功能磁共振等的应用为阻塞性睡眠呼吸暂停综合征患者的认知功能的评估提供了重要的相关病理结构或代谢的变化,而这些变化与阻塞性睡眠呼吸暂停综合征患者的认知障碍均有相关性。神经影像学观察发现阻塞性睡眠呼吸暂停综合征患者的海马萎缩,进一步用磁共振频谱分析技术发现阻塞性睡眠呼吸暂停综合征患者在低血氧过程中海马的肌酸代谢水平增加。Tonon C 等用磁共振氢质子光谱分析技术(^{1}HMRS)发现即使在未存有血管并发症的阻塞性睡眠呼吸暂停综合征患者中,其大脑皮质的代谢也发生了改变。功能磁共振由于其较高的分辨率在检测阻塞性睡眠呼吸暂停综合征患者认知障碍中发挥了重要的价值。

三、认知障碍的治疗

阻塞性睡眠呼吸暂停综合征认知障碍的治疗,基本原则是解决睡眠时的气道阻塞。在众多治疗方法中,疗效比较肯定的有三种,即持续气道正压(continuous positive airway pressure,CPAP)通气治疗、各种以扩大气道通径为目的的器械治疗和手术治疗。

持续气道正压通气可以显著减少夜间反复发作的呼吸暂停低通气和微觉醒次数,改善日间嗜睡等症状,在临床上应用日益普及。Ancoli-Israel S 等也观察到对伴有阻塞性睡眠呼吸暂停的阿尔茨海默病患者,运用持续气道正压通气治疗 6 周后其认知行为得到明显的改善,神经心理测试也证明其认知能力明显提高。Castronovo V 等在对阻塞性睡眠呼吸暂停综合征患者正压通气治疗 3 个月后,认知能力即得到改善,功能磁共振成像也显示患者大脑相应认知区域的的脑信号强度下降,大脑生理功能改善,但是也有研究发现部分接受有效持续气道正压通气治疗的患者仍然出现持久性的认知障碍。Staats 等对比了接受持续气道正压通气治疗的患者和对照组之间脑源性神经营养因子的分泌水平,发现没有显著性差异。这一现象似乎提示缺氧可能不是阻塞性睡眠呼吸暂停综合征患者认知障碍的唯一因素,其他未知因素可能也参与了其中,因此单一的阻塞性睡眠呼吸暂停综合征治疗可能并不能解决所有的问题。

对于轻度和中度阻塞性睡眠呼吸暂停综合征患者可以使用口腔矫治器,通过改变上颌骨、下颌骨和舌的相对位置,增大后口腔和口咽空间而改善夜间睡眠呼吸,但可能会造成部分患者咬合关节、咬肌或牙齿疼痛、唾液过多等不适感。手术治疗主要是悬雍垂腭咽成形术(uvulopalatopharyngoplasty,UPPP),或结合舌根部分切除、下鼻甲部分切除等联合术式,通过去除阻塞部位肥厚塌陷组织,扩大气道通径。其效果取决于塌陷的部位和呼吸暂停的严重程度。研究表明,对于扁桃体肥大引起的儿童阻塞性睡眠呼吸暂停综合征患者,术后的认知状况可得到明显改善。近年来,微创技术如射频消融和舌基部悬吊术等在国外应用广泛,但远期效果有待进一步观察。

目前尚未发现对阻塞性睡眠呼吸暂停综合征治疗确切有效的药物,多数作为一种辅助用药配合其他手段对阻塞性睡眠呼吸暂停综合征及其认知障碍进行治疗。中枢神经兴奋药物莫达非尼(Modafinil)因能改善睡眠剥夺对象的执行能力和警觉水平而逐步得到重视,美国 FDA 已批准其用于阻塞性睡眠呼吸暂停综合征患者的辅助治疗中。阿莫达非尼(Armodafinil)是莫达非尼的异构体,与莫达非尼相比其半衰期更长。Hirshkowitz M 等用阿莫达非尼以 150mg/d 的剂量对阻塞性睡眠呼吸暂停综合征患者进行 12 周的辅助治疗,发现明显改善了临床症状,减少了疲乏现象,提高了长期记忆力,并且同样具有良好的耐受性,并不影响持续气道正压通气的治疗。Roth T 等也有同样发现。有研究报道,神经营养素如维生素 B_6、B_{12}、C、E,叶酸、硫辛酸 (Thioctic acid)和辅酶 Q_{10} 等应用可减少阻塞性睡眠呼吸暂停综合征患者认知障碍和心血管事件的发生。

综上所述,阻塞性睡眠呼吸暂停综合征引起的夜间睡眠结构紊乱和反复低氧血症,可导致阻塞性睡眠呼吸暂停综合征者认知功能不同程度的下降,并可引起大脑局部结构和代谢的改变,长期作用甚至产生不可逆性改变。准确的评估和及时的治疗,对阻塞性睡眠呼吸暂停综合征患者认知功能的改善有重要意义。因此,制定一套全面、可靠、规范化的评估标准尤为重要。一旦出现认知功能的下降应积极治疗,对儿童来说,须更加重视。

(金晓杰)

参 考 文 献

1. Duran J, Esnaola S, Rubio R, et al. Obstructive sleep apnea–hypopnea and related clinical features in a population-based sample of subjects aged 30 to 70 year. *Am J Respir Crit Care Med*, 2001, 163: 685~689

2. Aloia M S, Arnedt J T, Davis J D, et al. Neuropsychological sequelae of obstructive sleep apnea-hyponea synerome:A critical review. *J Int Neuropsychological Soc*, 2004, 10(5): 772~785

3. 刘玺诚, 卢秀英, 崔振泽, 等. 全国 8 城市 2~12 岁儿童睡眠状况流行病学调查. 睡眠医学, 2004, 1(1): 4~7

4. Naëgelé B, Launois S H, Mazza S, et al. Which memory processes are affected in patients with obstructive sleep apnea? An evaluation of 3 types of memory. *Sleep*, 2006, 29(4): 533~544

5. Saunamäki T, Himanen S L, Polo O, et al. Executive dysfunction in patients with obstructive sleep apnea syndrome. *Eur Neurol*, 2009, 62(4): 237~242

6. Ayalon L, Ancoli-Israel S, Aka A A, et al. Relationship between obstructive sleep apnea severity and brain activation during a sustained attention task. *Sleep*, 2009, 32 (3):373–381

7. Tourn-Yazihan N, Aydin H, Karakas S. Neuropsychological profiles in levels of obstructive sleep apnea-hypopnea syndrome. *Sleep and Biological Rhythms*, 2007, 5(2): 85~94

8. Alchanatis M, Zias N, Deligiorgis N, et al. Comparison of cognitive performance among different age groups in patients with obstructive sleep apnea. *Sleep Breath*, 2008, 12(1):17–24.

9. Uema S F H, Pignatari S S N, Fujita R R, et al. Assessment of cognitive learning function in children with obstructive sleep breathing disorders .*Braz J Otorhinolaryngol*, 2007, 73(3): 315~320

10. Halbower A C, Degaonkar M, Barker P B, et al. Childhood obstructive sleep apnea associates with neuropsychological deficits and neuronal brain injury. *PLoS Med*, 2006, 3(8): 301

11. Mitchell R B, Kelly J. Behavioral changes in children with mild sleep-disordered breathing or obstrctive sleep apnea after adenotonsillectomy. *Laryngoscope*, 2007, 117(9): 1685~1688

12. O'Brien L M, Mervis C B, Holbrook C R, et al. Neurobehavioral implications of habitual snoring in children. *Pediatrics*, 2004, 114(1): 44~49

13. Ward C P, McCoy J G, McKenna J T, et al. Spatial learning and memory deficits following exposure to 24 h of sleep fragmentation or intermittent hypoxia in a rat model of obstructive sleep apnea. *Brain Res*, 2009, 1294: 128~137

14. Saunamäki T, Jehkonen M, Huupponen E, et al. Visual dysfunction and computational sleep depth changes in obstructive sleep apnea syndrome. *Clin EEG Neurosci*, 2009, 40(3): 162~167

15. Daurat A, Foret J, Bret-Dibat J L, et al. Spatial and temporal memories are affected by sleep fragmentation in obstructive sleep apnea syndrome. *J Clin Exp Neuropsychol*, 2007, 6: 1~11

16. Row B W. Intermittent hypoxia and cognitive function:implications from chronic animal models. *Adv Exp Med Biol*, 2007, 618: 51~67

17. Yaouhi K, Bertran F, Clochon P, et al. A combined neuropsychological and brain imaging study of obstructive sleep apnea. *J Sleep Res*, 2009, 18(1): 36~48

18. Tonon C, Vetrugno R, Lodi R, et al. Proton magnetic resonance spectroscopy study of brain metabolism in obstructive sleep apnoea syndrome before and after continuous positive airway pressure treatment. *Sleep*, 2007, 30(3): 305~311

19. Bartlett D J, Rae C, Thompson C H, et al. Hippocampal area metabolites relate to severity and cognitive function in obstructive sleep apnea. *Sleep Med*, 2004, 5(6): 593~596

20. Haensel A, Bardwell W A, Mills P J, et al. Relationship between inflammation and cognitive function in obstructive sleep apnea. *Sleep Breath*, 2009, 13(1): 35~41

21. Gozal D, Crabtree V M, Sans Capdevila O, et al. C-reactive protein, obstructive sleep apnea, and cognitive dysfunction in school-aged children. *Am J Respir Crit Care Med*, 2007, 176(2): 188~193

22. Gozal D, Sans Capdevila O, McLaughlin Crabtree V, et al. Plasma IGF-1 levels and cognitive dysfunction in children with obstructive sleep apnea. *Sleep Med*, 2009, 10(2): 167~173

23. Gozal D, Capdevila O S, Kheirandish-Gozal L, et al. APOE epsilon 4 allele, cognitive dysfunction, and obstructive sleep apnea in children. *Neurology*, 2007, 17, 69(3): 243~249

24. 尹义臣, 张素平, 陈卓铭. 成人神经行为认知状态测试量表正常值研究. 中华神经医学杂志, 2009, 8(5): 524~527

25. 郁可, 范建中, 李树霞. 第 2 版 Loewenstein 认知评定量表的临床应用. 中国康复, 2005, 20(3): 147~148

26. 杨晓晌, 王君, 罗跃嘉. 认知功能障碍的评估和康复策略. 中国康复医学杂志, 2008, 23(9): 849~853

27. 刘萍, 邓丽影, 刘昊, 等. 阻塞性睡眠呼吸暂停低通气综合征患者的认知功能评价. 江西医学院学报, 2009, 49(3): 115~117

28. Gale S D, Hopkins R O. Effects of hypoxia on the brain: neuroimaging and neuropsychological findings following carbon monoxide poisoning and obstructive sleep apnea. *J Int Neuropsychol Soc*, 2004, 10: 60~71

29. Ayalon L, Peterson S. Functional central nervous system imaging in the investigation of obstructive sleep apnea. *Curr Opin Pulm Med*, 2007, 13(6): 479~483

30. Ancoli-Israel S, Palmer B W, Cooke J R, et al. Cognitive effects of treating obstructive sleep apnea in Alzheimer's disease:a randomized controlled study. *J Am Geriatr Soc*, 2008, 56(11): 2076~2081

31. Castronovo V, Canessa N, Strambi L F, et al. Brain activation changes before and after PAP treatment in obstructive sleep apnea. *Sleep*, 2009, 32(9): 1161~1172

32. Staas R, Stoll P, Zingler D, et al. Regulation of brain-derived neurotrophic factor (BDNF) during sleep apnoea treatment. *Thorax*, 2005, 60: 688~692

33. Wesensten N J. Effects of modafinil on cognitive performance and alertness during sleep deprivation. *Curr Pharm Des*, 2006, 12: 2457~2471

34. Ballon J S, Feifel D. A systematic review of modafinil: potential clinical uses and mechanisms of action. *J Clin psychiatry*, 2006, 67: 554~566

35. Hirshkowitz M, Black J E, Wesnes K, et al. Adjunct armodafinil improves wakefulness and memory in obstructive sleep apnea/hypopnea syndrome. *Respir Med*, 2007, 101(3): 616~627

36. Roth T, Rippon G A, Arora S, et al. Armodafinil improves wakefulness and long-term episodic memory in CPAP-adherent patients with excessive sleepiness associated with obstructive sleep apnea. *Sleep Breath*, 2008, 12(1): 53~62

37. Baldwin C M, Bootzin R R, Schwenke D C, et al. Antioxidant nutrient intake and supplements as potential moderators of cognitive decline and cardiovascular disease in obstructive sleep apnea. *Sleep Med Rev*, 2005, 9(6): 459~476

脊髓空洞症的病因、病机及手术治疗

　　脊髓空洞症(syringomyelia)是指多种原因引起的脊髓内空洞腔,常呈筒样串联的管状腔隙,也可呈分隔状、粗细不等的蔓状腔隙。可发生在脊髓的某一节段或几个节段,也可累及整个脊髓,其中发生在颈髓约46%,胸段25%,颈胸腰段9%,胸腰段3%,颈腰段2%,颈胸段2%,腰段2%,其他组合类型11%。横切面上空洞大小不一,形状也可不规则,常与中央管相通,空洞腔内充满无色透明类似于脑脊液的液体,在空洞周围常有神经胶质增生。空洞腔逐渐扩大并破坏脊髓中央管附近的白质和灰质而引起一系列神经功能障碍, 主要临床症状是受损节段的分离性感觉障碍、下运动神经元障碍、长束传导功能障碍和营养障碍。脊髓空洞症是一种慢性进展性疾病,年发病率为8.4/10万,好发于20~30岁,偶见于儿童, 男女比例约3:1。形成原因最常见为Arnold-Chiari畸形,即小脑扁桃体向椎管内移位,伴有或不伴有脑干和第四脑室同时向椎管内疝入, 又被称为脊髓空洞-Chiari畸形综合征(syringomyelia-Chiari complex), 其他原因包括颅颈交界区畸形、脊髓创伤和髓内肿瘤等。如液体单纯积聚在脊髓中央管内而形成管状扩张, 又称为脊髓积水(hydromyelia),如积液使中央管室管膜分离而在中央管旁形成筒状空腔, 又名为脊髓空洞样积水(syringo-hydromyelia)。尽管某些髓内肿瘤如室管膜瘤或血管母细胞瘤可形成真性脊髓空洞(图4-5),但通常情况下由这些肿瘤分泌的液体所形成的髓内囊肿并不是真正意义上的脊髓空洞,其囊液常呈淡黄色。

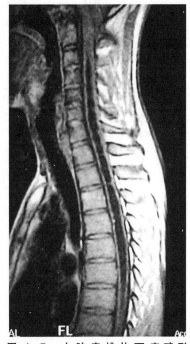

图4-5　小脑扁桃体下疝畸形(Chiari Ⅰ型)合并脊髓空洞症空洞累及颈髓和胸髓,呈筒样串联的管状空腔,中间有分隔

一、病因及分类

脊髓空洞症的确切病因不明,分为原发性和继发性,原发性因素多与先天性发育异常有关,继发性因素包括脊髓创伤、炎症、髓内肿瘤及脊髓压迫症等,脊髓空洞症的常见病因见表4-2。随着MRI的广泛应用,逐渐认识到脊髓空洞实际上是某些疾病的外在表现。从外科治疗角度看,脊髓空洞症与先天性发育异常密切相关,也是制定和更新手术方案的重要理论依据。

(一) 颅颈交界区畸形

包括扁平颅底、颅底陷入(图4-6)、寰枕融合、寰枕和寰枢畸形、慢性小脑扁桃体下疝畸形,上述五种情况常是两种以上同时存在,其中慢性小脑扁桃体下疝畸形与脊髓空洞的关系最为密切。

(二) 颈椎融合

也称 Klippel-Feil 综合征,为先天性畸形,系指颈椎的椎体和棘突以不同数目融

表 4-2 脊髓空洞形成的常见病因

---

1. 与颅颈交界区异常有关的脊髓空洞
   (1)与小脑扁桃体下疝有关的脊髓空洞
      a.颅颈交界区先天性异常所致的颅后窝容积狭小
      b.颅底陷入
      c.颅后窝占位性病变,包括肿瘤和蛛网膜囊肿
      d.齿状突脱位
   (2)与 Chiari Ⅱ型畸形有关的脊髓空洞
      小脑扁桃体、小脑蚓部、第四脑室、脑桥和延髓可同时下疝至椎管内,常伴有脊柱裂和脊髓脊膜膨出
   (3)与小脑扁桃体下疝无关的病变
      a.第四脑室正中孔和(或)侧孔先天性闭锁
      b.枕骨大孔区膜样富血管组织
      c.枕骨大孔区炎性膜样纤维组织增生
2. 与脊柱和脊髓病变有关的脊髓空洞
   (1)创伤后病变:创伤所致的脊柱畸形和椎管狭窄
   (2)炎症性病变:细菌或真菌性脑膜炎、化学性物质刺激
   (3)椎间盘病变:颈椎病
   (4)肿瘤(硬脑膜内或硬脑膜外):引起局部蛛网膜间隙狭窄
3. 与脊髓空洞类似的病变
   (1)延髓空洞
   (2)脊髓基底神经节囊肿
4. 貌似脊髓空洞但其临床意义未知的病变
   脊髓中央管局灶性扩张

合为一体,最常见为两三个颈椎融合,最严重者为全部颈椎融合成一块椎骨。患者除短颈外,多无其他神经系统体征,极少数可引起脊髓压迫。患者可合并其他先天性发育异常,如脊髓空洞症、枕骨大孔区畸形、Duane 眼球后退运动综合征等,从而导致相应的症状和体征。继发性颈椎融合多因颈椎结核治愈后所致。

(三) Charcot 关节

也称无痛性关节炎,表现为关节肿胀,X 线平片可见骨质增生、破坏、积液、子骨等。Charcot 关节最常见于脊髓空洞症,也可见于脊髓痨,多累及肘关节,亦可累及肩、腕、膝、脊椎、指等关节。合并脊髓空洞症的患者有分离性感觉障碍(痛觉和温度觉消失,而触觉存在)、脊柱畸形等。脊髓痨合并 Charcot 关节者,只表现在膝关节。合并 Charcot 关节的进行性神经病性肌萎缩主要表现在大腿 1/3 以下的肌肉萎缩、弓形足,膝和跟腱反射消失等。

(四) Dandy-Walker 囊肿

也称 Dandy-Walker 综合征,是脑积水的一种特殊类型,表现为第四脑室异常扩大,呈囊肿状,实际是室管膜形成的囊肿。常合并小脑蚓部的完全或部分缺如。可合并胼胝体缺如、脑回异常、延髓脊髓空洞症或其他先天性畸形和神经皮肤色素痣。近年来有人认为本病成因与 Chiari 畸形、脊髓空洞症等类似,可能与第四脑室正中孔以及侧孔先天性或因炎症而形成的闭锁有关(图 4-7)。患儿最早出现的体征是头颅增大、颅缝裂开、前囟扩大,如闭锁较晚,则头颅并不增大。颅骨 X 线平片示颅后窝增大、枕骨变薄。脑室造影显示脑积水,中脑导水管扩张且和第四脑室形成的囊肿相

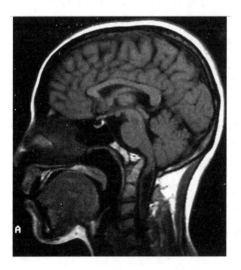

图 4-6 颅底陷入(斜坡齿状突型)
枢椎齿状突向颅内压迫延髓,同时合并上颈髓空洞形成

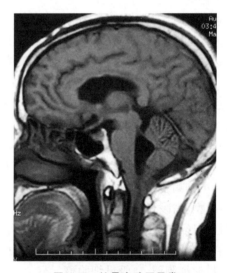

图 4-7 枕骨大孔区异常
表现为枕大池处膜样纤维组织增生,第四脑室扩张和脑积水可能与正中孔和(或)侧孔闭塞有关,同时合并上颈髓空洞形成,空洞与第四脑室相交通

通,小脑幕和侧脑室的枕角及下角上抬。

(五) 脊柱侧凸

脊髓空洞症患者中绝大多数有不同程度的脊柱侧凸,脊柱多凸向感觉障碍侧。如双侧感觉障碍,脊柱多凸向感觉障碍较重侧或呈 S 状侧凸,大多是因为维持脊柱正常位置的骶棘肌萎缩所致。脊柱侧凸有可能造成脊髓损害,童年期的脊柱后侧凸可导致脊髓空洞形成,但脊髓或脊柱后侧弯的曲度与脊髓空洞的位置没有关系。

(六) 脊髓创伤、炎症和肿瘤

脊髓损伤出血、肿瘤、蛛网膜炎可引起脊髓缺血、软化、退变,从而导致脊髓空洞症的形成。近年来有学者用动物试验证实了上颈髓缺血、水肿及脑脊液循环障碍是脊髓空洞形成和发展的重要因素,早期及时逆转缺血和水肿有助于预防脊髓空洞的形成。外伤后脊髓空洞症约占脊髓损伤后的 3.2%,出现症状的时间差别较大,伤后 3 个月至 32 年,最早的在伤后数天检查即可发现脊髓空洞,其主要表现与原发性脊髓空洞症有所不同,常见的症状是与脊髓损伤节段一致的躯干或肢体疼痛,呈持续性或间歇性,多为烧灼样疼痛,其次为肢体麻木、无力、分离性浅感觉障碍。

(七) 其他原因

也有人认为脊髓空洞症是脊髓背中缝发育畸形的结果,或因脊髓胶质增生及退行性变形成空洞。Milhorat,Miller 等通过对流产胎儿脊髓中上段中央管的研究及自然死亡成年人和正常人 MRI 扫描结果的研究,发现脊髓中央管自颈髓与延髓交界处向第四脑室背侧移行,前后径变长,开口扩大,直接与枕骨大孔区蛛网膜下隙相通,而不通向第四脑室。因此认为脊髓空洞的形成并不一定与枕骨大孔区脊髓压迫因素有关。需要注意的是,某些脊髓空洞实际上是单纯脊髓中央管局灶性扩张,无其他伴随病变存在,通常情况下不会进一步发展或加重,也无需外科手术治疗。

脊髓空洞症的分类方法比较多。按空洞是否与蛛网膜下隙或脑室相交通分为交通性与非交通性脊髓空洞症;按是否与先天性因素有关分为先天性和后天性脊髓空洞症,先天性脊髓空洞症常伴有以小脑扁桃体下疝为主的颅颈交界区畸形,后天性脊髓空洞症多继发于脊髓外伤、肿瘤、蛛网膜炎等(表 4-3)。

Shertman 将脊髓空洞症分为四型,Ⅰ型:交通性脊髓空洞症(脊髓积水),脊髓空洞伴小脑扁桃体和延髓联合畸形,无肿瘤、外伤及蛛网膜炎,其中以 Chiari 畸形最多见;Ⅱ型:特发性脊髓空洞症(脊髓空洞),不伴有小脑扁桃体和延髓联合畸形及其他脊柱畸形,也无外伤、肿瘤及蛛网膜炎病史;Ⅲ型:外伤性脊髓空洞症,有确定的脊椎和脊髓创伤史;Ⅳ型:肿瘤性脊髓空洞症,继发于髓内、髓外肿瘤者,多见于室管膜瘤、星形细胞瘤、血管母细胞瘤。

Milhorat 对 175 例脊髓空洞症患者的临床和尸解资料进行分析研究,发现其有五种病理类型:①交通性中央管扩张(communicating central canal dilations) 扩张的脊髓中央管与第四脑室直接交通,常伴有 Chiari Ⅱ型畸形或各种原因引起的交通性

表 4-3　脊髓空洞症的分类(根据病理和 MRI)

1. 交通性脊髓空洞症
中央管扩张(脊髓积水)
交通性脑积水(出血、炎症或创伤后)
复杂性颅后窝畸形(Chiari Ⅱ型畸形,小脑膨出)
Dandy-Walker 囊肿
2. 非交通性脊髓空洞症
中央管扩张/旁中央管空洞
Chiari 畸形
颅底陷入
脊髓蛛网膜炎(创伤或脑膜炎后)
髓外压迫(颈椎病、肿瘤或囊肿)
脊髓栓系
继发性小脑扁桃体下疝(脑积水、颅内占位性病变或狭颅症)
继发性脊髓实质内空洞
脊髓创伤
脊髓缺血、梗死
脊髓内出血
3. 萎缩性脊髓空洞症
4. 肿瘤性脊髓空洞症

脑积水(图 4-7);②非交通性中央管扩张(noncommunicating central canal dilations)脊髓中央管不与第四脑室相交通(图 4-5 和图 4-6),其病理改变为空洞的两头呈盲端,可能是脊髓蛛网膜下隙狭窄或闭塞使脑脊液的动力学发生改变,迫使脊髓蛛网膜下隙的脑脊液通过血管周围间隙及神经根袖套进入脊髓实质内或中央管内而形成空洞,由于中央管上端与第四脑室不通而使空洞腔逐渐扩大;③继发性脊髓实质内空洞 (secondary parenchymal cavitations) 其特点是空洞与第四脑室和中央管无交通,常因脊髓损伤所致,包括创伤、缺血和自发性脊髓出血,因许多空洞位于脊髓前、后动脉交界区,提示多为血管性因素所致;④萎缩性脊髓空洞(atrophic cavitations)脊髓退行性萎缩可引起脊髓实质内微囊、裂隙样空腔或局灶性中央管扩张,MRI 上表现为局限于脊髓软化区的非扩张性空洞;⑤肿瘤性空洞(neoplastic cavitations) 其本质为肿瘤囊性变,囊液与脑脊液不同,其蛋白质含量较高,在 MRI 上可表现为脊髓空洞样空腔(syrinx-like cavity),增强后可见肿瘤结节。

　　表 4-3 是根据病理和 MRI 对脊髓空洞症进行分类,该分类法有助于鉴别诊断和制定治疗方案,如交通性脊髓空洞症的治疗应选择脑脊液分流术;非交通性脊髓空洞症的治疗应以解除脑脊液循环梗阻为主，萎缩性脊髓空洞一般无需外科手术治疗。

二、发病机制

　　1873 年 Oliven D'Angers 首先提出脊髓空洞的概念,1891 年 Arnold Chiari 通过

尸检发现先天性枕骨大孔区畸形和颅后窝畸形者中,多伴有脊髓空洞,因此,被称为
Arnold Chiari 畸形脊髓空洞症。过去认为脑脊液从脊髓中央管的头端进入脊髓,导致
脊髓空洞形成,但随着神经系统胚胎学的发展和近年来 MRI 在临床上的广泛应用,
上述理论已不再适用。虽然至今尚没有一种理论能够解释本病的所有特征,但对神
经外科医师最具指导意义的理论当推 Gardner 的流体动力学理论和 Williams 的颅内
与椎管内压力分离理论,这两种理论使本病的治疗策略发生重要转变。其主要发病
机制的学说有:

(一) 液体动力学说

由 Garder 于 1965 年首先提出, 然后发展成为 Dyste 等于 1989 年提出的脑脊液
压力波传递理论(CSF pressure pulsated wave transported theory)。该理论认为:因枕骨
大孔区畸形和小脑扁桃体下疝压迫,使脑脊液循环受阻,脑脊液发生搏动时不能顺
利地通过蛛网膜下隙,第四脑室内往下流动的脑脊液发生"水锤样效应",每次搏动
时冲击第四脑室下端在胚胎时已闭塞的"闩"(obex)部,使脑室液向下注入脊髓中央
管内,逐渐在中央管内积聚,日久便形成交通性脊髓空洞。Gardner 认为 90% 的脊髓
空洞症与慢性小脑扁桃体下疝畸形有关, 空洞液的成分分析也证实更与脑室液相
近。这一理论虽被较多人接受,但不能完全解释本病的发生。Milhorat 通过大量临床
及尸解资料研究发现仅少数脊髓空洞与第四脑室相交通,多数空洞并不与第四脑
室交通, 前者以儿童多见,后者以成人多见,而且临床上有 1/3 的脊髓空洞症无
Arnold-Chiari 畸形,且有的患者颈髓无空洞而胸腰髓有空洞,这一点显然与 Gardner
学说相悖。

(二) 颅-脊脑脊液压力分离学说

日常生活中许多不经意的活动(如咳嗽、屏气、弯腰、用力等)都能使枕骨大孔区
的蛛网膜下隙受压和颅内压力短暂增高,因此脑组织以及枕大池的搏动必须将部分
脑脊液迅速排出到椎管蛛网膜下隙来平衡颅内压的升高。在正常人,因没有枕骨大
孔区的梗阻情况出现,椎管内压和颅内压可以迅速得到平衡。William 认为当存在枕
骨大孔区畸形时,枕大池与颈椎管内蛛网膜下隙脑脊液出现分离,此时枕骨大孔区
蛛网膜下隙因为梗阻而不能完全适应脑脊液排出的需要,所以小脑扁桃体也被迫向
下推挤,久而久之,下疝的小脑扁桃体对枕骨大孔区蛛网膜下隙的压迫也逐渐加重,
脑脊液顺向、逆向、纵轴向流动受阻,特别是在坐起、屏气或鼓气等使上腔静脉压增
高时,颅内蛛网膜下隙脑脊液积聚时可发生"抽吸效应"(suck effect),从而使脑脊液
沿胚胎期残留的中央管的上口进入原本退化的脊髓中央管,成为纵轴向蓄积的脊髓
积水。由于脊髓中央管积液扩张可引起硬脊膜周围血管和脊髓组织间隙内的静脉压
增高,随着心搏的跳动可发生液体偏心向流动、积聚,对中央管外的脊髓产生了一个
横向的压迫,使得室管膜受损破坏、撕裂,室管膜下脊髓组织受压水肿,靠近室管膜
的血管周围间隙也被迫扩大,中央管的液体一方面向外搏动扩张中央管,形成中央
空洞,同时沿破裂的室管膜进入其下的血管周围间隙及邻近的细胞间隙形成一些细

胞间的小池,这些小池贯通,形成偏心向分隔、蔓状积聚的脊髓空洞样积水,又称为"泼溅效应"(mechanism of slosh)。Oldfield 等、Arnomond 等也在 MRI 中证实,当小脑扁桃体下疝>5mm 时,正中孔处脑脊液最大流速为 1.6~4.5mm/s,枕骨大孔区为 1.5~10.7mm/s,仅为正常流速的一半。Stovener 等在 MRI 下证实,当小脑扁桃体下疝到 9~14mm 时,最易发生脑脊液动力学改变而形成脊髓空洞。这一学说的提出补充并更新了对脊髓空洞症发病机制的认识。

(三) 脊髓实质脑脊液渗透学说

该理论认为,由于枕骨大孔区畸形,造成脊髓蛛网膜下隙狭窄或闭塞,导致脑脊液的动力学发生改变,脊髓实质内静脉压和脊髓蛛网膜下隙的压力反复一过性升高,长期作用使脊髓血管周围间隙逐渐扩大,脑脊液通过此间隙和神经根袖套经脊髓实质进入中央管而形成非交通性脊髓空洞。

(四) 循环障碍学说

由于在脊髓空洞症患者尸检中发现有脊髓内血管异常,推测随着年龄的增长,异常血管周围可发生循环障碍而导致空洞。脊髓在脑脊液的灌流或冲击下自然保护形成胶质纤维增生,而这些纤维会影响脊髓的血液供应,故认为缺血是空洞产生和发展的原因之一。近年来有学者用动物试验也证实了上颈髓缺血、水肿是脊髓空洞形成和发展的重要因素,早期及时逆转缺血和水肿有助于预防脊髓空洞的形成。这一学说可用来解释脊髓创伤、出血、缺血和感染所引起的脊髓空洞。

(五) 创伤性脊髓空洞症发病机制

创伤后脊髓空洞症的发病机制与原发性脊髓空洞症不同,目前认为与下列因素有关:①脊髓炎性细胞浸润　脊髓损伤后局部炎性细胞和巨噬细胞浸润,随后发生囊性变或脊髓软化,形成多个微型小腔,逐渐扩大并相互融合而形成空洞;②脊髓蛛网膜粘连　脊髓损伤后硬脊膜和蛛网膜发生纤维化,常与脊髓紧密粘连,脊柱伸屈运动使脊髓也随之上下移动,对脊髓产生牵拉作用,粘连处上下方的脑脊液形成压力差,导致空洞形成并不断扩大;③脑脊液震荡冲击　当咳嗽、用力时,由于脑脊液的冲击,均可使炎性细胞浸润后形成的小囊腔逐渐扩大融合形成空洞。

(六) 其他发病机制

Ball 等认为偏心向空洞形成,不完全是由于"泼溅效应",可能还有一些不能确定的原因如脊髓组织间粘连等解剖因素。Stovener 等观察到脊髓中央管开始闭合时间在 20~30 岁间,脊髓空洞症也常在此期间发病,推测可能与脊髓中央管闭合不良有关。

总结既往文献,在脊髓空洞的发生、发展过程中,Chiari 畸形及颅颈部骨性畸形是基础病因,脑脊液动力学改变是关键因素,脊髓空洞是继发性改变,手术方式的选择基于对其发病机制的认识。

三、外科治疗

脊髓空洞症的外科治疗有许多方法,现行手术方法多以阻止症状进展、减轻临床症状为主要目的,应根据不同的病因采用不同的手术方式。脊髓空洞症的外科治疗有两个基本途径:①解除蛛网膜下隙梗阻和重建脑脊液循环,改善颅颈交界区脑脊液流动,此手术方式是基于空洞形成的机制,消除空洞形成的因素;②空洞腔分流。目前较一致的意见是,如有颅颈交界区畸形和小脑扁桃体下疝畸形、颈椎分节不全畸形(Klippel-Feil 综合征)、脊髓脊膜膨出、神经管闭合不全等使脊髓蛛网膜下隙阻塞并发脊髓空洞而有临床症状者,应行广泛的颅后窝和上颈椎椎管减压术,重建蛛网膜下隙和枕大池,以达到恢复正常的脑脊液循环。而其他原因所致的脊髓空洞如创伤性脊髓空洞以空洞腔分流为主。

(一) 脊髓空洞症的常用手术方式

脊髓空洞症的常用手术方式包括颅后窝减压和重建术、脊髓空洞腔分流术、终丝末端切断术、脊髓空洞穿刺术和脑室-腹腔分流术等。

1. 颅后窝减压和重建术　颅后窝减压术尤其适用于 Chiari Ⅰ型畸形且有脊髓和(或)延髓症状者。该型手术从原理上符合 Gardner 提出的脑脊液流体动力学理论和 Williams 提出的颅-脊脑脊液压力分离学说,是一种安全、有效、简便的手术。颅后窝减压术解除了下疝小脑扁桃体的压迫,对改善脑脊液循环障碍、纠正脑脊液压力分离、减少空洞的灌流有一定的效果,但对其具体术式的选择仍有很多争论,诸如骨性减压窗大小、硬脑膜是否切开、蛛网膜粘连是否松解、下疝的小脑扁桃体是否切除、硬脑膜缺损是否修补等。一般认为,对枕骨大孔区畸形较轻、小脑扁桃体下疝不明显、无正中孔阻塞、无梗阻性脑积水、空洞在延髓或上颈髓者,无需切开硬脑膜。反之,则应切开硬脑膜,并取自体阔筋膜或人工硬脑膜做减张缝合,以防止术后粘连、加重病情或出现脑脊液漏。对于骨性减压窗的大小,许多作者主张对合并有 Arnold-Chiari 畸形的脊髓空洞症要根据具体畸形的特点选择相应术式。Malsumoto 等认为颅后窝大范围减压有较高的并发症,手术应着重解除小脑扁桃体对延髓和颈髓的压迫以及彼此间形成的粘连,不必过分强调大骨窗减压。也有学者比较了小骨窗和大骨窗减压术的优缺点,两者远期治疗效果无明显差别。因此,最近文献多数倾向于小骨窗减压以防止后脑下移或小脑下垂(cerebellar ptosis)。MRI 可对 Arnold-Chiari 畸形合并的脊髓空洞症作出术前、术后影像分析,从而为治疗方案的制定提供了可靠的依据,在此基础上 Sahuquillo 和 Bindal 等提出了颅后窝减压和重建理论,但在具体实施过程中仍存在很多争议,具体如下:

(1) 枕下骨切除范围　枕下中线开颅,可以"Y"形切开枕颈部肌层。尽可能打开枕骨大孔后缘,颈椎椎板向下切除范围以达到扁桃体下缘即可。由于硬脑膜相对缺乏弹性,单纯枕骨大孔区骨切除并不足以使局部蛛网膜下隙减压,应同时切开硬脑膜达到充分减压。基于手术的主要目的是恢复颅颈交界区脑脊液循环,枕下骨切除范围 3cm×3cm 即可。有些学者主张行颅后窝大范围的骨切除,其理由是 Chiari 畸形患者的颅后窝常较小,但颅后窝大范围骨切除的长期疗效尚未明确。对大范围骨切除的患者,硬脑膜应保持完整和一定的张力,因为过分的骨切除和硬脑膜减压容易使小脑下垂。

(2) 硬脑膜切开问题　一般认为,应同时行颅颈交界区硬脑膜切开减压。一种方法是仅切开硬脑膜外层而保留其内层,内层硬脑膜逐渐伸展和扩张从而达到减压目的,但更多的医师喜欢"Y"形全层切开硬脑膜,使蛛网膜下隙得到更充分和及时的扩大,最大的技术难点是如何保持蛛网膜完整,建议在显微镜下切开硬脑膜,尽可能保持蛛网膜的完整性。术中应避免过分电凝硬脑膜,防止其出现坏死。如果碰到硬脑膜有广泛的血管湖,应充分电凝止血后敞开硬脑膜。通常在颅颈交界区硬脑膜外见到一坚韧的束带,系骨膜在枕骨大孔区的返折,必须仔细将其从硬脑膜上分离加以切除。对硬脑膜是否缝合仍有争议,一些医师认为,不管蛛网膜层是否完整,应将硬脑膜缘悬吊在周围的肌层,保持硬脑膜敞开,其主要并发症是小脑容易通过缺损的硬脑膜发生下垂,血液也容易进入蛛网膜下隙而引起局部粘连。目前多数学者主张同时行硬脑膜扩大修补,修补材料可选用自体筋膜或人工硬脑膜,硬脑膜缝合尽可能严密,可防止肌肉渗血污染蛛网膜下隙和术后脑脊液漏,有助于枕大池的重建。

(3) 蛛网膜的完整性问题　一般认为,在切开硬脑膜时应保持蛛网膜层完整,完整的蛛网膜可以减少或避免血液进入蛛网膜下隙,但争论的焦点是这种术式是否能在所有患者身上有效做到。如果小脑扁桃体下疝很少且无脊髓空洞存在,保留蛛网膜完整尚可达到。如果存在明显的小脑扁桃体下疝和脊髓空洞,就必须打开蛛网膜才能切除小脑扁桃体,此时就很难保证蛛网膜完整。事实上,任何有创面的操作日后都会增加蛛网膜粘连的机会,可能对术后症状的改善有一些影响。因此,术中应充分分离蛛网膜束带,行硬脑膜扩大修补时可将硬脑膜和蛛网膜一层缝合,这样有助于避免血液流至蛛网膜下隙而引起术后发热、头痛或蛛网膜粘连。一般情况下不主张单独缝合蛛网膜层,因为缝合蛛网膜后使之张力增加,容易压迫延髓、颈髓以及阻塞第四脑室的出口。

(4) 枕大池重建问题　鉴于脊髓空洞症主要是由于下疝的扁桃体占据枕大池或枕骨大孔区狭窄所致,近年来不少学者主张行枕大池重建术。术中切除小脑扁桃体后用人工硬脑膜或自体筋膜扩大修补硬脑膜,硬脑膜上缝置 3~4 根丝线穿过肌肉固定于筋膜,以防硬脑膜粘连,同时使枕大池的容积得以扩大。扩大颅后窝、重建枕大池使后脑上升有空间,有助于脊髓空洞缩小,也可避免出现脑脊液漏、皮下积液甚至假性脊膜膨出。

(5) 小脑扁桃体切除问题　对 Chiari I 型患者,术中是否切除下疝的小脑扁桃体仍存在较多争议,主要原因是切除小脑扁桃体的同时破坏了蛛网膜的完整性,容易引起术后枕骨大孔区的蛛网膜粘连。有文献报道,不管术中是否切除小脑扁桃体,对总体治疗结果无明显影响,但更多的医师喜欢切除下疝的小脑扁桃体,通常采用软脑膜下切除小脑扁桃体以缩减体积的手术方式,目的是促进第四脑室脑脊液的自由流出。术中切除小脑扁桃体时,应用双极电凝弱电流电凝小脑扁桃体的背侧和内侧面软脑膜,避免损伤重要动脉,尤其是走行于小脑扁桃体深面的小脑后下动脉。有些患者的小脑扁桃体胶质化,质地变韧,用双极电凝其表面并不能使其皱缩,此时可行软脑膜下切除。第四脑室正中孔无须填塞,因为仅少数患者闩部中央管的开口是开放的。如果第四脑室出口被膜性结构覆盖,需在显微镜下仔细分离,并将膜的边缘向两侧缝合牵开,防止再次粘连。

(6)第四脑室分流 由于 MRI 可以早期诊断,蛛网膜形成瘢痕的机会极少,小脑扁桃体被致密的蛛网膜瘢痕包裹的情况非常少见。如果小脑扁桃体被致密的蛛网膜包裹,且与周围结构粘连紧密,此时勉强抬起或分离小脑扁桃体可能非常危险,容易损伤重要的神经、血管甚至脑干。处理这一类型的脑脊液循环障碍的方法是在超声指引下将分流管的一端插入第四脑室,另一端插入脊髓蛛网膜下隙,并固定分流管。

笔者认为,对于 Chiari Ⅰ型畸形合并脊髓空洞症的患者行颅后窝减压术,需依据 MRI 检查对畸形类型、颅颈交界区脑脊液流量、临床症状、体征而定,对于单纯小脑扁桃体下疝仅有颈神经刺激症状者,手术着重于骨性减压,枕骨大孔后缘打开后将 C$_{1-2}$ 椎板切除及硬脑膜切开,可不必切除小脑扁桃体,就近取切口处筋膜减张修补缝合;对于小脑扁桃体下疝较严重且合并脊髓空洞时,在骨性减压的基础上同时松解切除小脑扁桃体,锐性切断粘连性纤维组织,可解除疝入椎管内小脑扁桃体的压迫,使脑脊液在第四脑室正中孔流出通畅。对于同时合并其他颅颈交界畸形,患者临床症状、体征明显,枕大池多消失,枕骨大孔区小脑、颅颈神经粘连明显,此时骨性减压要充分,应锐性分离彼此间形成的粘连束,软脑膜下切除小脑扁桃体,直至看到第四脑室脉络丛为止,同时重建枕大池,要求蛛网膜与硬脑膜同时扩大修补,使枕大孔区的蛛网膜下隙真正扩大。片面强调颅后窝的减压,枕骨骨质切除较多,肌肉失去附着点,易造成术后患者颈部活动受限,小脑也容易向下移位,形成假性脑膨出,反而对中脑造成牵拉。对合并有 Arnold-Chiari 畸形的脊髓空洞症患者来说,病程越短,手术越早,术后效果越好。Oldfield 等采用枕骨大孔减压、L$_{1-3}$ 后弓切除、硬脑膜修补、蛛网膜保持完整的手术治疗小脑扁桃体下疝畸形,术后 1~4 个月 MRI 上发现扁桃体下疝消失,脊髓空洞缓解,枕骨大孔区脑脊液流速增快为术前的 2~3 倍。此术式不是传统术式要求的大范围减压,而是以恢复颅-脊椎脑脊液循环为目的,与减压范围的大小无关。因此如何彻底解除枕大孔区压迫因素,恢复此区的脑脊液循环通畅是衡量减压是否彻底的唯一指标,而盲目追求大范围或小范围减压都是不可取的方法。

2. 脊髓空洞腔分流术 用分流管行空洞腔分流术已使用多年,分流方法包括:①分流至脊髓蛛网膜下隙;②分流至颅后窝蛛网膜下池;③腔外分流至腹腔或胸腔。传统的单纯空洞-蛛网膜下隙分流术和空洞-体腔分流术报道较多,由于对合并存在的颅颈交界区畸形和(或)小脑扁桃体下疝畸形未加以处理,脑脊液动力学异常无改善,术后疗效不甚满意。因此,该术式常用于颅后窝减压无效或因某些原因而不能行颅后窝减压的病例。近年来随着 MRI 的广泛使用,对 Chiari 畸形伴脊髓空洞的病理解剖和病理生理有进一步认识,对枕颈部减压的重要性基本达成共识,但对是否同时处理合并的脊髓空洞及处理方式仍有分歧,目前多认为对单纯性脊髓空洞且空洞横径≥0.5cm 者,只要有临床表现均可行枕下减压和空洞-蛛网膜下隙分流术。关于脊髓切开部位,从理论上讲,在空洞最低处放置引流,才能使腔内液体引流充分,故引流位置的选择根据 MRI 提供的影像学依据选择空洞最宽、脊髓最薄的最低位切开并引流,使脊髓的损伤可以减少到最小程度。目前认为脊髓背根处(dorsal root entry zone)往往是空洞最薄弱点,此处切开对脊髓损伤小,术后不易引起下肢深感觉障碍。对于空洞-蛛网膜下隙和空洞-腹腔分流术的选择,多认为空洞-蛛网膜下隙分流术适合于病情逐渐恶化,无或有轻度扁桃体下疝者,但可能会出现脑脊液反流至空洞的现象,而腹腔是低压腔隙,分流术不仅可避免反流现象,又可以对空洞内液体有较强的吸引作用。Barbaro 等把脊髓空洞症患者分三组做了比较,空洞-蛛网膜下隙分流术及颅后窝减压术的术后症状改善及稳定率为 60%以下,而空洞-腹腔分流术的改善及稳定率达 80%。最新研究亦发现脑室-腹腔分流术可引起脑脊液循环形态学上的改变,在脑-室管膜系统形成无脑脊液循环的"孤立腔",为此国内有些学者提出用小肌片行延髓闩部闭塞术(plugging of obex),但由于填塞材料不易固定,可能出现呼吸不规则、脉缓、期外收缩等情况,甚至造成死亡,须注意此类情况。脊髓空洞腔分流术的近期效果常较明显,空洞很快塌陷及其空洞相关症状得以缓解,但其长期随访结果并不令人满意,并发症也较多,常见问题是分流管堵塞(空洞腔塌陷、分流管开口周围的囊壁胶质组织向管腔内生长引起分流管堵塞)。如果囊腔存在分隔,分流效果也不明显。一部分腔外分流的病例,分流管可牵张脊髓,可解释患者为何空洞明显好转但神经症状加重。

采用空洞切开引流术或空洞转流术者,多系继发性病变或机械性因素所引起的空洞症。过去常于脊髓后正中线旁无血管处切开进入空洞腔内,但这种脊髓切口容易造成脊髓后索的损伤,也可引起脊髓血管的切割伤而导致继发性脊髓缺血。比较好的方法是在脊髓背根处切开脊髓,对脊髓的手术创伤也较小。具体操作是,在空洞最宽平面处切除半个椎板或全椎板,用手术显微镜,在脊神经后根进入脊髓的最薄处切一小口,将硅胶管或 Teflon 片向下置于空洞处,引流入蛛网膜下隙,并用细丝线固定于蛛网膜或齿状韧带上,但不可以固定在硬脊膜上,以防止对脊髓造成牵拉,用筋膜或人工脑膜行硬脊膜扩大成形。其他如 Logue 等切断空洞附近一侧脊神经感觉根,将分流管远端游离置于空洞腔内,引流至蛛网膜下隙。在向空洞腔内放置硅胶管进行引流或分流时,须确认术野洁净无血,空洞腔内的液体应为清亮。若止血不彻底,或空洞腔内的液体混有较多的血性成分,容易使分流管堵塞而造成手术失败。另外,放置分流管应尽量避开颈膨大,因颈膨大是发出支配双上肢感觉和运动神经根的地方,当空洞内液体分流后,空洞缩小,脊髓回缩,神经根易受牵拉,继而引起神经根性疼痛加重。因脊髓空洞的分隔可以使分流管在空洞内呈弓背状挤压中央管,可造成患者鞍区麻木等感觉异常,对脊髓空洞有分隔者应剪短分流管,同时选择性切开隔膜,以确保分流管在空洞内无张力展开,避免刺激中央管周围。脊髓空洞过窄时行分流术时易损伤脊髓。Fujji 等报道空洞和脊髓的比值>35%时,行分流术较为安全,比值<30%时,不宜行分流术。对合并有梗阻性脑积水者,可采用侧脑室-心房或侧脑室-腹腔分流术。

3. 终丝末端切开术 该术式由 Gardner 1978 年倡导,适用于全脊髓空洞者。中央管与终丝相连接,切除终丝,空洞内液体可流至蛛网膜下隙。手术切除 T_{12}~L_3 椎板,要有足够的宽度和长度,找到终丝,在距圆锥末端 1cm 处将终丝切断,即见脑脊液流出,如无脑脊液流出,可做终丝造瘘术,植入硅胶管于空洞内引流,但该术式因不能缓解枕骨大孔区受压及空洞灌流,手术效果不肯定,未被推广。

4. 脊髓穿刺术或局部切开引流 脊髓穿刺术对于散在的、大的、位于上颈段或延伸到延髓的空洞,可在颅后窝减压术的同时行穿刺术,抽出空洞内液体,行内减压。笔者认为,单纯空洞敞开引流,由于存在切口较难保持持续开放,局部切开对液体无吸引作用,按脑脊液脊髓实质渗透学说而空洞切开使脑脊液更容易灌流入空洞腔,易损伤脊髓加重原有神经系统症状等问题,其治疗效果有限。

5. 并存疾病的手术 包括采用显微手术切除髓内肿瘤,矫正脊柱侧凸或后凸畸形与关节挛缩症,椎间盘突出的行髓核摘除术,分离和松解脊髓栓系,以及脊柱裂、脊膜膨出的修补术等。

6. 辅助及保守治疗 对一些症状不明显而小的脊髓空洞症患者,以内科治疗为妥,不必手术。其他辅助治疗包括药物、物理疗法和康复治疗,如应用神经细胞功能激活剂、血管扩张剂和多种维生素等,某些患者的肌肉痉挛状态可通过药物治疗而达到缓解症状的作用。对有严重皮肤营养障碍的患者应避免烧、烫伤或创伤;因膀胱功能障碍所致的尿路感染宜用抗生素控制;加强肢体功能锻炼,避免脊柱受到任何打击与压迫。

综上所述,目前大多数研究显示:①颅颈交界区畸形的矫正和重建,以及脑脊液动力学异常的改善在该病治疗中起决定作用;②枕颈部手术减压后膨隆的脊髓逐渐回缩并恢复搏动者,无须再处理空洞;③减压后脊髓仍膨隆且无搏动者,宜对空洞进一步处理,如行空洞分流术;④对于单纯脊髓积水且有临床症状者,可单纯行空洞分流术。

(二) 特殊类型脊髓空洞症的手术治疗

1. 继发性脊髓空洞的显微手术 同颅颈交界畸形伴发脊髓空洞症的治疗方法一样,包括两大类:①减压手术;②分流手术。创伤、炎症或术后蛛网膜反应均可引起蛛网膜增生,导致蛛网膜下隙狭窄或完全梗阻。硬脊膜内肿瘤也可引起蛛网膜下隙狭窄。通过水溶性造影剂脊髓造影可精确定位蛛网膜瘢痕的位置,其检查效果优于MRI。如果局灶性蛛网膜瘢痕与脊髓空洞位置相符(空洞常位于狭窄的下方),切除蛛网膜瘢痕的手术效果较好,但结核性或真菌性脑膜炎常伴有广泛的蛛网膜瘢痕形成,外科手术不可能切除如此广泛的瘢痕组织。手术方式是通过切除椎板,在显微镜下切除蛛网膜瘢痕,恢复脑脊液循环,同时行硬脊膜扩大修补。肿瘤引起的脊髓空洞在切除肿瘤后一般无须特别处理,可自行缓解。由于炎性病变引起的空洞常呈蜂窝状,中间有细小分隔,这些分隔在 MRI 上常无法显示,容易误认为单一腔隙,导致分流术后效果不佳,甚至神经功能障碍加重。

2. 婴儿小脑扁桃体下疝畸形(Chiari II型)的颅后窝减压 一般认为,婴儿小脑扁桃体下疝都比较严重,尤其是合并脊膜膨出者,与成人小脑扁桃体下疝有所不同,但其脑脊液梗阻引起的病理生理机制相似,可以引起脊髓空洞形成。婴儿小脑下疝畸形的特征性表现包括更多的颅后窝结构下疝至椎管内(小脑蚓部、扁桃体、第四脑室、部分脑桥和延髓)。小脑结构与脑干紧密粘连,手术中常无法将小脑扁桃体上抬或部分切除。临床症状迅速恶化也是其特点之一。其治疗常较局限,足够的椎板切除和硬脑膜敞开使疝入椎管的脑组织充分减压是治疗的基本步骤。争论的焦点是硬脑膜内的操作程度,如小脑扁桃体的处理、闩部是否填塞、第四脑室脑脊液的转流等问题。这类患者常不能建立第四脑室的脑脊液转流,但可扩大修补缝合硬脑膜,有时可行闩部填塞,必要时也可敞开硬脑膜以充分减压。婴儿小脑扁桃体下疝畸形的早期手术结果常较好,Toronto 医院报告 13 例患者的手术治疗,术后 88% 完全恢复。

3. 颅底陷入和齿状突脱位的前路手术　颅底陷入和齿状突脱位引起脑干移位和压迫的患者相对较少,这一类患者可以引起小脑扁桃体下疝,伴有或不伴有脊髓空洞。如果考虑行前路减压手术,术前应充分评估颅颈交界区的稳定性及其他骨性异常。手术治疗包括经口齿状突切除和后路枕颈部减压、硬脑膜扩大修补和寰枕融合固定,以达到枕骨大孔区的减压和保证枕-颈交界区的稳定。Menezes 报告 7 例儿童患者,其中 5 例脊髓空洞消失。如果前方压迫较轻且没有颅颈交界区骨性异常,颅后窝减压足以缓解小脑扁桃体下疝引起的所有问题。

4. 髓内肿瘤引起的空洞　囊液多半呈黄色,手术原则是在显微镜下切除肿瘤,吸除囊液,空洞无需其他特殊处理。

5. 创伤性脊髓空洞症　创伤性脊髓空洞系脊髓出血和脊髓软化所致,很少与中央管沟通。空洞-蛛网膜下隙分流是最常用的治疗方法。手术指征是进行性神经功能障碍或空洞腔进行性扩大,引流部位依据临床神经症状和 MRI 矢状位片,于空洞最薄弱处纵行切开脊髓。首先切除对脊髓有压迫作用的瘢痕组织,松解粘连的蛛网膜,恢复蛛网膜下隙的通畅。然后行空洞-蛛网膜下隙分流,解除空洞内液体对脊髓的压迫,使空洞闭合或阻止空洞进一步发展。术中需注意的要点有:①手术应在显微镜下进行,尽量保持蛛网膜的完整;②脊髓切开引流时应选择空洞最明显处进行,以减少对脊髓损伤和术后并发症;③使用质量好的硅胶引流管,不引起脊髓炎性反应,可避免蛛网膜炎的发生和引流管的老化变硬;④对于影像学表现有分隔的空洞打通分隔后分流,术后效果与单一空洞者无明显差别;⑤术后为了避免再次发生蛛网膜粘连和引流管堵塞,手术中应尽力保证蛛网膜的完整,对破损较大者应缝合,术后第 2 天常规行腰椎穿刺,放出血性脑脊液并使脑脊液流动。

四、术后随访及预后

无症状的 Chiari Ⅰ型畸形自然史不明确。伴有或不伴有脊髓空洞的症状性 Chiari Ⅰ型畸形,是行颅后窝减压的手术指征,术后绝大部分患者临床症状可改善或保持稳定,病史小于 2 年的患者手术效果更佳,约 80% 患者疼痛可得到缓解。Hudgson 采用颅后窝减压治疗 47 例脊髓空洞症,其中 5 例(10.6%)治愈,30 例(63.8%)症状明显好转,仅 11 例(23.4%)病情无变化。Tubbs 等报告 130 例儿童 Chiari Ⅰ 畸形行颅后窝减压,术后头痛缓解率达 95%,睡眠呼吸暂停改善率 100%,脊柱侧凸改善率 43%,明显优于运动和感觉障碍的恢复。Batzdorf 等报告 36 例小脑扁桃体下疝合并脊髓空洞的手术治疗,术后头痛和脊髓疼痛改善率为 90%,肌肉痉挛缓解率 64%,四肢无力改善率 59%,感觉减退缓解率 30%。并发症包括新增神经功能障碍、呼吸问题、假性脑膜膨出和小脑下垂。

  对伴有 Chiari Ⅰ 型畸形的 70 例脊髓空洞症手术治疗经长期 MRI 随访观察,小型脊髓空洞行颅后窝减压术 6.3 周后 82%症状改善,94%MRI 显示空洞明显缩小或消失;对大型空洞行空洞分流术 1.8 周后 97%症状改善,100%MRI 显示空洞消失或明显缩小。目前认为外科手术治疗脊髓空洞症只能减缓和终止症状与体征的进展,但不能完全治愈已经损害的脊髓功能。有些病例术后空洞缩小或消失,但神经功能损害症状继续恶化。实验性脊髓空洞形成初期在空洞壁周围少数胶质细胞、神经膜细胞(Schwann cell)出现轴索及髓鞘的再生,但半年以后在空洞壁室管膜外有大量胶质细胞增生阻碍了上述的神经再生,并使其消退。免疫学检查发现脊髓空洞患者脑脊液中 IgG 高于对照组,空洞周围有大量单核细胞及淋巴细胞浸润,这些区域周围神经出现脱髓鞘,这些可能是空洞闭合后临床症状和体征继续恶化的原因。虽然目前外科治疗脊髓空洞症的病例日益增多,但对其适应证和疗效等仍需进一步研究,应建立术后疗效观察的客观评价指标及有效的电生理监测手段,并对手术病例进行长期的随访观察,包括 MRI 的术后定期检查。脊髓空洞症的确切发病机制、如何促进空洞形成后神经细胞的再生和抑制空洞周围的胶质细胞增生均是需要进行深入研究的课题,进一步提高手术疗效,治疗脊髓空洞症引起的神经功能障碍仍是研究的目标。

(杭春华)

参 考 文 献

1. 孙国柱, 张庆俊, 张更申.实验性脊髓空洞症的病理学和 MRI 演变及意义.中国脊柱脊髓杂志, 2002, 12(2): 116~119

2. Holly L T, Batzdorf U. Management of cerebellar ptosis following craniovertebral decompression for Chiari I malformation. *J Neurosurg*, 2001, 94(1): 21~26

3. Ergun R, Akdemir G, Gezici A R, et al. Surgical management of syringomyelia-Chiari complex. *Eur Spine J*, 2000, 9(6): 553~558

4. Lazareff J A, Galarza M, Gravori T, et al. Tonsillectomy without craniectomy for the management of infantile Chiari I malformation. *J Neurosurg*, 2002, 97: 1018~1022

5. Meadows J, Kraut M, Guarnieri M, et al. Asymptomatic Chiari I malformations identified on magnetic resonance imaging. *J Neurosurg*, 2000, 92: 920~926

6. Milhorat T H.Classification of syringomyelia. *Neurosurg Focus*, 2000, 8(3): E1

7. Tubbs R S, McGirt M J, Oakes W J. Surgical experience in 130 pediatric patients with Chiari I malformations. *J Neurosurg*, 2003, 99: 291~296

8. Chang H S, Nakagawa H. Hypothesis on the pathophysiology of syringomyelia based on simulation of cerebrospinal fluid dynamics. *J Neurol Neurosurg Psychiatry*, 2003, 74: 344~347

脊髓栓系综合征的诊断与治疗

脊髓栓系综合征(tethered cord syndrome,TCS)是指由于各种先天和后天原因引起脊髓或圆锥受牵拉,致使脊髓末端位置过低,脊髓发生缺血、缺氧、神经组织变性而引起的一系列神经功能障碍和畸形的综合征。脊髓栓系综合征主要发生在腰骶段脊髓,但近年有学者提出颈段脊髓栓系综合征的概念。本病多见于新生儿和儿童,成人较少见,男女性别发生率差别不大。1886 年国外学者首次报道,其在对腰骶部多毛症伴脊柱裂患者尸检时发现,脊髓与腰骶脂肪瘤粘连愈着,脊髓圆锥受到牵拉。1952年由美国医师 George 首次在《骨与关节杂志》上就此病做了详细的报道,1981 年由Yamada 正式命名。由于涉及小儿泌尿外科、骨科、普外科、神经外科等多学科,临床易误诊,20 世纪 70 年代以来,随着脊柱外科、显微神经外科和影像学的快速发展,脊髓栓系综合征逐渐被世人所认识, 使得脊髓栓系综合征的早期诊断及治疗水平不断提高。

一、病因及病理

脊髓栓系综合征可分为原发性和继发性。

(一) 原发性脊髓栓系综合征

在胚胎发育初期,脊髓和椎管等长,随后脊柱生长快于脊髓,由于脊髓头侧固定,故脊髓圆锥开始向上移动,在胚胎 20 周时,脊髓末端上移达 L_{3-4} 椎体水平,40 周时位于 L_3 椎体水平。当婴儿出生时,脊髓末端位于 L_{1-2} 水平。至出生 3 个月后,脊髓升至成人水平,即圆锥尖部位于 L_2 水平,上下不超过 1cm。脊髓圆锥也逐渐变细,移行为终丝(成人直径<2mm)。到 3 岁时圆锥尾端位于 L_1 椎体下缘或 L_2 椎体上缘以后维持此位置不变。硬脊膜上升较少,基本仍停留在原来相应椎体水平,从 S_4~S_5(胚胎)上升到 S_3 水平(成人)。在脊髓上移过程中,如存在神经管闭合不全、椎管内脂肪瘤、表皮样囊肿、脊髓纵裂等原因导致脊髓牵拉、圆锥低位固定等改变,就会造成脊髓末端回缩不良,马尾终丝被粘连、束缚及压迫,使圆锥被牵引而导致圆锥慢性缺血,氧

化代谢作用下降而逐渐出现发育不良,导致脊髓栓系综合征症状。小儿脊髓栓系综合征以先天发育异常多见。

(二) 继发性脊髓栓系综合征

指由于手术、炎症、损伤等原因引起椎管内脂肪组织与脊髓和马尾紧密粘连,瘢痕收缩造成对脊髓的牵拉而引发症状, 常见于脊髓脊膜膨出修补术后和蛛网膜炎,可能和局部出血形成血凝块,脑脊液生化改变和纤维瘢痕组织形成有关。另外,在圆锥低位基础上也可诱发脊髓栓系综合征,如脊髓的一过性牵拉(截石位分娩、髋关节强力屈曲、久坐等)、合并椎管狭窄(急性腰椎间盘突出、腰椎滑脱等)、腰背部创伤。

目前对于脊髓栓系综合征神经功能障碍发生机制的理解大多来自动物模型。Yamada 等通过椎板切除术对终丝施加压力模拟脊髓栓系来制作猫的脊髓栓系综合征模型。通过动物实验研究线粒体代谢发现缺氧、脊髓缺血和脊髓受牵拉时均表现为还原型细胞色素 a_1、a_3 水平增加,即代谢率降低,同时脊髓电位也随之降低或消失。拉力越大,还原型细胞色素 a_1、a_3 水平越高,脊髓电位也越低,随着牵拉力的增加,血流及氧化代谢相应减弱,由于齿状韧带的缓冲作用,越近尾端,终丝牵拉对脊髓所产生的影响就越大。脊髓损伤的轻重与其受牵拉的程度、时间有直接关系,牵引力越小,时间越短,代谢功能损伤越轻,解除栓系后可恢复性越好,说明了早期手术的重要性。Kocak 等将豚鼠的终丝末端用黏合剂固定于骶骨周围组织制作了为符合生理状态的模型,结果发现脊髓存在缺血性损害,运动及感觉神经纤维的传导速度都减慢。Schneider 等对 10 例脊髓栓系综合征患者行栓系松解术, 术中利用激光多普勒(LDF)血流仪持续观察脊髓远端微循环变化,并与 5 例行选择性脊神经前根切断术的患者进行对照,结果表明栓系松解术后血流量明显增多,所有病例术后神经功能均有改善。脊髓对代谢功能变化极为敏感,如果牵拉造成血液循环障碍,必然造成进行性神经功能损害。因此,较为一致的观点是:脊髓远端的微循环变化可能是脊髓栓系综合征患者产生神经功能障碍的病理机制。Polo 等对 6 例脊髓栓系综合征患者行体感诱发电位(SSPE)监测,发现节段性体感诱发电位异常,主要是腰骶部的电位幅度减小或缺如,而所有患者的峰间电位均正常,提示上行性轴索电位的发生是同步的,从而证明脊髓受到持续性牵拉时,一般是长束损害的机会少,灰质损害的机会多。Fuse 和 Yamada 进一步利用辣根过氧化酶在薄束中的逆行性转运来评价脊髓受牵拉时长束的连续性,结果发现牵拉组与正常对照组之间,腰骶部标记的背根神经结细胞数目无明显差异,也提示脊髓受到牵拉时主要造成脊髓灰质的病变。Tani 等通过动物实验发现终丝和齿状韧带有缓冲牵拉的作用, 增粗的终丝则无缓冲作用。脊髓各段对牵拉的易感性也不同,骶尾部最易损伤,腰段次之,脊髓牵拉时总是最低部位最易出现症状。

二、临床表现

脊髓栓系综合征临床表现较为复杂。它既可发生于婴幼儿,也可发生于成年。症状出现的早晚与严重程度取决于脊髓和马尾神经受损的轻重, 一部分生后即有症状,另一部分在生后无症状,而在以后的不同年龄阶段出现症状,因而有儿童与成人脊髓栓系综合征之分,但多数出现在幼儿时期,成人少见。临床上,脊髓栓系综合征患者的症状体征显示损伤局限在腰骶段。在人类,损伤主要发生在 T_{12} 与 L_1 之下,除非高脊髓节段还同时存在其他不同的病变。具体临床表现如下。

(一) 疼痛

为脊髓栓系综合征较常见的症状,表现为难以描述的疼痛或不适,可放射但无皮肤节段分布的特点。范围可包括直肠肛门部、臀中部、尾部、会阴区、腰背部和下肢。下肢疼痛常分布广泛,超过单一神经根支配区,也有单侧根性分布,直腿抬高试验阳性,有时可与腰椎间盘突出症相混淆。疼痛常因久坐、身体过度屈曲等引起,较少有咳嗽或扭伤后加重。成人脊髓栓系综合征与儿童脊髓栓系综合征的临床表现有不同之处,成人脊髓栓系综合征通常是腰骶部痛比下肢常见,疼痛局限于腰背部、腹股沟、会阴区和臀部,有时可以放射至下肢,真正的根性疼痛罕见。腰骶部的活动尤其是屈伸运动将会使这些症状加剧。Yamada 等人把这种疼痛描述为"3B"症状:①不能像佛(buddha)一样盘腿而坐;②腰部不能轻微的弯曲(bend);③站立时难以抱着婴儿(baby)或者腰部难以维持承担轻物(<2.3 kg)。

(二) 感觉和运动功能障碍

感觉障碍主要表现为鞍区皮肤感觉麻木或感觉减退。由于脊髓栓系综合征的损害主要发生于灰质,白质功能相对完整,因此脊髓栓系综合征患者很少出现明显的感觉障碍平面。运动功能障碍可表现为上运动神经元损害或下运动神经元损害。

(三) 膀胱和直肠功能障碍

脊髓圆锥最接近尾端,它是脊髓直径最细的部分,在受牵拉时最易受伤,因此膀胱和直肠功能障碍较感觉、运动障碍发生早且不可逆。膀胱和直肠功能障碍常同时出现,前者包括遗尿、尿频、尿急、尿失禁和尿潴留,后者包括便秘和大便失禁。脊髓栓系综合征患儿的膀胱功能障碍可以出现各种症状,但以神经性膀胱(neurogenic bladder,NB)导致的尿失禁最为常见。近年来随着尿流动力学的发展,脊髓栓系综合征神经源性膀胱尿道功能障碍越来越受到重视。脊髓栓系综合征神经源性膀胱功能障碍的类型主要为逼尿肌反射不能、低顺应性膀胱、内括约肌痉挛、最大尿流率降低。造成上述障碍的原因可能是因逼尿无反射造成的充盈性尿失禁,也可以是逼尿肌反射亢进引起的急迫性尿失禁。尿动力学检查可客观反映神经性膀胱尿道功能障碍的类型、性质、病变程度,预测上尿路的损害,为临床提供客观依据及判断预后。脊髓栓系综合征患者出现直肠功能障碍的原因是因骶髓神经元发生变性坏死,盆底肌和肛门外括约肌失神经,直肠蠕动功能减弱,盆底肌瘫痪,肛尾三角(PAC)角变小,直肠膀胱陷凹或直肠子宫陷凹加深,造成排便困难、便秘。同时当腹压增高时肛管得不到支持而下降,腹腔的高压直接传送到直肠,使粪团无阻挡地进入肛管,由于肛门收缩力减弱,粪便进入肛管时不能得到有效控制,导致粪便潴留、失禁。

（四）皮肤异常和肌肉骨骼畸形

皮肤异常主要包括皮肤斑点或痣、皮肤瘢痕样组织、皮下肿块、皮肤窦道、脊膜膨出、皮下脂肪瘤或血管瘤和多毛症等。皮肤改变在婴幼儿及儿童较为常见，而在成人则不足半数。

脊柱骨骼畸形包括脊柱裂、脊柱侧弯、脊柱前凸和后凸、畸形椎体等。下肢畸形包括高弓足、马蹄内翻足、锤状趾、下肢肌肉萎缩。脊柱侧弯、前凸和后凸是椎旁肌肉的功能性适应改变了脊柱的弯曲。高弓足和马蹄内翻足显然是因为一些肌肉的无力造成足与趾拮抗肌平衡失调所致。这种肌肉力量的失衡类似于尺神经损伤引起的爪形手。

其他畸形有先天性髋关节脱位、泌尿系统畸形、Arnold-Chiari 畸形、先天性心脏病、唇裂、腭裂等。

三、临床分型

脊髓栓系综合征临床分型：目前对其分型并不统一，根据重点和目的不同可分为多种类型。下面主要介绍比较常见的几种分型方法。

（一）根据临床表现出现的时间分型

将脊髓栓系综合征分为儿童型和成人型（表 4-4）。

（二）根据病因的不同分型

可分为原发型和继发型。

1. 原发型　又可分为：脊膜膨出型、脂肪瘤型、脊髓纵裂型、肿瘤型、脊髓末端位置正常型和混合型。

表 4-4　儿童型和成人型脊髓栓系综合征的比较

临床表现	儿童	成人
疼痛	不常见，多位于背部或下肢	较常见，弥漫双侧性，多位于肛周和会阴
足畸形	足外翻，进行性加重	少见，无进行性加重
脊柱病变	常见脊柱侧凸，进行性加重	少见，无进行性加重
运动障碍	行走困难，步态异常	多为下肢无力
泌尿系统症状	常见，遗尿，反复尿路感染	常见，尿频、尿急、尿失禁（紧张性、充盈性）
下肢营养不良性溃疡	常见，多见于下肢	少见
皮肤异常	常见，皮肤斑点、皮肤瘢痕样组织、皮肤窦道、脊膜膨出、皮下脂肪瘤或血管瘤和多毛症等	<50%
加重因素	生长发育	外伤，牵拉圆锥，椎间盘突出，椎管狭窄

2. 继发型　最常见于脊膜膨出修补术后,也见于炎性反应、外伤。脊膜前膨出极其少见,常见脊膜膨出分为:单纯脊膜膨出、脊髓脊膜膨出、脂肪瘤脊膜膨出、脊髓脂肪瘤脊膜膨出和脊髓外翻。除单纯脊膜膨出中的极少数脊髓发育正常外,其他类型均有严重的脊髓发育异常。在脊髓栓系综合征未被重视以前,手术往往单纯行脊膜膨出修补术,导致脊髓栓系综合征或脊髓栓系综合征症状加重,应先行脊髓栓系松解,再行脊膜膨出修补。脂肪瘤型脊髓栓系综合征为脂肪瘤与脊髓末端分界不清,限制脊髓上升,压迫脊髓。如果脂肪瘤经裂开的椎板由椎管到达皮下称为脂肪瘤脊膜膨出。脊髓纵裂分为纤维性和骨性脊髓纵裂,纤维束和骨嵴限制脊髓上升导致脊髓低位,绝大多数终丝增粗。手术时应先探查切断终丝,再切除纤维束或骨嵴。肿瘤型脊髓栓系综合征主要为皮样和骶管囊肿,肿瘤与终丝关系密切。

(三) 根据病因学和预后结果分型

Gabriel等将成人脊髓栓系综合征分为如下五类:脊髓脊膜膨出修复术后型、终丝紧张型、脂肪瘤型、脊髓纵裂畸形型和蛛网膜粘连型。他们认为终丝紧张和脊髓纵裂畸形的患者预后较好,而那些脊髓脊膜突出修复术后、圆锥脂肪瘤或者瘢痕粘连的患者有 9%~50%仍存在疼痛和感觉运动障碍。

(四) 根据 MRI 及术中所见分型

将脊髓栓系综合征分为五型:终丝粗大型、脂肪瘤型、术后瘢痕组织粘连型、肿瘤型和混合型。该分型对脊髓栓系综合征的病理认识和治疗具有一定的指导意义,但是对栓系的具体程度、栓系症状的轻重以及栓系对神经损伤的程度不能给出合理的分级或分期,还不能起到对脊髓栓系综合征的全面指导作用。

(五) 根据术中病理特点分型

归纳出四种类型:单纯神经束膨出、粘连型;神经束终止型;脂肪瘤型;脊髓栓系为主型。还有人根据 MRI 中病变是否直接栓系脊髓将脊髓栓系综合征分为脊髓直接栓系型:指囊肿、脂肪瘤、纤维结缔组织等与脊髓圆锥粘连,造成脊髓栓系;非脊髓直接栓系型:包括终丝增粗、囊肿、脂肪瘤、纤维结缔组织等与终丝粘连,但是与脊髓无直接粘连。

虽然临床上对于脊髓栓系综合征的诊断分型方法有很多种, 但都有其局限性,并且分型方法众多给临床上治疗效果的评价带来了很大的不便,使效果评价失去了可比性,而且现有的分型方法难以全面分析、评价疾病的具体程度,对疾病的手术方式、治疗效果以及预后都不能发挥指导作用。因此,尽快制定一个对于脊髓栓系综合征的具体而全面的统一的分型方法是很有必要的。

四、辅助检查

MRI 是诊断脊髓栓系综合征的首选手段,不仅能发现病变,还可以明确脊髓与周围组织的关系。脊髓栓系综合征在 MRI 上的影像特征是:①低位脊髓,脊髓圆锥终

端达 L_2 椎体平面以下;②终丝短而粗,直径>2mm;③低位脊髓在脊膜囊中背移。MRI能清晰显示脊髓圆锥下移的位置、程度以及引起脊髓栓系综合征的原因,且对合并的脊柱畸形也能较好地显示,如圆锥软化灶或空洞、脊膜膨出及脊髓脊膜膨出、椎管内脂肪瘤、脊髓纵裂、表皮样囊肿、终丝或圆锥粘连等。如果脊髓圆锥位置正常,可以结合该病其他异常征象进行诊断。但是,MRI 对骨骼的显示较差,在分辨脊柱畸形与肿瘤、脊髓圆锥、脊神经根之间的关系时,不如 CT 脊髓造影清晰。另外,Brophy 等认为 MRI 对术后随访无价值,因为术后患者圆锥位置多无改变,MRI 也不能确定是否再栓系。

CT 检查可见脊髓圆锥下移,并且渐变尖变细,如果终丝横径在 2mm 以上即可确诊,并且能帮助判断脊髓栓系综合征是否合并有骨性脊髓纵裂、是否为脂肪性异常增粗的终丝。CT 脊髓造影能显示脂肪瘤、脊髓圆锥、马尾神经和硬脊膜的关系,对手术有一定的指导作用,但 CT 脊髓造影属有创性检查,目前已较少应用。

X 线检查主要用于判断是否有脊柱侧弯畸形和术前椎体的定位。

此外,对低年龄的患儿因椎管后部结构尚未完全成熟和骨化,B 超检查可显示脊髓圆锥。脊髓栓系综合征的超声特征是脊髓终端腹侧前血管的搏动消失,这是脊髓栓系综合征特有的表现。B 超尚可了解有无肾输尿管扩张积水、膀胱壁的厚度和剩余尿量等。通过超声观察圆锥运动是诊断、随访脊髓栓系综合征的较好方法,既可预测疗效,又可早期发现术后是否再栓系。

尿动力学的改变早于临床症状,可客观反映脊髓栓系综合征神经源性膀胱尿道功能障碍的类型和严重程度,是制定正确的治疗方案的基础,能预测上尿路的损害,故尿动力学和膀胱功能检测已成为判断手术疗效的客观指标。杨屹等研究提示,原发性、非脂肪瘤型、脊膜膨出型和出生时无泌尿系症状者术后尿失禁改善率高于继发性、脂肪瘤型、脊髓脊膜膨出型和出生时有泌尿系症状者。

神经电生理检查可以作为诊断脊髓栓系综合征和评价手术疗效的重要手段,并可在术中判断手术范围的大小。许多研究表明,脊髓栓系综合征患儿胫后神经-体感诱发电位(PTN-SEP)检测出现皮质电位潜伏期延长,波幅下降甚至消失,部分马尾电位波幅消失,提示脊髓栓系综合征主要导致神经元轴索损害;胫后神经、腓总神经运动神经传导速度(MCV)轻、中度减慢,动作电位波幅下降,甚至出现传导阻滞,病变随病情而加重。因此,PIN-SEP 检测对于脊髓栓系综合征的定位诊断以及脊髓栓系综合征时脊髓神经功能的评价具有重要意义。

五、诊断

通常结合患者神经功能缺失症状和体征及影像学提示有脊髓圆锥低位,诊断一般不难。由于脊髓栓系综合征患者早期常无症状,起病隐匿。因此,应结合临床表现及相应辅助检查,同时采用肌电图、尿流动力学和肛肠测压检查结果进行综合评价,早期诊断脊髓栓系综合征。

(一) 诊断要点

(1) 有先天性腰骶脊柱裂或有腰骶部手术史。
(2) 腰骶疼痛,疼痛范围广泛,与单一神经根损害无关。
(3) 有大小便失禁或足畸形。
(4) 鞍区感觉障碍,下肢进行性无力,步态异常。
(5) 脊柱中线局部皮肤异常。
(6) MRI 和(或)CT 脊髓造影发现脊髓圆锥位置异常和(或)终丝增粗。
(7) 异常的尿流动力学结果,异常的膀胱造影结果和明显的残余尿。

(二) 鉴别诊断

(1) 引起局部疼痛的疾病　如腰椎间盘突出、腰肌劳损、肌痛等。
(2) 引起运动、感觉障碍的疾病　如小儿麻痹、急性感染性多发性神经炎、脑性瘫痪、脑卒中等。
(3) 引起泌尿系统症状的疾病　如泌尿系感染、前列腺增生等。
(4) 合并其他畸形的疾病。

六、治疗

(一) 手术治疗

目前认为手术是治疗脊髓栓系综合征唯一的有效办法,提倡早期发现、早期诊断、早期手术治疗。具体手术方式应根据临床症状和影像学检查制定个体化方案。

1. 目的　切断终丝、清除圆锥周围的脂肪瘤、粘连组织,纠正局部被扭曲和压迫的脊髓,使脊髓得到松解,有利于改善受牵拉部位的微循环,不再加重神经功能的损伤,使没有变性的脊髓神经功能得以逐渐恢复;同时矫正合并的畸形。患有脊髓栓系综合征的患者,无论是儿童还是成人,都应早期手术,而成功的基础是早期诊断和完全的脊髓栓系松解。

2. 适应证
(1) 进行性感觉运动障碍,膀胱和直肠功能障碍进行性加重。
(2) 腰背部、下肢疼痛逐渐加重。
(3) 肢体畸形进行性加重。

3. 影像学标准
(1) 增粗的终丝。
(2) 终丝缺少粘弹性,如脂肪性终丝。
(3) 脊髓被拉伸。
(4) 脊髓圆锥向后移位并且终丝紧靠软膜。
(5) 骶管内蛛网膜下隙扩张,但成人脊髓栓系综合征的手术治疗存在较大的争议,包括是否需要手术及手术对象的选择。目前,成人脊髓栓系综合征手术指征可概括为:单独或混合存在的脂肪脊髓脊膜膨出,终丝紧张、增厚及脂肪浸润,椎管内肿瘤,脊髓纵裂,神经管原肠囊肿,腰骶部脂肪瘤、皮样囊肿,脊膜膨出修补术后所致的圆锥低位,临床上表现为大小便功能障碍、下肢无力、行走困难是手术的绝对适应证;而麻木、疼痛及腰骶部肿物影响美观只是相对适应证;足部畸形、脊柱侧凸常是轻微的改变,不宜作为手术指征。

4. **手术方法的选择** 因病理类型不同而采取不同的手术方法。

(1)终丝粗大型,可通过单椎板切除切断终丝来治疗。如有合并病变应先处理合并病变,后切除终丝,否则终丝切断后脊髓上升,再处理合并病变则较困难。应用体感诱发电位或电刺激器加以鉴别;当终丝异常增粗,无法与圆锥区别时,可用术中电刺激法逐步切除。终丝切断应在末端无肌电反应平面。

(2)显性脊柱裂(脊髓脊膜膨出常见)型,要求出生后短期内治疗以减少感染及神经损害的危险。栓系松解应从末端硬膜囊分离脊髓,当考虑有脊髓神经粘连,尤其是合并囊性膨出和脂肪瘤时,应从其上方正常硬膜处切开,仔细辨认、分离,充分松解粘连的脊髓神经,不要仅作囊性脊柱裂修补,而忽视栓系松解。

(3)脊髓纵裂畸形要求切除骨或软骨性隔膜,脊髓纵裂患者经常有增粗的终丝,它是栓系的另一原因,也应该将其分离并切断。

(4)皮毛窦的瘘管应将其切除,因为它常延续至鞘内。

(5)脊髓脂肪瘤和脂肪瘤型脊髓脊膜膨出比较相似,手术的目的是切除脂肪团,游离栓系的末端脊髓,关闭硬膜囊。如有脂肪瘤包裹脊髓神经,不强求全切脂肪瘤以免损伤脊髓脊神经,若残留脂肪较多,其上方1~2个节段的硬膜应扩大修补,以满足脊髓上升之需要;手术的目的是削除部分脂肪瘤以避免压迫。激光显微手术对于脂肪瘤切除及栓系松解非常有效。

5. **手术中的注意事项**

(1)椎管内操作应在手术显微镜下进行,避免神经损伤和出血,有利于提高手术疗效。

(2)显露病变时应用高速气钻切开1~2个正常的椎板,术后给予复位成型,以防局部粘连和瘢痕压迫。

(3)术中应用电刺激器或诱发电位来确定终丝的位置,以免损伤神经根,牵拉终丝延长小于10%可确认为终丝损伤。

(4)切除能对硬脊膜囊、脊髓、马尾神经造成牵拉、压迫的异常骨性或软骨组织,尽量使脊髓神经根松解,但切勿造成神经根损伤;如遇有脂肪瘤包绕脊髓与神经,即使是在显微镜下也难分出脊髓正常界限时,只能做脂肪瘤次全切除,避免破坏脊髓的血液循环或直接伤及脊髓或神经根,术后脊髓或神经根功能丧失。

(5)逐层充分止血,硬膜外置引流管,防止术后形成硬脊膜外血肿,24h后拔除引流管。术中常见的困难在于复杂性脂肪瘤和以前手术造成的瘢痕粘连,手术重建一个宽大完整的硬膜囊是非常重要的,可使脊髓与硬膜之间有充分的脑脊液,防止术后粘连和发生再栓系。

一些新的技术也被应用于手术治疗中。对于部分终丝粗大的患者可以进行微创手术,微创手术可以减少软组织损伤,预防瘢痕形成和脊髓栓系复发,还可以减少术中失血,减轻术后疼痛。电生理学监测在手术中有重要的作用,可使成人脊髓栓系综合征术后神经并发症发生率显著降低。常用的电生理学监测包括:胫后神经–体感觉诱发电位(PTN-SEP)、连续肌电图描记(CEMG)、诱发肌电图(EEMG)。

(二) 神经干细胞移植

目前认为在成体脑组织中神经元不能再生是因为存在抑制因子或缺少有丝分裂、迁移及营养等信号支持,并不仅仅是缺少干细胞,且目前在中枢神经系统内已经发现了一些抑制因子。神经营养因子与抑制因子之间的平衡可能决定着神经组织是否再生及再生程度,而将神经干细胞移植到组织中就可能改变这种平衡,并朝再生方向发展。鲍南等将胎鼠的神经干细胞移植到脊髓栓系综合征大鼠的病变脊髓中,得出神经干细胞移植对鼠的脊髓栓系有一定的治疗作用。随着研究的不断深入及完善,相信神经干细胞移植将会是治疗人类脊髓栓系综合征的新的、有效的方法。

(三) 综合治疗

对已遭受损害的神经功能可采用综合治疗措施。

1. 康复治疗 包括运动功能训练、步态训练、矫形器应用、物理治疗、传统中医治疗、行为管理等措施,促进患者的肢体功能恢复,避免出现新的神经功能损害,充分发挥其残余功能作用,提高生活质量。

2. 药物治疗

(1) 神经营养代谢促进药物,血管扩张剂及中药针灸等改善微循环。

(2) 抗胆碱制剂 是临床上最常用的减少逼尿肌无抑制性收缩的药物。抗胆碱治疗有稳定的效果,可以增加膀胱容量、减少逼尿肌无抑制性收缩的次数和延迟尿急的出现。

(3) α受体激动剂 膀胱颈和尿道近段富含α受体,α受体激动剂能增加尿道阻力,故可以用于治疗压力性尿失禁。

(殷玉华 李 明)

参 考 文 献

1. Bachli H, Wasner M, Hefti F. Intraspinal malformations: tethered cord syndrome. *Orthopade*, 2002, 31(1): 44~49

2. Yamada S, Lonser R R. Adult tethered cord syndrome. *J Spinal Disord*, 2000, 13(4): 319~323

3. Yamada S, Lonser R R. Adult tethered cord syndrome. *SpinalDisord*, 2000, 13: 319~323

4. Yamada S. Tethered cord syndrome in adults and children. *NeurolRes*, 2004, 26:

717~718

5. Yamada S, Won D J, Yamada S M, et al. Adult tethered cord syndrome:relative to spinal cord length and ilium thickness. *Neurol Res*, 2004, 26: 732~734

6. Yamada S, Won D J, Yamada S M. Pathophysiology of tethered cord syndrome: correlation with symptomatology. *Neurosurg Focus*, 2004, 15: E6

7. 曾健文. 脊髓栓系综合征神经源性膀胱尿道功能障碍的诊疗研究进展. 国外医学泌尿系统分册, 2005, 25: 611~614

8. Gabriel Y F, Grace W K, Michael G F. Adult tethered cord syndrome:clinical considerations and surgical management. *Neurosurg Q*, 2006, 16: 55~66

9. 张旗涛, 韩福友, 管声扬, 等. 腰骶部脊髓脊膜膨出的病理分型及显微外科治疗. 哈尔滨医科大学学报, 2002, 36(1): 54~56

10. 杨屹, 王伟. 脊髓栓系综合征术后尿动力学的测定及临床意义. 中华泌尿外科杂志, 2004, 25(9): 602~605

11. Jallo G I, Kothbauer K F, Epstein F J. Contact laser microsurgery. *Childs Nerv Syst*, 2002, 8: 333~336

12. Krassioukov A V, Sarjeant R, Arkia H, et al. Multimodality intraoperative monitoring during complex lumbosacral procedures: indications, techniques, and long-term follow-up review of 61 consecutive cases. *Neurosurg Spine*, 2004, 1: 243~253

13. Paradiso G, Lee G Y, Sarjeant R, et al. Multi-modality neurophysiological monitoring during surgery for adult tethered cord syndrome. *Clin Neurosci*, 2005, 12: 935~937

14. Paradiso G, Lee G, Sarjeant R, et al. Multimodality intraoperative neurophysiological monitoring findings during surgery for adult tethered cord syndrome:analysis of a series of 44 patients with long term follow up. *Spine*, 2006, 18: 2095~2102

15. 鲍南, 施诚仁. 大鼠胚胎神经干细胞移植治疗类脊髓栓系综合征的实验研究. 中华小儿外科杂志, 2006, 27(3): 147~151

16. Haro H, Komori H, Okawa A, et al. Long-term outcomes of surgical treatment for tethered cord syndrome. *Spinal Disord Tech*, 2004, 17: 16~20

17. Huttmann S, Krauss J, Collmann H, et al. Surgical management of tethered spinal cord in adults:report of 54 cases. *Neurosurg*, 2001, 95: 173~178

18. Lee G, Paradiso G, Tator C, et al. Surgical management of the adultt ethered cord syndrome:indications, techniques and long term outcomes in a series of 60 patients. *Neurosurg Spine*, 2006, 4: 123~131

19. Xiao C G, Du M X, Dai C, et al. An artificial somatic-central nervoussystem-autonomic reflex pathway for controllable micturition after spinal cord injury: preliminary result of 15 patients. *J Urol*, 2004, 170(4 pt 1): 1237~1241

经岩乙状窦前入路
微创化改良的解剖学研究

　　岩斜区肿瘤的手术切除一直是神经外科的难点。随着经岩乙状窦前入路的发展,成功切除岩斜区肿瘤的报道逐渐增多,但由于传统经岩乙状窦前入路暴露范围较大,需最大限度磨除岩骨后外部和岩骨嵴,轮廓化乙状窦、内耳、面神经等重要结构,手术操作困难耗时。Fukushima 认为传统经岩乙状窦前入路中的扩大乳突切除或岩骨广泛磨除并未能增加岩尖及斜坡区的暴露。现提出一种经岩乙状窦前入路的微创化改良方法,并结合国人成人头颅湿标本双侧分别随机模拟传统经岩乙状窦前入路和改良入路进行解剖学比较研究。

一、研究方法

　　15例10%甲醛溶液固定及血管彩色乳胶灌注的国人成人头颅湿标本(由上海交通大学医学院解剖教研室提供)。应用手术显微镜(镇江中天 LZJ,5~25 倍)、架、常规开颅器械及显微手术器械、电动磨钻(Marathon)、两脚规、量角器(精确度 0.1°)、游标卡尺(精确度 0.02mm)、数码照相机(Fujiflim FinePix S6500 fd)。

　　1. 解剖方法

　　将尸头标本随机一侧模拟传统经岩乙状窦前入路, 对侧则根据 Fukushima 观点对传统经岩乙状窦前入路进行微创化改良:只需磨除少量的岩周后部骨质,无需轮廓化内耳、面神经等重要结构,于乙状窦前方切开硬脑膜,再平行岩嵴切开小脑幕,到达岩斜区。本改良入路的头皮切口、颞枕骨窗大小、岩嵴磨除范围、硬脑膜切口等与传统乙状窦前入路有所不同[图 4-8(a)],具体为:

　　(1)围耳郭后方做一弧形头皮切口,起于耳屏上方 2cm,弧形弯向后下,切口后点最远达外耳道与枕外隆突连线的中点,止于乳突尖后 1cm。

　　(2)暴露骨面后仔细辨认星点和乳突上嵴终点,跨窦上下成"L"形骨瓣。最上点距离乳突上嵴终点 2cm, 最后点距离星点 1cm, 最下点距离星点 2cm。

　　(3)用磨钻磨除少量岩骨后部骨质,以暴露乙状窦前 4mm 硬脑膜为目标[图 4-8(b)]。轮廓化乙状窦上至窦膜角,下可至颈静脉球。注意骨质的磨除可由后向前垂

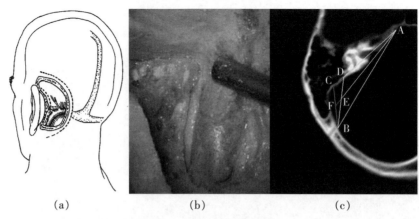

(a)　　　　　　　(b)　　　　　　　(c)

图 4-8　传统乙状窦前入路

(a) 改良乙状窦前入路皮瓣、骨瓣、乳突磨除程度及硬脑膜切口示意图;(b) 岩嵴磨除范围及乙状窦前硬脑膜的暴露;(c) 两种入路视野视角示意图[注:(c)为斜坡中点平面;A——岩斜裂中点;B——乙状窦、小脑牵开后限;C——为改良入路岩骨后部磨除界限;D——传统入路岩骨磨除界限,线AE,AF 为两入路手术操作深度。线 CD 为两入路岩骨后部磨除范围差值。角 BAD 为手术视野视角]

直硬脑膜沿横窦乙状窦推进,以暴露乙状窦前硬脑膜为目标。注意保留所有半规管及内淋巴管的完整性。无需乳突切除及扩大岩骨磨除范围。

(4) 颞下及乙状窦前硬脑膜沿骨缘切开,岩上窦结扎后切断。轻轻抬起颞叶并向后牵开乙状窦和小脑,平行岩嵴切开小脑幕至游离缘。打开环池蛛网膜即可显露岩斜区。测量相关解剖数据。

2. 主要指标　包括:

(1) 颞枕骨窗面积。

(2) 最大手术视角(以岩斜裂中点为顶点,岩骨后表面和最大程度往后牵开的乙状窦前缘和小脑所成的角度)。

(3) 手术操作深度(斜坡中点平面岩斜裂至视野中心距离)。示意图见图 4-8(c)。应用 SAS6.12 统计软件行配对 t 检验($P = 0.05$),结果取均值±标准差记录。

二、解剖研究结果

(一) 两种入路解剖指标比较

两种手术入路[图 4-9(a)、(b)]均可直视岩斜区,尤其为上中岩斜区。暴露的解剖结构包括:从动眼神经至后组脑神经—舌咽神经—副神经,大脑后动脉,小脑上动脉,基底动脉,小脑前下动脉,内听动脉及它们的细小穿支。调整显微镜视角还可暴露对侧展神经、三叉神经及大脑后动脉、小脑上动脉。两种入路解剖指标比较详见表 4-5。

(二) 岩骨后部骨质磨除范围的大小

由于 Trautmann 三角的解剖变异,岩骨后部骨质磨除的范围约为 10mm,主要以

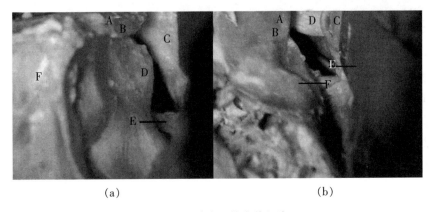

(a)　　　　　　　　　　　　　　　(b)

图 4-9　改良乙状窦前入路

(a) 改良乙状窦前手术入路视野图(颞叶、乙状窦和小脑分别牵向上、后方；A——动眼神经；B——沿岩骨嵴剪开的小脑幕；C——三叉神经；D——内听道上结节；E——面听神经；F——岩骨嵴。(b) 传统经岩乙状窦前手术入路视野图：A——小脑幕；B——大脑后动脉；C——小脑上动脉；D——三叉神经；E——展神经；F——面听神经

表 4-5　两种手术入路结果比较($\bar{x} \pm s$ n = 15)

入路方式	骨窗面积(mm²)	最大手术视角(°)	手术操作深度(mm)
传统乙状窦前入路	2745.98 ± 131.62	15.3 ± 1.3	52.52 ± 4.28
改良乙状窦前入路	1731.08 ± 27.48	15.1 ± 1.5	53.86 ± 3.54
t 值	0.0001	0.39	0.29
P 值	< 0.05	> 0.05	> 0.05

暴露乙状窦前 4mm 硬脑膜为目标，磨除方式为沿横窦至乙状窦方向垂直硬脑膜面磨除。本组中：后半规管后点至乙状窦前缘距离为(10.80 ± 2.06)mm；水平半规管的长度为(10.06 ± 0.62)mm；面神经垂直段距离乙状窦前缘中点为(7.20 ± 2.00)mm；前庭导水管外口距乙状窦前缘的距离为(11.60 ± 1.46)mm，因此沿乙状窦前缘 4mm 磨除岩骨是安全的，无须考虑后半规管、面神经垂直段等内耳结构及内淋巴囊管的损伤。由于颞骨后面呈稍突向小脑的弧形，内耳道上结节阻挡了手术视野[本组中内耳道上结节至总脚的骨质长度为(8.46±1.32)mm]，故可予以磨平内耳道上结节来获得良好的视野。在实际磨除过程中内耳道外上方的弓状动脉是重要的解剖标记，超过动脉的上方就有损伤半规管的可能。

　　Labbé 静脉与颞叶上抬范围：影响本入路幕上暴露的重要结构为 Labbé 静脉，轻抬颞叶即可显露。每侧常为 1~2 支，于颞叶后部及枕叶注入横窦，各分支游离长度为(9.77±4.10)mm 至(14.90±4.90)mm。Labbé 静脉靠近横窦近侧端时，抬起颞叶无困难，当靠近远侧近乙状窦时，常使颞叶抬起困难。本组有 2 例各一侧 Labbé 静脉汇入横窦远侧，其中一侧靠近横窦乙状窦移行处，使颞叶无法抬起。在不损伤 Labbé 静脉情况下，本组中颞叶上抬范围为 10mm。

三、经岩乙状窦前入路解剖比较研究体会

岩斜区肿瘤深居脑干腹侧面,毗邻基底动脉、大脑后动脉、小脑上动脉以及Ⅲ~Ⅻ对脑神经等重要结构,而肿瘤又多为良性,其手术切除一直是神经外科的难点。岩斜区肿瘤的手术入路较多,有颞下入路、额颞海绵窦入路、枕下乙状窦后入路和经岩乙状窦前入路等。由于采用乙状窦前入路时岩骨、颅中窝底骨质广泛切除以及蛛网膜下隙脑脊液引流造成脑组织回缩,使术野颇为开阔,可直视鞍旁、脚间窝直至枕大孔区及一侧的Ⅲ~Ⅻ脑神经。既充分显露肿瘤,又便于保护脑神经,大大降低了手术危险性。

(一)乙状窦前入路优点

Al-Mefty 总结认为乙状窦前入路具有下述优点:

(1)小脑和颞叶牵拉轻微。

(2)至斜坡的手术距离较标准颞下入路缩短 3cm。

(3)视野可直达病变及脑干的腹侧和外侧。

(4)神经和内耳结构包括耳蜗、迷路和面神经可得以保留。

(5)能保留横窦、乙状窦、Labbé 静脉和基底静脉。

(6)术中可早期阻断肿瘤血供。

(7)可多角度操作,有利于分离切除病变。故岩斜区肿瘤除了较小的、未明显侵及幕上、主要位于小脑脑桥角的可取乙状窦后入路外,宜优先选择经岩乙状窦前入路。

经岩乙状窦前入路从出现到基本定形经历了许多变迁。早在 1966 年,Hitelberger 及 House 在原有乙状窦后入路的基础上磨除岩骨以扩大暴露范围,尝试由乙状窦前入路切除岩斜区脑膜瘤,但因手术器械及显微外科技术的限制,病死率及并发症均很高。1970 年 Morrison 及 King 应用乙状窦前经迷路入路切除大型听神经瘤。同年 Malis 开始应用经迷路后经乙状窦入路,通过横断乙状窦以获得幕上下良好暴露,强调了术中 Labbé 静脉保护的重要性并试图保留听力。1977 年 Hakuba 对 Malis 的方法进行改良,扩大了岩骨的磨除范围并加作乳突切除,但 Fukushima 认为,岩骨的磨除应以暴露充分为目的,过分磨除骨性半规管及迷路耳蜗不但可使面听神经损伤,还会增加术后脑脊液漏的机会,扩大乳突切除或岩骨广泛磨除并未能增加岩尖及斜坡区的暴露。况且肿瘤的性质决定了肿瘤的切除程度,良好的暴露只是切除肿瘤的先决条件。

(二)通过解剖比较研究

(1)乙状窦前入路中由于 Labbé 静脉和乙状窦的存在使颞叶和小脑的牵开受到限制。本实验在不损伤 Labbé 静脉的前提下,颞叶抬起的高度为 10mm;乙状窦、小脑向后牵离岩骨后表面的最大距离为 12mm。因此过分扩大骨瓣来增加深部岩斜区的暴露并无帮助。本实验"L"形骨瓣最上点距离乳突上嵴终点 2cm,最后点距离星点 1cm,最下点距离星点 2cm。已有足够的空间来上抬颞叶和后移乙状窦及小脑。增加

岩骨后部磨除范围所导致的只有三叉神经副神经外侧方即 CPA 区直视术野的扩大，对于生长肿瘤的岩斜区并无实质术野的扩大。过分磨除岩骨不但可使面神经损伤，且明显增加了手术时间。

（2）根据 Fukushima 的观点，只需磨除少量的岩周后部骨质，显露乙状窦前方 4mm×10mm 的硬脑膜区即可。但实践中笔者体会到暴露乙状窦前 10mm 的硬脑膜长度过短，不利于乙状窦的牵开。故此，在实验中磨除骨质显露乙状窦前硬脑膜时根据需要长度并不局限于 10mm，获得较好效果。

（3）直视下磨除内听道上结节较传统乙状窦前入路磨除岩骨乳突更加安全可靠。后者在磨除过程中由于不能在直视下辨认面神经，只能靠骨质硬度和色泽的改变及术者的经验来确认，较为困难和费时。

（4）乙状窦的粗细直接影响岩嵴磨除范围的大小。因国人乙状窦大多右侧发达，故本手术入路较其他乙状窦前手术入路更加适合于肿瘤位于左侧上中岩斜区的病例。

（三）改良乙状窦前入路的优点

（1）骨窗小，仅为传统乙状窦前入路的一半左右，创伤相应减小。

（2）虽然骨窗小，但完全不影响乙状窦向后推移和颞叶上抬，术野暴露良好。

（3）避免颞叶的过度牵拉引起颞叶和 Labbé 静脉损伤。

（4）能尽量避免骚扰岩骨内的结构，减少面瘫、听力丧失等并发症，使脑脊液漏的可能性也减少。

（5）由于无需行全乳突切除，可全部或部分保留胸锁乳突肌附着的乳突尖，对肌肉功能影响小，有利于美观。

总之，改良乙状窦前入路较传统入路更简便、安全和微创，是岩斜区肿瘤手术治疗的较佳入路。

（钟春龙）

参 考 文 献

1. Horgan M A, Anderson G J, Kellogg J X, et al. Classification and quantification of the petrosal approach to the petroclival region. *J Neurosurg*, 2000, 93(1): 108~112

2. Natarajan S K, Sekhar L N, Schessel D, et al. Petroclival meningiomas:multimodality treatment and outcomes at long-term follow-up. *Neurosurgery*, 2007, 60(6): 965~981

3. Little K M, Friedman A H, Sampson J H, et al. Surgical management of petroclival meningiomas: defining resection goals based on risk of neurological morbidity and tumor recurrence rates in 137 patients. *Neurosurgery*, 2005, 56(3): 546~559

4. Bambakidis N C, Kakarla U K, Kim L J, et al. Evolution of surgical approaches in the treatment of petroclival meningiomas: a retrospective review. *Neurosurgery*, 2007, 61(5 Suppl 2): 202~211

5. 周良辅. 神经外科手术图解. 上海: 上海医科大学出版社, 1998

HPPH-光动力疗法的研究现状及在头颈部肿瘤的应用

新型光敏剂焦脱镁叶绿酸 α 己醚(HPPH)属叶绿素类,是以叶绿素为原料经合成而得到的衍生物。目前正应用于头颈部肿瘤、基底细胞癌、阻塞性食管、高分化的 Barrett 食管的临床 Ⅰ 期、Ⅱ 期试验中。其具有良好的疗效和极低的皮肤光敏性,有望成为一种重要的临床光敏剂。本书就 HPPH 的特点、在肿瘤成像-治疗多功能制剂发展中的作用、临床尤其在头颈部肿瘤的应用等方面进行综述。

一、光动力疗法简介

(一) 光动力疗法的特点

光动力疗法(photodynamic therapy,PDT)是一种有前途的高选择性治疗肿瘤的新技术,相对于传统的治疗手段(手术、放疗、化疗),光动力疗法更可控制,能选择性地杀伤恶性肿瘤细胞而不破坏正常组织,具有更大的优势:

(1) 光动力疗法能应用于不能外科手术的位置。

(2) 老年患者和其他不能忍受外科手术、化疗或放疗的患者可采用光动力疗法治疗。

(3) 目前的治疗方法如化疗经常导致患者恶心、呕吐,造成一些患者免疫系统损坏,出现各种免疫紊乱症状。同样,放疗也有不良反应,例如上皮表面严重损伤、软组织肿胀和其他不好的症状。相反,光动力疗法单独使用不会对器官造成任何毒性。肝和肾脏滞留数天至数月不会对其产生任何损害。

(4) 光动力疗法是一种非侵入性治疗方法。

(5) 光动力疗法能应用于固体肿瘤的主要和辅助治疗,包括脑、膀胱、食管、头部和颈部、肺、前列腺、腹腔、胸腔和皮肤。

(二) 光动力疗法的活性成分

光动力疗法的有效治疗包括三个部分:光敏剂、光、氧。

1. 单态氧 单态氧 $^1O_2$ 是反应性氧簇(reactive oxygen species,ROS)的主要成分,其他还包括羟基 OH^- 和超氧阴离子 O_2^-,其依赖凋亡和坏死的细胞死亡机制杀伤肿瘤细胞。具体过程是:由于肿瘤组织血管系统特殊的高渗透性及停滞效应造成血循环中的光敏药物能够在此部位被高度选择性积聚。当采用特定波长、合适能量量密度的激光照射,光敏剂受到激发能吸收特定波长光的能量,从基态的单态(S_0)转换成激发态的三态(T_1),T_1 参与两种反应。第一种参与生物基态的电子转移过程形成放射性离子,与氧反应后产生氧化产物,例如超氧阴离子 O_2^-,称为 Ⅰ 型反应。第二种经历光化学过程,称为 Ⅱ 型反应,在光动力疗法中占主导地位。T_1 把能量传递给周围介质中稳定的三态氧分子 $^3O_2$,生成存活期短、高反应单态氧分子 $^1O_2$,一种公认的细胞毒性剂(图 4-10)。单态氧和相邻肿瘤组织中大分子和细胞成分发生氧化反应,发生细胞毒性作用,进而导致肿瘤细胞不可逆的受损乃至死亡。由于 $^1O_2$ 在细胞内的生存期很短,细胞膜脂质区为 100ns,胞质为 250ns,其在细胞内的弥散范围约 45nm。由于人类细胞的直径为 10~100μm,故 $^1O_2$ 弥散的距离局限于单个细胞内,作用的是亚细胞结构。

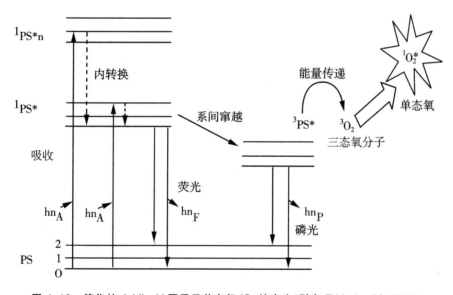

图 4-10 简化的 Jablinski 图显示单态氧 $^1O_2$ 的产生(引自 Ethirajan M. 2011)

2. 光 光动力疗法的光源最常使用的是激光,激光产生高相干性的能被聚焦及经光纤传输的单色光,通过特殊设计的光纤系统直接传输至靶组织。早期使用的大多数激光系统(如氩离子泵浦染料激光)体积巨大且很昂贵。这些激光器仅适用于实验研究目的,不适合临床应用。随着半导体激光的日益发展,其体积小巧、便于携带、价格较低的特点使得光动力疗法更经济和实用。

3. 光敏剂 光敏剂(photosensitizer,PS)是光动力疗法的关键因素,自 Photofrin 被批准应用于光动力疗法治疗,全世界的研究者都在积极寻求有效的光敏剂。理想的光敏剂应符合以下的要求:

（1）能产生足够的单态氧 $^1O_2$，$^1O_2$ 是光动力疗法杀伤肿瘤重要的细胞毒性剂。

（2）在长波长区有高的吸收系数，卟啉类通常在 600~650nm，叶绿素类在 630~700nm。

（3）无暗毒性，极弱的皮肤光敏反应，选择性聚焦于肿瘤组织（肿瘤优先潴留、快速聚焦，其他器官清除快）。

（4）光敏剂的分布在光动力疗法中很重要，这取决于其化学结构、水溶性且含有疏水基质的两性类光敏剂尤其有效。

（5）性质稳定，易溶解于注射剂中。

（6）化学纯度高、组分单一、生产工艺简单、合成路径短、产量高。光敏剂优先分布在肿瘤中的机制尚未完全明了，公认的可能因素有低密度脂蛋白受体数目的增加、巨噬细胞的存在、pH 降低，此外肿瘤的异常结构诸如间隙很大的基质、渗漏的脉管系统、受损淋巴的排泄、大量新合成的胶原（镶有卟啉）和大量的脂质（对脂溶性染料有高度的亲和力）亦有助于光敏剂的优先分布。

二、光敏剂的发展

（一）光敏剂发展简史

1900年 Rabb 首次报道了组织的光化学敏感性，他发现一定波长的光对染有吖啶橙的草履虫是致命的。应用光治疗肿瘤最早见于 1903 年 Tappeiner 等采用局部外用伊红和日晒治疗皮肤肿瘤。然而直到 20 世纪 80 年代，血卟啉衍生物（hematoporphyrin derivative，HpD）的活性成分才被分离和部分识别。美国 Roswell Park 肿瘤研究所的研究显示血卟啉衍生物是卟啉二聚体和低聚体的混合物，1984 年，该药开发成功，商品名为光敏素（photofrin）。目前美国、加拿大、欧洲和日本的卫生组织已批准 Photofrin 在临床上治疗各种类型的肿瘤。尽管光敏素是一种有效的光敏剂，但由于激活该药的 630nm 红光并非处于组织的最佳穿透光波长范围，也非其最佳吸收光波长范围，决定了该药杀伤程度较浅。同时血卟啉衍生物在皮肤中的存留时间长达 4~6周，易引起皮肤光敏反应。为克服这些缺点，新一代光敏剂不断被研发，主要围绕着筛选出更有效和低皮肤光敏性的新型光敏剂，其中叶绿素类光敏剂由于其较长的激发波长和较轻的皮肤光敏性日益受到青睐，替莫泊芬（temoporfin，商品名 foscan）已被欧盟批准用于治疗头颈部肿瘤，他拉泊芬（talaporfin）被日本批准用于治疗早期肺癌。HPPH 正应用于早/晚期肺癌和食管癌的临床 I 期和 II 期试验，取得了很好的疗效。

（二）光敏剂家族

光敏剂的分类是按照直接的化学结构来分，来自三大家族。

1. 卟啉类

（1）血卟啉衍生物（hematoporphyrin derivative，HpD）。

（2）以卟啉为基本结构的物质。

（3）苯卟啉衍生物（benzoporphyrin derivative，BPD）。

（4）δ 氨基-γ 酮戊酸（δ-aminolevulinic acid，ALA）。

（5）得克萨斯卟啉。

2. 叶绿素类

（1）绿素。

（2）紫红素。

（3）细菌性绿素。

3. 染料类

（1）酞菁。

（2）萘酞菁。

三、HPPH 的特点

新型光敏剂 HPPH 属叶绿素类，它的化学名称为 2 -（1 -hexyloxyethyl）-2 -devinylpyropheophorbide-α，是以叶绿素为原料经合成而得到的衍生物（图 4-11）。HPPH 不溶于水，其制剂是将 HPPH 溶解于含 2%乙醇和 0.1%聚山梨酯-80（polysorbate，吐温-80）的 5%葡萄糖溶液中配置而成。HPPH 由美国 Roswell Park 肿瘤研究所研发，Pandy 等合成和评估了一系列焦脱镁叶绿酸烷基醚类的亲脂性（研究显示生物效应取决于分子的亲脂性），已醚类在体的光敏活性是最佳的。HPPH 在临床前实验中显示

图 4-11 HPPH 的化学结构

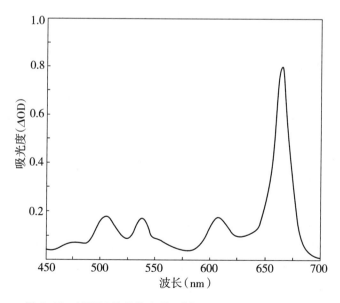

图 4-12 HPPH 的吸收光谱（引自 Susan A. Autry. 1993）

了良好的光物理和药代动力学特性,目前正应用于头颈部肿瘤、基底细胞癌、阻塞性食管、高分化的 Barrett 食管的临床 I 期和 II 期试验中(商品名为 Photochlor)。HPPH 溶解于大多数有机溶剂,如甲醇。其在红光区域 660nm 处有一最大吸收峰。由于微分子的相互作用经常导致红光位移 5~10nm(图 4-12)。Autry 等测定了 HPPH 抑制 10% 胎牛血清培养液中的 9L 神经胶质肉瘤细胞的作用光谱,显示光毒性增加了 5nm,在 665nm 处细胞最大程度被杀死。与传统的光敏素(photofrin,HpD 的商品名)不同,HPPH 能被重复合成为纯净、稳定的化合物,其激发波长 665nm 较光敏素的 630nm 更长,组织穿透更深,快速的组织清除率缩短了皮肤光敏反应的持续时间。Lobel 等应用分光光度镜测试激发 HPPH 的 665nm 的光穿透裸大鼠正常脑组织深度较 630nm 深 30%。Bellnier 等报道 HPPH 的血浆清除率是 84.2ml/h,光敏素是 25.8ml/h。

四、HPPH 在肿瘤成像–治疗(治疗诊断学)多功能制剂发展中的应用

目前标准的非侵入性诊断方式包括 MRI、CT、正电子发射计算机断层摄影、单光子发射计算机断层摄影、超声等只能提供结构性图像,而无生理的功能性信息。分子成像制剂以其能测定活的人体细胞特殊的蛋白质或核酸,包括突变的癌蛋白的特性引起人们极大地兴趣,该化合物能同时应用于肿瘤成像和治疗,故称为多功能制剂。光敏素和大多数长波的亲肿瘤性光敏剂(如细菌性叶绿素)的红光吸收峰和激发峰差异太小,限制了其在这方面的应用。Pandy 等将亲肿瘤的 HPPH 和靛青染料耦合在一起,目前正进行多中心的临床 II 期试验,该双功能制剂显示了光动力疗法的效果和肿瘤成像的特点。Pandy 等将 HPPH 和钆氨基苯甲基–二乙烯三胺五乙酸(DTPA)耦合,制成水溶性的多功能制剂,用于 MR 成像和光动力疗法,产生了最佳的肿瘤对比成像和光动力疗效。用于磁共振成像和光动力疗法的多功能制剂的剂量未显示任何器官毒性。该团队还将 HPPH 和放射性物质 [111]In 耦合用于单光子发射计算机断层摄影成像和光动力疗法;和 [124]I 耦合用于正电子发射断层摄影成像和光动力疗法,目前正在研究中。

五、HPPH 纳米晶体

美国 Roswell Park 癌症中心于 2007 年采用再沉淀法研制成功 HPPH 纳米颗粒,疏水性的 HPPH 转化成在水分散液中稳定保持的纳米晶体颗粒,能被肿瘤有效吸收而不需要另外的载体,避免了载体的不良反应。在体和离体疗效和传统剂型相当。进一步的研究目标是调节纳米晶体的大小以提高疗效,达到长期在体循环和肿瘤组织聚集的目的。HPPH 纳米晶体在肿瘤成像和光动力治疗中应用能促进多功能治疗诊断学的进一步发展。

由于血–脑屏障的存在,HPPH 纳米晶体应用于脑肿瘤的光动力辅助治疗更具有临床意义,HPPH 纳米晶体自身即可通过各种纳米机制经血液穿过血–脑屏障而不需要其他纳米材料载体的运载,提高脑内的药物浓度,故极有希望成为有前途的脑恶性胶质瘤光动力治疗脑靶向给药新方法,具有广阔的应用前景。

六、HPPH-光动力疗法在临床的应用

HPPH 是一种疗效佳、皮肤光敏反应轻的新型光敏剂。美国 FDA 批准 HPPH 进行 I 期和 II 期临床试验研究的第一项指征是食管癌（包括 Barrett 食管），疗效满意，目前范围已扩大至头颈部肿瘤、皮肤基底细胞癌、肺癌、口腔癌，均取得了极佳的效果。与光敏素和替莫泊芬不同，采用 HPPH 治疗的患者无一例出现明显的长期皮肤光敏反应。HPPH-光动力疗法的动物和临床试验数据显示了其在治疗某些类型的肿瘤方面巨大的潜力。

（一）动物鳞状细胞癌

总的来说，光动力疗法对于皮肤、食管、胃肠道和泌尿生殖系统的表浅新生物是一种有效的治疗手段。Magne 等使用 HPPH 治疗猫面部的鳞状细胞癌，T1 期的痊愈率达 100%，T1b 期痊愈率 56%，T2b 期痊愈率 18%，随访中临床、血液或生化检查无任何毒性发现。Giuliano 等报道采用外科手术切除联合 HPPH 用于治疗 9 例马睑缘的鳞状细胞癌，采用局部外涂方式，HPPH 剂量 $1mg/cm^2$，8 例随访 25~68 个月无复发。这两例报道中的动物曾采用放疗和手术治疗，但均复发。McCaw 等采用 HPPH-光动力疗法治疗 11 例犬口腔鳞状细胞癌，HPPH 剂量 0.3mg/kg，8 条犬治愈，随访 17 个月无复发。

（二）人类的癌症

美国 FDA 批准的光敏剂-光动力治疗肺癌引起的气道阻塞非常有效，但需避光 4~6 周，然而某些第二第三代光敏剂包括 HPPH 的皮肤光敏性非常小，HPPH 在美国 Roswell Park 癌症中心用于早期和晚期的肺癌临床 I 期和 II 期试验，还用于治疗食管癌的部分性阻塞、高度分化不良的 Barrett 食管和皮肤的基底细胞癌。25 例患者的药代动力学显示半衰期为 7.77h，血清中未测到代谢物。Bellnier 等报道 48 名患者接受不同剂量的 HPPH 和光刺激后显示第二天最高药物浓度和光剂量，皮肤仅出现红斑而无水肿，即使这样温和的反应几天后就消失了。16 例肺癌患者经 HPPH 光动力治疗后，除一例外，所有的患者均显示完全有效或部分有效并且无皮肤光敏反应出现。对于食管癌包括 Barrett 食管或阻塞性食管癌，HPPH-光动力疗法的疗效极佳。Allison 等报道 8 例食管癌患者采用 HPPH-光动力疗法，HPPH 剂量 0.15mg/kg（$6mg/m^2$），均获得极佳的效果。几例 Barrett 食管患者临床起反应的 HPPH 剂量是 4~$6mg/m^2$。3 例基底细胞癌患者的 HPPH 剂量 $0.08mg/cm^2$（$3mg/m^2$），24h 后采用照射剂量 $50J/cm^2$ 或 $150J/cm^2$。肺癌的支气管内复发者也用 HPPH $4mg/m^2$ 治疗获得成功。

七、HPPH-光动力疗法在头颈部肿瘤的应用

头颈部肿瘤的治疗手段包括手术、化疗、放疗或联合治疗，尽管改善了治疗方案，但各种方法都有其缺陷。例如：手术需要切除重要的功能性组织如舌部；化疗和放疗会导致永久性血管功能障碍和坏死，非肿瘤组织如口腔黏膜的严重毒性和不可

逆的损伤,经常损害患者生活质量。光动力疗法是一项新兴的治疗选择,非常适合治疗头颈部肿瘤,因为 PDT 对位于肿瘤下方的功能性结构影响很轻,美容效果亦佳。光敏素-光动力疗法在头颈部肿瘤尤其是口腔癌显示了非常好的疗效。许多口腔癌患者不适合目前常用的绝大部分治疗手段,但光敏素-光动力疗法疗效极佳。Roswell Park 肿瘤研究所应用 HPPH 光动力治疗口腔肿瘤,疗效和使用光敏素报道的疗效一样好但无明显的皮肤光敏反应。Sunar 等报道采用 HPPH 光动力治疗头颈部肿瘤,用分子方法检测治疗前后肿瘤组织的血管参数(平均肿瘤血流、血体积分数、血氧饱和度)变化,发现 HPPH-光动力疗法引起肿瘤组织明显的光漂白和血管破坏,证实了 Bellnier 等报道的 HPPH 的肿瘤血管破坏效应。

恶性脑胶质瘤经常在手术切除边缘复发,胶质瘤细胞侵袭性高、呈浸润性生长,很多胶质瘤侵入脑重要功能区或附近区域,所以即使在神经外科显微技术已经很成熟的今天仍然很难做到完全切除,术后易复发。手术以外的放、化疗在杀伤肿瘤细胞的同时,对正常的脑组织也有损害,还会出现严重的全身不良反应,治疗效果不甚满意,患者预后差,病死率高。对于恶性星形细胞胶质瘤(WHO Ⅲ型和Ⅳ型)及多形性胶质母细胞瘤(WHO Ⅳ型),手术后往往在切除肿瘤边缘 1~2cm 范围内肿瘤细胞迅速生长,肿瘤复发,平均生存率仍低于 2 年。光动力疗法能识别和杀伤切除肿瘤边缘,肉眼难以辨别的肿瘤细胞。以血卟啉衍生物的活性成分提炼成功的光敏素是国际上已获美国 FDA 批准可应用于治疗恶性肿瘤唯一的光动力疗法药物,也是迄今为止最常用、研究最多的光敏剂。Muller 等首次报道采用光敏素-光动力疗法治疗 56 名放疗无效的复发性脑肿瘤患者,能提高生存期。Kaye 等报道采用光敏素-光动力疗法联合手术和放疗治疗的 120 例胶质母细胞瘤和退行性星形细胞瘤患者的生存期较长,但光敏素的光物理特性、药理学和持续的皮肤光敏性限制了其在脑胶质瘤光动力治疗中的应用。2004 年至今仅有 10 篇光动力治疗脑肿瘤的研究发表。治疗恶性脑胶质瘤理想的光敏剂至少具备以下三点:①肿瘤组织选择性的吸收,包括肿瘤细胞和肿瘤边缘组织;②药物光激活所需的光穿透深度;③药物从皮肤清除的速率。HPPH 的特性使其可能比光敏素更适合治疗脑肿瘤。Autry 等报道采用 HPPH 0.5mg/kg 光动力治疗大鼠神经胶质肉瘤后 7d,肿瘤的控制率达 70%,尽管 HPPH 早期的足反应超过光敏素,但治疗 5d 后,其药物清除率明显快于光敏素。Lobel 等报道采用 HPPH 光动力治疗裸大鼠 U87 胶质细胞瘤,生存期明显延长。王宇等报道采用 HPPH 光动力治疗鼠 G422 脑胶质瘤,从抑瘤率、肿瘤细胞凋亡率、突变型 P53 蛋白、P16 蛋白多个层面均发现 HPPH 较传统的血卟啉衍生物抑制肿瘤作用更强。HPPH-光动力疗法应用于临床胶质瘤的治疗尚未见报道,鉴于美国 Roswell Park 肿瘤研究所 HPPH 纳米晶体研制成功和目前正在进行的将 HPPH 耦合在肿瘤成像和治疗(治疗诊断学)多功能制剂中的研究,不久的将来可以利用肿瘤荧光成像确定手术切除范围,切除肿瘤后再进行光动力治疗,减少术后复发,延长生存期。HPPH-光动力疗法应用于临床前景广阔。

(张美珏)

参 考 文 献

1. Ethirajan M, Chen Y H, Joshi P, et al. The role of porphyrin chemistry in tumor imaging and photodynamic therapy. *Chem. Soc Rev*, 2011, 40: 340~358

2. Konan Y N, Gurny R, Allemann E. State of the art in the delivery of photosensitizers for photodynamic therapy. *Journal of Photochemistry and Photobiology B-Biology*, 2002, 66(2):89-106.

3. Bellnier D A, Greco W R, Loewen G M, et al. Population pharmacokinetics of the photodynamic therapy agent 2-[1-hexyloxyethyl]-2-devinyl pyropheophorbide-α in cancer patients. *Cancer Res*, 2003, 63(8): 1806~1813

4. Allison R R, Downie G H, Rosa C, et al. Photosensitizer in clinical PDT. *Photodiagnosis and Photodynamic Therapy*, 2004, 1:27-42.

5. Lobel J, MacDonald I J, Ciesielski M J, et al. 2-[1-hexyloxyethyl]-2-devinyl pyropheophorbide-alpha (HPPH) in a nude rat glioma model:Implications for photodynamic therapy. *Lasers in Surgery and Medicine*, 2001, 29(5): 397~405

6. Bellnier D A, Greco W R, Loewen G M, et al. Clinical pharmacokinetics of the PDT photosensitizers porfimer sodium (Photofrin), 2-[1-hexyloxyethyl]-2-devinyl pyropheophorbide-a (Photochlor) and 5-ALA-induced protoporphyrin IX. *Lasers Surg Med*, 2006, 38(5): 439~444

7. Loewen G M, Pandy R K, Bellnier D A, et al. Endobronchial photodynamic therapy for lung cancer. *Lasers Surg Med*, 2006, 38(5): 364~370

8. Giuliano E A, MacDonald I, McCaw D L, et al. Photodynamic therapy for the treatment of periocular squamous cell carcinoma in horses:a pilot study. *Veterinary Ophthalmology*, 2008, 11:27-34.

9. McCaw D L, Pope E R, Payne J T, et al. Treatment of canine oral squamous cell carcinomas with photodynamic therapy. *British Journal of Cancer*, 2000, 82(7): 1297~1299

10. Ethirajan M, Chen Y H, Joshi P, et al. The role of porphyrin chemistry in tumor imaging and photodynamic therapy. *Chem Soc Rev*, 2011, 40: 340~362

11. Bellnier D A, Greco W R, Nava H, et al. Mild skin photosensitivity in cancer patients following injection of Photochlor for photodynamic therapy. *Cancer Chemother Pharmacol*, 2006, 57(1): 40~45

12. Allison R R, Downie G H, Rosa C, et al. Photosensitizer in clinical PDT. *Photodiagnosis and Photodynamic Therapy*, 2004, 1: 27~42

13. Chen Y, Gryshuk A, Achilefu S, et al. A novel approach to a bifunctional photosensitizer for tumor imaging and phototherapy. *Bioconjug Chem*, 2005, 16(5): 1264~1274

14. Spernyak J A, White W H, Ethirajan M, et al. Hexylether derivative of pyropheophorbide−α(HPPH) on conjugating with 3gadolinium(Ⅲ) aminobenzyldie-thylenetriaminepentaacetic acid shows potential for *in vivo* tumor−imaging(MR, fluo-rescence)and photodynamic therapy. *Bioconjug Chem*, 2010, 21(5): 828~835

15. Baba K, Pudavar H E, Roy I, et al. A new method for delivering a hydrophobic drug for photodynamic therapy using pure nanocrystal form of the drug. *Mol Pharm*, 2007, 4(2): 289~297

16. Sunar U, Rohrbach D, Rigual N, et al. Monitoring photobleaching and hemodynamic responses to HPPH−mediated photodynamic therapy of head and neck cancer:a case report. *Opt Express*, 2010, 18(14): 14969~14978.

17. Greenberg M S. Handbook of neurosurgery.Thieme Inc. 2006, Astrocytoma: 409~417

18. 王忠诚. 王忠诚神经外科学. 武汉: 湖北科学技术出版社, 2005

19. Fayter D, Corbett M, Heirs M, et al. A systematic review of photodynamic therapy in the treatment of precancerous skin conditions, Barrett's oesophagus and cancers of the biliary tract, brain, head and neck, lung, oesophagus and skin. *Health Technology Assessment*, 2010, 14(37): 63~64.

20. 王宇, 朱菁, 张美珏, 等. HPPH 光动力学治疗鼠 G422 脑胶质瘤诱导肿瘤细胞凋亡的实验研究. 应用激光, 2012, 32(4): 82~93

21. 王宇, 朱菁, 张美珏, 等. HPPH 光动力治疗对鼠 G422 脑胶质瘤各部位突变型 P53 蛋白和 P16 蛋白表达及与 HpD−PDT 对比. 应用激光, 2012, 32(4): 69~81

神经内镜下经鼻蝶垂体瘤切除术的学习曲线分析及对策

自 1992 年 Jankowski 报道了第一例神经内镜下经鼻蝶垂体瘤切除术以来,此手术方式越来越多的应用于垂体瘤的治疗,它改变了经颅垂体瘤手术创伤面大、危险性高和并发症多等缺点,是微创神经外科学的"典范手术"之一。在国外神经外科中心中,内镜下经鼻蝶垂体瘤切除术占有很大比例。近年来,随着神经内镜的引入和应用,国内神经外科也越来越多的应用神经内镜。然而,要真正掌握这种专门技术,确保满意疗效和尽可能少的并发症,需要相当数量的病例的实践和经验积累才能达到,其中存在着学习曲线的规律。本书回顾性分析了仁济医院神经外科前期开展的连续经鼻蝶垂体瘤切除术 40 例临床资料,从内镜操作成功率、操作时间、出血量、鼻黏膜损伤程度、垂体瘤切除率和病死率等方面进行探讨,为更好地开展此类手术提供参考和对策。

一、学习曲线分析

(一) 临床资料

收集 2010 年 1 月至 2012 年 6 月由本书作者连续诊治的 40 例神经内镜下经鼻蝶入路垂体瘤切除术的患者,其中男性 18 例,女性 22 例,年龄 28~70 岁,平均 52 岁。术前病程从 2.8 个月至 4.1 年,肿瘤大小为 1.8~4.0cm,均为第一次接受手术病例。术后进行 6 个月跟踪随访。

研究方法:将每位主刀医师的前 10 例病例归为初学组($n=20$),后 10 例归为成熟组($n=20$)。比较两组在内镜操作成功率、操作时间、出血量、鼻黏膜损伤程度、垂体瘤切除率和病死率等方面的差异,并进行统计学分析,采用 t 检验。肿瘤残留体积以术后 2 个月的加强头颅 MRI 影像为标准计算。手术医师均使用德国产的卡尔–史托斯神经内镜系统(Karl–Storz endoscope)。

(二) 结果

1. 两组一般情况比较 经统计学分析,初学组和成熟组在性别、年龄、病程和肿瘤体积上均无显著统计学差异($P > 0.05$)。

2. 神经内镜手术操作时间 初学组神经内镜手术操作成功率为80%(16/20),有4例因为内镜下寻找蝶窦开口困难和鼻黏膜出血过多而失败,改用显微镜手术。而成熟组神经内镜操作成功率为100%(20/20),术者的器械配合熟练程度、目标寻找和处理均已达到平稳。初学组鼻黏膜损伤面积约为成熟组的2倍。初学组神经内镜手术平均操作时间为(217 ± 64)min($n = 16$),成熟组为(99 ± 36)min($n = 20$);两组比较,$P < 0.05$。

3. 手术出血量 初学组平均出血量为(160 ± 43)ml($n = 16$);成熟组为(79 ± 22)ml($n = 20$)。两组比较有显著不同($P < 0.05$)。

4. 肿瘤切除率 40例患者肿瘤的切除方式为全切或次全切。2个月后随访见部分肿瘤残留病例在初学组为7例,成熟组为2例。手术后均建议患者作 γ 刀治疗,6个月跟踪随访预后好。两组患者均无手术死亡。

二、对策

"微侵袭(内镜)神经外科"是1992年德国学者 Bauer 和 Hellwig 首先提出的名称,指应用内镜技术治疗中枢神经系统疾病。中国微侵袭神经外科的热潮兴起于90年代后期,其基础是国外先进的神经内镜的引进和国内微创理念的提升。国内三级医院的多数神经外科医师具有较好的显微神经外科技巧,但是,这些经验技巧丰富的医师在使用神经内镜时遇到了不小的困难,原因之一是在"眼–手"的配合上。"直接视物–手"的配合不能有效地转化为"视屏幕–手"的配合;原因之二是,不少神经外科医师应用内镜对鼻黏膜的处理欠妥,造成黏膜的出血影响视野,手术无法进行下去。

分析此类手术的学习曲线有助于解决初学者在手术中碰到的问题,最快掌握和最大限度发挥神经内镜的优势。在初学组,发现手术入路的大部分时间(多达2/3左右)花在鼻甲黏膜止血和寻找蝶窦开口上。而在成熟组,这部分时间则为1/3左右,并且黏膜出血明显减少,手术野干净。两组在磨除蝶窦前壁、蝶窦间隔等骨性结构上所花时间差别不大。

切开鞍底后鞍内肿瘤的显露和更彻底的切除是神经内镜的另一大优势。学习曲线显示,成熟组这段时间亦明显短于初学组。不过,这可通过训练积累,提高"视屏幕–手操作"的配合效率得以提高。

只有在较好地掌握了手术技巧、尽可能减少手术并发症,才能充分显示神经内镜下经鼻蝶垂体瘤切除术的优势。"医学模拟训练"(medical simulation training)是解决此类问题的关键。通过实践,体会到以下两种方法具有高效率:一是"地图箱"训练(map box training),该设计已经获得国家专利,模拟神经内镜对路线和标识的发现与处理;另一是从尸颅入路练习,尽可能使用较新鲜的标本。

结果表明,具有丰富显微神经外科经验的医师,完全可以通过有效学习很快、很好地使用神经内镜。在进行经鼻蝶入路垂体瘤切除手术中,后者对鼻黏膜的保护及肿瘤的切除程度两方面具有优势,从而进一步提高垂体瘤的治疗效果,有利于患者。

(王 宇 邱永明)

参 考 文 献

1. Jankowski R, Auque J, Wayoff M, et al. Endoscopic pituitary tumor surgery. *Laryngoscope*, 1992, 102: 198

2. Dheporrarat R C, Anq B T, Sethi D S, et al. Endoscopic surgery of pituitary tumors. *Otolarynqol Clin North Am*, 2011, 44: 923

3. 张亚卓. 中国神经内镜技术发展 10 年概况与未来发展. 中华神经外科杂志, 2009, 25: 577

4. 翟瑄, 何大维, 傅跃先. 对开展儿童微创外科技术培训的若干思考. 西北医学教育, 2011, 19: 618

5. Bauer B L, Hellwig D. Minimally invasive neurosurgery by means of ultrathin endoscopes. *Acta Neurochir Suppl*, 1992, 54: 63~68

6. 金伟, 蔡林, 陶敏. 显微外科和腹腔技术的教学设计与实践. 西北医学教育, 2008, 16: 1250

7. 魏栋, 胡卫星, 李立新, 等. 单鼻腔经蝶垂体瘤切除术蝶鞍体表定位与手术头位关系的研究. 临床神经外科杂志, 2008, 5: 169

神经外科学以问题为本的
教案的设计、撰写与应用探讨

神经外科学涉及神经解剖、生理、病理和神经病等学科,内容庞杂,功能复杂而抽象,专业性极强,但现今神经外科学授课时间相对较少,采用传统的教师授课模式难以使学生掌握到较为全面的神经外科知识。由美国神经病学教授 Barrows 首创的以问题为本(problem-based learning,PBL)作为国际上尤其是医学院校较为流行的教学方法,能够培养学生提出问题、思考问题的能力,将所学医学基础知识与神经外科临床相结合,大大提高学生对神经外科的兴趣。在以问题为本教学模式中,高水平的以问题为本教学案例是开展 PBL 教学的关键。虽然有关以问题为本教学模式在神经外科教学中应用的报道有一些,但是,探讨神经外科学以问题为本教程的设计与撰写的研究则鲜见报道。

本书探讨和总结仁济医院神经病学教研室的三个神经外科学典型病例的 PBL 教程[包括《贾宝玉"衔玉而生",他脑内藏"玉"》《他为啥"大小"眼?》《头破血流》(英文)]的设计与撰写(其中英文案例获得上海交通大学医学院 PBL 大赛二等奖),以进一步提高神经外科教学效果。

一、神经外科以问题为本案例内容及格式

所有以问题为本教程均分为教师版及学生版。教师版应包括完整的标题、案例摘要、病例检查结果、学习目的、教师授课注意事项、讨论要点、问题及讨论引导;而学生版只包括标题及病例检查结果。在撰写过程中应注意学生版以问题为本教程应具有故事性,比如神经外科学的这三个教程就具有吸引"眼球"的地方。学生的第一反应是:"脑内怎么会有'玉'呢?它和脑肿瘤有什么关系?'大小眼'得的是什么病?成语'头破血流'意味什么神经科情况?"同学们学习神经外科的兴趣就一下子被激起了。

下面以具体实例《贾宝玉"衔玉而生",他脑内藏"玉"》阐述神经外科以问题为本案例撰写的细节要求。

(一) 案例摘要

一位 18 岁的男性青年,主诉无明显诱因的头痛头晕 3 个月,影像学检查显示左额骨板下占位,转诊至神经外科后行头颅 MRI 平扫+增强及 MRS,初步临床诊断左额占位(胶质瘤可能性大)。排除手术禁忌后在全麻下行左额占位切除术,术中发现颅内占位为黄白色、质地硬、分叶状组织,送检病理结果示软骨瘤,术后给予了常规的抗炎、止血、脱水及营养支持治疗措施,患者临床症状消失,恢复良好后出院。

本例 PBL 教程分别从基础医学(解剖、影像学、病理学等)、临床医学(颅内软骨瘤的诊断思路及治疗策略)、医学人文(医学伦理学、卫生经济学、卫生法学、卫生政策、医患沟通学等)等方面展开讨论。讨论要点:①头痛、头晕的常见疾病和伴随症状及其对鉴别诊断的作用;②颅内最常见的肿瘤及其分类和好发部位;③头颅 CT 低信号的意义? 高信号的意义?

(二) 入院后辅助检查

血常规、电解质、肝肾功能、出凝血系列、血糖、乙肝五项、丙型肝炎病毒、艾滋病病毒、快速血浆反应素(RPR),示各项检查结果均无手术禁忌;心电图检查示正常心电图;X 线胸片检查示正常;头颅 MRI 平扫+增强:颅内诸结构显示清晰,左侧额叶颅板下可见不规则分叶状异常信号影,其在 T1WI 及磁共振弥散加权成像(DWI)均为低信号,T2WI 为混杂高信号,增强后可见环周及病灶中央不规则管状强化,病灶大小约 25mm×22mm,病灶环周无明显水肿,余脑实质内无明显异常强化;头颅磁共振光谱法示无明显波峰。根据对患者的实验室及影像学检查,可初步诊断为左额占位,脑胶质瘤可能性较大。主要的讨论要点:①左额叶占位最常见的疾病;②左额占位最常见的临床表现;③左额叶最常见占位的影像学表现;④磁共振光谱法中各种化学物所代表的意义;⑤磁共振光谱法中未见到明显增高峰值,且与初步诊断胶质瘤并不符合,主要可能的原因是什么。

明确手术适应证后进行颅内占位切除术。术中见肿瘤大小为 5.5cm×2.5cm×3cm,呈黄白色,不规则结节状团块,外周包绕一层薄壁纤维囊。病例结果提示为软骨瘤。主要讨论要点:①颅内软骨瘤的基本组织学特点及发病率、发病机制、预后;②颅内软骨瘤的病理学特点。

(三) 病例小结

患者主诉头痛头晕入院,通过逐步进行辅助检查排除了其他引起头痛头晕的疾病,最终确定病因:左额颅内占位。就颅内左额部占位最可能的病因、临床表现、影像学表现进行讨论,使学生对颅内占位性病变有了一个完整的系统的认识。术后病理示颅内软骨瘤,从颅内软骨瘤的发生率、发病机制、临床表现、预后等方面对颅内软骨瘤进行系统讨论,并引导学生从医学伦理学、卫生经济学、医患沟通等方面吸取经验教训。

二、神经外科以问题为本教案设计与撰写特点

现今神经外科学主要包括脑外伤、脑肿瘤、脑血管疾病、功能神经外科和脊柱脊髓神经外科等五个亚专科,其中前两项为教学大纲要求的医学生重点学习内容。而第3项是随着疾病谱改变最近出现的高发病率的亚专科。仁济医院神经外科以问题为本教案涵盖了这三个亚专业。神经外科以问题为本教学模式的实施必须具有三个条件:合格的设备、受过以问题为本正规培训具有先进理念的师资队伍和一定数量、定期更新的以问题为本教案。其中,以问题为本案例为以问题为本教学模式的关键,好的案例不仅能够融合所要求掌握的知识点于病案之中,而且要求通过病案能够激发学生思维,引导学生发现问题、提出问题,积极查询资料,寻找答案,以达到主动学习的目的。神经外科以问题为本案例的主题主要包括:①神经外科疾病的诊断和治疗原则;②神经外科疾病的发病机制;③神经外科疾病的预防;④神经外科疾病与人口健康、医疗服务、经济政策;⑤神经外科的人文关怀、医疗道德及专业态度。

总结 3 年的教学经验,在神经外科以问题为本撰写过程中,遵循以下原则能够提高案例的质量:①由于神经外科学对医学生而言难度大,而且抽象,因此以问题为本内容必须简单扼要,但要涵盖相关学科的基本知识;②案例内容需与现代先进的科技密切结合,特别是与广泛应用的微创神经外科技术、先进的神经外科设备如神经导航、神经内镜相联系;在教学中发现先进的 3D 影像学对学生有良好的效果;③基础知识和临床应用及社会伦理等结合,使单向思维向多向思维转变。使学生对单一疾病的解剖、生理、生化等有系统了解,对这一疾病的诊断、治疗、预防、预后、人文关怀等方面有深入的理解。

三、神经外科以问题为本教案应用效果

以问题为基础的学习教学模式是对传统医学教育的挑战。以问题为本教学是以学生为主体,小组讨论为形式,在辅导教师的参与下,采用提问的方式围绕某一医学专题或者具体病例的诊治等问题进行研究,不断激发学生去思考、探索,最终解决问题的学习过程。以问题为本使学生成为课堂的主体,锻炼学生的自主学习、解决问题的能力;能够提高学生的团队协作能力和沟通能力。以问题为本教学还能打破医学各学科之间的界限,锻炼学生的发散思维和横向思维,提高学生对所学知识的运用能力。

在仁济临床医学院 2006 级、2007 级本科生共 36 人中应用自己编写的神经外科以问题为本教案,取得了较满意的效果。半年后测定这些学生的专业考试成绩、对神经外科知识的理解与应用、临床工作自信心与兴趣都高于其他人。

认为成绩的取得归因于:①应用了真实可靠、个体化的案例。这些案例来自上课老师的亲身诊治经验,而不是来源网络或国外病例;②教师按照患者的病情演变和诊疗过程展开,借助不同的道具使学生迅速进入医生的角色。老师巧妙地设计了提示性问题;③神经外科诊断讲究定性和定位,其中影像学资料在神经外科疾病定位过程中起到了重要作用,而病理学资料在疾病定性中作用显著,设计神经外科案例

时结合了如 CT、MRI、MRS 等鉴别诊断的影像学手段以及神经病理学基础科学。

　　以问题为本案例的编写是实施以问题为本教学模式的第一步,需要神经外科医师有扎实的专业结构、广博的相关基础知识和深厚的写作功底。神经外科以问题为本案例的设计和撰写由于学科的特殊性较其他学科案例设计更为复杂,对编写者的要求更高。作为新兴的学科,神经外科案例的设计除遵循一般原则外,还要考虑到科研与临床的有机结合。国内以问题为本的教学模式在神经外科中的应用虽然尚处于初始阶段,但其设计与撰写以及其在教学中的经验积累能使其取得最佳效果,同时倾向于将神经外科以问题为本的教学法应用于医学院高年级学生。

(金义超　邱永明)

参 考 文 献

1. Belland B, French B, Ertmer P A. Validity and problem-based learning research: A review of the instruments used to assess intended learning outcomes. *Interdisciplinary Journal of problem based learning*, 2009, 3: 59
2. 方亦斌, 王志农, 刘建民, 等. "以问题为中心"教学法在神经血管介入进修生教学中的应用体会. 西北医学教育, 2010, 18(1): 198~199
3. 马廉亭. 微侵袭神经外科学. 北京: 人民军医出版社, 1999
4. Mcpaland M, Nobole L M, Livingston G. The effectiveness of problem based learning compared to traditional teaching in undergraduate psychiatry. *Med Educ*, 2004, 38: 859
5. Newman M J. Problem Based Learning: an introduction and overview of the key features of the approach. *J Vet Med Educ*, 2005, 32: 12
6. 张秉义, 张耀杰. 深化实验教学改革培养医学生创新能力. 西北医学教育, 2010, 18(1): 114~116